2021NPS

New Psychoactive Substances

新興影響精神物質｜毒性、防制與政策｜

主編｜李志恒

校長的話

序

物質濫用為全世界關注且具挑戰性的議題，在現今社會型態變遷及資、通訊快速發展情況下，其製作過程及買賣管道皆容易透過網路取得，造成許多新興影響精神物質的出現及濫用而戕傷身體健康與威脅社會安全甚鉅。

近年來，我國毒品問題除了傳統毒品外，還有新興影響精神物質的濫用問題層出不窮，因此，國內積極針對新興影響精神物質進行研究及探討。然，國內民眾對於新興影響精神物質的完整知識較為缺乏，有鑑於此，本校藥學院物質暨行為成癮研究中心即致力規劃編撰相關教材與論述，並邀請各領域專家學者共襄盛舉，貢獻專長及經驗，以期提升國人對於新興影響精神物質之識能及其危害的瞭解，並提供政府單位做為物質及新興影響精神物質濫用之防治參考。

盱衡現今物質濫用趨勢，本書特別從日益受到矚目的新興影響精神物質著手、加以探討。全書共分為5篇，首先就國內外及青少年藥物濫用進行分析；其次依據聯合國毒品與犯罪辦公室(UNODC)的定義，說明9大類新興影響精神物質之作用及相關危害性。同時，亦探討新興影響精神物質之檢驗和治療，以及新興影響精神物質所衍生的共病問題。最後，提出新興影響精神物質預防及因應之道，希望能促進國人對其危害的警覺並拒絕該類物質的誘惑。

衷心感謝高雄醫學大學藥學院物質暨行為成癮研究中心李志恒主任於其任內用心策劃本書，以及共同參與編撰的國內各領域專家學者，育志於此敬表感佩與謝忱。期待本書的出版能增進國人對於新興影響精神物質危害性及成癮的認知，以有效防治新興影響精神物質濫用。

高雄醫學大學校長 鐘育志 謹識

主編的話

從上一版「物質濫用」專書於2014年刊行至今，已過6年餘。隨著科技及知識的進展，國內外物質濫用的趨勢及情況產生許多的變化，而科技的進步，促使毒品結構類似物之化學品不斷出現，甚至已經超過傳統毒品的數量三倍有餘，聯合國特別將其命名為新興影響精神物質(New Psychoactive Substances，簡稱NPS)，其管理及防制已成為各國面臨之重要挑戰，因此，正確認知新興影響精神物質之危害，當是防制之第一步。

物質濫用為從古至今既有的問題，從清末迄今，我國面臨不同型態的物質濫用問題，首為日據時代的鴉片吸食，導致社會頹廢成風;其次為解嚴後的安非他命氾濫;再者為海洛因吸食，進而衍生的共用針具與溶液傳染HIV等傳染染病及其他共病的公共衛生問題，直至近幾年之娛樂性毒品及新興影響精神物質濫用興起。每一階段隨著藥物濫用的成癮物質不同，所呈現的問題亦不相同，解決之道自然需根據其毒品的性質、毒性及影響研擬不同的因應策略及方法。近年來我國之新興影響精神物質品項大幅增加且擴展至青少年族群，如咖啡包、奶茶包等不明混合物質被青年族群當作娛樂性用藥，其毒性與危害多未經詳細研究，不只影響青少年族群之身心健康，亦衍生出許多公共衛生及社會危害之問題，如何正本清源及減少傷害，成了有關單位的重大挑戰，所以毒品危害防制法令、策略與作法，與十餘年前有很大之不同，亟待更新。

此外，如何運用科學方法衡量物質濫用的嚴重程度，發現濫用的危害及保護因子，以進行有效的教育宣導至關重要；而隨著醫學進步及人權觀念的發展，成癮被認為是一種心理及腦部的疾病，需要對症下藥並給予長時間的治療；另伴隨科技快速進展，毒品類似物化學物質合成快速，有效檢驗新興影響精神物質及合成標準品，成為當務之急，不同種類之新興影響精神物質的檢驗及治療模式與方法亦在本書中探討。

所以依照上述，本書編輯成五篇，包括：第一篇新興影響精神物質濫用及管理概況、第二篇新興影響精神物質之作用及危害性、第三篇新興影響精神物質之檢驗及治療、第四篇新興影響精神物質所衍生的問題及第五篇新興影響精神物質預防及因應之道，共10章。

最後，本書能順利完成，感謝各領域物質濫用研究之專家學者鼎力相助，將自身之專業及經驗，不吝分享撰寫，並經本校高雄醫學大學鍾育志校長的大力支持，特此申謝。期待本書之成，能提升國人對新興影響精神物質之認知，以及對國內新興影響精神物質之防制工作，有實質的助益。

主　編　李志恒

副主編　柯志鴻 許美智 林宜靜

謹識於高雄醫學大學

目錄 Contents

作者列 （依筆畫排列）

	學歷	過去單位及職稱	現在單位及職稱	編寫章節
于承平	·國防醫學院醫學系醫學士 ·美國紐約州立大學水牛城分校病理研究所博士	·三軍總醫院病理部部主任 ·三軍總醫院病理部外科病理科主任	三軍總醫院病理部主治醫師	第二篇第二章
王文惠	·實踐大學社會工作學系	·勵馨基金會社工員 ·臺北市少年輔導委員會內湖少年輔導組督導	臺北市少年輔導委員會的預防組督導	第一篇第二章
王鵬為	·高雄醫學大學醫學系 ·高雄醫學大學醫學研究所博士		·高雄醫學大學附設醫院社區精神醫學科主任 ·高雄醫學大學醫學系副教授	第三篇第二章
江耀璋	·輔仁大學生物系 ·長庚大學基礎醫學研究所碩士 ·長庚大學生物醫學研究所博士	·中國醫藥大學附設醫院成癮醫學研究中心助理研究員	·長庚科技大學嘉義分部護理系兼任助理教授	第二篇第一章第二節 第二篇第一章第四節
吳泓機	·陽明醫學大學醫學系 ·陽明醫學大學公共衛生研究所碩士		·高雄市立凱旋醫院成癮科主任 ·高雄醫學大學醫學系講師	第三篇第二章
呂興君	·高雄醫學大學醫學社會學與社會工作學系		·高雄醫學大學附設醫院精神醫學部社工師	第三篇第二章
李志恒	·高雄醫學大學藥學系 ·紐約大學環境醫學研究所碩士、博士 ·賓州大學(Upenn)醫學院博士後研究	·台灣藥學會理事長 ·高雄醫學大學藥學院/藥學系教授兼院長 ·開南大學研究發展處教授兼研發長 ·行政院衛生署技監室技監兼新型流感管控辦公室主任 ·行政院衛生署管制藥品管理局局長 ·行政院衛生署麻醉藥品經理處副處長、處長	·台灣毒物學學會理事長 ·高雄醫學大學毒理學碩士學位學程暨藥學系教授	主編 第一篇第一章 第五篇第二章

	學歷	過去單位及職稱	現在單位及職稱	編寫章節
李思賢	·國立台灣大學心理學系 ·Psychology and Education, University of Pennsylvania, USA, Ph.D.	·耶魯大學醫學院客座教授 ·中華心理學刊主編	臺灣師範大學健康促進與衛生教育學系特聘教授	第四篇 第二章
李美儀	·嘉義大學五專部動物科學系 ·慈濟大學 醫學系 藥理暨毒理學研究所 碩士、博士	慈濟大學 醫學系藥理暨毒理學研究所研究助理	國家衛生研究院神經及精神醫學研究中心 博士後研究員	第二篇 第一章 第三節
周緯柏	·國防大學醫學院醫學系 ·高雄醫學大學醫學研究所博士班		高雄醫學大學附設醫院精神醫學部主治醫師	第一篇 第二章
林宜靜	·高雄醫學大學醫學系 ·高雄醫學大學 臨床醫學研究所博士	·高雄醫學大學附設醫院檢驗醫學部品管暨教學室主任 ·高雄醫學大學醫學系實驗診斷學科 助理教授	·高雄醫學大學毒理學博士學位學程 副教授 ·高雄醫學大學附設醫院檢驗醫學部 主治醫師 ·高雄醫學大學附設醫院檢驗醫學部 毒物室主任 ·高雄醫學大學附設醫院臨床醫學研究部 藥理及毒理研究室主任	副主編 第三篇 第一章
林柏成	高雄醫學大學醫學系		·高雄醫學大學附設醫院精神醫學部主治醫師 ·高雄市立大同醫院精神科主治醫師	第三篇 第二章
林皇吉	·高雄醫學大學醫學系 ·高雄醫學大學醫學研究所博士		·高雄醫學大學附設醫院精神醫學部主治醫師 ·高雄醫學大學醫學系助理教授 ·高雄醫學大學醫學院學生輔導組組長	第三篇 第二章
林欣儀	·成功大學資訊工程系 ·高雄醫學大學心理系碩士班		高雄醫學大學附設醫院精神醫學部計畫專責心理師	第三篇 第二章

作者列（依筆畫排列）

	學歷	過去單位及職稱	現在單位及職稱	編寫章節
柯志鴻	·高雄醫學大學醫學系 ·高雄醫學大學醫學研究所博士		·高雄醫學大學附設醫院精神醫學部主任 ·高雄醫學大學醫學系教授 ·高雄市立小港醫院精神科主任	副主編 第三篇 第二章
洪嘉均	·國立陽明大學醫學系 ·國立陽明大學腦科學研究所博士候選人	·台中榮民總醫院主治醫師 ·台灣成癮學會秘書長	衛生福利部八里療養院一般精神科主治醫師	第四篇 第二章
殷靖枝	義守大學護理系		高雄醫學大學附設醫院精神醫學部成癮業務護理師	第三篇 第二章
許倬憲	國立成功大學醫學院醫學系	臺灣臺中地方檢察署主任法醫師	法務部法醫研究所法醫病理組組長	第二篇 第二章
許美智	美國南加州大學藥學博士	·國立體育大學運動與健康科學學院院長 ·行政院體育委員會委員	·台灣運動禁藥管制學會理事長 ·高雄醫學大學運動醫學系教授	副主編
郭鐘隆	·美國德州大學奧斯汀校區 ·運動科學與健康促進博士	國立臺灣師範大學副教授、講師	國立臺灣師範大學特聘教授兼教育學院副院長	第一篇 第二章
陳了塵	·國立台灣師範大學生物系 ·英國牛津布魯斯大學建築環境學院和生物與分子科學學校 規劃系環境評估與管理所碩士	馬來西亞中學生物教師	國家衛生研究院神經及精神醫學研究中心研究助理	第二篇 第一章 第一節
陳亮妤	·國立成功大學醫學院/醫學系 ·約翰霍普金斯大學彭博公共衛生學院/心理衛生系博士	·臺北市立聯合醫院松德院區成癮防治科/主治醫師 ·國立台灣大學公衛學院流行病及預防醫學防治所/助理教授	臺北市昆明防治中心主任	第四篇 第一章

	學歷	過去單位及職稱	現在單位及職稱	編寫章節
陳景宗	・台灣大學動物學系 ・美國伊利諾大學碩士、博士		・長庚大學生理暨藥理學科教授 ・長庚大學生物醫學研究所所長	第二篇第一章第二節 第二篇第一章第四節 第二篇第一章第五節 第二篇第一章第七節
陳裕雄	國立陽明大學醫學系	臺北榮民總醫院 精神科主治醫師	臺北市立聯合醫院 昆明防治中心 精神科主治醫師	第四篇 第一章
陳慧諴	・國立台灣師範大學生物系國立台灣師範大學生物研究所碩士 ・美國密西西比大學醫學中心 藥理暨毒理學研究所 博士	慈濟大學醫學系 藥理暨毒理學研究所 教授	國家衛生研究院 神經及精神醫學 研究中心 研究員	第二篇第一章 第一節 第二篇第一章 第三節 第二篇第一章 第六節 第二篇第一章 第八節
曾麗憑	・中華醫事科技大學醫技系 ・高雄醫學大學醫學研究所碩士	高雄醫學大學附設 醫院檢驗醫學部 一般檢驗室醫檢師	高雄醫學大學附設 醫院檢驗醫學部 毒物室醫檢師	第三篇 第一章
馮齡儀	・中原大學醫學工程研究所碩士 ・高雄醫學大學毒理學博士學位學程博士	・高雄醫學大學研究資源整合發展中心辦事員 ・高雄醫學大學藥學院辦事員 ・萬能科技大學研究發展處研發組組長	高雄醫學大學 稽核室辦事員	第一篇 第一章 第五篇 第二章
黃久美	美國德州大學奧斯汀校區 護理學博士（產兒科）	・長庚大學助理教授 ・台大醫院精神科護理師	國立陽明大學 臨床護理研究所 特聘教授兼所長	第一篇 第二章
黃文慧	・高雄醫學大學護理學系 ・高雄醫學大學護理研究所碩士		高雄醫學大學 附設醫院 精神醫學部護理長	第三篇 第二章

作者列（依筆畫排列）

	學歷	過去單位及職稱	現在單位及職稱	編寫章節
黃璞真	美和科技大學		高雄醫學大學附設醫院精神醫學部成癮業務護理師	第三篇第二章
楊豐碩	・高雄醫學大學學士後醫學系 ・清華大學生物技術所碩士	高雄醫學大學附設醫院檢驗醫學部 住院醫師	高雄醫學大學附設醫院檢驗醫學部主治醫師	第三篇第一章
廖揮原	陽明醫學大學醫學系	高雄醫學大學附設醫院精神醫學部總醫師	衛生福利部八里療養院一般精神科主治醫師	第三篇第二章
劉佳貞	・長庚大學生物醫學系 ・長庚大學生物醫學研究所碩士		國家衛生研究院專任研究助理	第二篇第一章第五節 第二篇第一章第七節
衛漢庭	・陽明大學醫學系 ・台灣大學公共衛生學院公共衛生碩士	・台北榮民總醫院員山分院精神科主治醫師 ・台北榮民總醫院精神部主治醫師	台北市立聯合醫院林森中醫昆明院區及昆明防治中心精神科主治醫師	第四篇第一章
鄭介松	輔仁大學法律系	・高雄市政府經濟發展局副局長 ・僑務委員會華僑通訊社社長 ・澳洲雪梨僑教中心主任 ・美國芝加哥僑教中心主任 ・高雄市政府毒品防制局代理局長	現任高雄市政府顧問	第五篇第一章

	學歷	過去單位及職稱	現在單位及職稱	編寫章節
鄭惠及	・輔仁大學公共衛生學系 ・國防醫學院生物及解剖學研究所碩士	國防醫學院病理學科專任研究助理	衛生福利部社會救助及社工司約用人員	第二篇 第二章
盧冠伶	・嘉義大學生科系 ・台大藥理所碩士、博士	・政治大學神經科學研究所博士後研究員 ・國衛院神經及精神醫學研究中心博士後研究員	成功大學醫學系麻醉學科博士後研究員	第二篇 第二章
蕭開平	・國防醫學院生物及解剖學科理學碩士 ・美國馬麗蘭大學醫學院藥理學科哲學博士	法務部法醫研究所法醫病理組組長	法務部法醫研究所兼任研究員	第二篇 第二章
鍾如惠	・長庚護專 ・國防醫學院生物及解剖學研究所	臺灣高等法院檢察署署法醫中心檢驗員	法務部法醫研究所法醫病理組技士	第二篇 第二章
鍾建麟	高雄醫學大學醫學系		高雄醫學大學附設醫院精神醫學部總醫師	第三篇 第二章
顏慕庸	・高雄醫學大學醫學系 ・中山大學EMBA碩士	・陽明大學醫學系副教授 ・臺北市立聯合醫院昆明院區院長 ・臺北市昆明防治中心主任	振興醫療財團法人振興醫院感染科主治醫師	第四篇 第一章

NPS

2021
New
Psychoactive
Substances

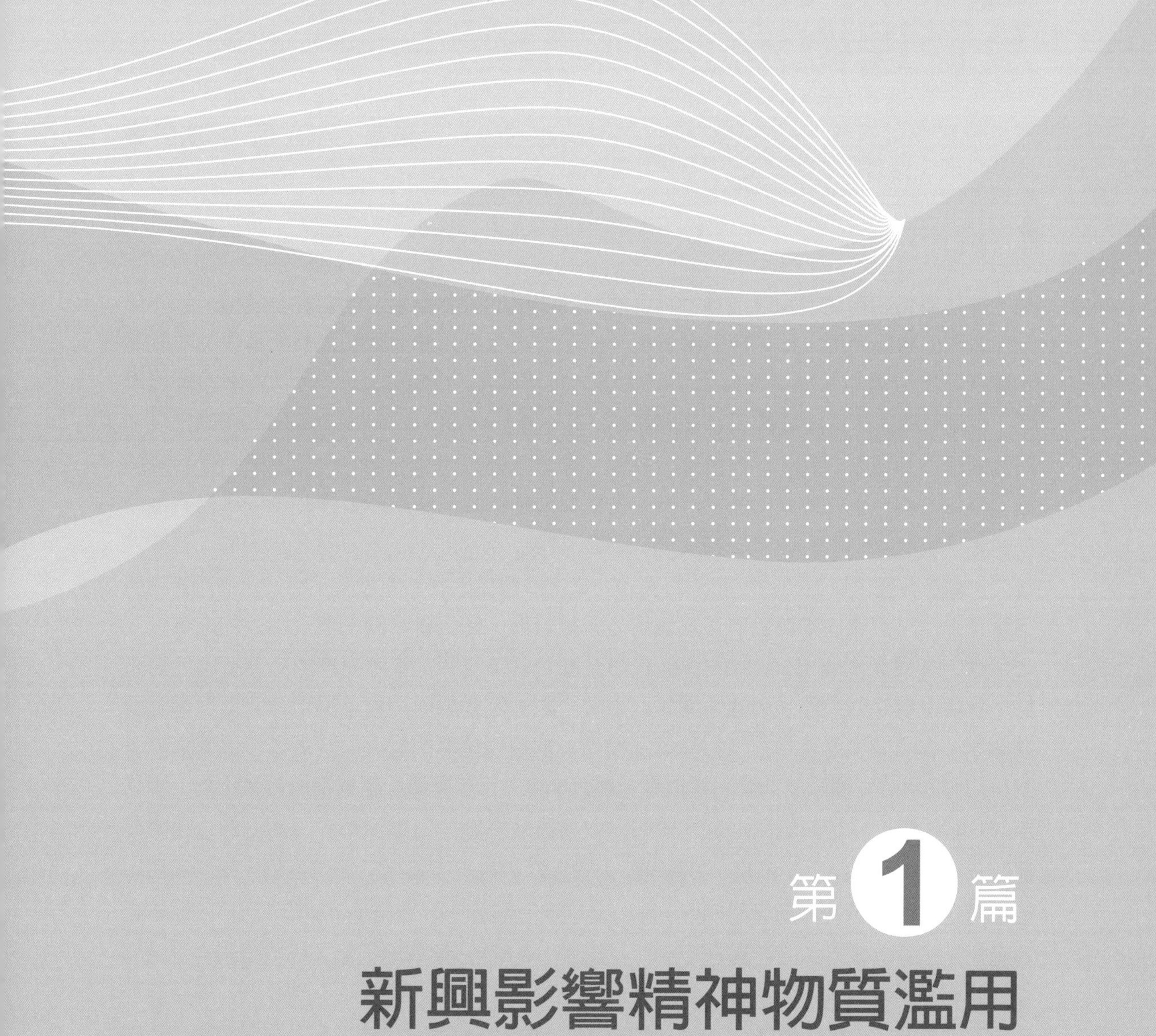

第1篇

新興影響精神物質濫用及管理概況

第1章 國際新興影響精神物質濫用及管理概況

作者｜李志恒 / 馮齡儀

摘要

非法藥物濫用問題，已成為世界各國共同面對的公共衛生及社會安全危機。近些年來，我國的毒品施用人口雖無劇幅增加，但在傳統毒品如海洛因和大麻所產生的問題尚未解決之際，近年來隨著社會型態的變遷，化學合成知識的進展，加以資訊的快速流通，促使新興影響精神物質(又稱新興毒品，New psychoactive substances, NPS)不斷出現，在我國已逐漸成為問題，亦對全球公共衛生和安全造成威脅。自1961年以來，聯合國的三項禁毒公約一直為會員國管控非法成癮物質問題的義務和國際合作的基礎。但截至目前為止，關於NPS管理的立法機制尚未有國際共識。我國於1971年即退出聯合國，致使之後二十餘年與國際反毒公約脫節，直到1998年修訂毒品危害防制條例、1999年修訂管制藥品管理條例，對非法物質品項予以增列並分級管理，始與聯合國三個反毒公約之管理同步。惟近年來國際間出現的NPS已經較聯合國1961年及1971年所列管的品項高出三倍有餘，其所造成之公共衛生與社會問題已不容小覷，但我國所列管之品項卻遠低於鄰近亞洲國家，恐為我國藥物濫用現況評估之隱憂。我國與韓國和日本二國之地理位置接近，對於NPS使用的管理態度亦具有相似性，然其NPS之立法標準和應對措施截然不同。韓國自2011年起實施臨時麻醉品指定系統和類似物控制措施，日本頒布了經修訂的《指定藥品》法規和《危險藥品》法規，我國NPS列管品項相較之下遠低於日韓二國。韓國和日本的立法方法允許迅速實施管理NPS，得以及時進行監管。我國雖於2020年1月15日修法將具有類似毒品化學結構之物質納入管理，但由於NPS的品項層出不窮，而我國的列管機制須先證明有「成癮性、濫用性、對社會危害性之虞」，加上標準品不易取得，是否能及時偵測及列管，仍有待觀察。因此，建立有效管理NPS相關之立法機制乃我國相關政府機關當務之急，藉由瞭解國際間各國NPS之發展趨勢、濫用方式以及相關法規，在實證基礎上訂定毒品政策，以減少及防止NPS造成的危害。

關鍵字：新興影響精神物質、NPS、物質濫用、毒品政策

壹 前言

藥物濫用長期以來一直是全球公共衛生和社會安全重要的問題，因此全球藥物管制實體仍然受到聯合國三大主要國際禁毒公約的約束：即經1972年議定書修正的1961年《麻醉品單一公約》，1971年的《精神藥物公約》和1988年的《禁止非法販運麻醉藥品和精神藥物公約》(United Nations Office on Drugs and Crime, 1961; UNODC, 1971; UNODC, 1988)。幾十年來，這些公約一直是聯合國成員國家遵循的基礎，並透過法律機制以有效控制麻醉藥品、影響精神藥物和其先驅化學品之生產、分配、銷售及使用等。隨著新興影響精神物質(又稱新興毒品，New psychoactive substances, NPS)的出現與擴散，這三個國際公約是否能有效管理NPS已經成為新的挑戰。

根據聯合國毒品和犯罪問題辦公室(United Nations Office on Drugs and Crime, UNODC)2018年世界毒品報告指出，儘管2016年全球毒品之緝獲量有所下降，大麻仍然是緝獲量最多的毒品，其次是古柯/古柯鹼相關物質和鴉片類藥物(UNODC, 2018)。聯合國毒品和犯罪問題辦公室亦提出警告，NPS大部分是從天然成分中衍生或修飾而來(Feng, Battulga, Han, Chung, & Li, 2017; Li et al, 2011)。因此，雖然諸如鴉片，大麻和古柯鹼等傳統成癮性物質已受到聯合國禁毒公約的管制，但許多NPS之成癮性及濫用狀況仍是難以捉摸。迄今為止，在國際上對NPS的立法控制尚無共識，目前主要依靠個別國家立法和毒品政策來安排或將NPS列為受控物質。NPS的出現對公衆健康構成了新的危害，並且由於其未知的毒理作用和對化學結構的輕易修改以躲避法律控制，對藥物政策構成了挑戰。

貳 NPS濫用概況

聯合國毒品和犯罪問題辦公室將NPS定義為非為聯合國1961及1971年禁毒公約所管制，但是其濫用會在某期間造成公共衛生威脅者。NPS分為合成大麻素(synthetic cannabinoids)、合成卡西酮(synthetic cathinones)、愷他命和苯環利定類物質(ketamine and PCP-type substances)、苯乙胺(phenethylamines)、哌嗪(piperazines)、色胺(tryptamines)、氨基茚滿(aminoindanes)、植物基物質(plant-based substances)及其他(others)等9大類(UNODC, 2014)。然而，NPS因為種類或不同的國家地區，可能會有不同的名稱，例如legal highs、herbal highs、bath salts或research chemicals等。且NPS製造上大多係利用化學原料合成而來，較不會受到區域的限制。根據聯合國截至2019年12月之最新統計資料，全世界已有120個地區回報971種物質至預警諮詢系統(UNODC Early Warning Advisory, EWA)(UNODC, 2020)，較聯合國1961及1971年禁毒公約所管制的273個品項高出三倍有餘，且與市場上所販賣之NPS與受國際公約管制的物質（如大麻、古柯鹼、海洛因、LSD、MDMA[搖頭丸]或甲基安非他命等）具有相類似的作用，又NPS迄今尚未對其毒性和濫用性進行系統性的科學研究，不僅危害人類健康，同時威脅公共衛生和社會安全(Li et al, 2011; UNODC, 2014; Lee et al, 2012)，其使用已成為國際間各國之新挑戰。

歐美國家

全球NPS市場持續出現屬於不同化學群體的新物質，自聯合國毒品和犯罪問題辦公室開始監測以來，發現NPS之藥理作用大部分為興奮劑(stimulants)，其次是合成大麻素受體促效劑(synthetic cannabinoid receptor agonists)和典型迷幻劑(classic hallucinogens)。NPS的迅速出現促使各國提出各種法律因應，然而各國所受到的挑戰是辨別這類層出不窮的NPS之能力有限。

歐美國家近些年在藥物濫用上，以大麻(marijuana/cannabis)、類鴉片類藥物(opioids)和興奮劑(stimulant)為主要物質使用問題。美國的「類鴉片類流行(opioid epidemic)」，包括類鴉片類止痛劑、海洛因及吩坦尼等合成類鴉片類被大量處方、誤用或流用（衛生福利部食品藥物管理署，2020）。歐洲毒品問題過去以海洛因注射量來進行評估，而在過去的十年中，每年因注射毒品引起的HIV新病例數量下降了約40%。然而鴉片類藥物的問題仍繼續增長，導致北美和與歐盟邊界接壤的部分國家之公共衛生費用不斷提升，所引起的健康和社會成本威脅甚至可能在加劇。2017年高風險鴉片類藥物使用者於成年人（15-64歲）之盛行率約估為歐盟人口的0.4%，相當於130萬人係為高風險鴉片類藥物使用者。歐盟五個人口最密集的國家/地區（德國、西班牙、法國、義大利、英國），約佔歐盟總人口總數的62%；其中高風險鴉片類藥物使用者人數約佔四分之三(77%)。根據統計，2008年至2017年期間高風險鴉片類藥物使用量於希臘、馬爾他、斯洛維尼亞和西班牙之統計具顯著性下降，而捷克與愛爾蘭（截至2014年）則呈現顯著性上升(European Monitoring Centre for Drugs and Drug Addiction, 2019)。這些類鴉片類的濫用，屬於NPS所稱的其他類別。

2016年，研究學者(Baumann & Volkow, 2016)提到了非醫療用途藥物的濫用，這是非法藥物的合成替代品，被稱為「設計藥物(design drugs)」或“NPS”的濫用現象急劇增加(Baumann et al, 2014)。它們與傳統的濫用藥物不同，大多於最初是出於研究目的而開發的。在這方面，使用NPS進行的研究可被視為「雙重使用」，指可能同時用於有益和惡意目的的研究(Baumann & Volkow, 2016)。然，NPS之藥理作用和毒理學特徵相關的資訊很少，因此，當務之急是監測使用NPS的趨勢，並確定其造成危害為何。他們並指出政府必不可少的步驟是增加公眾對與NPS相關的危害的認識，以解決NPS的緊迫問題(Baumann & Volkow, 2016)。

而在2017年，聯合國警告全球國家，國際藥物管制系統NPS的出現是管理之最新挑戰(Chatwin, Measham, O'Brien, & Sumnall, 2017)。NPS問題被認為是快速制定新政策的推動因素 (Chatwin, 2014; EMCDDA, 2016; Measham & Newcombe, 2016; Stevens & Measham, 2014)。由於NPS的快速出現並且有時彼此交互串聯，目前的藥物管制系統很難立即更新NPS，歐盟委員會甚至聲稱NPS正在以前所未有的速度出現(EMCDDA, 2011)。與其他歐美國家一樣，澳大利亞也針對NPS進行監測，具有非法藥物潛伏、相仿效果但可以合法交易和銷售的物質，受到政府的高度關注(Barratt, Seear, & Lancaster, 2017; Burns et al, 2014; Caldicott, Bright, & Barratt, 2013; Bright, Bishop, Kane, Marsh, & Barratt, 2013)。

我國與鄰近東北亞國家

在台灣，根據衛生福利部食品藥物管理署藥物濫用統計資料 (Taiwan Food and Drug Administration, 2018)，2018年濫用最多的藥物是海洛因、甲基安非他命和愷他命。大多數藥物濫用者的年齡為40-49歲，其次是30-39歲。對於19歲以下的藥物濫用者，最常被濫用的藥物是愷他命；20-29歲者以使用甲基安非他命為主；30-69歲以海洛因為主要濫用藥物；而70歲以上者則以佐匹克隆為主。儘管傳統海洛因和甲基安非他命的問題仍然存在，但過去十年來出現了其他主要的非法藥物，例如愷他命和搖頭丸(Hser, Liang, Lan, Vicknasingam, & Chakrabarti, 2016; Hsu, 2014)、合成大麻素 [例如，JWH-250(K2)，JWH-018(K2)]、合成Cathinones[例如，甲嗎啡酮，MDPV（亞甲基二氧基吡咯烷酮）] 和Salvia (Salvia) (divinorum) (Li et al, 2011; Chatwin et al, 2017; Chatwin et al, 2014) 等。因此，我國濫用之非法藥物不僅包括《1961年公約》中的海洛因，《1971年公約》中的甲基安非他命和搖頭丸等，還包括愷他命，合成大麻素和卡西酮之類的新產品，其中以合成卡西酮為增長最快的類別，可知我國藥物濫用問題不僅限於傳統藥物，NPS問題現在已成為新的威脅 (TFDA, 2018)。NPS的使用常是多種混合使用，毒性更不易掌握。另外，近一兩年來，搖頭丸 (MDMA) 的類似物PMMA出現，已經造成幾十起使用後死亡事件，顯示NPS的毒性問題逐漸成為需要關注的問題 (Feng & Li, 2020)。

在韓國，排名前三的非法藥物是甲基安非他命，大麻和鴉片類藥物 (Chung et al, 2004)。合成大麻素（JWH-018及其類似物）於2008年首次被發現 (Measham et al, 2016)，已被確定為韓國的新興威脅，佔沒收（入）非法藥物的71%，其次是苯乙胺的18%，哌嗪的7%和色胺的4% (Supreme Prosecutors' Office Republic of Korea, 2020)。聯合國毒品和犯罪問題辦公室的報告亦指出，合成大麻素佔韓國濫用之NPS總數比例最大，且長年持續受有恰特草 (khat/qat) 之問題影響 (UNODC, 2019)，而近年也逐漸浮現愷他命以及多重藥物使用問題。

自1950年代以來，日本出現了三波毒品使用浪潮。甲基安非他命始終為最排名第一之藥物；第二波浪潮則是有機溶劑 (Organic solvents) 之流行 (Jang et al, 2013)；在當前的第三波浪潮中，大麻的使用有所增加，並且出現了「設計家藥物 (designer drugs)」的濫用。

甲基安非他命為聯合國列管之第二級管制物質，是苯乙胺類的成員，可被視為苯乙胺類NPS的原型。其最初是合法製造的藥物，但是在第二次世界大戰後在日本被廣氾濫用，並分別於1970年代和1990年代初蔓延到韓國和台灣。而愷他命則廣泛用於亞洲華人社區 (Hser et al, 2016)。據報導，除了愷他命以外，警察部門亦緝獲合成大麻素、苯乙胺、哌嗪、色胺和卡痛(kratom)等新興毒品。因此，雖然在這三個國家中甲基安非他命仍是存在的問題，但NPS的使用問題已演變成不同型態。

我國自2008年以來，已鑑定出9種具有興奮或迷幻作用的苯乙胺類物質，並將其列為管制藥物。2010年，合成卡西酮類物質（mephedrone，又稱喵喵）因其化學結構與卡西酮相似，而作用與MDMA、安非他命和古柯鹼相似而受到管制。在韓國，合成大麻素在2009年至2012年期間受到控制，合成卡西酮病例（例如MDPV）於2011年亦急劇增加。韓國自2014年以來，對31項苯乙胺和其他類型的NPS進行列管。而從查緝（供應面）和毒品使用者（非法吸毒者佔需求面的比例）的結果來看，台灣的總體非法毒品問題似乎比韓國更為嚴重。從2006年到2014年，所有非法毒品緝獲的趨勢都有小幅上升，新出現的NPS問題更使台灣和韓國的非法藥物使用方式變得更加多樣化(Feng et al,2016)。

參 NPS管理概況

自20世紀以來，受1961年和1971年聯合國公約管制的傳統藥物的數量並沒有太大變化(UNODC, 1961; UNODC, 1971; UNODC, 1988)。相比之下，2009年至2019年間，在120個國家和地區中發現了超過950種不同的NPS，是1961年和1971年公約管制的傳統藥物數量的3倍有餘(UNODC, 2018)。我們與韓國學者的合作研究顯示(Lee et al, 2017)，從2007年到2015年在東北亞4個國家（包括台灣，中國，日本和韓國）共有940種 NPS被濫用。其中，有882項NPS(94%)於至少一個國家中受列管，有96項物質(6%)於四個國家中均無管制。其中，日本所列管之NPS的品項數量為41%，其次是中國(28%)、韓國(21%)和台灣(10%)。台灣、韓國和日本為遵循聯合國三大毒品公約，均頒布相對應的國內法（如表一所示）。韓國《麻醉品管制法》對於麻醉藥品（包括鴉片、大麻及古柯鹼），興奮劑、臨時管制藥物（包括NPS）和前驅藥物進行管理(Feng et al, 2016)。

日本制定四項毒品法：鴉片取締法，大麻取締法，覺醒劑（安非他命）取締法以及麻醉品和精神藥物取締法(Wada, 2011)。我國則分為兩部分：用於合法目的（醫學和科學）的管制藥品管理條例和用於非法目的的毒品危害防制條例(Feng et al, 2016; Li et al, 2012)。此外，這三個國家均將非法使用麻醉藥品和安非他命（興奮劑）視為刑事犯罪。

表一、我國、韓國、日本與國際公約之立法比較

各藥物種類之立法名稱／國家	麻醉藥品	新興毒品	前驅物質	非法物質
聯合國	1961年麻醉藥品單一公約	1971年精神藥物公約	1988年聯合國禁止非法販運麻醉藥品和精神藥物公約	
台灣	1.合法使用:管制藥品管理條例 2.非法使用:毒品危害防制條例	1.合法使用:管制藥品管理條例 2.非法使用:毒品危害防制條例	1.合法使用:管制藥品管理條例 2.非法使用:毒品危害防制條例	1.刑事法： ● 第一級毒品(例如嗎啡、海洛因)，施用者，處6個月以上5年以下有期徒刑 ● 第二級毒品(例如大麻、甲基安非他命、搖頭丸)，施用第二級毒品者，處3年以下有期徒刑 2.非法使用三級毒品(例如:丁基原啡因、愷他命、FM2)及第四級毒品(例如: 苯二氮平類安眠鎮定劑)均為行政罰
南韓	麻醉品管制法	麻醉品管制法	麻醉品管制法	非法使用 1.麻醉藥品:處10年以下有期徒刑 2.精神藥物:處10年以下有期徒刑 大麻:處5年以下有期徒刑
日本	1.麻醉藥品與精神藥物管制法※ 2.鴉片法 3.大麻取締法	1.麻醉藥品與精神藥物管制法 2.安非他命取締法※※	麻醉藥品與精神藥物管制法	非法使用麻醉藥品與精神藥物者，處5年以下有期徒刑及罰金5,000,000日圓。 其中以非法使用海洛因和甲基安非他命的處罰最嚴厲

※日本於2007年將愷他命列為麻醉藥品

※※安非他命尤其是甲基安非他命於第二次世界大戰後被廣氾濫用，自1951年起一直受《安非他命取締法》管制

儘管我國、日本和韓國對於傳統管制藥物的立法態度類似，但對於NPS之管制立法進程卻大不相同（如表二所示）。韓國於2011年在《麻醉品管制法》增加了新的臨時麻醉品指定條款，以用於NPS的臨時列管（緊急列管）。在日本，除了原與麻醉藥品和精神藥物有關的四項法律外，更通過修訂《日本藥事和醫療器械法》於2007年新增「指定藥物」，復於2014年修訂為「危險藥物」管制，以因應NPS之出現。韓國和日本都採取了新的立法方法來及時控制NPS，而我國遲至2020年1月15日才修正公布毒品危害防制條例第2條，將具有毒品類似化學結構之物質進行審議後決定是否列管。在我國，愷他命和其他NPS僅在被確定具有成癮性、濫用性和社會危害性時才被列管，但這些立法的嚴格標準解釋了我國列管之品項最少的原因。日本自2007年以來愷他命已受到《麻醉品和精神藥物管制法》的管制，2015年其盛行率為2.4%(Ministry of Health, Labour and Welfare, 2015)，其非法吸毒問題似乎大於我國(2014年為1.29%)(Chen et al, 2017)。圖1係為2007至2015年台灣、日本及韓國於聯合國毒品犯罪辦公室通報列管之NPS累計品項數量。雖然三個國家之列管數均有逐年增加的趨勢，但以我國之列管數為最低，而韓國及日本則因上述法律及緊急列管機制使其NPS管制數量迅速增加，得以有效及時地控制NPS(Feng, Wada, Chung, Han, & Li, 2020)。

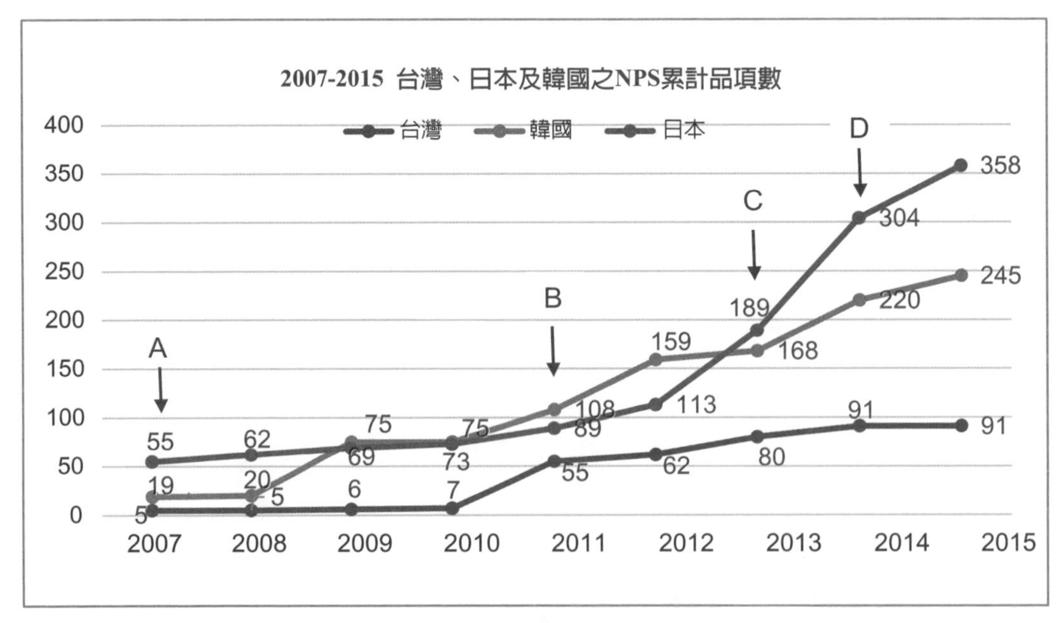

圖1 2007至2015年台灣、日本及韓國通報列管之NPS 累計品項數量

A.日本：頒布《指定藥物法規》，愷他命於2007年宣佈為麻醉品

B.韓國：2011年實施緊急列管機制和類似物質管制

C.日本：2013年強制執行JWH-018類似物質管制

D.日本：2014年修訂《藥品事務法》頒布《危險藥品條例》。2014年及2015年實施卡西酮類似物質管制

不同的NPS管理立法可能導致NPS使用情況的不同，由於目前尚無關於NPS控制的國際共識，因此數據仍不完整。若未在特定國家區域識別或控制NPS項目，則可能會低估NPS的使用率。在日本，NPS的立法控制使販賣NPS之總店數迅速下降(Tanaka et al, 2016)，表明NPS的即時立法納管對供給面有實際影響。在需求面部分，在對NPS實施更嚴格的法規後，由於不再容易取得，大多數NPS成癮使用者已改用另一種藥物作為主要替代藥物(Bae, ji Kwon, & Han, 2018)。因此，NPS之立法雖降低供給面之數量(Wada, 2017; Tanibuchi, Matsumoto, Funada, & Shimane, 2018)。但若相關管制政策未涵蓋藥物項目或其他面向，則會導致藥物濫用使用者改用其他成癮物質。

我國為因應NPS濫用的問題，雖然已經在2020年1月15日修正公布毒品危害防制條例第2條：「----前項毒品之分級及品項，由法務部會同衛生福利部組成審議委員會，每三個月定期檢討，審議委員會並得將具有成癮性、濫用性、對社會危害性之虞之麻醉藥品與其製品、影響精神物質與其製品及與該等藥品、物質或製品具有類似化學結構之物質進行審議，並經審議通過後，報由行政院公告調整、增減之，並送請立法院查照。」將具有類似毒品化學結構之物質納入管理，但由於NPS的品項層出不窮，而我國的列管機制須先證明有「成癮性、濫用性、對社會危害性之虞」，加上標準品不易取得，是否能及時偵測及列管，仍有待觀察。

表二、我國、韓國、日本之立法機制比較

國家	成癮性物質/法規之正式名稱	分級之定義/條件	分級程序
台灣	非法物質 / 毒品危害防制條例	麻醉或精神物質 / 依成癮性、濫用性及社會危害性分四級管理	1.符合定義/標準的候選物質由法務部會同衛生福利部組成審議委員會進行審查 2.審議委員會每三個月舉行一次
台灣	管制藥品(用於醫療或科學目的) / 管制藥品管理條例	麻醉或精神物質 / 依習慣性、依賴性、濫用性及社會危害性分四級管理	由中央衛生主管機關設置管制藥品審議委員會審議後，報請行政院核定公告，並刊登政府公報
南韓	1.“麻醉品”一詞係包括麻醉藥品、精神藥物和大麻 / 麻醉品管制法 2.暫時指定物質 / 麻醉品管制法	臨時指定麻醉品 / 韓國食品藥物安全部針對物質、藥品、化合物或產品可能濫用或因濫用而損害公共健康者，列為緊急處理或控制，作為臨時指定麻醉品	韓國食品藥物安全部欲指定臨時麻醉品時，應事先與總統令確定的有關機構協商，並在官方公報和網站上至少提前一個月宣布
日本	1.麻醉藥品與精神藥物管制法 2.鴉片法 3.大麻取締法 4.安非他命取締法	名稱及定義均遵循聯合國毒品公約	聽取藥事與食品衛生委員會的意見後由厚生勞動大臣指定
日本	危險藥物(指定藥物) / 藥物及醫療器材法	“指定藥物”係指極有可能引起中樞神經系統刺激、抑制或產生幻覺（包括維持或加強作用，稱為“精神毒性”）	聽取藥事與食品衛生委員會的意見後由厚生勞動大臣指定

肆 結語

NPS大多是非法物質的合成替代品，其易於修改、價格便宜，並且無法通過標準毒理學測試進行檢測，導致NPS項目爆炸性增長，並對全球人類和公共健康構成嚴重威脅。

在各國之管理方法中，日本將NPS視為危險藥物，如果該物質具有精神毒性，則可能刺激或抑制中樞神經系統或產生幻覺反應，從而構成危害和影響，因此將其歸類為指定物質，並受《日本藥事法》規範。此外，視危害程度而定，如果該物質在《藥事法》中列為指定物質後仍具有很高的危害性，則將其列為「麻醉品管制」類別，並由《麻醉品和精神藥物管制法》進行管理。此管理方式的優點是，在藥物濫用嚴重影響之前，即控制該新興物質，從而避免監控的空窗期。韓國則訂有相關應急法規進行管理，當物質出現濫用線索時，即先進行列管，若沒有新的濫用證明，它將在緩衝期後終止。與其他國家相比，我國雖修法將類似物予以納管，但仍需依據成癮性、濫用性及社會危害性進行分類和管制，其列管門檻相對較高。韓國和日本的立法方法均允許NPS之及時監控，迅速實施NPS的管理並進行系統性監管。我國的謹慎態度似乎阻礙了NPS及時監管，日韓的作法，或可提供政府他山之石的思考。

參考文獻

Bae, K., ji Kwon, N., & Han, E. (2018). A review on the abuse of three NPS (synthetic cannabinoids, kratom, poppers) among youths in Asia. ***Forensic science international, 292,*** 45-49.

Baumann, M. H., & Volkow, N. D. (2016). Abuse of new psychoactive substances: threats and solutions. ***Neuropsychopharmacology, 41****(3),* 663-665.

Baumann, M. H., Solis, E., Watterson, L. R., Marusich, J. A., Fantegrossi, W. E., & Wiley, J. L. (2014). Baths salts, spice, and related designer drugs: the science behind the headlines. ***Journal of neuroscience, 34(46),*** 15150-15158.

Barratt, M. J., Seear, K., & Lancaster, K. (2017). A critical examination of the definition of 'psychoactive effect'in Australian drug legislation. ***International Journal of Drug Policy, 40,*** 16-25.

Burns, L., Roxburgh, A., Matthews, A., Bruno, R., Lenton, S., & Van Buskirk, J. (2014). The rise of new psychoactive substance use in Australia. ***Drug testing and analysis, 6(7-8),*** 846-849.

Bright, S. J., Bishop, B., Kane, R., Marsh, A., & Barratt, M. J. (2013). Kronic hysteria: exploring the intersection between Australian synthetic cannabis legislation, the media, and drug-related harm. ***International Journal of Drug Policy, 24(3),*** 231-237.

Chatwin, C., Measham, F., O'Brien, K., & Sumnall, H. (2017). New drugs, new directions? Research priorities for new psychoactive substances and human enhancement drugs. ***International journal of drug policy., 40,*** 1-5.

Chatwin, C. (2014). New psychoactive substances: new European policy landscapes.

Caldicott, D. G., Bright, S. J., & Barratt, M. J. (2013). NBOMe—a very different kettle of fish... ***The Medical Journal of Australia, 199(5),*** 322-323.

Chung, H., Park, M., Hahn, E., Choi, H., Choi, H., & Lim, M. (2004). Recent trends of drug abuse and drug-associated deaths in Korea. ***Annals of the New York Academy of Sciences, 1025(1),*** 458-464.

Chen, W. J., Wu, S. C., Tsay, W. I., Chen, Y. T., Hsiao, P. C., Yu, Y. H., ... & Yang, H. J. (2017). Differences in prevalence, socio-behavioral correlates, and psychosocial distress between club drug and hard drug use in Taiwan: Results from the 2014 National Survey of Substance Use. ***International Journal of Drug Policy, 48,*** 99-107.

European Monitoring Centre for Drugs and Drug Addiction (2016). Legal approaches to controlling new psychoactive substances. Luxembourg: Publications Office of the European Union.

European Monitoring Centre for Drugs and Drug Addiction (2011). Responding to new psychoactive substances. Drugs in Focus, 22.

European Monitoring Centre for Drugs and Drug Addiction (2019). European Drug Report 2019: Trends and Developments. Retrieved from
https://www.emcdda.europa.eu/system/files/publications/11364/20191724_TDAT19001ENN_PDF.pdf

Feng, L. Y., Yu, W. J., Chang, W. T., Han, E., Chung, H., & Li, J. H. (2016). Comparison of illegal drug use pattern in Taiwan and Korea from 2006 to 2014. ***Substance abuse treatment, prevention, and policy,*** 11(1), 34.

Feng, L. Y., Battulga, A., Han, E., Chung, H., & Li, J. H. (2017). New psychoactive substances of natural origin: a brief review. ***Journal of food and drug analysis, 25(3),*** 461-471.

Feng, L. Y., & Li, J. H. (2020). New psychoactive substances in Taiwan: challenges and strategies. ***Current Opinion in Psychiatry, 33(4),*** 306-311.

Feng, L. Y., Wada, K., Chung, H., Han, E., & Li, J. H. (2020). Comparison of legislative management for new psychoactive substances control among Taiwan, South Korea, and Japan. ***The Kaohsiung Journal of Medical Sciences, 36(2),*** 135-142.

Hser, Y. I., Liang, D., Lan, Y. C., Vicknasingam, B. K., & Chakrabarti, A. (2016). Drug abuse, HIV, and HCV in Asian countries. ***Journal of Neuroimmune Pharmacology, 11(3),*** 383-393.

Hsu, L. Y. (2014). Ketamine use in Taiwan: Moral panic, civilizing processes, and democratization. ***International Journal of Drug Policy, 25(4),*** 819-822.

Jang, M., Yang, W., Choi, H., Chang, H., Lee, S., Kim, E., & Chung, H. (2013). Monitoring of urinary metabolites of JWH-018 and JWH-073 in legal cases. ***Forensic science international, 231(1-3),*** 13-19.

Li, J. H. (2012). Evolution of the Legislative and Administrative System of Controlled Drugs in Taiwan. ***Journal of Food & Drug Analysis, 20(4),*** 778-785.

Li, J. H., Vicknasingam, B., Cheung, Y. W., Zhou, W., Nurhidayat, A. W., Des Jarlais, D. C., & Schottenfeld, R. (2011). To use or not to use: an update on licit and illicit ketamine use. ***Substance abuse and rehabilitation, 2,*** 11.

Lee, J., Yang, S., Kang, Y., Han, E., Feng, L. Y., Li, J. H., & Chung, H. (2017). Prevalence of new psychoactive substances in Northeast Asia from 2007 to 2015. ***Forensic science international, 272,*** 1-9.

Lee, H. Y., Yang, Y. H., Yu, W. J., Su, L. W., Lin, T. Y., Chiu, H. J., ... & Li, J. H. (2012). Essentiality of HIV testing and education for effective HIV control in the national pilot harm reduction program: the Taiwan experience. ***The Kaohsiung journal of medical sciences, 28(2),*** 79-85.

Measham, F., & Newcombe, R. (2016). What's so'new'about new psychoactive substances?

Definitions, prevalence, motivations, user groups and a proposed new taxonomy. ***The SAGE handbook of drug & alcohol studies - social science approaches***, 576-596.

Ministry of Health, Labour and Welfare. (2015). ***Nationwide General Population Survey on Drug Use in Japan.*** Annual Report of Ministry of Health, Labour and Welfare.

Potter, G. R., Wouters, M., & Fountain, J. (Eds.). (2014). Change and Continuity: researching evolving drug landscapes in Europe. Pabst Science Publishers.

Stevens, A., & Measham, F. (2014). The 'drug policy ratchet': why do sanctions for new psychoactive drugs typically only go up?. ***Addiction, 109(8),*** 1226-1232.

Supreme Prosecutors' Office Republic of Korea. Drug-related Statistics. Available from: http://www.spo.go.kr/eng/division/statistics/statistics.jsp

Taiwan Food and Drug Administration. (2018). Annual Report of Drug Abuse Statistics in Taiwan. Available from: http://www.fda.gov.tw/TC/site.aspx?sid=1578

Tanaka R, Kawamura M, Uchiyama N, Segawa K, Nakano T, Saito Y, Ogata J, Saisho K, Kikura-Hanajiri R, & Hakamatsuka T. (2016). Data search system for new psychoactive substances provided by the national institute of health sciences in Japan. Annual Report of Ministry of Health, Labour and Welfare 2016. 273-78.

Tanibuchi, Y., Matsumoto, T., Funada, D., & Shimane, T. (2018). The influence of tightening regulations on patients with new psychoactive substance-related disorders in Japan. ***Neuropsychopharmacology reports, 38(4),*** 189-196.

United Nations Office on Drugs and Crime (1961). Single Convention on Narcotic Drugs.

United Nations Office on Drugs and Crime (1971). Convention on Psychotropic Substances.

United Nations Office on Drugs and Crime (1988). United Nations Convention against Illicit Traffic in Narcotic Drugs and Psychotropic Substances.

United Nations Office on Drugs and Crime. (2014). World Drug Report 2014.

United Nations Office on Drugs and Crime (2018). World Drug Report 2018.

United Nations Office on Drugs and Crime. Early Warning Advisory (EWA) on new psychoactive substances (NPS). Available at: https://www.unodc.org/LSS/Home/NPS.

United Nations Office on Drugs and Crime. (2019). Synthetic Drugs in East and South-East Asia. Trends and Patterns of Amphetamine-type Stimulants and New Psychoactive Substances.

Wada, K. (2011). The history and current state of drug abuse in Japan. ***Annals of the New York academy of sciences, 1216(1),*** 62-72.

Wada K. (2017). Japan's practical solutions to the emerging new psychoactive substances. Judicial Protection and Crime Prevention Forum: Addressing both symptoms and root causes in pursuit of a just and caring society. Taipei, Taiwan, December 1, 2017.

李志恒、馮齡儀(2020)。**醫源性麻醉藥品成癮與減害處置：趨勢與挑戰**。衛生福利部食品藥物管理署管制藥品簡訊，第八十三期。

第2章 學生藥物濫用輔導與新興影響精神物質

作者｜郭鐘隆 ／ 黃久美 ／ 王文惠

摘要

近年各級學校及教育行政單位對防制學生藥物濫用，可謂積極用心，執行校園藥物濫用防制各校的靈魂人物，在高級中等學校為學校教官、導師和輔導老師，在國民中學則為生教組長、導師。教育部「春暉小組輔導工作手冊」為校園學生藥物濫用輔導工作的重要依據，為因應新興影響精神物質與改裝型成癮物質的新挑戰，於2020年重新編修工作手冊。本文解析學生藥物濫用輔導工作（俗稱春暉專案），定義學生藥物濫用、分析藥物濫用原因、說明春暉專案的法源依據、輔導措施、意涵和可能結果；以及探討新興影響精神物質的入侵校園，並分析學生為何被引誘等相關問題；進一步提供藥物濫用學生受輔導案例的經驗，予以解析問題原因，提出預防之道。

關鍵字：藥物濫用、學生輔導、春暉專案

壹 前言

教育部為防制學生藥物濫用，曾邀集專家學者研訂「教育部防制學生藥物濫用三級預防輔導計畫」，一級預防策略為減少危險因子、增加保護因子，其目標希望學生活得健康、適性發展、無藥物濫用；二級預防策略為進行高危險群篩檢，並實施介入方案，主要目標為早期發現，早期介入，預防藥物濫用、成癮或嚴重危害；三級預防策略為結合醫療資源，協助戒治，其目標為降低危害、有效戒治、預防再用（教育部，2007）。

近年各級學校及教育行政單位對防制學生藥物濫用，可謂積極用心，在一級預防方面，已開始有具體明確的成效指標，二級預防方面，相關的流程已逐漸具體明確化，而三級預防方面，藥物濫用學生逐漸開始有醫療單位的介入協助，期待未來逐漸將作業流程透明化，以供各校依循。

欲達到二級預防的目標，必須落實防制學生藥物清查與輔導工作。其中『清查』指尿液篩檢，『輔導』指成立春暉小組輔導藥物濫用學生三個月，其結果分為輔導完成、輔導中斷與輔導無效。輔導完成，則將學生解除列管或持續追蹤；輔導中斷，其追蹤輔導工作目前尚未全面落實；而輔導無效，則再次進行輔導工作，經二次輔導無效，司法體系得以開始介入。因此，學校在執行藥物濫用學生三級預防計畫時，其重心實在於二級預防，目前執行各校二級預防的靈魂人物，在高級中等學校為學校教官、導師和輔導老師，在國民中學則為生教組長、導師，以往對於此一工作，教育部曾於民國98年出版「春暉小組輔導工作手冊」，並於2020年重新編修此一手冊，與時俱進。筆者（郭）非常有幸參與此一工作，擔任主編，對於教育部的春暉專案有深入的瞭解，特借此章，跟外界報告春暉工作，並討論學生近期使用新興影響精神物質問題，並透過受輔導案例予以解析，以和各界賢達討論在學學生藥物濫用防制的新方向。

貳 春暉專案簡介

學生藥物濫用定義

筆者在此，先對學生藥物濫用下一定義：學生藥物濫用是指學生非以醫療為目的，在不經醫師處方或指示情況下，過量或經常使用某種藥物，致成傷害個人健康及社會安寧秩序之毒品。常見藥物濫用種類如使用愷他命(K他命，Ketamine)、安非他命、搖頭丸等毒品，近年來藥物濫用種類則擴展至各類新興影響精神物質。依據聯合國毒品和犯罪問題辦公室 (United Nations Office on Drugs and Crime，UNODC)解釋，係指「濫用的物質沒有被1961年『麻醉藥品單一公約』或1971年『影響精神物質公約』所列管，但是其濫用會在某期間造成公共衛生威脅者」。

學生藥物濫用原因

青少年出現使用非法藥物（毒品）行為之成因受許多因素影響，非單一原因而能完整詮釋，筆者根據相關研究結果指出，常見影響青少年之相關危險因子如圖1所示，主要包括青少年心理狀態、教育與學習狀況、家庭、同儕關係以及社會環境等因素。

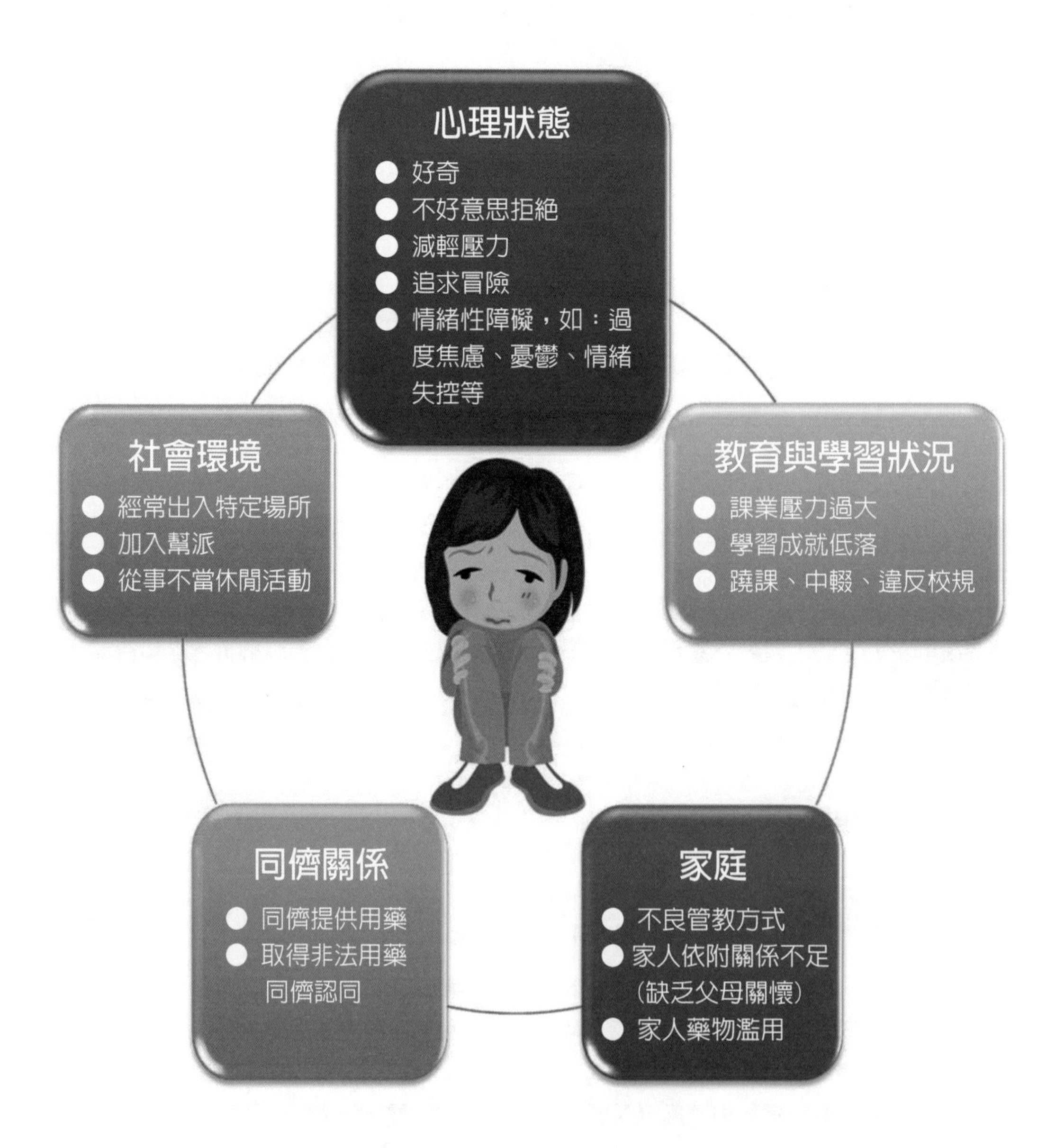

圖1 / 青少年藥物濫用的危險因素
（引自：國家衛生研究院政策建言報告書：藥物成癮防治策略論壇，2014，郭鐘隆製圖）

春暉小組的法源依據

法源依據來自於『教育部各級學校特定人員尿液篩檢及輔導作業要點』（https://edu.law.moe.gov.tw/LawContent.aspx?id=FL050895）：為維護學生身心健康，防制毒品進入校園，透過各級學校特定人員尿液篩檢，即時發現藥物濫用學生，並針對藥物濫用個案成立「春暉小組」施予輔導，協助脫離毒品危害，營造健康、清新及友善之校園環境。春暉小組是指學校為輔導涉及違反毒品危害防制條例、非法施用管制藥品或其它有害身心健康之物質學生，所組成之專案小組。一旦確認學生有藥物濫用情形，由校長或其指定之人員擔任召集人，成員應至少包括導師、專業輔導人員（學校輔導人員、社工師或心理師）、學務人員等；必要時，得邀請學生家長（監護人或其他法定代理人）、專責警力（如少年警察隊或分局）以及少年輔導委員會等）、校外資源網絡人員及其他學者專家等人列席相關會議。輔導團隊輔導時間至少三個月。同時依教育部頒之規定，通報作業應分別通報教育部校園安全暨災害防救通報處理中心「校園安全及災害事件即時通報網」及「教育部藥物濫用學生個案輔導追蹤管理系統」，列入追蹤輔導管制，而「教育部藥物濫用學生個案輔導追蹤管理系統」之填報網址為 https://newsnc.moe.edu.tw/。

春暉輔導的輔導措施、意涵和可能結果

春暉輔導的輔導措施，依據『教育部各級學校特定人員尿液篩檢及輔導作業要點』，共有下列八項：

1. 經確認檢驗的學生尿液檢體中含有濫用藥物或其代謝物者、自我坦承、遭檢警查獲或接獲其他網絡通知涉及違反毒品危害防制條例者，學校應完成校安通報，並組成春暉小組實施輔導三個月，輔導期間應適時使用快速檢驗試劑實施篩檢，及填報相關輔導紀錄備查；其屬施用第一級、第二級毒品者，應告知依毒品危害防制條例第二十一條第一項規定，自動向衛生福利部指定之醫療機構請求治療，醫療機構免將請求治療者送法院或檢察機關。
2. 個案經春暉小組輔導三個月後，應採集尿液再送檢驗機構檢驗，經確認檢驗尿液檢體中含有濫用藥物或其代謝物者，應再實施輔導一次（三個月），並協請家長將個案轉介至衛生福利部指定之醫療機構請求治療及函請警察機關協助處理。
3. 依前款規定輔導無效或家長拒絕送醫戒治時，學校得依毒品危害防制條例或兒權法相關規定，洽請警察機關協助處理。
4. 春暉小組輔導期滿，經確認檢驗尿液檢體中無含有濫用藥物或其代謝物者，學校應召開春暉小組結案會議，解除春暉小組列管，並持續將學生列為特定人員觀察。

5. 春暉小組輔導中之濫用藥物學生經司法判決至矯正機構實施觀察勒戒完成返校後，學校仍應完成後續輔導期程。
6. 為利個案之賡續輔導，濫用藥物學生如有中輟、畢（結）業、未畢業而因其他原因提前離校或未按時註冊等情形時，相關作法請參照「各級學校學生涉及毒品危害防制條例案件輔導處遇流程」辦理。
7. 發現疑似藥頭之學生或知悉學生藥物來源相關情資，應依教育單位協助檢警緝毒溯源通報作業要點辦理。
8. 春暉小組輔導內容應包括「自我保護」與「預防感染愛滋」之預防教育與相關諮詢輔導、法治及衛生教育。

由以上輔導措施可以發現，春暉小組的期程為1期三個月，至多輔導2期六個月。主要的輔導對象為學生使用毒品者，唯使用第一、二級毒品涉及刑責，學校人員應告知學生自動向衛生福利部指定之醫療機構請求治療，醫療機構免將請求治療者送法院或檢察機關。唯在校輔導成效不彰時，家長有義務將學生送醫戒治。其輔導頻率為輔導期間每1-2週對個案進行1次以上之輔導，輔導期間1-2週至少應實施快篩檢驗一次，並記錄檢驗日期及結果等資料。輔導記錄應該翔實，並將相關資料填報備查。輔導期間視需要召開個案研討會，邀集網絡單位或聘請專家委員，檢視學校輔導作法並提供建議及協助。針對輔導無效或較嚴重個案，經評估得轉介藥癮戒治或心理諮商機構，進行戒治。春暉小組輔導中之濫用藥物學生如有中輟情事發生時，學校除應依各教育局（處）中輟學生處理機制輔導學生復學，並持續完成輔導期程。筆者十幾年來的學生藥物濫用輔導研究和實務經驗都在在顯示，在防制學生藥物濫用的工作中，最有效的即為監視教導（對有藥物濫用之學生持續維持監督和查察其藥物使用狀況）。所以目前對於春暉輔導結案後的學生，若仍在學，仍應持續關注其生活狀況和是否復發，直至畢業為止。

春暉輔導是一強制性的輔導，學生為非志願個案，所以春暉輔導可能有三種結果：

1. 輔導完成：學生初犯或使用三、四級非法藥物，因其成癮程度不深，較易停止用藥。
2. 輔導中斷：學生因缺曠課過多、失聯、轉學、自動休學而導致監視中斷，難以被監控，此非為生教（輔）組長、教官、教育人員之責任。
3. 輔導無效：由於學生的藥物濫用程度較為嚴重，認知不能短期內重建。學生認知的重建，需靠學校教育人員、家長、同學等共同建構無藥物濫用的環境，此非一人之責，亦非一朝一夕之功。由於學生藥物濫用是一種慢性疾病，個案有可能會多次復發，1-2次輔導未必不成功，須再繼續努力。

各學制學生非法藥物使用種類概況

教育部藥物濫用防制認知檢測問卷資料統計分析計畫，該計畫調查104-108學年度國民小學（五、六年級，以下簡稱國小）、國民中學（以下簡稱國中）、高級中等學校（以下簡稱高中職）、大專校院（以下簡稱大專）常見非法藥物使用種類，以複選方式調查曾經使用種類，調查品項有入侵校園較為常見之愷他命（K他命）、安非他命/甲基安非他命（安公子、冰糖）、MDMA（搖頭丸）、大麻（老鼠尾、草、麻仔）、一粒眠（紅豆）、FM2（十字架）、GHB（神仙水、液態搖頭丸）、自107學年度開始調查之新興（新型態）非法藥物、108學年度開始調查之彩虹菸、合成卡西酮類。

104-108學年度各學制的非法藥物使用前五名，國小（五、六年級）104-108學年度使用以愷他命較多，使用趨勢上於108學年度新興（新型態）毒品超過愷他命，同時也多出許多新種類非法藥物，如：彩虹菸、合成卡西酮類；國中104-108學年度使用愷他命較多，使用趨勢上於108學年新興（新型態）毒品也超過愷他命成為使用率最高，同時大麻也從107學年開始在前五名中佔有一席之地；高中職104-108學年度使用愷他命較多，使用趨勢上與國中類似；大專104-108學年度使用愷他命較多，使用趨勢上大麻的使用率先降後升，106學年度從第一名掉至第二名後，於108學年度再度回升至使用率第一；整體而言，非法藥物使用種類國民小學至高中職趨勢相近，108年度以新興（新型態）毒品較多；大專則是使用大麻佔多數，其中，大麻的使用在國中、高中職及大專近三年內皆進入前三名，彩虹菸在108學年度加入調查後，於國小（五、六年級）、國中、高中職等三學制中皆進入前五名。

參 常見侵入校園的新興影響精神物質

近年來，隨著科技的進步以及網路虛擬市場的發展，常見毒品早已由傳統之天然植物萃取、精煉鴉片、嗎啡、大麻、古柯鹼等，逐漸發展為多元的全化學合成物質，包括愷他命、類大麻活性物質如K2等（食品藥物管理署，2019）。由於新型態毒品許多尚未受到法規列管，製毒者創造出許多新結構或類似結構的毒品，這類毒品被稱之為新興毒品，特色為透過將原毒品的化學式作微幅改變，以此規避管制（秦文鎮，2018），政府為因應當前毒品情況，於民國106年5月11日提出「新世代反毒策略」，並於其中表示將會研議新興毒品之類似物質列管修法，彌補新興毒品列管前之法律空窗期（行政院，2017）。因此認知檢測調查便新增此種類項目進行調查，於107學年於國小、國中、高中職三個學制中排名前三，於108學年度的調查中更有四個學制排名前三。

此外，改裝型毒品也是近年來的隱憂，其販售外觀常呈現多樣化形態，偽裝成各種形式的商品，魚目混珠藉以誘惑、欺騙涉世未深的學生。常見形式為摻入沖泡式飲品粉末，再以市售或自創包裝形態販售，改裝為咖啡包、奶茶包；也有將毒品溶於水後，將方形厚紙片浸泡其中製成「毒郵票」，或直接製成「毒果凍」等。亦曾發現學生持有貼有小惡魔包裝之含毒用品，打開後以濕紙巾的形式呈現，內含三級毒品卡西酮（韓上榆，2020）。

新型態毒品的列管為近年來毒品防制政策中的極為重要議題，再加上改裝型毒品變身各種商品，易被趁虛而入。校園莘莘學子由於年輕，常被年長者或校外人士誘騙使用，常見的誘騙手法有：免費提供、不會被驗出、沒有刑責、不會成癮、或在飲料或食物加入非法藥物，誘騙不知情者誤用。有必要並加強宣導，提升學生對新興毒品的警覺度，避免不肖人士之誘騙。面對陌生人的誘惑時，學生應有自保的能力，且學生應強化自身對於相關法規的認知，應充分理解製造、運輸、販賣與施用新型態毒品均是違法行為且有罰則，千萬不要輕易以身試法。另外，改裝型毒品以非法藥物混合咖啡、奶茶包、果凍、軟糖等，變身為口感或包裝較吸引人的使用方式也應提醒學生，陌生人給予或來路不明的食物不要入口。而且，除非法藥物混合其他食品，也需提防同時混合使用2種或多種以上的非法藥物，非法藥物混合使用有可能造成生命威脅，針對非法藥物混合食品或多種非法藥物混用情形，應加強宣導提醒學生勿掉以輕心，提高學生覺察與拒絕能力，提防因好奇而使用改裝型之非法藥物或混用多種非法藥物，全面推動以生活技能為基礎的學校藥物教育課程，實為在校園推動反毒教育的當務之急。

新興毒品這個名詞於2005年首次出現在歐盟(European Union)，於2013年聯合國毒品及犯罪辦公室定義新興毒品為：一種或是數種混合型的物質，它們非屬聯合國1961年及1971年麻醉藥品(narcotic drug)和精神作用物質(psychotropic substances)管制公約中的物質，並且會造成公共衛生的威脅。

所謂新興毒品並非「新發明」(newly invented)而是「新的不當使用」(newly misused)，其出現的主要目的是為了規避法律對於毒品的管制，可溯源於1980至1990年代的合成毒品(designer drugs，或稱狡詐家毒品)，其特性是將原毒品的化學結構式做微幅改變，藉以規避管制，但其藥理作用和原毒品類似。而1990-2000年代則出現了合法興奮劑(legal highs)，這類毒品強調是經由新合成、僅限於科學研究(scientific research)的化學物質或由天然植物萃取(herbal highs)而來，和衛生福利部食品藥物管理署或司法機關嚴格加以控管的管制藥品/毒品的結構式不同。由於出現年代短，不像海洛因和安非他命等傳統毒品，可以累積到足夠的負面健康傷害使用案例而被提報列管或被列入毒品危害防制條例所稱的四級毒品清單之中，故常被毒販於行銷時強調其「合法性」。為躲避警方查緝，經常透過改裝後或重新包裝後販售，由於改裝後不易辨識為毒品，容易降低年輕人的警戒心，易吸引年輕族群好奇使用。因此自2000年起，新興毒品即蔓延開來，入侵校園案例屢見不鮮。

依聯合國毒品及犯罪辦公室與歐洲毒品及毒品成癮監測中心(European Monitoring Centre for Drugs and Drug Addiction, EMCDDA)的分類，常見的新興毒品包括：合成大麻(synthetic cannabinoids)、合成卡西酮(synthetic cathinones)、苯乙胺(phenethylamines)哌嗪、乙二烯二胺(piperazines)、愷他命(ketamine，俗稱K他命)、色胺酸(tryptamines)、氨基茚滿(aminoindanes)、以植物為基底(plant- based)、以及其他(Others)等九大類新興毒品。

新興毒品多以飲料（如咖啡包、奶茶包、果汁粉等）或休閒食品或零食（如果凍、梅子粉、糖果等）的方式偽裝，不似傳統毒品需要吸食器具且容易被發現，容易吸引青少年好奇初次使用，配合藥頭或同儕間的行銷話術如「是流行不是吸毒」及「警察驗尿也驗不出來」等，致新興毒品的使用人數在國內快速增加。由於新型態毒品的包裝及使用方式與傳統的靜脈注射及吸食方式截然不同，立即的傷害感受降低，導致初次使用者降低警覺心，無法從外型即判斷其為毒品或含有毒品成分，因此易於公開場所（如夜店、音樂祭等）或半公開場所（如KTV包廂、私人派對等）使用，另外，由於新型態毒品多為混合型態，且混合的藥物可以機動調整，也讓使用者感受到「每次使用的感覺都不一樣」的新奇與期待感，後遺症則是使用者也不知道自己到底使用了哪一種毒品或使用了多少種毒品，造成其對於青少年的身心靈危害極大（秦文鎮，2018）。

新型態毒品在行銷上常鑽法律漏洞，以合法的興奮劑之名在網路或商店中公開販賣，甚至在包裝上標註「非供人類使用」，藉以規避法律規範。由於新型態毒品多為人工化學合成物質，現代製藥化學工業的發達，在製造過程可輕易改變其部分化學結構（如安非他命類毒品從安非他命、甲基安非他命到甲氧基安非他命、副甲氧基安非他命...等），以規避毒品分級制度，導致法規難以規範新興毒品的氾濫。另外由於毒品檢驗方法的限制，也使新興毒品不易檢出，致嚴重低估其濫用現象，且影響臨床處理藥物中毒的效率（秦文鎮，2018）。

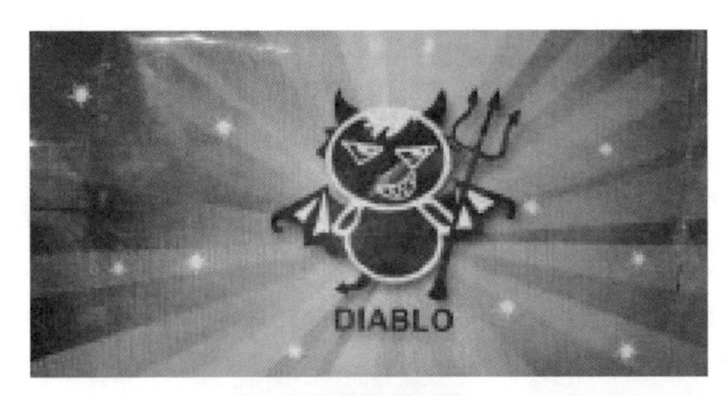

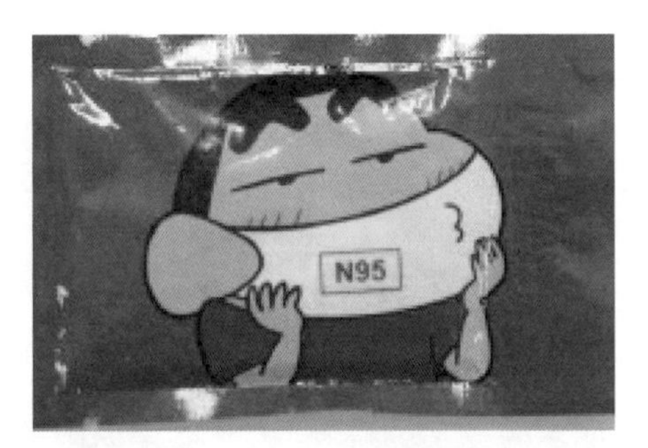

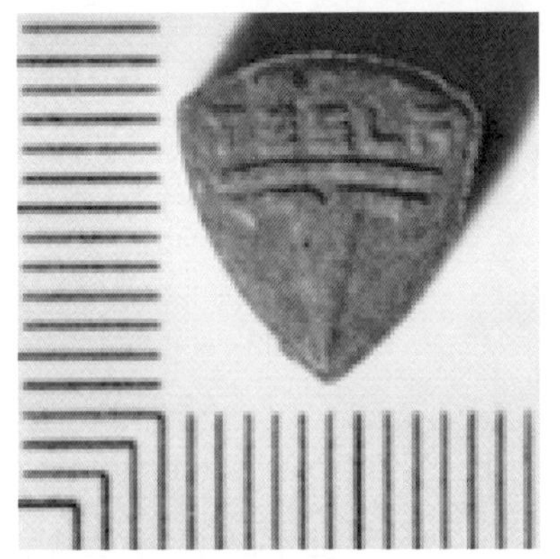

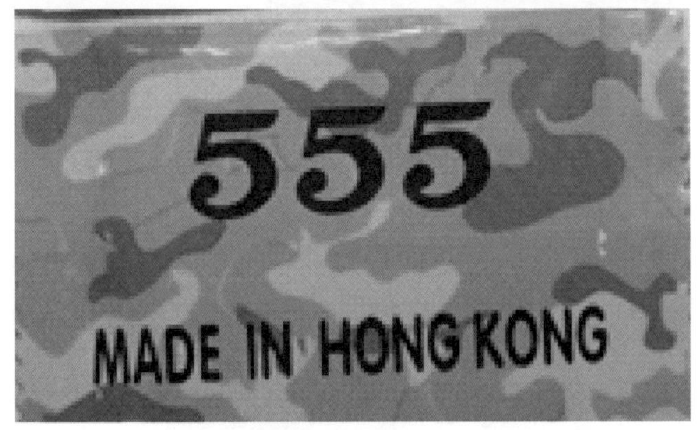

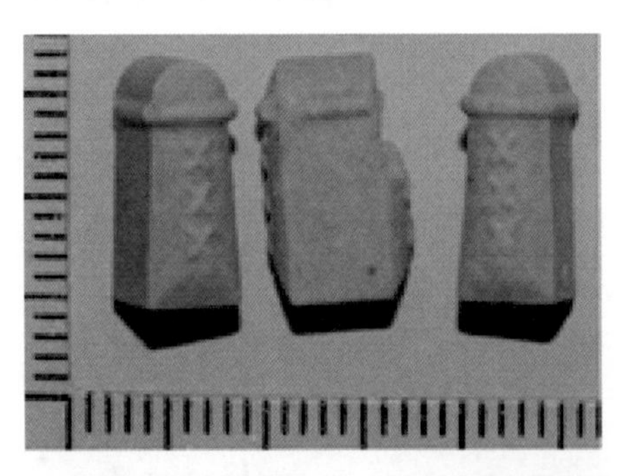

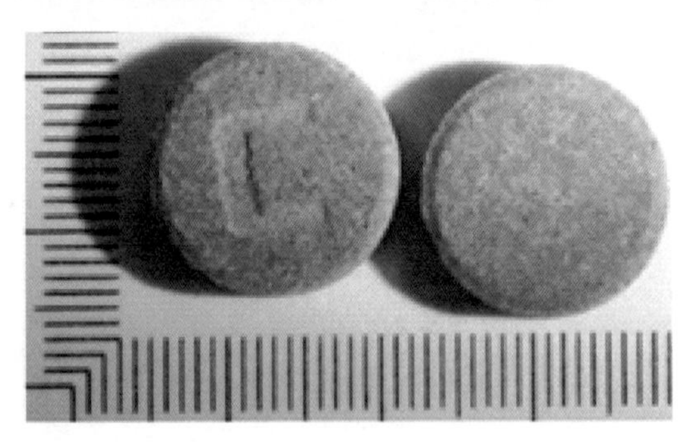

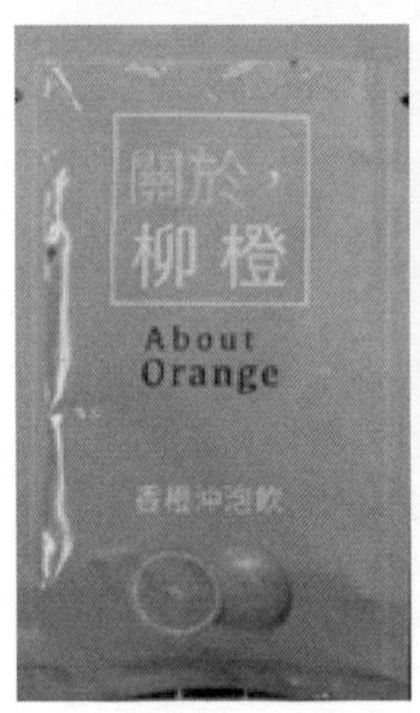

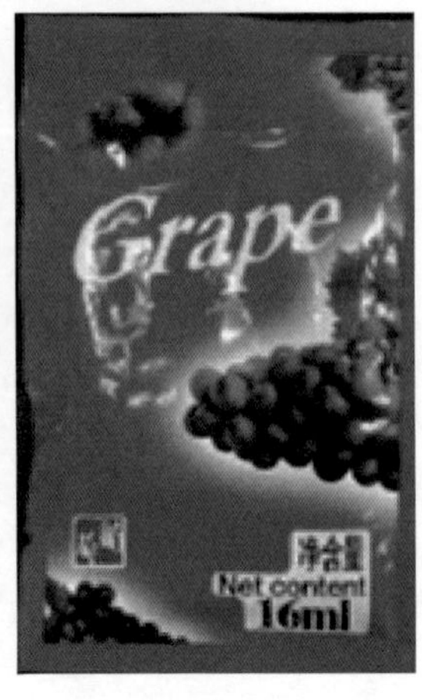

圖2 / 常見的新型態毒品包裝
（資料來源：臺北市政府警察局網站
https://police.gov.taipei/）

肆 藥物濫用青少年之法律責任及案例解析

我國的少年事件處理法，於108年6月19日針對吸食三、四級毒品之少年作了相關的修正，讓青少年在使用毒品的情況下，能夠除了有不同於一般成人之刑事處理方式外，提供更多的輔導協助。或許有人會認為，青少年在行動前，就該知道自己的行為犯法，應該要為自己的行為負責，這是他們自己的選擇。但所謂的「選擇」，未必就是青少年自己想做出的選擇，如前所述，青少年使用毒品的原因十分多元。就是保護少年,避免其提早進入司法程序。根據犯罪學的標籤理論，青少年若越早進入刑事司法程序，未來停留在行政司法體系的時間會越長，這也是現行制度，將青少年特別從刑法中的處罰獨立出來的理由之一。針對青少年使用毒品後，依少年事件處理法之精神，對其使用毒品的行為有較多的包容和理解，針對少年使用毒品部份，依使用毒品的級別不同有不同之處遇作為，目前修法方向為民國112年7月後少年吸食三、四級毒品，將回歸行政先行，輔導為先的概念，由各縣市少輔會先行輔導，若輔導無效才請求法院協助。以下針對少年施用毒品之後續法律責任略作說明：

少年施用一、二級毒品

1. 一犯
   - 依毒品防制條例裁定送觀察勒戒，勒戒結束後不付審理，或：
   - 依少年事件處理法（可收容，一案可收容6個月）處理。
2. 二犯以上
   依少年事件處理法（可收容）處理。

施用三、四級毒品及其他迷幻物品

依少年事件處理法（稱曝險行為，可收容，一案可收容6個月）處理。
（註：112年7月1日後，少年曝險行為交由少年輔導委員會先行輔導。）

以下針對青少年使用新型態毒品的2個案例並加以解析及提及預防之道：

少年事件處理法之少年毒品案件

【案例說明 1】

情境：

小華是一位高職進修部的在學學生，某次和同學去參加其他同學的生日派對，派對結束後大家意猶未盡，提議去KTV唱歌續攤。在KTV唱歌時有同學就叫來外面友人一起來盡興，外面友人進來後就跟他們說現在讓人興奮的提神咖啡包很流行，喝下去會很HIGH很開心，對身體沒有任何傷害或副作用，也不會像新聞說的一樣會被警察抓走，強調咖啡包裡面絕不會驗出來有毒品成份。小華看到大家都紛紛嘗試，好像也沒有出什麼事，在好奇又僥倖的心態下，花300元買了一包毒咖啡包，喝了以後真的感覺天旋地轉，彷彿漫步在雲端。

小華食髓知味，仿照此模式就這樣連續幾次去KTV玩和買毒咖啡包，小華漸漸沈迷在使用毒咖啡包的感覺，但夜路走多了總會遇到鬼，終於有一天遇上了警察的擴大臨檢，一群人被逮個正著，統統進了警察局....

解析：

小華被帶到警局後驗尿，尿液驗出有二、三級毒品反應，因此被警方移送至少年法庭審理。少年法庭對少年案件有先議權，法官視小華的情況可以選擇觀察勒戒或者依少年事件處理法處理裁定，法官評估小華生活尚屬單純，但判斷力不夠、自制力薄弱，且非第1次用藥，所以擔心小華可能已經成癮，故裁定強制觀察勒戒（1次2個月以內），觀察勒戒結束後發現小華已無繼續施用毒品的傾向，故不付審理。

【案例說明2】

情境：

小恩父母平日忙於工作，青春期的小恩因為對學校課業不感興趣，學習成績欠佳，和同學間亦不親近，所以結交了許多校外朋友，常常蹺課離校外出遊玩，父母接到學校老師電話通知後雖然將小恩罵了一頓，但罵過就算了，也沒有任何具體的正向管教作為。小恩下課後仍經常和校外朋友一起聊天玩手機遊戲。有一日某友伴邀約小恩去旅館開慶生趴，在party中有人拿了不明咖啡包請小恩試喝。小恩聽過新聞報導，耳聞喝毒咖啡包會喝死人，雖然不太想用也覺得這樣不好，但在同伴輪流起鬨激將及好奇心驅使下，礙於面子的關係而使用了咖啡包，使用了1次之後自己覺得並不會像新聞中說的那樣可怕，會K掉膀胱或是一直想用。小恩天真的以為自己比別人厲害，想用就用想停就停，並不會被毒品控制，反而用完以後覺得整個人很放鬆又很開心，就在這樣錯誤認知的情況下，小恩漸漸開始習慣在旅館或朋友家使用咖啡包。

某一日小恩又和一群朋友在旅館開趴的時候，忽然警察臨檢，小恩因當場使用咖啡包被警察查獲，警方以現行犯移送少年法庭審理，少年法庭在調查過程中發現小恩家裡缺乏正向管教及約束力，小恩在學校就學不穩定，而使用毒品的情況似乎十分嚴重，而小恩本身又不太把吸毒當作嚴重的一件事。故法官裁定少觀所收容小恩2個月，讓小恩瞭解吸食毒品的嚴重性，並期待他可以在少觀所反省自身交友及生活混亂的情形。過了2個月，法官又再度開庭，想瞭解小恩在少觀所反省情況及平日用藥及交友情形，但小恩仍避重就輕不願意說實話，缺乏反省能力，故法官又再度延長收容小恩1個月，小恩這次收容因為受於少觀所的不自由及各種限制，終於知道自己的錯誤，法官開庭時，小恩願意坦承自己的過錯，並且顯示悔改之意。故法官將小恩重獲自由，小恩答應法官會好好唸書，並且聽從師長的管教。小恩出所後開始上學及按時返家，但撐不到1個月又故態復萌，小恩開始想念毒品的味道及和校外友伴在一起的玩樂，故在不良友伴不斷邀約下，小恩又偷偷去參加毒趴，而這次因吸食咖啡包過量，小恩出現休克的情況下被緊急送醫。法官的得知小恩的狀況之後，發現家庭功能不彰，小恩用藥情形愈益嚴重，開庭時裁定其安置輔導2年，讓小恩住在安置機構裡戒毒，改善其用藥情形。

解析：

雖然每個人都是不同個體，然而藥物濫用學生普遍都有其共通的特性，一般來說他們對於個人的用藥問題常會出現下列特性：

一、在認知上防衛：他們常會否認個人的用藥的事實，或者合理化個人用藥的原因，以強調個人沒有濫用或成癮的問題，這樣的防衛反應對個體來說很多時候是一種自動化的自我保護。

二、在情緒上挫敗：由於毒品的使用，常涉及法律，因此在使用藥物後大多數的成癮者對人常是不信任的，對於整個社會體制也常有許多的怨憤，覺得自已用藥是傷害自己沒傷害其他人，要被強制勒戒或戒治是有違合理性。當然也有些長期用藥者，雖然外顯對制度的抱怨與對人的不信任，但其內在反映的是個人對於改變多次仍失敗的挫折。

三、在行為上否認：藥物濫用或成癮改變之個案，是強制性的非自願個案，在有法律疑慮或尚未 思考要改變的情況下，個案在與諮商輔導者互動時，初期常可能會呈現否認或合理化等認為自己不需要改變的情形，此外也常出現過度配合或討好來應付諮商輔導者的協助。

預防之道

青少年要保護好自己，做到真正的遠離毒品，除了正確認識自己，謹慎交友外，對毒品也要有清晰的認知，青少年自己要努力做到以下幾點：

一、提高安全意識：出門在外，時刻保持警惕，不要進出出入份子複雜的娛樂場所，陌生人給予的飲品和食物，不要食用，熟人之間也需要注意。飲品在離開自己視線後，也不要再飲用。尤其要注意市面上不常見的包裝食品，留意產品的包裝是否有被拆封的痕跡，以及小心來路不明、五顏六色的糖果和飲品。

二、避免好奇心驅使：許多青少年沾染毒品，僅僅只是因為對毒品抱有好奇，想體驗一下吸食過後是什麼感覺，然而毒品對生命的危害，已經屢見不鮮，並且吸食毒品目前仍為犯罪行為，切勿以身試法。新型態毒品更是以各式各樣新奇的方式進行傳播，稍有不慎，就會陷入毒品的深淵中。

三、拒絕免費的午餐：販毒者（俗稱藥頭）還會將毒品包裝成具有特殊功能的“良藥”，宣稱能夠讓你即刻獲得靈感、提高成績、瞬間忘記煩惱、輕鬆變瘦等效用。請牢記世界上沒有免費的午餐，許多人都希望可以找到通往美好生活的捷徑，但絕不是靠這些所謂的“神奇藥劑”就可以實現，如果可以，那麼代價有可能是你的一生。送大家一句話：珍愛生命，遠離毒品（郭鐘隆、徐倩：認識新型態毒品）

伍 結語

雖然整體而言，台灣在學學生藥物濫用情形和新型態毒品使用情形，相較其他國家，仍屬偏低，但新型態毒品更新換代的速度很快，兩三年就會出現新的品種，改裝形式也更為多樣，販毒集團會將毒品進行偽裝來生產銷售，通過改變組合成份和新奇的包裝，極具迷惑性，特別是這些新型態毒品大都出現在青少年經常出入的娛樂場所，讓人防不勝防。校方及家長應關心學生動向與交友狀況，留意學生出入場所，並且宜積極關注喜歡追求刺激感的高風險族群學生，可導入其他課外活動，協助學生轉化其衝動。

相對於在校學生，中輟或中離學生之藥物濫用情形顯著惡化（陳為堅，2014），顯見學生穩定在學是一顯著的保護因子，唯學校教育人員仍應努力輔導每一位不慎使用非法藥物的學生，使其停止使用非法藥物。對於無故不到校、經常曠課的學生，學校宜加強關注。此高危險族群缺乏學校約束、規律生活與家庭照顧，宜強化各單位之合作聯繫，學校協助轉介通報社政體系，社工積極介入，對於學生及其家庭提供有效的社會扶助措施，加強針對中輟學生的家庭及社區的相關處遇機制。

對有意願戒除藥癮的學生，除給予關心、支持，還可進一步針對學生濫用藥物行為背後的因素進行探討，當濫用藥物已成癮時，戒除藥癮就不只是意志力的問題，戒斷症狀對身體的折磨與生活的干擾亦是不可忽視的。如何遠離濫用藥物的環境、拒絕藥物濫用的誘惑，如何緩減戒除藥癮過程所導致的身體不適、以及如何加強戒除藥癮意志，皆是針對有戒除藥癮意願的學生可以努力的方向。由人類發展的觀點來看，青少年正處於認同混沌的挑戰階段，同儕或家人非法藥物使用的外在氛圍，學生使用風險越高，因此早期介入相關防制措施，以預防其發展為規律使用非法藥物或非法藥物傳播者。發現藥物濫用個案，也需關注其家人及周遭朋友，家人有使用非法藥物之學生，吸毒學生之交友狀況，都可適時給予關懷，發展協助機制。輔導資源的介入，讓這群藥物濫用學生了解有問題的時候可以向誰請教，也增加了他們對於成人的信任感，為了延續學生正向的態度與社會的連結，學校教育人員在春暉輔導結案後，仍可做持續關懷與後續的追蹤，建議最少半年以上，不定期的給予關心、關懷，讓他們在無助的時候還能夠找到一絲的希望，不會再落入負向行為的漩渦中，則國家幸甚、學子幸甚。（教育部，2020）

參考文獻

王昀、朱兆民、何英剛、束連文、紀雪雲、唐心北、徐森杰、祝健芳、張麗,玉、郭鐘隆、陳快樂、 費玲玲、黃介良、楊士隆、熊昭、蔡文瑛、鄭若瑟 (2014)。**國家衛生研究院政策建言報告書：藥物成癮防治策略論壇**。

行政院 (2017)。**新世代反毒政策**。取自：https://www.ey.gov.tw/Page/5A8A0CB5B41DA11E/47bbd6cf-5762-4a63-a308-b810e84712ce。

秦文鎮 (2018)。**新興毒品概論及其防治，臺灣醫學**，61(9)，30-34。

陳為堅 (2014)。103**年全國物質使用調查**。臺北市：衛生福利部食品藥物管理署。

教育部 (2007)。**防制學生藥物濫用三級預防實施計畫**。臺北市：教育部。

教育部 (2020)。**春暉小組輔導工作手冊**，未出版。

韓上榆 (2020)。**小惡魔毒濕紙巾？吸吮後頭暈 家長憂心**。取自：https://news.tvbs.com.tw/local/1314886。

郭鐘隆、徐倩 (2020)。國家衛生研究院科普文章：認識新型態毒品。

NPS

2021 New Psychoactive Substances

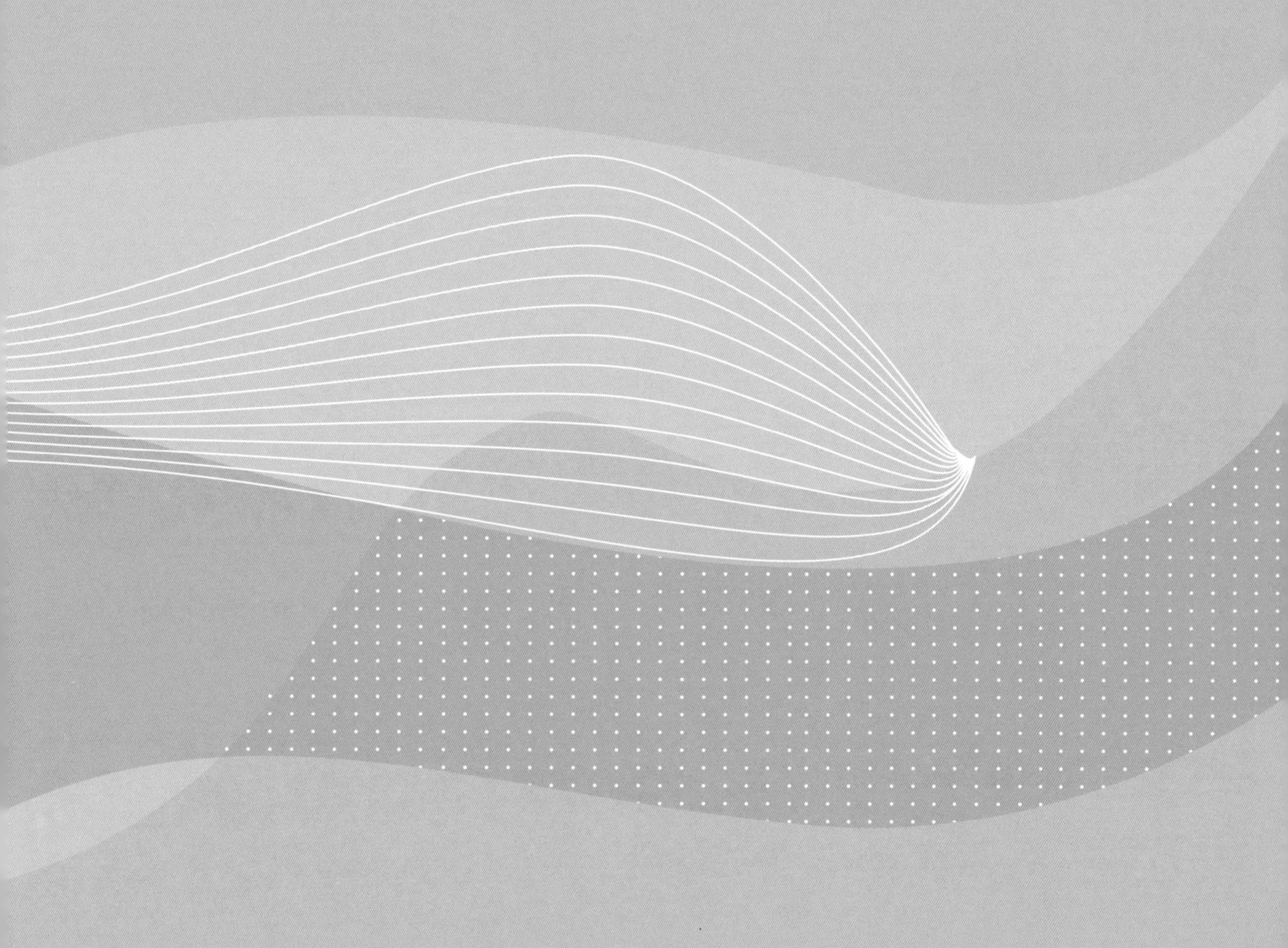

第 2 篇

新興影響精神物質之作用及危害性

前言

依照聯合國毒品和犯罪問題辦公室(UNODC)的定義，新興影響精神物質(New Psychoactive Substances, NPS)係指未為聯合國1961及1971年禁毒公約所管制，但是其濫用會在某期間造成公共衛生威脅者。UNODC並將NPS分為9大類(UNODC, 2019)，即:

1.合成大麻素(synthetic cannabinoids)
2.合成卡西酮(synthetic cathinones)
3.愷他命和苯環利定類物質(ketamine and PCP-type substances)
4.苯乙胺(phenethylamines)
5.哌嗪(piperazines)
6.色胺(tryptamines)
7.氨基茚滿(aminoindanes)
8.植物基物質(plant-based substances)
9.其他(others)。

這9大類中，因為於2014物質濫用一書中已經敘述了植物基物質(plant-based substances)類NPS，如Kratom、Salvia、Khat等(游雯淨、李志恒，2014)，之後並予以更新(Feng et. al., 2017)。為避免重複，本篇僅就其他8大類，在本篇第一章分成8節，予以介紹其作用及毒性，第二章則以法醫學觀點說明NPS造成的重大危害，尤其是NPS導致的死亡。藉由對NPS毒性及危害的介紹，讓大家知道NPS如同傳統毒品，都會對身體健康造成重大的影響。

參考文獻

Feng LY, Battulga A, Han E, Chung H, Li J.H. (2017) New Psychoactive Substances of Natural Origin: A brief review. ***Journal of Food and Drug Analysis,*** 25: 461-471.

United Nations Office on Drugs and Crime (2019). Early Warning Advisory (EWA) on new psychoactive substances (NPS). Available at: https://www.unodc.org/LSS/Home/NPS

游雯淨、李志恒(2014)。新興影響精神物質。載於李志恒、蔡文瑛（主編），**2014物質濫用**（404-406頁）。臺北市：衛生福利部食品藥物管理署。

第1章 新興影響精神物質之分類

一 合成大麻素(Synthetic cannabinoids)

作者｜陳慧誠 / 陳了塵

摘要

合成大麻素是一群可以與大麻受體結合的人工合成化學物質，藉此產生類似吸食大麻的效果。1971年聯合國「影響精神物質公約」中規定了三種合成大麻素，包括大麻中的主要精神活性物質四氫大麻酚(delta-9-tetrahydrocannabinol，簡稱Δ^9-THC)、二甲庚基吡喃(Dimethylheptylpyran，簡稱DMHP)和六氫大麻酚(Parahexyl)。1980年之後由於發現四氫大麻酚是通過活化大麻素受體，包括第一型cannabinoid receptor type 1(CB1)和第二型CB2受體來發揮其對細胞的作用，促使學者和藥廠合成多種作用於大麻素受體的化學物質應用於研究。2000年開始，不肖製毒者將這些新興合成大麻素混合不同香料和藥草，製成不同口味的菸品或香草茶，例如K2、Spice、Geie、Zohai及Kronic等進行販售。為了規避非法使用大麻的法律，新的合成大麻素不斷被製造出來，種類繁多，近年來在新興影響精神物質於全球通報品項數量排名一直名列前茅。依據分子化學結構上的特徵，合成大麻素被分為6大類：經典大麻素(Classical cannabinoids)、非經典大麻素(Non-classical cannabinoids)、混成大麻素(Hybrid cannabinoids)、氨基烷基吲哚(Aminoalkylindoles)、類花生酸合成大麻素(Eicosanoids synthetic cannabinoids)和其他。台灣自2008年以來約有30種合成大麻素曾被檢出。

關鍵字：合成大麻素、大麻素受體、經典大麻素(Classical cannabinoids)、非經典大麻素(Non-classical cannabinoids)、混成大麻素(Hybrid cannabinoids)、氨基烷基(Aminoalkylindoles)、類花生酸合成大麻素(Eicosanoids synthetic cannabinoids)

壹 探源

大麻是全球最廣泛被濫用的毒品。大麻植物中的四氫大麻酚(delta-9-tetrahydocannabinol, Δ^9-THC)是負責情緒改變、欣快感和認知障礙的主要精神活性物質(Gaoni and Mechoulam, 1964)，原本只可從大麻植株的花、葉等部位中萃取、分離得到。直到西元1965年，以色列希伯來大學的Raphael Mechoulam教授等人，利用有機合成技術，以完全人工的方式，製造出四氫大麻酚(Pertwee, 2006)，為合成大麻素之濫觴。而1980年代，發現四氫大麻酚是通過激活大麻素cannabinoid receptor type 1(CB1)和CB2受體來發揮其對細胞產生的作用(Pertwee, 2008)，促使更多學者和藥廠投入研究，嘗試在實驗室以化學合成方式產出可與大麻素受體結合之化學物質，用來進行大麻受體與內生性大麻等相關研究。早期用於研究的大麻素受體作用劑都以最先合成它們的科學家或它們起源的機構或公司的名字命名。例如，JWH化合物以John W. Huffman命名，AM化合物以Alexandros Makriyannis命名。HU化合物以最初合成它們的機構- Hebrew University的名字命名，CP化合物則以最初合成它們的公司Charles Pfizer的名字命名（游雯淨、李志恒，2014）。

早期這些不同類別的大麻素受體作用劑都是學者或藥廠所研發合成，供作學術或醫療研究。例如Nabilone是第一代合成的四氫大麻酚類似物，臨床上被用來對抗化療藥物所引起的噁心和嘔吐(Einhorn, Nagy, Furnas, & Williams, 1981)，不過在台灣並未開放作為醫療用途，目前以二級毒品列管（衛生福利部食品藥物管理署，2019）。2000年代，原本供學術研究用的大麻素受體作用劑開始被用於休閒毒品的使用，以期獲得與大麻相似的效果。第一種流行的合成大麻素JWH-018，2008年首次在藥草混合物“Spice”中被鑑定出來(WHO, 2014)。

合成這些化合物原本未被法律禁止，直到發現其被嚴重濫用，2008年後各國(Devane, Dysarz, Johnson, Melvin, & Howlett, 1998)陸續管制，為了避免違法，新的類似物不斷被合成。這些合成出的大麻素受體作用劑，其化學結構有些與大麻植物中的四氫大麻酚相似，有些則大相逕庭，但卻都可與人體中的大麻素受體CB1和CB2結合，因而產生與吸食大麻後相同（甚至更強）的效果，故科學家以「合成大麻」(Synthetic Cannabis；Synthetic Marijuana)或「合成大麻素」(Synthetic Cannabinoids)稱呼這一類新型態化合物（法務部調查局，2015）。

貳 化學結構

目前聯合國毒品和犯罪問題辦公室(United Nations Office on Drugs and Crime，簡稱UNODC)依據分子化學結構上的特徵，將合成大麻素被分為以下6大類：

經典大麻素 (Classical cannabinoids)

經典大麻素在結構上，具有二苯並吡喃環(dibenzopyran ring)，類似四氫大麻酚、大麻二酚或大麻酚。含五個主要結構特徵，如圖1所示：C3側鏈、酚羥基和三個環（芳族A環、吡喃B環和環己烯基C環）。有些合成類似物則以脂肪族鏈取代了吡喃B環(Bow & Rimoldi, 2016)。

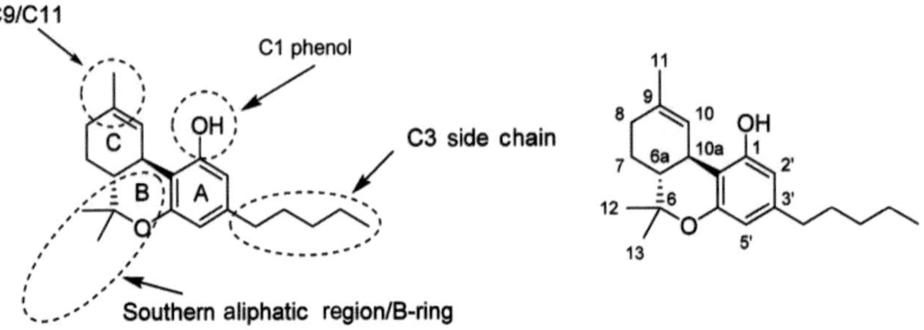

圖1 經典大麻素的主要藥效基團，以及合成類似物時進行化學結構改變的區域（左）及Δ^{9}-THC的二苯並吡喃編號（右）

由C3側鏈衍生出的合成大麻素，例如JWH-133、AMG-41及AM-411；
由C1 酚衍生出的合成大麻素，例如JWH-056及L-759633；
由C9/C11衍生出的合成，例如Nabilone及HU-210。

HU-210是最著名的合成經典大麻素之一。在1980年代，最早是由Hebrew University的教授Raphael Mechoulam及其研究團隊所研發合成。被添加到非大麻植物材料中，並以各種商品名銷售，例如Spice或K2。HU-210是一種高親和力的CB1和CB2受體作用劑，效價是四氫大麻酚的100至800倍，作用時間也較長(Devane, Breuer, Sheskin, Jarbe, Eisen, & Mechoulam, 1992)。台灣於2011年列為第三級管制藥品（衛生福利部食品藥物管理署，2019）。

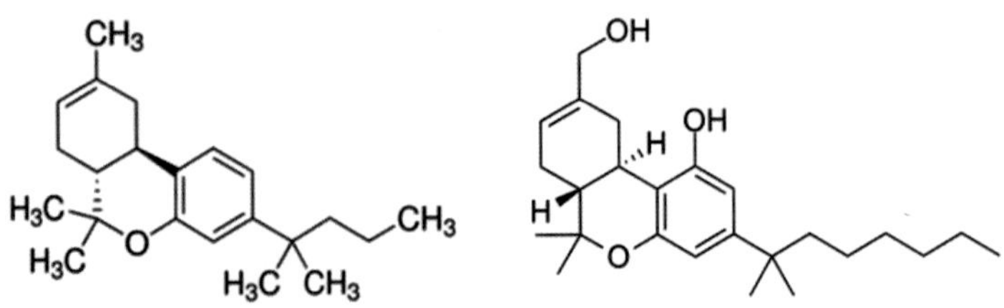

圖2 JWH133(左) 及HU-210(右) 結構式

非經典大麻素 (Non-classical cannabinoids)

非經典大麻素之化學結構具有環己基酚(cyclohexylphenols, CP)或3-arylcyclohexanols，例如CP-47,497、CP-55,940及CP-55,244等（如圖3）。在1970年代末至1980年代，由Pfizer藥品公司所研發合成，可作為潛在的止痛藥(Weissman, Milne, Melvin, & Jr., 1982)。CP-47,497的最大效力(efficacy)與效價(potentcy)與HU-210相當，是2010年代最普遍的合成大麻素之一。

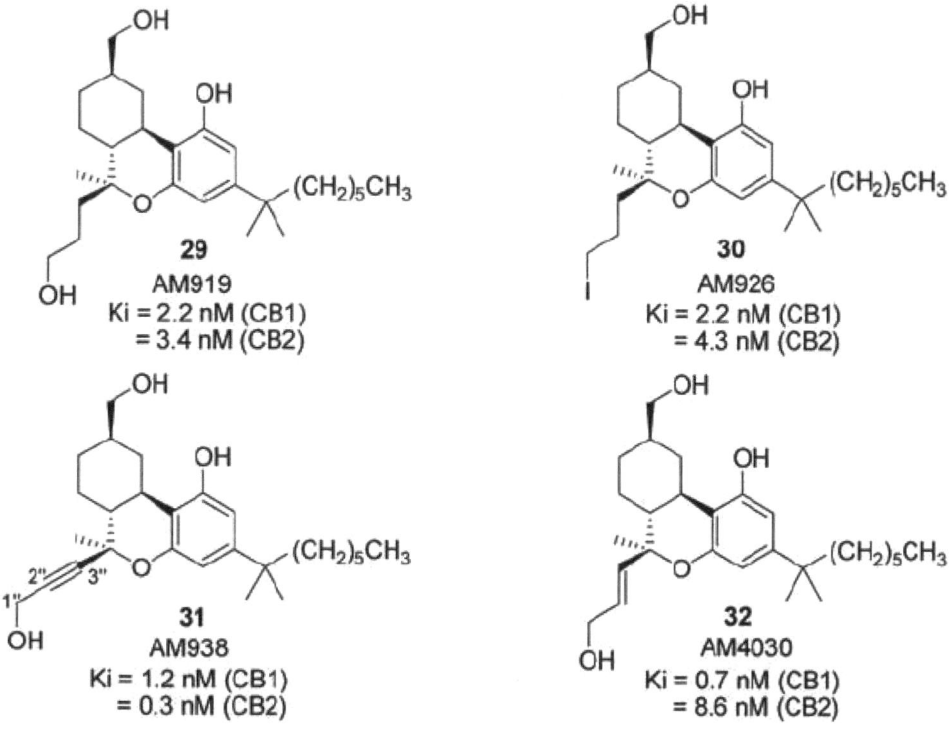

29
AM919
Ki = 2.2 nM (CB1)
= 3.4 nM (CB2)

30
AM926
Ki = 2.2 nM (CB1)
= 4.3 nM (CB2)

31
AM938
Ki = 1.2 nM (CB1)
= 0.3 nM (CB2)

32
AM4030
Ki = 0.7 nM (CB1)
= 8.6 nM (CB2)

圖 4 混成大麻素結構式

混成大麻素 (Hybrid cannabinoids)

混成大麻素之化學結構同時具有經典和非經典大麻素的特徵結構，例如：AM-4030（如圖4），它是HU-210的衍生物。它具有經典大麻素中常見的二苯幷吡喃環和於非經典大麻素CP系列中常見的脂族羥基(aliphatic hydroxy)(Pertwee, 2004)。

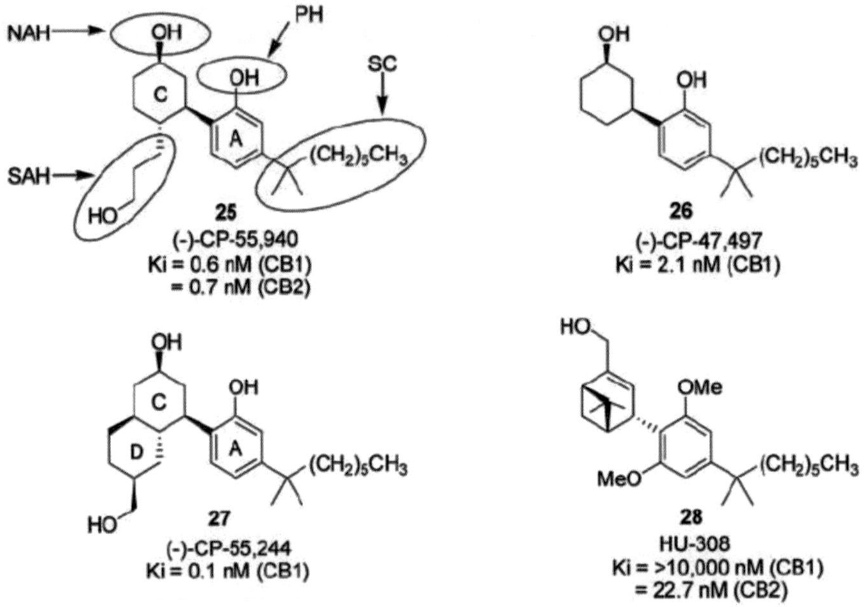

圖 3 非經典大麻素結構式

氨基烷基吲哚 (Aminoalkylindoles)

氨基烷基吲哚在結構上與四氫大麻酚不同，由於它的分子比經典和非經典大麻素更容易合成，是在合成大麻素混合物中所發現最常見的一類合成大麻素。例如JWH的分子是1990年代後期由Clemson University的John William Huffman教授首先合成（游雯淨、李志恒，2014）。後人根據他所發表的著作內容中之步驟和方法去製造這類合成大麻素。之後可能只是在某個化學結構主體上將不同碳數的長碳鏈取代基置換（例如：碳數由五個碳換成六個碳或由四個碳換成五個碳），或將鹵素取代基置換（例如：溴取代換成氯取代或氯取代換成碘取代），如此微小的變化，就可製造出結構不同、品名不同，但施用後效果類似的新產品，

氨基烷基吲哚合成大麻素可進一步再區分為:

- Naphtoylindoles類，例如：JWH-018、JWH-073、JWH-398、JWH-015、JWH-122、JWH-210、JWH-081（如圖5）、JWH-200及WIN-55212；
- Phenylacetylindoles類，例如：JWH-250及JWH-251；
- Naphthylmethylindoles類，例如：JWH-184；
- Benzoylindoles類，例如：pravadoline、AM-694及RSC-4；
- Cyclopropoylindoles類，例如：UR-144及XLR-11；
- Adamantoylindoles類，例如：AB-001及AM-1248；
- Indole carboxamides類，例如：APICA及STS-135。

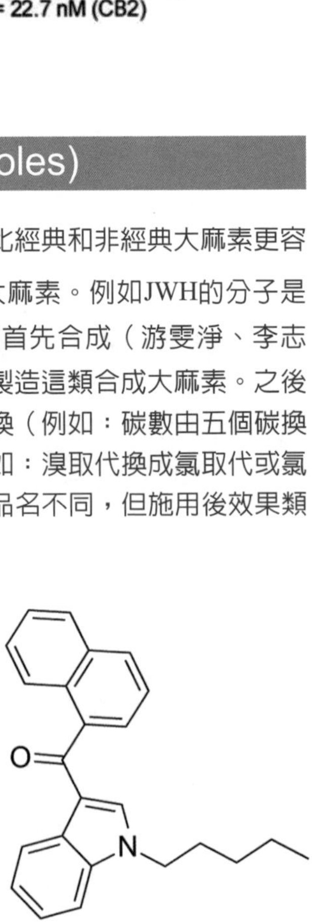

圖5 JWH-018結構式

類花生酸合成大麻素 (Eicosanoids synthetic cannabinoids)

除了植物來源的四氫大麻酚，動物體內也有內源性的大麻受體作用劑，例如花生四烯酸的衍生物甲醯胺(anandamide)和-2-花生四烯醯甘油(2-arachidonyl glycerol)會由突觸後神經細胞製造及釋放，稱為內源性大麻素(endocannabinoids)。其中油醯胺(oleamide)具有催眠作用，常被添加於含有合成大麻素的製品中。根據內源性大麻素的結構，類花生酸合成大麻素也陸續被合成出來，例如Arachidonylcyclopropylamide (ACPA)和甲烷甲醯胺(methanandamide)（如圖6）兩者在結構上均與anandamide類似。

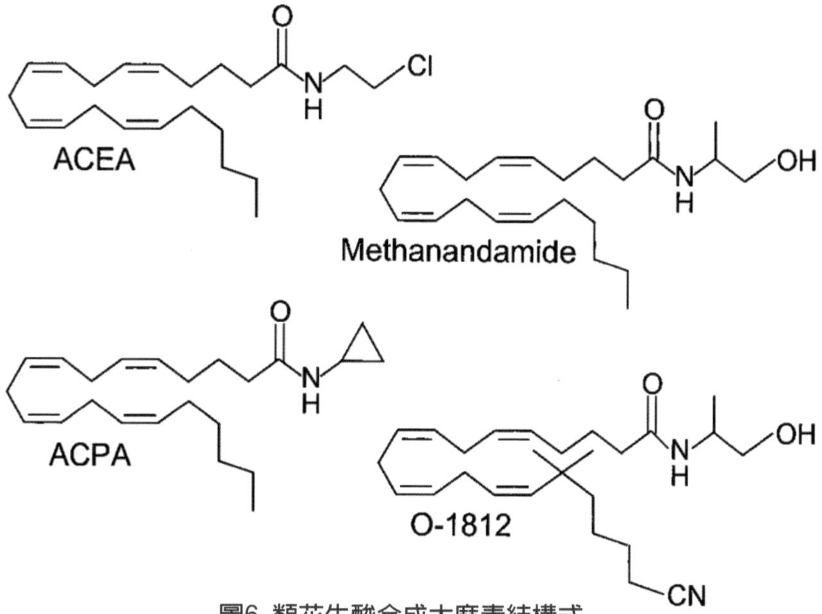

圖6 類花生酸合成大麻素結構式

其他

化學結構含 diarylpyrazoles、naphthoylpyrrole，例如：JWH-307（如圖7）、aphthylmethylindenes或naphthalene-1-yl-（4-pentyloxynaphthalen-1-yl）methanone 及其衍生物，例如：CRA-13。

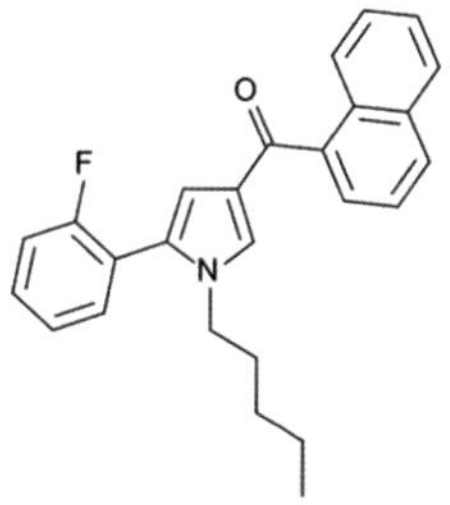

圖7 JWH-307結構式

參 檢驗方法

大麻的檢驗主要是分析四氫大麻酚。而合成大麻素的種類繁多。近年來，多種檢驗方法被發展出來。用於測定植物製劑產品中合成大麻素的方法包括氣相色譜-質譜法(Gas chromatography–mass spectrometry, GC-MS)和液相色譜-質譜法(Liquid chromatography–mass spectrometry, LC-MS)和其他色譜技術，例如nano-LC-UV，nano-LC-MS和矽膠柱色譜，實時直接分析質譜法(direct analysis in real time，DART-MS)、基質輔助雷射脫附電離飛行時間質譜儀(Matrix assisted laser desorption/ ionization time of flight mass spectrometry，MALDI/TOF MS)。另外，半衰減全反射式傅立葉轉換紅外線光譜分析法(Attenuated total reflectance Fourier-transform infrared spectroscop，FTIR)也可用於快速檢驗(de la Asuncion-Nadal, Armenta, Garrigues, & de la Guardia, 2017)。

吸食合成大麻素之後，會經由肝臟代謝，所以也可以經由吸食者之尿液、血液和毛髮檢驗出合成大麻素之相關代謝產物。目前大多利用液相層析串聯質譜法(Liquid chromatography-tandem mass spectrometry, LC-MS-MS)進行分析。也有實驗室發展出利用超高效能液相層析儀串聯四極棒飛行時間式質譜儀(ultra-high pressure liquid chromatography–quadrupole time of flight–mass spectrometry ;UHPLC–QTOF–MS)進行分析(Gundersen, Spigset, & Josefsson, 2019)。

肆 藥理作用

合成大麻素與CB1和CB2大麻受體結合。CB1受體在基底神經節核、海馬、皮質和小腦中高度表達，與其在運動功能，認知和記憶以及鎮痛控制中的作用相關(Howlett & Abood, 2017)。此外，CB1也在許多周邊組織中表達，包括腎上腺、心臟、肺、前列腺、肝、子宮、卵巢、睪丸、輸精管、骨髓、胸腺和扁桃體。CB2受體則主要與調節免疫功能有關，在具有免疫功能的外周器官中大量表達，包括巨噬細胞，脾臟，扁桃體，胸腺和白血球細胞，以及肺和睪丸。

通常合成大麻素與CB1大麻受體的結合力強，效力高，為完全致效劑(full agonist)，而四氫大麻酚則是CB1受體的部分致效劑(partial agonist)(Reddy, Maurya, & Velmurugan, 2019)。以降低體溫的作用為例，四氫大麻酚以30 mg/kg的劑量將溫度降低5.6°C，劑量的進一步增加並未產生更大的影響。而AM2389以0.1 mg/kg的劑量將溫度降低9.0°C。預處理四氫大麻酚(30 mg/kg)還可減弱0.1 mg/kg的AM2389的低溫效應(Paronis, Nikas, Shukla, & Makriyannis, 2012)。

合成大麻素會被濫用，是因為其類似四氫大麻酚，透過大麻受體尤其是CB1受體達到情緒高昂、放鬆心情及知覺改變的作用。同時藉由活化位於腹側背蓋區(ventral tegmental area, VTA)中gama-aminobutyric acid(GABA)神經元末梢上的CB1大麻受體，減少GABA的釋放，使得原本受到GABA抑制的多巴胺神經元活性提高。藉此活化中腦邊緣多巴胺系統，產生獎勵和增強作用，導致成癮濫用(Lupica, Riegel, & Hoffman, 2004)。由於合成大麻素對CB1大麻受體結合力強、效力高，所以成癮性較天然大麻高，戒斷現象和依賴性也較明顯。

伍 藥物動力學

合成大麻素相對於天然大麻有更強且持久的藥效作用。天然大麻與合成大麻素發揮藥效作用的起始時間(speed of onset)相同，但是合成大麻素比天然大麻更快達到最大作用(peak effect)，而且可以持續一個小時以上(Winstock & Barratt, 2013)。

合成大麻素主要均由肝臟酵素代謝，在人體代謝物的形成順序是，先被細胞色素P450(CYP)氧化。然後通過稱為UDP-葡醣醛酸糖基轉移酶(UGT)的與葡萄醣醛酸結合。以JWH-018為例，肝臟中CYP2C9和1A2是參與JWH-018氧化的主要P450亞型(Chimalakonda et al., 2012)（如圖8）。而CYP2C9在腸道中的高表達，因此JWH-018口服後在腸道也會代謝。CYP1A2在肺中含量很高，以吸煙攝入時，化合物也在此被代謝。儘管CYP2D6不參與JWH-018之肝臟代謝，但CYP2D6特別在CB1受體高度表達的大腦皮層，海馬迴和小腦中表達，因此CYP2D6可能在這些腦區中調節JWH-018及其活性代謝物的濃度。而主要代謝JWH-018的UDP-葡醣醛酸糖基轉移酶為UGT1A3、UGT1A10和UGT2B7(Paronis et al., 2012)。

在合成大麻素中，已鑑定出JWH-018之代謝產物有超過20多種，包括羧化(carboxylated)、單羥化(monohydroxylated)、二羥化(dihydroxylate)和三羥化(trihydroxylated)代謝物，這些代謝產物幾乎都以葡萄糖苷酸結合物的形式排泄在尿液中(Hutter, Broecker, Kneisel, & Auwarter, 2012; Moran et al., 2011; Sobolevsky, Prasolov, & Rodchenkov, 2010)。有研究曾經針對一位案例，在使用JWH-018大約48小時後檢測其尿液，發現含有JWH-018-N-pentanoic acid的濃度大約是0.1 ng/mL(de Jager et al., 2012)。另一項報告中案例的尿液檢測到JWH-018-N-pentanoic acid的濃度高達27,000 ng/mL(ElSohly et al., 2011)。可見JWH-018之代謝產物在人體內可以累積到相當高的濃度。

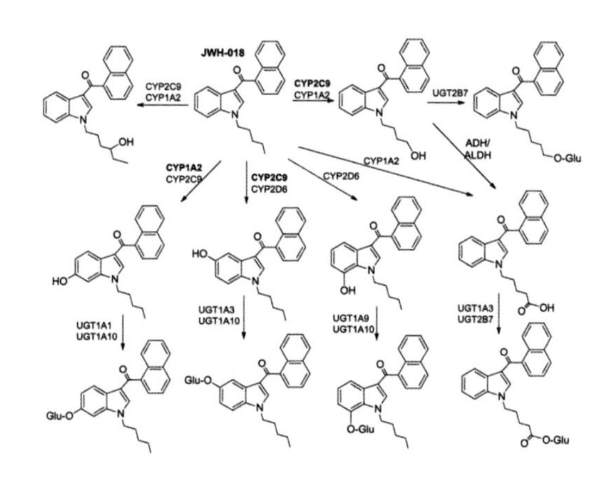

圖8 JWH-018 之代謝途徑

陸 毒理作用

使用合成大麻素比大麻更危險。首先，與四氫大麻酚相比，許多合成的大麻素是大麻素受體CB1和CB2的完全致效劑，而四氫大麻酚只是部分致效劑。其次，它們除了激活大麻素受體外，還可能在體內具有其他作用。有些可能對N-methyl-D-aspartate receptor (NMDA)谷氨酸受體起作用。有些合成大麻素可能還通過抑制 monoamine oxidase (MAO)和增加5-hydroxytryptamine1A(5-HT1A)受體表達或通過直接結合5-HT1A受體。例如氨基烷基吲哚類(aminoalkylindoles)合成大麻素所具有的吲哚部分類似於5-羥色胺的結構。第三，合成大麻素在加熱時分解出代謝產物或產生的其他副產物，也與大麻不同。

合成大麻素中毒的臨床症狀如下 (Yeruva, Mekala, Sidhu, & Lippmann, 2019)：

(1)致死：死亡直接歸因於心律不整、癲癇發作、肝毒性或腎衰竭。低溫導致的死亡與合成大　麻素的使用亦間接相關。

(2)心血管：影響包括心動過速、高血壓、心律不整、心肌梗塞或心臟驟停。

(3)腎臟：影響包括急性腎小管壞死、間質性腎炎或橫紋肌溶解症。

(4)胃腸道：影響包括噁心和嘔吐。

(5)神經系統疾病：影響包括躁動、煩躁、僵直症、癲癇發作、認知缺陷、記憶力減退、擬交感神經綜合徵和昏迷。此外，包括蛛網膜下腔出血和腦血管結構異常也與合成大麻素的使用有關。

(6)精神病症狀：影響包括精神狀態改變、焦慮、恐慌和精神病。精神病症狀包括知覺改變、錯覺、妄想症、僵直症、人格異常、離解以及聽覺或視覺幻覺。精神症狀通常是短暫的，可以自發地消退。也可能發展成慢性精神分裂症。這與天然大麻類似。

(7)出血：2018年，在美國至少11個州爆發了抗凝血殺鼠劑brodifacoum污染的合成大麻素，造成的長時間或過多的出血，並導致300多人接受治療，至少有8例死亡。之所以加入brodifacoum，是因為它被認為會延長合成大麻素作用的時間。

由以上臨床症狀得知，使用合成大麻素產品，除了改變精神狀態與吸食天然大麻類似，其他器官受到傷害相對嚴重，其危害性受到矚目。

此外，由於大麻受體在胚胎發育時扮演重要角色，已知四氫大麻酚對妊娠的不良影響（導致早產，子宮內生長受限和低出生體重），合成大麻素JWH-018, JWH-122和UR-144也被證實誘導胎盤滋養層細胞的凋亡過程(Almada et al., 2020)。因此，合成大麻素，也應具有胚胎發育毒性。懷孕婦女應該避免使用。

柒 治療

由於不同的新興合成大麻素產生症狀的不同以及毒品檢測不易等因素，使得醫生不易診斷病人是否吸食了合成大麻素（游雯淨、李志恒，2014）。

在急診室，使用新興合成大麻素時最常報告的中毒症狀為心動過速、躁動和煩躁、嗜睡、幻覺、妄想、高血壓、噁心、意識錯亂、頭昏眼花、眩暈和胸痛。急性腎損傷也常與新興合成大麻素的使用密切相關。治療主要為症狀管理和支持治療。

合成大麻素的戒斷症狀與大麻相似，通常涉及情緒變化，躁動不安、易怒焦慮、憂鬱。此外缺乏食慾、腹痛、失眠、頭痛、出汗、噩夢以及對毒品的渴望。停止使用合成大麻可能導致癲癇發作、胸痛、昏厥、妄想症和呼吸系統問題。病人若出現癲癇、焦慮、躁動或精神亢奮等中毒現象，醫生會給予苯二氮平 (benzodiazepines)類藥品作為治療。此外，會給予出現躁動或急性精神病症狀之病人抗精神病藥物quetiapine (Cooper & Z.D., 2016)。也有研究顯示naltrexone可以改善病人對合成大麻素渴求所伴隨之狀況(Rodgman, Verrico, Worthy, & Lewis, 2014)。

捌 濫用情形

合成大麻素通常透過浸泡或噴霧添加到植物材料中，最近以粉末和用於電子煙的液體形式也常見，甚至片劑和膠囊劑也開始出現在市場上(Cunningham, Gallegos, Francis, & Evans-Brown, 2015)。在2009年至2016年期間，有240多個合成大麻素通報至UNODC。目前，每年約有20-30個新的合成大麻素被檢出。

台灣自2008年起，開始有新興合成大麻素被檢出。除了JWH型態(naphthoylindoles和phenylacetylindoles)之合成大麻素，其他不同類型之合成大麻素也陸續被檢出，例如傳統大麻素的變形（例如：HU系列）或cyclohexylphenols（例如：CP47,497、CP47,497、C8等系列）（法務部調查局，2015）。2011年新興合成大麻素開始以第三級毒品列管，2011年列管品項包括CP-47,497、HU-210、JWH-018、JWH-073及JWH-250，2013年列管了JWH-122和AM-2201，2015年列管AB-CHMINACA，2017年納入5F-AMB，2019年列管的AMB-FUBINACA及AB-PINACA，截至2019年底合成大麻共檢出30種（衛生福利部食品藥物管理署，2020），其中還有許多品項尚未被列管。

玖 結語

合成大麻素種類繁多，由於其對CB1和CB2受體之高親和力和高效力，甚至代謝產物也具有活性，加上不同合成大麻素同時混用的情形普遍，使用合成大麻素商品相對於大麻，更容易上癮，毒性也較強，可能帶來的危險性更高。此外，合成大麻素產品沒有製造、包裝或銷售的標準。品牌相同的產品可能含有完全不同的化學物質。在不同批次之間甚至在同一批次內都有差異。而且被其他藥物或有毒化學品污染的機率很高，因此，將合成大麻素當成安全且合法的大麻替代品這種觀念是不正確的。

參考文獻

Almada, M., Alves, P., Fonseca, B.M., Carvalho, F., Queiros, C.R., Gaspar, H., Amaral, C., Teixeira, N.A., Correia-da-Silva, G. (2020). Synthetic cannabinoids JWH-018, JWH-122, UR-144 and the phytocannabinoid THC activate apoptosis in placental cells. ***Toxicol Lett, 319***, 129-137.

Bow, E.W., Rimoldi, J.M. (2016). The Structure-Function Relationships of Classical Cannabinoids: CB1/CB2 Modulation. ***Perspect Medicin Chem, 8,*** 17-39.

Chimalakonda, K.C., Seely, K.A., Bratton, S.M., Brents, L.K., Moran, C.L., Endres, G.W., James, L.P., Hollenberg, P.F., Prather, P.L., Radominska-Pandya, A., Moran, J.H. (2012). Cytochrome P450-mediated oxidative metabolism of abused synthetic cannabinoids found in K2/Spice: identification of novel cannabinoid receptor ligands. ***Drug Metab Dispos, 40,*** 2174-2184.

Cooper, Z.D. (2016). Adverse Effects of Synthetic Cannabinoids: Management of Acute Toxicity and Withdrawal. ***Curr Psychiatry Rep, 18,*** 52.

Cunningham, A., Gallegos, A., Francis, W., & Evans-Brown, M. (2017). Harms arising from the use of synthetic cannabinoid products. EMCDDA.

de Jager, A.D., Warner, J.V., Henman, M., Ferguson, W., Hall, A. (2012). LC-MS/MS method for the quantitation of metabolites of eight commonly-used synthetic cannabinoids in human urine--an Australian perspective. J Chromatogr B Analyt ***Technol Biomed Life Sci,*** 897, 22-31.

de la Asuncion-Nadal, V., Armenta, S., Garrigues, S., de la Guardia, M. (2017). Identification and determination of synthetic cannabinoids in herbal products by dry film attenuated total reflectance-infrared spectroscopy. ***Talanta, 167,*** 344-351.

Devane, W.A., Breuer, A., Sheskin, T., Jarbe, T.U., Eisen, M.S., Mechoulam, R. (1992). A novel probe for the cannabinoid receptor. ***J Med Chem, 35,*** 2065-2069.

Devane, W.A., Dysarz, F.A., 3rd, Johnson, M.R., Melvin, L.S., Howlett, A.C. (1988). Determination and characterization of a cannabinoid receptor in rat brain. ***Mol Pharmacol, 34,*** 605-613.

Einhorn, L.H., Nagy, C., Furnas, B., Williams, S.D. (1981). Nabilone: an effective antiemetic in patients receiving cancer chemotherapy. ***J Clin Pharmacol, 21,*** 64S-69S.

ElSohly, M.A., Gul, W., Elsohly, K.M., Murphy, T.P., Madgula, V.L., Khan, S.I. (2011). Liquid chromatography-tandem mass spectrometry analysis of urine specimens for K2 (JWH-018) metabolites. ***J Anal Toxicol, 35,*** 487-495.

Gaoni, Y., & Mechoulam, R. (1964). Isolation, structure, and partial synthesis of an active constituent of hashish. ***Journal of the American chemical society, 86(8),*** 1646-1647.

Gundersen, P.O.M., Spigset, O., Josefsson, M. (2019). Screening, quantification, and confirmation of synthetic cannabinoid metabolites in urine by UHPLC-QTOF-MS. ***Drug Test Anal, 11,*** 51-67.

Howlett, A.C., Abood, M.E. (2017). CB1 and CB2 Receptor Pharmacology. Adv Pharmacol, 80, 169-206.

Hutter, M., Broecker, S., Kneisel, S., Auwarter, V. (2012). Identification of the major urinary metabolites in man of seven synthetic cannabinoids of the aminoalkylindole type present as adulterants in 'herbal mixtures' using LC-MS/MS techniques. ***J Mass Spectrom, 47,*** 54-65.

Lupica, C.R., Riegel, A.C., Hoffman, A.F. (2004). Marijuana and cannabinoid regulation of brain reward circuits. ***Br J Pharmacol, 143,*** 227-234.

Moran, C.L., Le, V.H., Chimalakonda, K.C., Smedley, A.L., Lackey, F.D., Owen, S.N., Kennedy, P.D., Endres, G.W., Ciske, F.L., Kramer, J.B., Kornilov, A.M., Bratton, L.D., Dobrowolski, P.J., Wessinger, W.D., Fantegrossi, W.E., Prather, P.L., James, L.P., Radominska-Pandya, A., Moran, J.H. (2011). Quantitative measurement of JWH-018 and JWH-073 metabolites excreted in human urine. ***Anal Chem, 83,*** 4228-4236.

Paronis, C.A., Nikas, S.P., Shukla, V.G., Makriyannis, A. (2012). Delta(9)-Tetrahydrocannabinol acts as a partial agonist/antagonist in mice. ***Behav Pharmacol, 23,*** 802-805.

Pertwee, R.G. (2004). Cannabinoids. Handbook of Experimental ***Pharmacology, 168,*** 269.

Pertwee, R.G. (2006). Cannabinoid pharmacology: the first 66 years. ***Br J Pharmacol, 147 Suppl 1,*** S163-171.

Pertwee, R.G. (2008). The diverse CB1 and CB2 receptor pharmacology of three plant cannabinoids: delta9-tetrahydrocannabinol, cannabidiol and delta9-tetrahydrocannabivarin. ***Br J Pharmacol,*** 153, 199-215.

Reddy, P.M., Maurya, N., Velmurugan, B.K. (2019). Medicinal Use of Synthetic Cannabinoids—a Mini Review. ***Current Pharmacology Reports, 5,*** pages1–13.

Rodgman, C. J., Verrico, C. D., Worthy, R. B., & Lewis, E. E. (2014). Inpatient detoxification from a synthetic cannabinoid and control of postdetoxification cravings with naltrexone. T***he primary care companion for CNS disorders,*** 16(4).

Sobolevsky, T., Prasolov, I., Rodchenkov, G. (2010). Detection of JWH-018 metabolites in smoking mixture post-administration urine. ***Forensic Sci Int, 200,*** 141-147.

Weissman, A., Milne, G.M., Melvin, L.S., Jr. (1982). Cannabimimetic activity from CP-47,497, a derivative of 3-phenylcyclohexanol. ***J Pharmacol Exp Ther, 223,*** 516-523.

World Health Organization (2014). JWH-018. Critical Review Report：Agenda item 4.5.

Yeruva, R.R., Mekala, H.M., Sidhu, M., Lippmann, S. (2019). Synthetic Cannabinoids-"Spice" Can Induce a Psychosis: A Brief Review. ***Innov Clin Neurosci, 16,*** 31-32.

法務部調查局 (2015)。104年毒品犯罪防制工作年報。載於王鐘鋒，**新興合成大麻流行趨勢及檢驗技術發展現況** (92-113頁)。新北市：法務部調查局。

游雯淨、李志恒 (2014)。新興影響精神物質。載於李志恒、蔡文瑛（主編），**2014物質濫用**（397-399頁）。臺北市：衛生福利部食品藥物管理署。

衛生福利部食品藥物管理署(2019)。**管制藥品分級及品項**。2019年12月5日。

衛生福利部食品藥物管理署(2020)。**108年度「藥物濫用案件暨檢驗統計資料」年報**。臺北市：衛生福利部食品藥物管理署。

二 合成卡西酮類 (Synthetic Cathinones)

作者｜江耀璋 / 陳景宗

壹 探源

合成卡西酮類，具有多種化學結構，坊間常以俗稱「浴鹽(bath salts)」名稱進行販售，是由卡西酮(cathinone)衍生的人工合成興奮劑。卡西酮是由巧茶(Catha edulis)，又稱阿拉伯茶、衣索比亞茶或音譯為恰特草(Khat)的植物中所發現的一種beta-酮基安非他命類似物(beta-ketone amphetamine analogue) (Prosser & Nelson, 2012)。恰特草是一種生長在東非和阿拉伯南部的灌木，據歷史記載，早於13世紀的衣索比亞與阿拉伯西南部地區的住民就利用咀嚼恰特草來獲得興奮感，以抵抗飢餓與工作的疲勞感，其使用的歷史與中南美洲的古柯葉與亞洲的檳榔相似。目前推測約有2千萬人經常使用恰特草，並從東非與阿拉伯區域漸漸擴展到全世界(El-Menyar, Mekkodathil, Al-Thani, & Al-Motarreb, 2015)。一般來說，植物中的卡西酮只在新鮮的恰特草中存在，一但葉子不新鮮了，就失去嚼食恰特草可達到的中樞興奮作用。在1970年代，聯合國麻醉藥品實驗室(The United Nations Narcotics Laboratory)成功的分離出卡西酮為恰特草中主要具有影響精神的物質(Kalix, 1984)。而在1971年，世界衛生組織(World Health Organization, WHO)即將卡西酮及甲基卡西酮列為第一級影響精神物質，予以管制（鄭昭欣、劉美君、高一瑛，2014）。然而到1980年代後，世界衛生組織才將恰特草列為具有心理依賴性的物質。但因其成癮度相較於酒精等物質低，對於社會影響性也較低(Nutt, King, Saulsbury, & Blakemore, 2007)，因此雖然第33屆世界衛生組織藥物依賴性專家委員會(WHO Expert Committee on Drug Dependence, ECDD)建議對恰特草使用進行嚴格審查(World Health Organization Expert Committee on Drug, 2003)，但實際上世界衛生組織並不認為恰特草葉會造成嚴重的成癮問題(Al-Mugahed, 2008)，然我國經過專家評估後仍將恰特草定為二級管制藥品（衛生福利部，2017）。

近年依據卡西酮結構為基礎所衍生出的各類合成卡西酮如雨後春筍般大量出現，並迅速發展為流行濫用藥物，其作用比嚼食恰特草這類天然產品的作用強得多，並更容易造成個體與社會的危害情況(Prosser & Nelson, 2012)。在我國，根據現行的管制藥品管理條例（衛生福利部，2017）與毒品危害防制條例（法務部，2020），目前列管的天然與合成卡西酮種類已超過50種。

合成卡西酮類通常呈白色或棕色晶體狀粉末形式，在國外常被標記為「浴鹽」，「植物性食品(plant food)」，「珠寶清潔劑(jewelry cleaner)」或「手機螢幕清潔劑(phone screen cleaner)」等，並加以標有「不供人類食用(not for human consumption)」的小塑膠袋或鋁箔包裝出售(Gershman & Fass, 2012; Karila, Megarbane, Cottencin, & Lejoyeux, 2015; Prosser & Nelson, 2012)。在國內則常見混合為毒咖啡包模式（廖珮妤，2016；謝君臨、黃欣柏，2017）。合成卡西酮類被歸類於新興影響精神物質(New Psychoactive Substances, NPS)，其快速流行有部分引起了媒體的關注與報導，讓濫用者更容易藉此資訊透過網路或當地藥頭來獲得藥物。由於許多這類新興影響精神物質因為立法問題來不及管制，因此容易逃避法律法律的管制，所以常亦被稱為「Legal Highs」，意思是指民眾認為屬於藥物監管法律範圍之外的興奮物質。此外，販賣者也會利用如「浴鹽」等標籤來規避查緝。由於合成卡西酮類的化學結構不盡相同，在立法與查緝上各國速度不一，加上即時檢測方式的缺乏，因此也造成國際間防堵上的困難（鄭昭欣等人，2014；Prosser & Nelson, 2012）。

合成卡西酮類的種類目前至少超過60種（柳如宗，2017），其中以甲氧麻黃酮（mephedrone，俗稱喵喵）、3,4-亞甲基雙氧焦二異丁基酮(Methylenedioxypyrovalerone，MDPV)、4-甲基甲基卡西酮(Methedrone、4-methoxymethcathinone, bk-PMMA、PMMC及methoxyphedrine)與3,4-亞甲基雙氧甲基卡西酮(3,4-methylenedioxymethcathinone、Methylone及bk-MDMA)是目前濫用藥物市場上最為常見的合成卡西酮類。實際上，最早被合成的人工合成卡西酮類為甲基卡西酮(methcathinone)，在1928年由化學家Hyde等人在合成麻黃鹼的類似物(ephedrine homologs)時意外被合成出來，並在1930、1940年代在蘇聯作為治療憂鬱症藥物使用，而日本則利用其興奮效果於二次世界大戰時作為軍人消除疲勞與提高作戰能力之用(鄭昭欣等人，2014; Prosser & Nelson, 2012)，但對其研究並沒有持續受到重視，直到1987年才由Glennon等科學家在動物身上發現像安非他命般驚人的效力(Glennon, Yousif, Naiman, & Kalix, 1987)。4-甲基甲基卡西酮是在1929年由化學家Saem所合成；MDPV則於1969年由Koppe等人合成出來，原本是作為治療慢性疲勞的藥物開發，但臨床發現其療效有限。而methylone最早是在1996年由化學家Peyton Jacob III與Alexander Shulgin合成，本意是作為抗憂鬱藥使用（鄭昭欣等人，2014）。雖然合成卡西酮類早在1920年代即被報導，但在2010年後似乎才作為設計家藥物(Designer drug)而開始大量流入濫用藥物市場。人們對於合成卡西酮類開始產生興趣有部分原因是因為傳統的濫用藥物，如古柯鹼(cocaine)、搖頭丸(3,4-亞甲二氧甲基苯丙胺、3,4-Methyl-enedioxy-methamphetamine，MDMA)等，因檢警的有效查緝而使得其可用性與純度降低，因此使用者只好尋找更為合適的替代藥物(Brunt, Poortman, Niesink, & van den Brink, 2011; Measham, Moore, & Newcombe, 2010)。雖然這些藥物最早都是設計作為醫療藥物使用，例如可作為抗憂鬱與戒菸藥物的安非他酮(Bupropion及3-chloro-N-tert-butyl-β-ketoamphetamine)，然而多數的合成卡西酮類臨床效果不足又具有強烈的中樞反應，而被不肖業者當作娛樂性藥物販賣，最終成為新一代影響精神的濫用藥物。

貳 化學結構

卡西酮為單胺類，結構與麻黃鹼 (ephedrine)、去甲麻黃鹼 (cathine) 及其它的安非他命類合成物相似(Kalix, 1984)。但卡西酮和合成卡西酮類與其他安非他命類物質不同在於其結構上具有beta-酮基(beta-ketone)的化學結構而被簡稱為bk-安非他命類 (bk-amphetamines)（如圖1），也就是說其在α碳上接有一個胺基，而在β碳上則會接有一個酮基 (Glennon et al., 1987; Kalix, 1984; Karila et al., 2015; Prosser & Nelson, 2012)。由於安非他命本身屬於由苯乙胺 (phenethylamine) 結構衍生物，因此包含安非他命、卡西酮或搖頭丸等物質也被歸類為苯乙胺類 (phenethylamines)，或稱為取代苯乙胺(substituted phenethylamine)。因此嚴格來說所有的安非他命衍生物(substituted amphetamines) 或是亞甲基二氧基苯乙胺衍生物 (substituted methylenedioxyphenethylamines) 都是屬於苯乙胺類，只不過合成卡西酮類因結構上有beta-酮基的獨特結構，因此在分類上被單獨成一類。

合成卡西酮類具有相同的核心結構，包括苯環連接酮基和氨基烴基側鏈，但依照其不同修飾區域可以分4類（如圖1），第一類為傳統卡西酮類，由苯環不具或含有取代基的直碳鏈組成，包括甲基卡西酮 (methylcatinone)、 mephedrone與氟甲基卡西酮 (fluoromethcathinone) 等；第二類為α-吡咯苯烷酮衍生物，由苯環不具或含有取代基，且在直碳鏈上含有吡咯苯烷環，如焦二異丁基酮(pyrovalerone)、1-苯基-2-(1-吡咯烷基)-1-戊酮 (α-PVP)等；第三類為3,4-亞甲二氧卡西酮類，結構與搖頭丸類似，由3,4-亞甲二氧苯環和直碳鏈組成，如methylone、3,4-亞甲基雙氧-N-乙基卡西酮(ethylone)、3,4-亞甲基雙氧苯基甲胺丁酮 (butylone)、3,4-亞甲基雙氧苯基甲胺戊酮 (pentylone)等；第四類則為混和型，由3,4-亞甲二氧苯環和直碳鏈組成，同時在直碳鏈上含有吡咯烷環，如MDPV、3',4'-亞甲基二氧基-α-吡咯烷基丁苯酮 (3',4'-Methylenedioxy-α-pyrrolidinobutyrophenone，MDPBP) 、3',4'-亞甲基二氧基-α-吡咯烷基苯丙酮 (3',4'-Methylenedioxy-α-pyrrolidinopropiophenone，MDPPP)等（柳如宗，2017）。隨著相關藥品陸續被查緝列管，促使合成卡西酮類的結構朝複雜化轉變，苯環上的取代基從甲基變化成二甲基、乙基、丙基及取鹵代基，如甲氟基、乙氯基、甲溴氧基。而雙取代的部分則以3,4-二甲基 (3,4-dimethyl)、3,4-三亞甲基(3,4-trimethylene)、3,4-亞甲二氧基(3,4-methylenedioxy)與3,4-二甲氧基(3,4-dimethoxy)等為主。直碳鏈上則由三個碳的苯-1-丙酮，轉變成6個碳的苯-1-己酮（柳如宗，2017）。

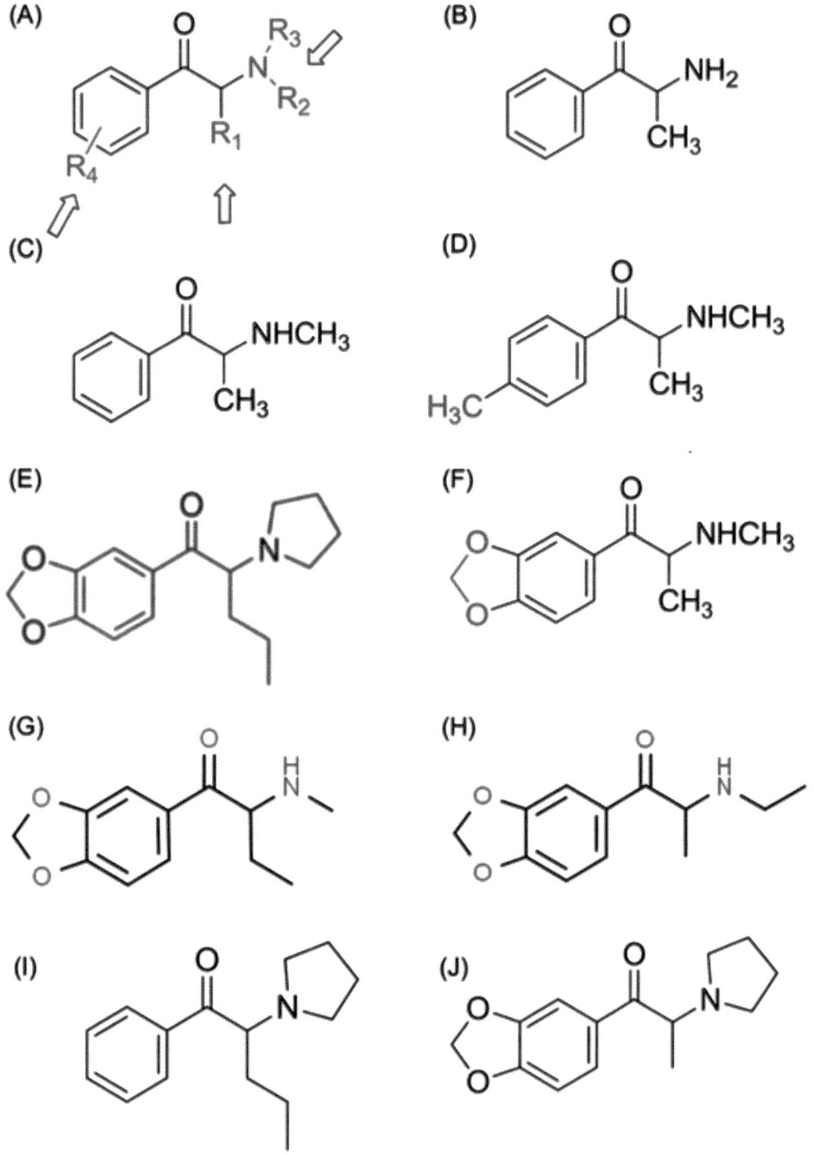

圖1　常見的卡西酮結構

(A)卡西酮可以進行修飾的結構，R1-R4表示結構可修飾區域；(B)cathinone；(C)methcathinone；(D)mephedrone；(E) MDPV；(F)methylone；(G)butylone；(H)ethylone；(I)α-PVP及(J)MDPPP。圖形直接取自參考資料(柳如宗，2017; Karila et al., 2015; Meyer, Wilhelm, Peters, & Maurer, 2010)與ChemSpider (http://www.chemspider.com/)。

參 檢驗方法

由於合成卡西酮類的種類繁多，進展快速，目前為止的檢測技術依舊難以在同一條件下檢測所有已知合成卡西酮類化合物。

尿液與血液的檢測

初期，檢驗方式是以氣相層析方式進行檢測(Meyer, Du, Schuster, & Maurer, 2010; Meyer, Wilhelm, Peters, & Maurer, 2010; Springer, Peters, Fritschi, & Maurer, 2002, 2003; Valentine & Middleton, 2000)且多以單品項為主。氣相層析方式需要利用選擇離子監測(selected ion monitoring，SIM)模式及經由衍生化的方式才能有效提高偵測極限，應用上有所侷限。另外則是有部分卡西酮，例如4′-甲基-α-吡咯烷基六苯甲酮(4′-methyl-α-pyrrolidinohexanophenone，MPHP)，因為在排放到尿液前就被代謝，無法針對其原型藥濃度進行分析，不利於藥物毒理學之研究，因此後期有利用基質輔助雷射解吸/電離四級柱式飛行質譜儀(matrix-assisted laser desorption ionization-quadrupole time-of-flight-mass spectrometry)與液相層析串連飛行質譜儀(liquid chromatography–time-of-flight-mass spectrometry，LC-TOF-MS)的檢測，可檢測血液中與尿液中的單品項合成卡西酮濃度，其極限值為1-100 ng/mL(Minakata et al., 2015; Shintani-Ishida, Kakiuchi, & Ikegaya, 2016)。

液相層析串連質譜儀(liquid chromatography-tandem mass spectrometry，LC-MS/MS)的血液樣本不需衍生化，檢驗上更為簡便，初期為單品項的檢驗方式，但在2012年由Ammann等人開發出只要100 μL全血即可同時檢測25種合成卡西酮類的大範圍篩檢方式，其檢測濃度範圍可至10-1000 ng/mL (Ammann, McLaren, Gerostamoulos, & Beyer, 2012)，自此合成卡西酮類的檢測方式正式進入廣篩檢驗的時代。

我國食品藥物管理署為了因應快速增加的新興影響精神物質，因此規劃到2020年可完成400項標準質譜圖資料庫（衛生福利部食品藥物管理署，2017），在合成卡西酮類部分積極開發並建立氣相層析的尿液標準廣篩檢驗方式(Hong et al., 2016)。依據食藥署公告標準檢測方式，可分別利用兩種不同步驟從尿液中分析N-苄基甲基卡西酮(N-benzylmethcathinone)等24品項（衛生福利部食品藥物管理署，2018a）與4-溴-α-吡咯烷基苯丙酮(4-bromo-α-pyrrolidinopro-piophenone)等31品項卡西酮類成分及代謝物（衛生福利部食品藥物管理署，2018b）。此兩法的定量極限為50 ng/mL，其使用SIM監測與相同的萃取、衍生方式，差異處主要在於層析管溫度不同。另外，法務部調查局鑑識科學處亦有開發相關的檢測技術，據報告指出，尿液及毛髮樣本經液相-液相鹼抽萃取再經衍生化後利用正離子游離氣相層析串聯質譜法(gas chromatography-tandem mass spectrometry，GC-MS/MS)分析，可以同時定量其中包括cathinone、methcathinone、methylone、MDPV、mephedrone及4-甲基乙基卡西酮(4-methylethcathinone)等24種合成卡西酮類及其代謝物，線性定量範圍為10-2000 ng/mL，而利用液相層析串聯質譜儀，可定量28種合成卡西酮類及其代謝物，線性定量範圍為5-500 ng/mL（鄭昭欣等人，2014）。

毛髮檢測

毛髮檢驗步驟相對繁瑣，2012年Martin等人利用氣相層析的方式檢測毛髮中的mephedrone，在毛髮經一系列處理步驟與衍生化，並加入3,4-亞甲二氧甲基苯丙胺(MDMA)的放射性氘化物(MDMA-d5)作為內標，之後再以氣相層析質譜儀SIM監測進行分析，荷質比(m/z)分別為mephedrone 254-119-210，MDMA-d5 為258-213。檢測範圍為0.2-313.2 ng/mg，平均濃度為26.8 ng/mg(Martin, Muller, Turner, Duez, & Cirimele, 2012)。近年來，毛髮檢測技術也進展到廣篩方式，利用液相層析串連質譜儀的方式分析從法醫處獲得之樣本，可分析出35種合成卡西酮類和哌嗪類(piperazines)物質，每一種檢測均可在12分鐘內完成，同時可保持0.01-3 ng/mg 線性區間，檢測極限與定量極限值分別為0.006-0.052 ng/mg 與 0.008-0.095 ng/mg，同時此法亦比較不容易受到干擾，其精度、偏差和矩陣效應均在毒理與法醫化學(Toxicological and Forensic Chemistry，GTFCh)可接受閥值內(Niebel, Krumbiegel, Hartwig, Parr, & Tsokos, 2020)。

化學品快篩試劑

合成卡西酮類的藥品快篩試劑有methcathinone、MDPV與mephedrone具有量產化之化學品檢測試劑。

肆 藥理與毒理作用

因合成卡西酮類物質結構與安非他命及搖頭丸極為相似，因此所產生的生理效應與安非他命及搖頭丸等類似，可作用於中樞神經系統，如調節多巴胺(dopamine)與血清素(serotonin，5-HT)路徑，從而引起明顯的精神活性、欣快感和提高警覺性的心理作用。周邊反應肇因於擬交感神經作用，因此會引發包括心搏過速和高血壓等作用(Prosser & Nelson, 2012)。由於由β-酮引起的極性增加可能導致血腦屏障的滲透性降低，因此被認為比相應的苯乙胺類似物所產生的效力低(Prosser & Nelson, 2012)，然而其中樞作用持續時間和精神影響的程度，很大程度上取決於替代的官能基變化出的功能組結構(Angoa-Perez, Anneken, & Kuhn, 2017)，以及給藥途徑(Karila et al., 2015)。

合成卡西酮類作用推測主要依賴於兩個主要機制，即抑制轉運子(transporter)或刺激單胺類神經傳導物質釋放，抑制整體單胺再回收，以及這兩種機制的結合運作(Karila et al., 2015; Simmler et al., 2013)，當然相關的神經傳導物質受體(如多巴胺D1受體與腎上腺α1受體等)及下游訊息傳遞路徑也會受到影響(Angoa-Perez et al., 2017)。雖然合成卡西酮類多是正腎上腺素再回收轉運子的抑制劑，但不同合成卡西酮類對多巴胺和血清素的再回收轉運子抑制曲線以及其釋放單胺類神經傳導物質的能力存在明顯差異（如表一），同時對於囊泡單胺轉運子第二亞型(vesicular monoamine transporter 2，VMAT2)的抑制效果也有所不同(Hill & Thomas, 2011)，這可能解釋了不同合成卡西酮類藥物其作用和毒性方面的臨床差異。與傳統的中樞神經興奮劑相比，MDPV為有效的選擇性單胺類神經傳導物質再回收抑制劑，但對單胺釋放的作用小於古柯鹼。Mephedrone和methylone的作用不僅像古柯鹼一樣為非選擇性單胺類神經傳導物質再回收抑制劑，且與搖頭丸相似可以增加血清素的釋放。卡西酮則可高度抑制多巴胺再回收，但對於血清素的再回收作用不強(Karila et al., 2015; Simmler et al., 2013)。

動物實驗證實合成卡西酮類具運動活性(locomotor activity)。MDPV在產生運動活性和刻板行為(stereotypies)的效力至少是古柯鹼的10倍，然而，其對運動行為的反應會隨著劑量而產生雙向反應，在較低劑量下活性增加，而較高劑量下活性則受到抑制(Baumann et al., 2013)。Butylone與methylone通過活化血清素2A受體和增加胞外多巴胺而誘導運動活性(Lopez-Arnau, Martinez-Clemente, Pubill, Escubedo, & Camarasa, 2012)。而mephedrone引發的運動活性強度與搖頭丸相似，但比安非他命低(Huang et al., 2012)，並具有增加社交互動的能力，但也會對工作記憶(working memory)產生長期抑制(Lopez-Arnau et al., 2012)。另外，在高劑量下觀察到的刻板行為存在於MDPV和mephedrone中，但在methylone中並沒有觀察到。

在自我給藥(self-administration)的動物實驗，與甲基安非他命相比，MDPV的習得(acquistion)的效力(efficacy)跟效價(potency)更高(Aarde, Huang, Creehan, Dickerson, & Taffe,

2013)，且在高劑量而非低劑量下，其攝取量亦有增加的現象(Watterson et al., 2014)。另外，在自我給藥的替代訓練時，mephedrone的攝入量高於methylone與搖頭丸，但與原先訓練的十三種藥物效價相當，顯示mephedrone可能具有較持久的效果(Creehan, Vandewater, & Taffe, 2015)。

表一、不同合成卡西酮類與古柯鹼、甲基安非他命及搖頭丸比較之於單胺類再回收抑制和釋放的相對潛力。

	單胺類再回收抑制能力			單胺類釋放能力		
	多巴胺	正腎上腺素	血清素	多巴胺	正腎上腺素	血清素
搖頭丸類似之卡西酮						
4-甲基甲基卡西酮 (mephedrone)	+++	+++	++	++	++	++
3,4-亞甲基雙氧甲基卡西酮 (methylone)	+++	+++	++	++	++	++
甲基安非他命類似之卡西酮						
卡西酮(cathinone)	+++	+++	+	+++	+++	−
甲基卡西酮 (methcathinone)	++	+++	+	+++	+++	−
古柯鹼類似之卡西酮						
焦二異丁基酮 (pyrovalerone)	++	+++	++	−	−	−
4-亞甲基雙氧焦二異丁基酮 (MDPV)	++	+++	++	−	−	−

取自參考資料(Karila et al., 2015)，+ 表示增加，− 表示減少，數量多寡表示強度。

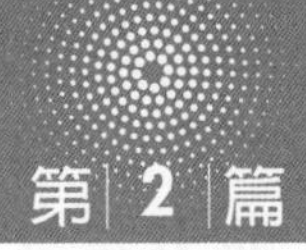

此外，藥物引發的心理精神變化，可能肇因於藥物引發的中樞神經毒性。不具beta-酮基的安非他命類藥物引起的神經毒性最相關問題之一是可能引發特定腦區域的發炎(Yamamoto, Moszczynska, & Gudelsky, 2010)。研究顯示，神經膠細胞的活化參與藥物造成神經元損傷的過程，因為慢性神經發炎會增加神經膠質細胞（包括微小膠細胞與星狀細胞）釋放相關的細胞激素，從而對易受傷害的神經元產生神經毒性作用(Moratalla et al., 2017; Rubio-Araiz et al., 2014; Thomas et al., 2004; Thomas, Walker, Benjamins, Geddes, & Kuhn, 2004)。同樣的，許多研究也證實合成卡西酮類這類的beta-酮基安非他命類亦會造成中樞神經系統產生發炎現象（如表二）。

表二、常見合成卡西酮類的活體及離體神經毒性研究

	發炎	體溫調節	神經傳導物質耗竭	氧化壓力	神經傳導物質轉運子與受體	血腦障壁失功能
甲基卡西酮 (methcathinone)	尚無資料	有	有	尚無資料	有	有
4-甲基甲基卡西酮 (mephedrone)	有	有	有	有	有	有
4-亞甲基雙氧焦二異丁基 (MDPV)	有	有	有	尚無資料	有	有
3,4-亞甲基雙氧甲基卡西酮 (methylone)	有	有	有	尚無資料	有	有

節錄自參考資料(Angoa-Perez et al., 2017)。

在臨床毒性部分，目前已知相關自我報告與醫療評估之生理與心理作用簡述如表三。卡西酮類物質在使用後會引發四肢麻木、肌肉僵硬等生理反應，並會產生嚴重幻覺並失去判斷力，同時對於對使用者的生理和心理造成危害。長期服用可能會誘發潛在攻擊暴力行為，因而有殭屍毒品或喪屍毒品的稱呼（鄭昭欣等人，2014）。

表三、合成卡西酮類常見之生理及心理作用

作用系統	生理與心理作用
中樞神經系統	頭痛、失眠、頭暈、癲癇發作、震顫、虛脫、嗜睡、肌張力障礙、反射亢進、肌陣攣及感覺異常
眼科	瞳孔放大、視力模糊及眼球震顫
耳鼻喉系統	鼻出血、口腔、咽部與舌頭異常（鼻子燒傷，咽喉痛）、耳鳴、牙關緊閉(trismus)及磨牙症(bruxism)
心血管系統	心博過速、血容積不足、高血壓、胸痛、ＳＴ段改變，心肌炎及心臟驟停
呼吸系統	呼吸急促、呼吸衰竭和停止及呼吸性酸中毒
胃腸道和肝膽系統	嘔吐、噁心、腹痛、肝功能異常及肝衰竭
腎臟系統	肌酐升高、腎臟損傷、急性腎功能衰竭、低鈉血症、高鉀血症及高尿酸血症
肌肉骨骼系統	肌酐激酶升高、橫紋肌溶解、周邊血管收縮、骨痛、壞死性筋膜炎、肢體變化（寒冷，變色，麻木，刺痛）及肌肉緊張和痙攣
血液系統	彌散性血管內凝血、血小板減少及貧血
生殖泌尿系統	性冷感、性功能障礙及性慾增加
其他	體溫過高、皮疹、發汗及血清素綜合症
心理精神	侵略、焦慮、人格解體/ 失實恐慌發作、厭食症、偏執妄想、視覺和聽覺幻覺（通常以威脅人的形式）、躁動、精神錯亂、思覺失調、快感缺乏、沮喪、自殺念頭/ 動作、自殘（槍擊、刺傷或反復自殘）、危險行為、認知障礙（對名字，地點和時間的遺忘）、記憶關聯混淆、成癮、耐受及戒斷

節錄自參考資料(Karila et al., 2015; Prosser & Nelson, 2012)。

藥物動力學（吸收、分佈、代謝和排泄）的整體研究資訊仍然缺乏，特別是在人體上的研究，目前多數研究著重在探討代謝過程。合成卡西酮類的代謝應涉及肝臟的細胞色素P-450(cytochrome P-450)，已有多種合成卡西酮類的尿液代謝產物被測定出，並依據其合成卡西酮類的不同可推定其各自的代謝過程可能為僅有第一相或第二相或者兩種反應均參與的情形(Ellefsen, Concheiro, & Huestis, 2016)。在此以MDPV，mephedrone與methylone的藥物動力學的研究為例。Meyer 等人利用氣相層析質譜儀(GC-MS)方式分析mephedrone，可以在老鼠尿液中檢測到6種代謝產物，而人類則可以檢測到7種代謝物（如圖2），在人類比老鼠尿液可多發現4-羧基二氫甲氧麻黃酮(4-carboxy-dihydro mephedrone)的成分（如圖2、化合物5）。這些代謝主要是透過去初級胺的甲基化(N-demethylation)，酮基還原成乙醇，甲苯基(thetolyl)氧化成相對的乙醇(Meyer et al., 2010)。這些代謝過程是透過第一相(phase I)代謝達成，因此也推測4-甲基甲基卡西酮代謝主要為第一相代謝反應。另外methylone的代謝據推測應同屬於第一相反應(T. Kamata et al., 2007)。Kamata等人的實驗顯示，methylone透過脫甲基化(demethylenation)與N-及O-脫甲基化可在尿液中檢測到3,4-亞甲基二氧基卡西酮(3,4-methylenedioxycathinone， MDC)， 4-羥基-3-甲氧基甲卡西酮(4-hydroxy-3-methoxymethcathinone， HMMC)和3-羥基-4-甲氧基甲卡西酮(3-hydroxy-4-methoxymethcathinone，3-OH-4-MeO-MC)等三種主要代謝產物（如圖3）。根據Meyer 等人利用氣相層析質譜儀與液相層析串連質譜儀分析MDPV的代謝過程的結果顯示，其代謝複雜度較上述兩種合成卡西酮來得高，除第一相反應外，應具有第二相代謝，如葡萄糖醛酸接合(glucuronic acid conjugation)的參與（如圖4）(Meyer et al., 2010)。

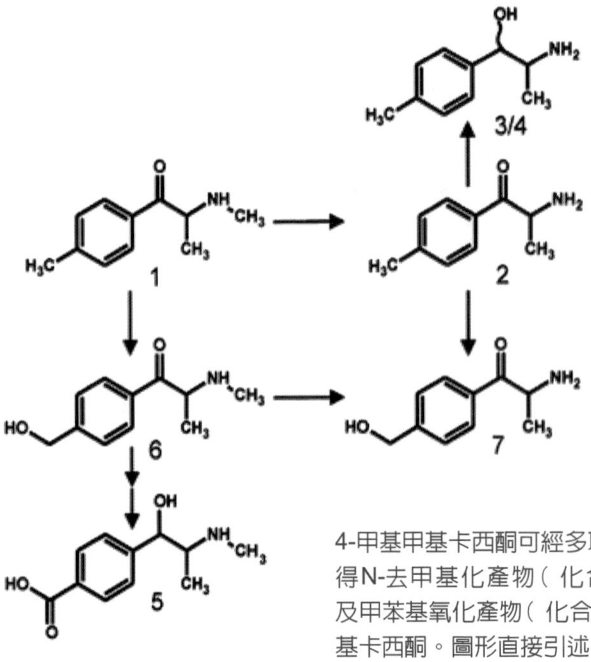

圖2 人類與老鼠的4-甲基甲基卡西酮(mephedrone)推測代謝路徑

4-甲基甲基卡西酮可經多項第一相代謝反應進行分解，從尿液中可測得N-去甲基化產物（化合物2、N-去甲基還原產物（化合物3、4及甲苯基氧化產物（化合物5、6、7）等代謝物，及原態之4-甲基甲基卡西酮。圖形直接引述自參考資料(Meyer et al., 2010)。

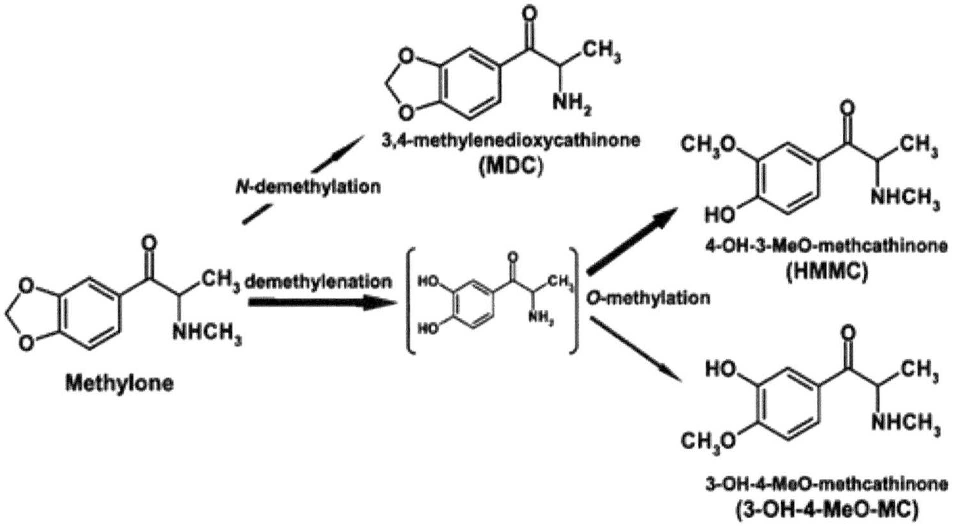

圖3 人類與老鼠的3,4-亞甲基雙氧甲基卡西酮(methylone)的推測代謝路徑

3,4-亞甲基雙氧甲基卡西酮可經多項第一相代謝反應進行分解，
從尿液中可測得3,4-亞甲基二氧基卡西酮(MDC)，
4-羥基-3-甲氧基甲卡西酮(HMMC)
和3-羥基-4-甲氧基甲卡西酮(3-OH-4-MeO-MC)。
圖形直接引述自參考資料(T. Kamata et al., 2007)。

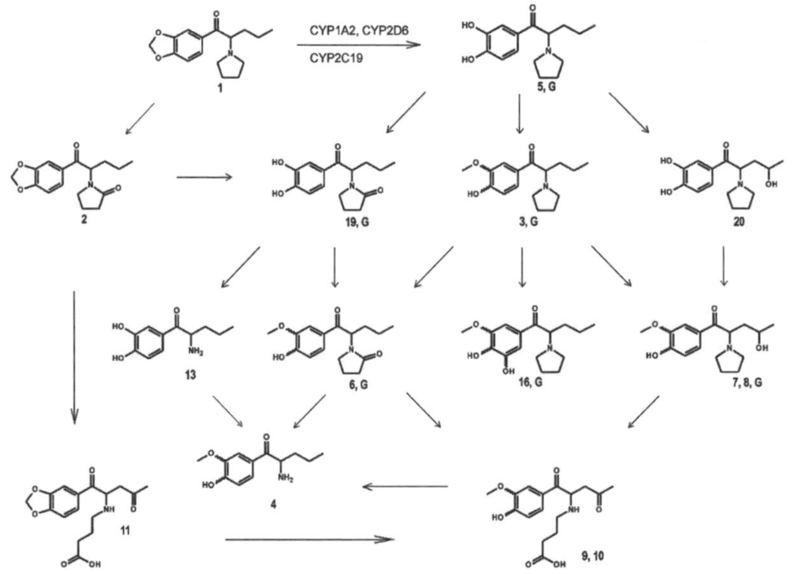

圖4 老鼠(A)和人類(B)的3,4-亞甲基雙氧焦二異丁基酮(MDPV)推測代謝路徑

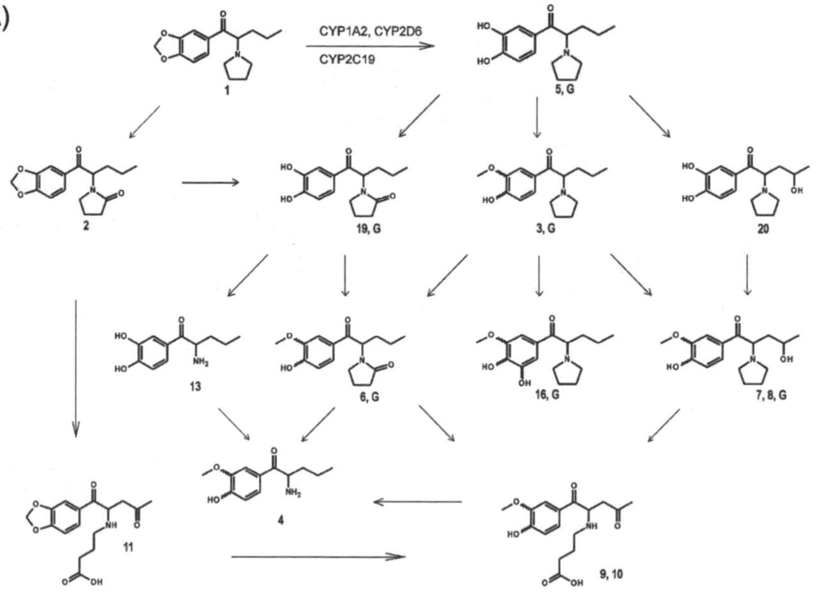

4-亞甲基雙氧焦二異丁基酮應經由第一相與第二相代謝反應進行分解。

圖形直接引述自參考資料(Meyer et al., 2010)。

伍 濫用情形與治療

濫用情形

目前合成卡西酮類與合成大麻佔據了全球約三分之二的新興影響精神物質市場(Karila et al., 2015)。在國外，MDPV、mephedrone與methylone是常見的合成卡西酮類成份，並常混合於「浴鹽」中出售(Gershman & Fass, 2012)。

合成卡西酮類常經由鼻吸或口服的方式攝入(Carhart-Harris, King, & Nutt, 2011; James et al., 2011)。直腸給藥，肌內或靜脈內注射也曾被報導(Prosser & Nelson, 2012)。根據mephedrone的使用者自我報告，鼻吸後開始起作用的時間為10-20分鐘。靜脈注射則在10-15分鐘達到峰值，持續時間約30分鐘(Prosser & Nelson, 2012)。國內合成卡西酮類的使用則常見於毒咖啡包中與其他藥物混和（廖珮妤，2016；謝君臨、黃欣柏，2017）。另外，自我報告的劑量範圍從幾毫克到超過1克粉末，但由於使用者無法確定藥物的實際含量或純度，因此實際暴露情況變化很大(Prosser & Nelson, 2012)。

根據歐盟毒品及毒癮監控中心(European Monitoring Centre for Drugs and Drug Addiction，EMCDDA)的資料顯示在2005年，即在荷蘭及瑞典發現methylone出現在濫用市場，2007年則首在以色列發現mephedrone，隨後此藥物開始遍佈歐洲（鄭昭欣等人，2014）。根據英國的一項網路搜尋調查，合成卡西酮類的討論最早史始於2007年網路毒品討論區中(Prosser & Nelson, 2012)，若利用谷歌搜尋趨勢(google trends)，亦可發現約在2007年開始出現卡西酮相關的網路搜尋（包括台灣），但數量並不多。同時英國毒物訊息服務(UK National Poisons Information Service)的統計，在2009年前沒有相關的電話諮詢，但在2009-2010一年間的諮詢量迅速增加並達到與搖頭丸及古柯鹼(James et al., 2011)。而美國毒物控制中心(American Association of Poison Control Centers)亦發現有類似的狀況，相關的電話諮詢從2010年304通到了2011年上升約20倍，到達有6,138通(Gershman & Fass, 2012)，顯示合成卡西酮類流行之迅速。實際上，從1920年代起就有合成卡西酮類的研究報導，主要著重在醫學用途上，但也有些資訊顯示早在1990年代前蘇聯的一些國家或是在美國密西根州就開始作為娛樂性用藥存在(Emerson & Cisek, 1993)。這個證據顯示合成卡西酮類的濫用時間可能比原先推估的時間長，並有大量時間是處於未列管的「合法」狀態。

合成卡西酮類的使用率很難衡量。除了檢警查緝資料外，多數是靠匿名的調查資料進行推估。歐洲部分，如英國，4-甲氧基甲基卡西酮(methedrone, para-methoxymethcathinone, 4-methoxymethcathinone, bk-PMMA, PMMC, methoxyphedrine, 4-MeOMC)最早是因2009年兩起青少年死亡案例而被廣泛得知(Wikstrom, Thelander, Nystrom, & Kronstrand, 2010)。但2011年英國線上匿名俱樂部用藥的自我報告調查中有41%的人使用過methedrone，而10%的人使用過methylone。並有三分之一的人在上個月使用了methedrone，而有14%的人每週使用(Winstock et al., 2011)。顯示methedrone的使用並不會因為有死亡案例而有所減緩。而另一針對英國高中和大學生的自我報告中顯示，至少有20%的人曾使用過mephedrone，每天使用過的佔4%，且每天使用的人都在21歲以下(Dargan, Albert, & Wood, 2010)。而愛爾蘭的一項自願者尿液檢測的研究發現methedrone的檢出陽性率為14%，mephedrone則為3%(McNamara, Stokes, & Coleman, 2010)。芬蘭則在毒駕的嫌疑者血液中發現，在3,000個樣本中有286樣本(8.6%)含有MDPV，其中有208人進行生理-心理的測試評估(psycho-physical achievement deficiency testing)，如測試直線行走和說話時口齒不清等，以作為毒駕的評斷標準，發現有84%的受試者功能受損，其中有7%呈現嚴重受損。但由於受測者血液中含了多種濫用物質（如大麻、安非他命或酒精等）因此不能把受損狀況全歸因於MDPV的使用，但此一研究也間接反應出了，合成卡西酮類的使用者可能多數為多重藥物濫用者(Kriikku, Wilhelm, Schwarz, & Rintatalo, 2011)。大約同一時間的法國小規模研究也顯示有近20% (13/67)的麻醉藥物濫用者的毛髮中檢測出mephedrone(Martin et al., 2012)。由於mephedrone被嚴格管制，在2010年左右，4-甲基乙基卡西酮(4-methylethcathinone)因其藥性與mephedrone相似，而被視為替代品，2010-2013年間在歐洲數十個國家大量流行，並在2012年高居合成卡西酮類藥物濫用排行榜的第四位，僅次於mephedrone、MDPV與methylone（鄭昭欣等人，2014）。

在美國的流行時間約略是2009年起(Oliver et al., 2019)，雖然早在1994年起，美國就將methcathinone列為第一級管制物質，隨後20年，其使用量並沒有顯著上升(Oliver et al., 2019)。數篇對美國毒物中心諮詢量的報導也可以發現到這一點(Gershman & Fass, 2012; Prosser & Nelson, 2012)。而根據美國國家法醫資訊系統(The National Forensic Laboratory Information System，NFLIS)的資料也顯示，在2009年只在8個州查緝到34個案例，到了2010年已經查獲到628個案例遍佈27個州，2012年5月因發生「邁阿密食人魔」或稱為「邁阿密殭屍」的啃臉案事件引起了全球關注(Quigley, 2012)，「浴鹽」也因此開始被稱為殭屍或喪屍藥品。到了當年7月美國緝毒署(Drug Enforcement Administration，DEA)緊急宣布將MDPV與mephedrone列為一級管制物質，隨即在2013年發現合成卡西酮類案件大量攀升，同時其種類也轉變成methylone（共12,067件，佔71.8%）(Oliver et al., 2019)。但此之後，合成卡西酮類開始進入以乙基(ethyl)，丁基(butyl)、吡咯烷基(pyrrolidinyl)、氟(fluoro)和苄基(benzyl)取代卡西酮骨架的第二代，如3,4-亞甲基雙氧-N-乙基卡西酮(ethylone)和1-苯基-2-(1-吡咯烷基)-1-戊酮(α-PVP)等(Majchrzak, Celinski, Kus, Kowalska, & Sajewicz, 2018; Oliver et al., 2019)，以逃避查緝。雖然近10年來，合成卡西酮類的使用在美國似乎已經下降，如2012年針對全美高中生以下（涵蓋8-12年級）的調查報告顯示有0.9%前一年有使用「浴鹽」，但到2017已經下降到0.5%(Johnston et al., 2018)，但此一觀察沒有詳細定義「浴鹽」，並將其歸為安非他命大類，同時僅以「合成興奮劑」作為副標示，也沒有提供特定化合物的實例，此一調查方式可能會造成受測者混淆並導致結果的不準確。例如2016年針對電子舞曲派對參與者的問卷調查就顯示有9.3%的人拒絕使用合成卡西酮類，但卻在隨後的問卷中卻報告使用特定合成卡西酮類藥物(Palamar, Acosta, Calderon, Sherman, & Cleland,

2017)。這些發現表明，常用評估藥物濫用的方法（例如，問卷調查），可能會低估合成卡西酮類的使用，部分原因是因使用者缺乏藥物認知教育。

美國電子舞曲(Electronic Dance Music，EDM)流行文化是重要合成卡西酮類濫用因素之一，因為針對電子舞曲派對參加者的調查發現合卡西酮的使用率較高。對此，Oliver等人認為原因有四：(1)參與電子舞曲派對的人使用藥物的風險較高；(2)各種合成卡西酮類化合物具有與普通俱樂部藥物（如搖頭丸）相似的作用，某些化合物如mephedrone可作為假冒替代品；(3)對於對電子舞曲派對參加者的調查傾向於詢問多種合成的卡西酮化合物，而不只是單純使用合成卡西酮類這樣的大類別，因此，詢問多種化合物似乎增加了識別所使用特定化合物的可能性，及(4)已發現電子舞曲派對參與者常在不知不覺中或無意中使用到合成卡西酮類的風險很高，因為這些合成卡西酮常是傳統娛樂用藥物如搖頭丸中的摻假物(Oliver et al., 2019)。雖然過去五年來，從美國急診的合成卡西酮類中毒報告和自我評估調查，合成卡西酮類的使用量似乎有所下降，但實際值可能被低估，原因可能是受試者未知或無意使用了合成卡西酮類藥物，並認為只是使用了相對流行的非法藥物（如搖頭丸），另外則是急診中毒並無針對合成卡西酮類進行檢測(Oliver et al., 2019)。

國內最早於2009年首次檢測出methylone，而2010年首次從查獲的藥品中檢驗出mephedrone成分，同年即出現死亡案例，而MDPV與4-Methylethcathinone則首次在2011年從檢警送檢的樣本中被檢驗出。2012年國內則開始發現有4-氟甲基卡西酮(4-fluoromethcathinone)的零星個案（鄭昭欣等人，2014）。2016年底W hotel女模命案轟動一時，21歲的郭姓死者身上被驗出多種藥物，其中亦包含高濃度mephedrone等合成卡西酮類藥物（黃筱珮，2017；謝君臨、黃欣柏，2017）。2017年5月，食品藥物管理署記者會，提出國內合成卡西酮類的濫用情形日漸嚴峻的狀況(Ming-hsuan & Chen, 2017)。在2000年時，合成卡西酮類有關的案件僅佔警方所有毒品案件的0.4%，然而到了2016年，此一數據增漲了35.5倍，達到14.2%，因濫用合成卡西酮類的死亡人數從2012年的3例迅速增加到2015年的36例(Ming-hsuan & Chen, 2017)。另外，依據法務部法醫研究所法醫病理解剖死鑑定案件資料顯示，從2013-2017年間，與合成卡西酮類相關之致死案件約有141例，從2013年的18例進展到2017年的71例，多為多重用藥致死，死亡年齡層集中在25-34歲之青年(49.8%)，與24歲以下之青少年(33.8%)，平均死亡年齡為28.4±0.5歲，遠低於傳統藥物濫用致死之平均死亡年齡40.5±0.3歲（蕭開平、于承平、鄭惠及，2019），這些報告顯示合成卡西酮類的濫用年齡層較低，多為青少年或社會新鮮人，對社會結構衝擊面之大，不得不多加關注。我國自2008年到2020年間新列管之合成卡西酮類連其異構物有51項（如表五）（衛生福利部食品藥物管理署，2020），目前，國內合成卡西酮類已經位居新興影響精神物質的檢出案件的首位（衛生福利部食品藥物管理署，2019），統計資料顯示從2013年起快速增加，檢出量從2013年的3,129件急速上升到2019年的126,132件，該類別中的檢出項目中以俗稱「喵喵」的mephedrone的檢出次數最多，其次為甲苯基乙基胺戊酮(methyl-α-ethylaminopentiophenone，4-MEAP)（衛生福利部食品藥物管理署，2019）。同時，2019年的統計資料也顯示出用於製作mephedrone的原料藥物2-溴-4-甲基苯丙酮(2-bromo-4-

methylpropiophenone)在2019年被大量查獲(1,261.1公斤，佔年度總查緝量之13.3%)（衛生福利部食品藥物管理署，2019），而在今年(2020年)五月，刑事局甚至查獲比去年更大量的2-Bromo-4-methylpropiophenone，堪稱是目前國內史上單次最大宗的原料走私，共查緝到3,529公斤（李育材，2020），這些查緝結果表示合成卡西酮類在國內的需求有上升的趨勢亦或是成為物質輸出中轉站的可能性，需更加留意其續濫用狀態。

表五、本國自2008-2020年列管與檢測出之合成卡西酮類藥物列表

列管序號	檢出項英文名
1	Mephedrone (4-甲基甲基卡西酮)
2	Methyl-$\alpha-$ ethylaminopentiophenone
3	bk-MDMA (methylone)
4	4-chloroethcathinone (4-CEC)
5, 6	Chloromethcathinone (包含3-chloromethcathinone 及4-chloromethcathinone)
7	N-Ethylpentylone
8	3,4-methylenedioxy-N-ethylcathinone (ethylone)
9	bk-DMBDB
10	Methylpentedrone (4-MPD)
11	4-methyl-N,N-dimethylcathinone (4-MDMC)
12	Chlorodimethylcathinone
13	Eutylone
14	$\alpha-$ PVP
15	4-chloro-$\alpha-$ PVP
16	MDPV
17	bk-MBDB (Butylone)
18	Bromoethcathinone
19	4-methylethcathinone
20, 21	Methoxymethcathinone (包含3-methoxymethcathinone 及4-methoxymethcathinone)
22	$\alpha-$ ethylaminohexanophenone (N-ethylhexedrone)
23, 24	EMC (包含3-ethylmethcathinone及4-ethylmethylcathinone)
25	Pentylone
26	4'-methyl-$\alpha-$ pyrrolidinohexiophenone
27	Methcathinone (包含4-methylcathinone)
28, 29	Bromomethcathinone (包含3-bromomethcathinone 及4-bromomethcathinone)

30	bk-MDDMA
31	Benzedrone (4-MBC)
32, 33,34	Fluoromethcathinone (包含2-fluoromethcathinone、3-fluoromethcathinone及4-fluoromethcathinone)
35	3,4-MDPHP
36	α－ pyrrolidinopropiophenone (α－ PPP)
37	4-fluoro-PHP
38	3,4-dimethylmethcathinone (3,4-DMMC)
39	α－ pyrrolidinononanophenone (α－ PNP)
40	3,4-Methylenedioxy-N-benzylcathinone
41	MDPBP
42	4-fluoro-α－ PVP (4-fluoro-α－ pyrrolidinopentiophenone)
43	TH-PVP
44	1-phenyl-2-(pyrrolidin-1-yl)heptan-1-one (PV8)
45	4-MeMABP
46	Mexedrone
47	3,4-methylenedioxy-N-tert-butylcathinone (D-tertylone)
48	4-ethylethcathinone
49	MPPP (已列管，尚未有檢出紀錄)
50	α－ Ethylaminopentiophenone (α－ EAPP) (已列管，尚未有檢出紀錄)
51	4-fluoropentedrone (已列管，尚未有檢出紀錄)

註：依據檢出量由多至少排序。

治療方式

合成卡西酮類的的治療資訊依舊有限，加上濫用者常為多重混合使用的狀況，且個體差異大，因此在臨床治療上有許多困難的地方。目前，合成卡西酮類的中毒患者的治療方式主要是採支持性療法。有報導指出苯二氮平類(benzodiazepines)鎮靜安眠藥物已被用於治療躁動與癲癇的臨床症狀。另外由於藥物結構與生理反應與安非他命及古柯鹼有相似之處，因此類似的治療策略也有所幫助。合成卡西酮類中毒患者若表現出的擬交感神經活化症狀包括躁動，精神病，明顯的心動過速，高血壓和癲癇發作的患者，應使用苯二氮平類治療，以抵消過多的腎上腺素和正腎上腺素的釋放及抑制再回收的作用。體溫過高則應採取積極的降溫措施，例如用藥物或物理降溫。由於合成的卡西酮引起的低鈉血症的治療方法，或許可參酌搖頭丸引起的低血鈉症的治療方式，以限制水分或利用高滲透鹽水來治療(Beck, Franzen, Backberg, Signell, & Helander, 2015; Froberg et al., 2015; Prosser & Nelson, 2012)。

參考文獻

Aarde, S. M., Huang, P. K., Creehan, K. M., Dickerson, T. J., & Taffe, M. A. (2013). The novel recreational drug 3,4-methylenedioxypyrovalerone (MDPV) is a potent psychomotor stimulant: self-administration and locomotor activity in rats. ***Neuropharmacology, 71,*** 130-140. doi:10.1016/j.neuropharm.2013.04.003

Al-Mugahed, L. (2008). Khat chewing in Yemen: turning over a new leaf. ***Bull World Health Organ, 86(10),*** 741-742. doi:10.2471/blt.08.011008

Ammann, D., McLaren, J. M., Gerostamoulos, D., & Beyer, J. (2012). Detection and quantification of new designer drugs in human blood: Part 2 - Designer cathinones. ***J Anal Toxicol, 36(6),*** 381-389. doi:10.1093/jat/bks049

Angoa-Perez, M., Anneken, J. H., & Kuhn, D. M. (2017). Neurotoxicology of Synthetic Cathinone Analogs. ***Curr Top Behav Neurosci, 32,*** 209-230. doi:10.1007/7854_2016_21

Baumann, M. H., Partilla, J. S., Lehner, K. R., Thorndike, E. B., Hoffman, A. F., Holy, M., . . . Schindler, C. W. (2013). Powerful cocaine-like actions of 3,4-methylenedioxypyrovalerone (MDPV), a principal constituent of psychoactive 'bath salts' products. ***Neuropsychopharmacology, 38(4),*** 552-562. doi:10.1038/npp.2012.204

Beck, O., Franzen, L., Backberg, M., Signell, P., & Helander, A. (2015). Intoxications involving MDPV in Sweden during 2010-2014: Results from the STRIDA project. ***Clin Toxicol (Phila), 53(9),*** 865-873. doi:10.3109/15563650.2015.1089576

Brunt, T. M., Poortman, A., Niesink, R. J., & van den Brink, W. (2011). Instability of the ecstasy market and a new kid on the block: mephedrone. ***J Psychopharmacol, 25(11),*** 1543-1547. doi:10.1177/0269881110378370

Carhart-Harris, R. L., King, L. A., & Nutt, D. J. (2011). A web-based survey on mephedrone. ***Drug Alcohol Depend, 118(1),*** 19-22. doi:10.1016/j.drugalcdep.2011.02.011

Creehan, K. M., Vandewater, S. A., & Taffe, M. A. (2015). Intravenous self-administration of mephedrone, methylone and MDMA in female rats. ***Neuropharmacology, 92,*** 90-97. doi:10.1016/j.neuropharm.2015.01.003

Dargan, P. I., Albert, S., & Wood, D. M. (2010). Mephedrone use and associated adverse effects in school and college/university students before the UK legislation change. ***QJM, 103(11),*** 875-879. doi:10.1093/qjmed/hcq134

El-Menyar, A., Mekkodathil, A., Al-Thani, H., & Al-Motarreb, A. (2015). Khat use: history and heart failure. ***Oman Med J, 30(2),*** 77-82. doi:10.5001/omj.2015.18

Ellefsen, K. N., Concheiro, M., & Huestis, M. A. (2016). Synthetic cathinone pharmacokinetics, analytical methods, and toxicological findings from human performance and postmortem cases. ***Drug Metab Rev, 48(2),*** 237-265. doi:10.1080/03602532.2016.1188937

Emerson, T. S., & Cisek, J. E. (1993). Methcathinone: a Russian designer amphetamine infiltrates the rural midwest. ***Ann Emerg Med, 22(12),*** 1897-1903. doi:10.1016/s0196-0644(05)80419-6

Froberg, B. A., Levine, M., Beuhler, M. C., Judge, B. S., Moore, P. W., Engebretsen, K. M., . . . Consortium, A. T. I. (2015). Acute Methylenedioxypyrovalerone Toxicity. ***J Med Toxicol, 11(2),*** 185-194. doi:10.1007/s13181-014-0446-8

Gershman, J. A., & Fass, A. D. (2012). Synthetic cathinones ('bath salts'): legal and health care challenges. ***P T, 37(10),*** 571-595.

Glennon, R. A., Yousif, M., Naiman, N., & Kalix, P. (1987). Methcathinone: a new and potent amphetamine-like agent. ***Pharmacol Biochem Behav, 26(3),*** 547-551. doi:10.1016/0091-3057(87)90164-x

Hill, S. L., & Thomas, S. H. (2011). Clinical toxicology of newer recreational drugs. ***Clin Toxicol (Phila), 49(8),*** 705-719. doi:10.3109/15563650.2011.615318

Hong, W. Y., Ko, Y. C., Lin, M. C., Wang, P. Y., Chen, Y. P., Chiueh, L. C., . . . Cheng, H. F. (2016). Determination of Synthetic Cathinones in Urine Using Gas Chromatography-Mass Spectrometry Techniques. ***J Anal Toxicol, 40(1),*** 12-16. doi:10.1093/jat/bkv108

Huang, P. K., Aarde, S. M., Angrish, D., Houseknecht, K. L., Dickerson, T. J., & Taffe, M. A. (2012). Contrasting effects of d-methamphetamine, 3,4-methylenedioxymethamphetamine, 3,4-methylenedioxypyrovalerone, and 4-methylmethcathinone on wheel activity in rats. ***Drug Alcohol Depend, 126(1-2),*** 168-175. doi:10.1016/j.drugalcdep.2012.05.011

James, D., Adams, R. D., Spears, R., Cooper, G., Lupton, D. J., Thompson, J. P., . . . National Poisons Information, S. (2011). Clinical characteristics of mephedrone toxicity reported to the U.K. National Poisons Information Service. ***Emerg Med J, 28(8),*** 686-689. doi:10.1136/emj.2010.096636

Johnston, L. D., Miech, R. A., O'Malley, P. M., Bachman, J. G., Schulenberg, J. E., & Patrick, M. E. (2018). Monitoring the Future national survey results on drug use: 1975-2017: Overview, key findings on adolescent drug use. Retrieved from Ann Arbor: Institute for Social Research, The University of Michigan.:

Kalix, P. (1984). The pharmacology of khat. ***Gen Pharmacol, 15(3),*** 179-187. doi:10.1016/0306-3623(84)90156-3

Karila, L., Megarbane, B., Cottencin, O., & Lejoyeux, M. (2015). Synthetic cathinones: a new public health problem. ***Curr Neuropharmacol, 13(1),*** 12-20. doi:10.2174/1570159X13666141210224137

Kriikku, P., Wilhelm, L., Schwarz, O., & Rintatalo, J. (2011). New designer drug of abuse: 3,4-Methylenedioxypyrovalerone (MDPV). Findings from apprehended drivers in Finland. ***Forensic Sci Int, 210(1-3),*** 195-200. doi:10.1016/j.forsciint.2011.03.015

Lopez-Arnau, R., Martinez-Clemente, J., Pubill, D., Escubedo, E., & Camarasa, J. (2012). Comparative neuropharmacology of three psychostimulant cathinone derivatives: butylone, mephedrone and methylone. ***Br J Pharmacol, 167(2),*** 407-420. doi:10.1111/j.1476-5381.2012.01998.x

Majchrzak, M., Celinski, R., Kus, P., Kowalska, T., & Sajewicz, M. (2018). The newest cathinone derivatives as designer drugs: an analytical and toxicological review. ***Forensic Toxicol, 36(1),*** 33-50. doi:10.1007/s11419-017-0385-6

Martin, M., Muller, J. F., Turner, K., Duez, M., & Cirimele, V. (2012). Evidence of mephedrone chronic abuse through hair analysis using GC/MS. ***Forensic Sci Int, 218(1-3),*** 44-48. doi:10.1016/j.forsciint.2011.10.016

McNamara, S., Stokes, S., & Coleman, N. (2010). Head shop compound abuse amongst attendees of the Drug Treatment Centre Board. ***Ir Med J, 103(5), 134,*** 136-137.

Measham, F., Moore, K., & Newcombe, R. (2010). Tweaking, bombing, dabbing and stockpiling: The emergence of mephedrone and the perversity of prohibition. ***Drugs and Alcohol Today, 10,*** 14-21. doi:10.5042/daat.2010.0123

Meyer, M. R., Du, P., Schuster, F., & Maurer, H. H. (2010). Studies on the metabolism of the alpha-pyrrolidinophenone designer drug methylenedioxy-pyrovalerone (MDPV) in rat and human urine and human liver microsomes using GC-MS and LC-high-resolution MS and its detectability in urine by GC-MS. ***J Mass Spectrom, 45(12),*** 1426-1442. doi:10.1002/jms.1859

Meyer, M. R., Wilhelm, J., Peters, F. T., & Maurer, H. H. (2010). Beta-keto amphetamines: studies on the metabolism of the designer drug mephedrone and toxicological detection of mephedrone, butylone, and methylone in urine using gas chromatography-mass spectrometry. ***Anal Bioanal Chem, 397(3),*** 1225-1233. doi:10.1007/s00216-010-3636-5

Minakata, K., Yamagishi, I., Nozawa, H., Hasegawa, K., Wurita, A., Gonmori, K., . . . Suzuki, O. (2015). Determination of new pyrrolidino cathinone derivatives, PVT, F-PVP, MPHP, PV8,

PV9 and F-PV9, in human blood by MALDI-Q-TOF mass spectrometry. ***Forensic Toxicology, 33(1),*** 148-154. doi:10.1007/s11419-014-0248-3

Ming-hsuan, C., & Chen, C. (2017). Synthetic drug abuse on the rise in Taiwan: FDA. Focus Taiwan.

Moratalla, R., Khairnar, A., Simola, N., Granado, N., Garcia-Montes, J. R., Porceddu, P. F., . . . Morelli, M. (2017). Amphetamine-related drugs neurotoxicity in humans and in experimental animals: Main mechanisms. **Prog Neurobiol, 155,** 149-170. doi:10.1016/j.pneurobio.2015.09.011

Niebel, A., Krumbiegel, F., Hartwig, S., Parr, M. K., & Tsokos, M. (2020). Detection and quantification of synthetic cathinones and selected piperazines in hair by LC-MS/MS. ***Forensic Sci Med Pathol, 16(1),*** 32-42. doi:10.1007/s12024-019-00209-z

Nutt, D., King, L. A., Saulsbury, W., & Blakemore, C. (2007). Development of a rational scale to assess the harm of drugs of potential misuse. ***Lancet, 369(9566),*** 1047-1053. doi:10.1016/S0140-6736(07)60464-4

Oliver, C. F., Palamar, J. J., Salomone, A., Simmons, S. J., Philogene-Khalid, H. L., Stokes-McCloskey, N., & Rawls, S. M. (2019). Synthetic cathinone adulteration of illegal drugs. ***Psychopharmacology (Berl), 236(3),*** 869-879. doi:10.1007/s00213-018-5066-6

Palamar, J. J., Acosta, P., Calderon, F. F., Sherman, S., & Cleland, C. M. (2017). Assessing self-reported use of new psychoactive substances: The impact of gate questions. ***Am J Drug Alcohol Abuse, 43(5),*** 609-617. doi:10.1080/00952990.2017.1322094

Prosser, J. M., & Nelson, L. S. (2012). The toxicology of bath salts: a review of synthetic cathinones. ***J Med Toxicol, 8(1),*** 33-42. doi:10.1007/s13181-011-0193-z

Quigley, R. (2012). Revealed: Victim of 'Miami Cannibal' was star student at elite New York high school - as shocking new video shows he was STILL conscious during EIGHTEEN-minute attack. Mail Online.

Rubio-Araiz, A., Perez-Hernandez, M., Urrutia, A., Porcu, F., Borcel, E., Gutierrez-Lopez, M. D., . . . Colado, M. I. (2014). 3,4-Methylenedioxymethamphetamine (MDMA, ecstasy) disrupts blood-brain barrier integrity through a mechanism involving P2X7 receptors. ***Int J Neuropsychopharmacol, 17(8),*** 1243-1255. doi:10.1017/S1461145714000145

Shintani-Ishida, K., Kakiuchi, Y., & Ikegaya, H. (2016). Successful quantification of 4'-methyl-alpha-pyrrolidinohexanophenone (MPHP) in human urine using LC-TOF-MS in an autopsy case. ***Forensic Toxicol, 34,*** 398-402. doi:10.1007/s11419-016-0307-z

Simmler, L. D., Buser, T. A., Donzelli, M., Schramm, Y., Dieu, L. H., Huwyler, J., . . . Liechti, M. E. (2013). Pharmacological characterization of designer cathinones in vitro. ***Br J Pharmacol,***

168(2), 458-470. doi:10.1111/j.1476-5381.2012.02145.x

Springer, D., Peters, F. T., Fritschi, G., & Maurer, H. H. (2002). Studies on the metabolism and toxicological detection of the new designer drug 4'-methyl-alpha-pyrrolidinopropiophenone in urine using gas chromatography-mass spectrometry. ***J Chromatogr B Analyt Technol Biomed Life Sci, 773(1),*** 25-33. doi:10.1016/s1570-0232(01)00578-5

Springer, D., Peters, F. T., Fritschi, G., & Maurer, H. H. (2003). New designer drug 4'-methyl-alpha-pyrrolidinohexanophenone: studies on its metabolism and toxicological detection in urine using gas chromatography-mass spectrometry. ***J Chromatogr B Analyt Technol Biomed Life Sci, 789(1),*** 79-91. doi:10.1016/s1570-0232(03)00043-6

T. Kamata, H., Shima, N., Zaitsu, K., Kamata, T., Nishikawa, M., Katagi, M., . . . Tsuchihashi, H. (2007). Simultaneous Analysis of New Designer Drug, Methylone, and Its Metabolites in Urine by Gas Chromatography-Mass Spectrometry and Liquid Chromatography-Electrospray Ionization Mass Spectrometry. ***Japanese Journal of Forensic Science and Technology, 12(1),*** 97-106. doi:10.3408/jafst.12.97

Thomas, D. M., Dowgiert, J., Geddes, T. J., Francescutti-Verbeem, D., Liu, X., & Kuhn, D. M. (2004). Microglial activation is a pharmacologically specific marker for the neurotoxic amphetamines. ***Neurosci Lett, 367(3),*** 349-354. doi:10.1016/j.neulet.2004.06.065

Thomas, D. M., Walker, P. D., Benjamins, J. A., Geddes, T. J., & Kuhn, D. M. (2004). Methamphetamine neurotoxicity in dopamine nerve endings of the striatum is associated with microglial activation. ***J Pharmacol Exp Ther, 311(1),*** 1-7. doi:10.1124/jpet.104.070961

Valentine, J. L., & Middleton, R. (2000). GC-MS identification of sympathomimetic amine drugs in urine: rapid methodology applicable for emergency clinical toxicology. ***J Anal Toxicol, 24(3),*** 211-222. doi:10.1093/jat/24.3.211

Watterson, L. R., Kufahl, P. R., Nemirovsky, N. E., Sewalia, K., Grabenauer, M., Thomas, B. F., . . . Olive, M. F. (2014). Potent rewarding and reinforcing effects of the synthetic cathinone 3,4-methylenedioxypyrovalerone (MDPV). ***Addict Biol, 19(2),*** 165-174. doi:10.1111/j.1369-1600.2012.00474.x

Wikstrom, M., Thelander, G., Nystrom, I., & Kronstrand, R. (2010). Two fatal intoxications with the new designer drug methedrone (4-methoxymethcathinone). ***J Anal Toxicol, 34(9),*** 594-598. doi:10.1093/jat/34.9.594

Winstock, A. R., Mitcheson, L. R., Deluca, P., Davey, Z., Corazza, O., & Schifano, F. (2011). Mephedrone, new kid for the chop? Addiction, 106(1), 154-161. doi:10.1111/j.1360-0443.2010.03130.x

World Health Organization Expert Committee on Drug, D. (2003). WHO Expert Committee on

Drug Dependence. World Health Organ Tech Rep Ser, 915, i-v, 1-26, back cover.

Yamamoto, B. K., Moszczynska, A., & Gudelsky, G. A. (2010). Amphetamine toxicities: classical and emerging mechanisms. Ann N Y Acad Sci, 1187, 101-121. doi:10.1111/j.1749-6632.2009.05141.x

李育材(2020)。【史上最大宗毒原料1】市值70億元　刑事局破獲走私毒咖啡原料3529公斤。**鏡週刊**。https://www.mirrormedia.mg/story/20200615soc001/

法務部(2020)。毒品危害防制條例。**全國法規資料庫**，2020年01月15日。

柳如宗(2017)。合成卡西酮類之化學結構特點與濫用趨勢。**管制藥品簡訊**，72，1-3。

黃筱珮(2017)。這個超毒！新興毒品「合成卡西酮類」今年已致60死、使用後甚至會無預警跳樓。民報。https://www.peoplenews.tw/news/cb3567c2-e31b-43d7-94ea-e5788bf325dc

廖珮妤(2016)。食藥署檢驗不明咖啡包，揪出新興毒品。**中時電子報**。https://www.chinatimes.com/ realtimenews/20161012003102-260405?chdtv

蕭開平、于承平、鄭惠及(2019)。臺灣地區新興毒品濫用相關致死案件分析。**管制藥品簡訊**，78，3-4。

衛生福利部食品藥物管理署(2017)。管制藥品管理條例。**全國法規資料庫**，2017年06月14日。

衛生福利部食品藥物管理署(2018a)。尿液中卡西酮類之檢驗方法(一)。https://www.fda.gov.tw/TC/site.aspx?sid=9958

衛生福利部食品藥物管理署(2018b)。尿液中卡西酮類之檢驗方法(二)。https://www.fda.gov.tw/TC/site.aspx?sid=9958

衛生福利部食品藥物管理署(2019)。108年藥物濫用案件暨檢驗統計資料。https://www.fda.gov.tw/tc/includes/GetFile.ashx?id=f637260989179905582

衛生福利部食品藥物管理署(2020)。新興影響精神物質(NPS)在我國有檢出紀錄之品項。https://www.fda.gov.tw/TC/site.aspx?sid=9958

鄭昭欣、劉美君、高一瑛(2014)。103年毒品犯罪防制工作年報：卡西酮類新興毒藥品檢驗發展現況。https://www.mjib.gov.tw/FileUploads/eBooks/dfa7405ae1754363baa9bb6101f2a63b/Section_file/7249509091e8490b9e6b3f6f8c2a4da5.pdf

謝君臨、黃欣柏(2017)。《W飯店命案》真的群魔亂舞 猝死小模驗出喪屍藥。**自由時報**。https://news.ltn.com.tw/news/society/paper/1073634

三 愷他命與苯環利定類似物質 (Ketamine and PCP-type substances)

作者｜陳慧諴 / 李美儀

摘要

愷他命與苯環利定類似物質是指一群化學結構類似愷他命和苯環利定(phencyclidine，PCP)，具有芳基環己胺類(arylcycloalkylamines)結構的新興影響精神物質(New Psychoactive Substances，NPS)。這類物質均為解離性迷幻劑，藥理作用屬於N-甲基-d-天冬氨酸(N-methyl-D-asparate，NMDA)受體的非競爭型拮抗劑。PCP在1960年代淪為娛樂性藥物，1971年聯合國影響精神物質公約將PCP及第一代PCP結構類似物列管。愷他命作為非醫藥用途的濫用情形則可回溯到1970年代，到1990年代中期，濫用情況日益嚴重，各國紛紛立法管制。為了逃避刑責，2008年宣稱合法且未被列管的類PCP迷幻劑4-MeO-PCP，開始在網路上販售，從此，新一代PCP類似物不斷推陳出新，所導致的健康風險值得持續關注。

關鍵字：愷他命、苯環利定、解離麻醉劑、NMDA受體

壹 探源

苯環利定(phencyclidine，PCP)於1926年首次由德國化學家Kotz與Merkel合成，於1950年美國Parke Davis藥廠開發作為麻醉與鎮痛之用。1957年以Sernyl上市，作為手術用麻醉劑，由靜脈給藥，具有不會抑制呼吸的特性，但於1965年因其會引起幻覺、抑鬱、躁動、胡言亂語及精神分裂等嚴重副作用而退出市場。1967年PCP改以藥品名Sernylan作為動物用麻醉劑，但在同時期淪為娛樂性藥物，俗稱天使塵(angel dust)、和平丸(peace pill)、小豬(hog)及火箭燃料(rocket fuel)等，因而PCP所有醫學之應用遭到唾棄，藥廠停止其生產，之後街頭的PCP來源皆為非法製造。1971年聯合國影響精神物質公約，將PCP結構類似物，包括eticyclidine(PCE)、rolicyclidine(PHP，PCPy)、tenocyclidine(TCP)和methoxetamine(MXE)列為管制物質。1960-1990年，曾被販售之PCP類似物衍生物質，估計大約有14種。例如PCE、PCPr、PCiP、PCHOEA、PCMEA、PCEEA、PCMPA、TCP、TCPy、4-Me-PCP、BnCP、4'-Me-PCP、PCMo和PCPy（如圖1）。然而，這些第一代類似物中似乎只有少部分，例如TCP、PCE和PCPy曾被廣泛使用(Morris & Wallach, 2014)。台灣2003年將其納入第二級管制藥品，但近年來並未檢出。

愷他命(ketamine，K他命)於1962年由Clavin Steven合成，作用類似PCP，但代謝快速，手術使用的安全劑量範圍大。自1970年經美國食品藥物管理局批准作為麻醉劑上市，愷他命在臨床上運用於人類及動物麻醉、鎮靜及疼痛治療，一直被世界衛生組織(World Health Organization，WHO)列為廣泛用於人類及動物的必備藥物。愷他命作為非醫藥用途的濫用情形可回溯到1970年代，俗稱卡門、氯胺酮、K仔、褲子、Special K及Cat Valium出現在毒品市場。2000年後因網路販售興起，非法濫用愷他命的國家漸增，成為亞洲地區最廣泛使用的NPS之一。在台灣，1998年首次查獲愷他命娛樂性使用，2001年起開始有濫用趨勢，2006-2016年緝獲量排名第一。目前仍名列濫用藥物個案使用最多的前三位。隨著各國對愷他命的列管與積極查緝，新一代愷他命與PCP類似物的合成蓬勃發展且迅速地進入市場。2019年2種新型愷他命類似物，2-氟-去氯愷他命和去氯-N-乙基愷他命，增列為三級毒品。

貳 PCP類似物之化學結構

PCP和愷他命均屬芳基環己胺類(arylcycloalkylamines)，其包含帶有芳基部分(aryl moiety通常為苯環)的環己胺cyclohexamine單元，該芳基部分連接至與胺基連接的同一個碳原子上。

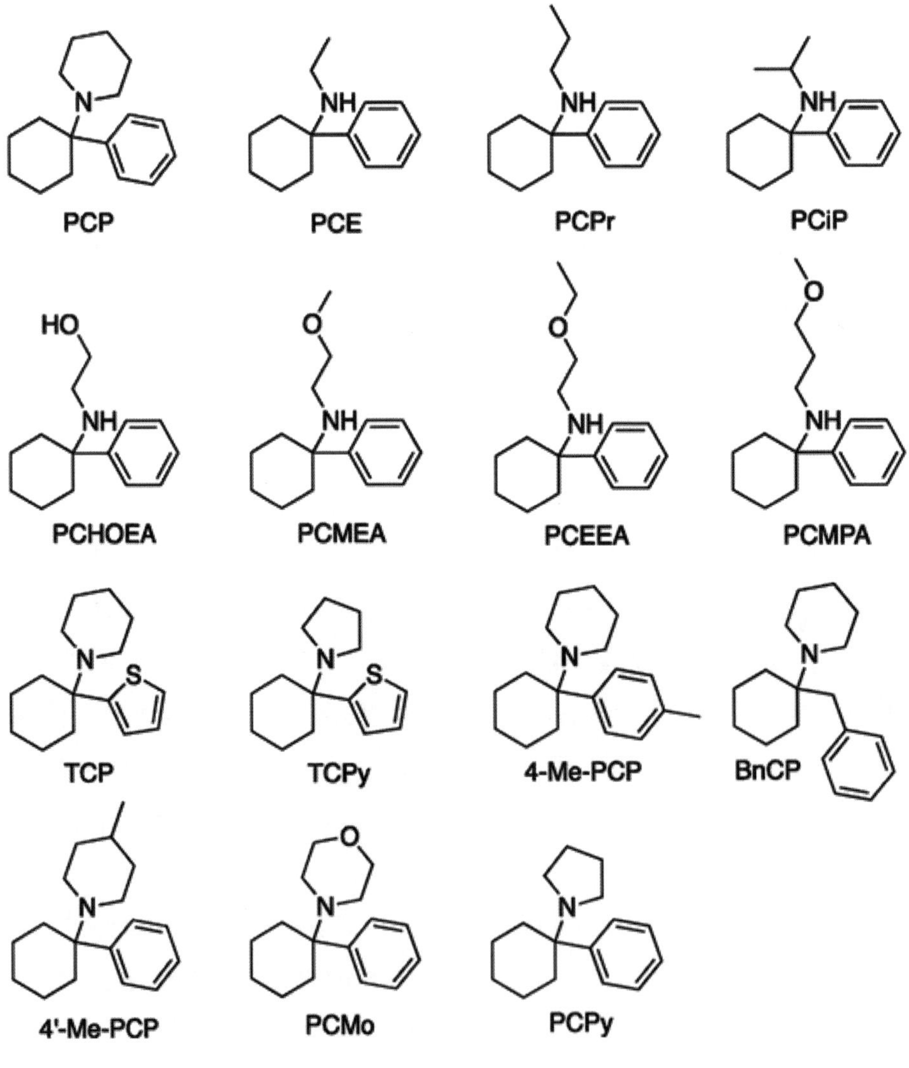

圖1 1960-1990年代出現的第一代PCP類似物(Morris & Wallach, 2014)

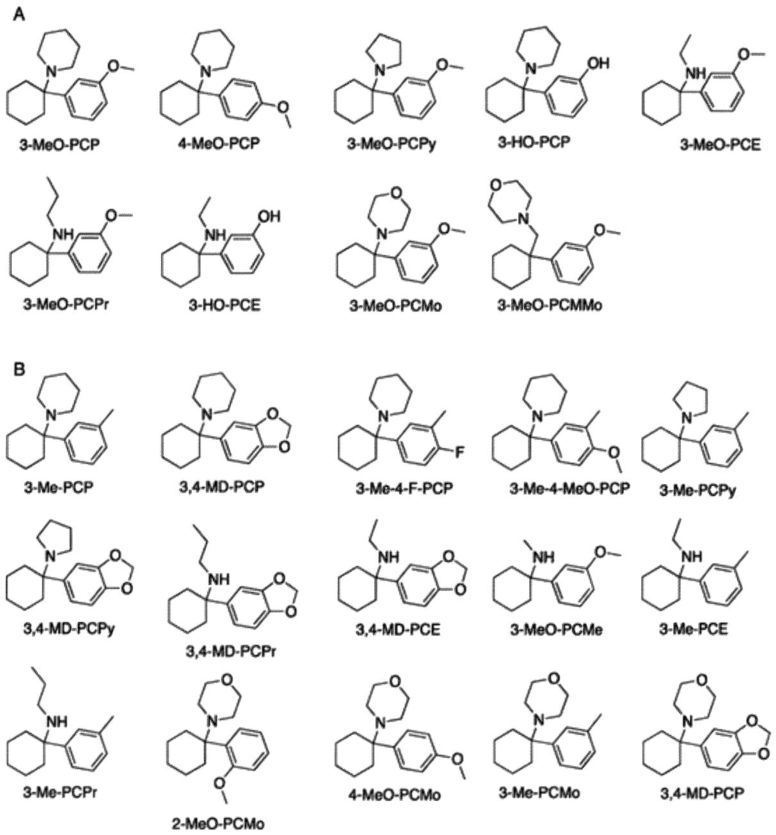

A

3-MeO-PCP 4-MeO-PCP 3-MeO-PCPy 3-HO-PCP 3-MeO-PCE

3-MeO-PCPr 3-HO-PCE 3-MeO-PCMo 3-MeO-PCMMo

B

3-Me-PCP 3,4-MD-PCP 3-Me-4-F-PCP 3-Me-4-MeO-PCP 3-Me-PCPy

3,4-MD-PCPy 3,4-MD-PCPr 3,4-MD-PCE 3-MeO-PCMe 3-Me-PCE

3-Me-PCPr 2-MeO-PCMo 4-MeO-PCMo 3-Me-PCMo 3,4-MD-PCP

圖2 (A)近年來納入NPS之PCP類似物；(B)已合成，藥效測試中，尚未進入NPS市場之PCP類似物(Colestock et al., 2018)

參 愷他命和PCP類似物的檢驗方法

愷他命和PCP的生物檢體一般採用免疫分析法，如酵素免疫分析法進行初步篩檢，呈陽性者再進行確認檢驗，常用之確認方法為氣相層析質譜儀法(Gas chromatography–mass spectrometry，GC-MS)。

微晶測試(Microcrystal Testing)也被用於鑑定PCP類似物，美國材料與試驗協會出版PCP及其類似物微晶測試方法作為法醫分析的標準指南，其是使用酸化的高錳酸鉀試劑或氯化金和溴化金試劑產生晶體搭配拉曼光譜分析用來鑑定PCP類似物(Quinn, Brettell, Joshi, Bonetti, & Quarino, 2020)。

肆 愷他命和PCP類似物的藥理作用

愷他命和PCP類似物通常為解離性麻醉劑，使用後所產生的感受和劑量有關。低劑量通常會引起與酒醉類似的情形，除了精神興奮，還包括欣快感，觸覺、視覺和聽覺幻覺，思維模式改變，感覺異常，人格解體和去現實化。較高的劑量則會導致與感知環境脫離，麻醉，僵直性僵直和運動障礙。

愷他命和PCP類似物產生解離作用，歸因於其N-甲基-d-天冬氨酸(N-methyl-D-asparate，NMDA)受體拮抗作用。這與發現抗NMDA受體的抗體（如抗NMDA受體腦炎患者）也會在人體內誘導解離作用相符。NMDA受體是一種需要配體（谷氨酸和甘氨酸為共同作用劑）和電位一起控制開關的離子通道(ligand and voltage gated ion channel)，PCP與愷他命等芳基環己胺類以及許多相關的解離性麻醉劑均為NMDA受體非競爭性拮抗劑，結合至通道內PCP結合位點，導致通過該通道的離子電流受阻(Kemp & McKernan, 2002; Lodge & Mercier, 2015)。

由於愷他命和PCP類似物的產生增強成癮作用並不受多巴胺受體拮抗劑影響，因此推論似乎與多巴胺受體無關(Carlezon & Wise, 1996)，目前筆者進行動物實驗初步結果發現，利用NMDA受體調節藥物，能夠削弱愷他命自我給藥的動機，根據此研究結果推論，愷他命成癮作用似乎還是和阻斷NMDA受體有關。

除了阻斷NMDA受體，PCP類似物也抑制血清素(serotonin)、正腎上腺素(norepinephrine)和多巴胺轉運蛋白(transpoters)的作用或影響其他受體或離子通道，例如σ受體、鴉片受體和α-腎上腺素亞型受體等(Wallach & Brandt, 2018)，不過不同的PCP類似物對這些體或離子通道的選擇性、效力和親和力具有極大的個別差異。

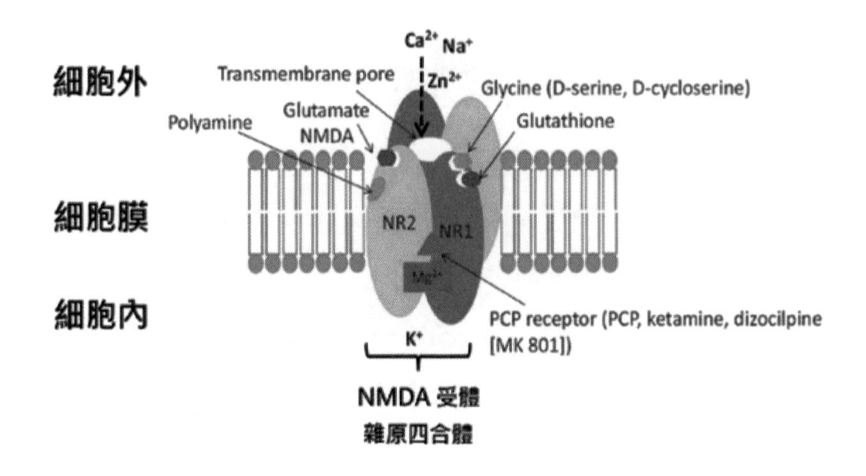

圖3 愷他命和PCP在NMDA受體上之作用位置（鍾享昇、林其仁，2018）

伍 台灣檢出的新興愷他命與苯環利定類似物質介紹

近年曾在台灣被檢出的新興愷他命與苯環利定類似物質，包括愷他命、2-3-甲氧基苯基 -2-乙胺環己酮 (methoxetamine， MXE)、 deschloroketamine(DCK)、 2-fluorodeschloroketamine(2-FDCK)， deschloro-N-ethyl-ketamine(2-DCNEK)和methoxyphencyclidine。以下為這些藥物的詳細介紹。

愷他命(ketamine)

愷他命具有鏡像異構物R-ketamine及S-ketamine，兩者藥理性質有差異，功能性磁振造影也顯示，兩者在腦部會產生不同反應(Masaki, Kashiwagi, Watabe, & Abe, 2019)。2019年美國食品藥品管理局(Food and Drug Administration，FDA)核准了嬌生公司旗下的楊森藥廠將esketamine(S-ketamine)上市。以低劑量的鼻噴劑方式與口服抗憂鬱劑併用，用來治療難治型憂鬱症(treatment-resistant depression)，更可在緊急狀態下避免有自殺意念的患者輕生。動物實驗中，R-ketamine似乎一樣有抗憂鬱效果，但麻醉和產生幻覺等作用較弱(Yang et al., 2015)。一般醫療用途與藥物濫用，均使用混合型愷他命(R, S-ketamine)。

●結構及化學式：

愷他命在常溫常壓之下，呈白色結晶或粉末狀固體物質、不可燃。化學式為$C_{13}H_{16}ClNO$，分子量是237.72 g/moL，鹽酸鹽對水的溶解性為20 mg/100 mL，熔點為92-93℃，pH值3.5～5.5，水溶液呈酸性，結構式如下：

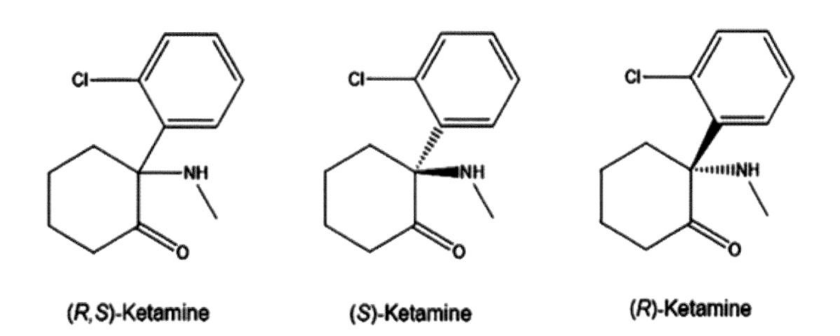

●藥理作用：

愷他命作為NMDA受體非競爭型拮抗劑，與通道中PCP位點結合，阻斷鈣離子進入，它還透過NMDA受體上的另一個變構位點，降低NMDA受體通道開啓的頻率(Orser, Pennefather, & MacDonald, 1997)。S-ketamine與NMDA受體的親和力為R-ketamine的4倍。除了NMDA受體，愷他命也對許多其他受體和離子通道作用。如μ、κ和σ鴉片受體、乙醯膽鹼毒蕈鹼和尼古丁受體、腎上腺素受體、5-羥色胺受體、多巴胺D2受體、L型鈣鈉通道(L-type calcium channel)神經鈉通道(neuronal sodium channels)(Peltoniemi et al., 2016)。其中與多巴胺D2受體，尼古丁受體和雌激素受體(ER α)親和力與NMDA受體相當，其餘受體與愷他命的親和力均低於NMDA受體15倍以上(Roth et al., 2013)。

低劑量的愷他命會使人感到知覺增強，放鬆、感覺時間和空間的扭曲、產生幻覺以及輕微的解離感。根據使用者的描述，覺得「好像溶化在週遭環境中」或「靈魂出竅」。使用高劑量的愷他命則會產生所謂「K洞」，這時吸食者會出現幻覺，感覺自己已經遠離身體，甚至出現瀕死的幻覺。在「K洞」中，病人無法移動，常會呆坐或直接躺下來。由於此肌肉麻痺的作用，讓愷他命被列為惡名昭彰的約會強暴丸。

隨著劑量增加能造成近乎完全的麻醉和鎮靜效果，相較其他麻醉藥不同的地方，在於對麻醉者的呼吸功能影響輕微甚至可緩解疼痛。愷他命的止痛效果，作用於脊髓背角NMDA受體，於術前給予低劑量愷他命能舒緩術後疼痛，且對鴉片類止痛藥具有加乘效果(Ezquerra-Romano et al., 2018)。

近年來發現愷他命可作為抗憂鬱劑，快速有效地緩解難治型憂鬱症和自殺意念。經過單次治療，療效就能維持數天至數周(Irwin & Iglewicz, 2010; Liebren et al., 2007)，然而作用機制尚未完全闡明。

除了影響神經系統，愷他命會刺激心血管系統，產生心律、心搏出量與血壓提高的變化，有輕微的呼吸抑制但是有氣管擴張作用。此外，愷他命會提高肌肉張力，使用後血糖、皮質素與泌乳激素會提高，也可能導致眼壓降低。

●藥物動力學：

愷他命的施用途徑包括口服、靜脈注射、肌肉注射、鼻吸、以及混合菸草或大麻做成所謂K菸。在台灣最常用的濫用方式，為拉K和吸K菸。拉K是以吸管直接吸入粉末。一旦進入鼻腔，藥物就會從鼻粘膜迅速吸收，3-5分鐘後產生欣快感，藥效持續數小時。K菸則是將粉末混入紙菸中，點火吸食，藥效立即出現，但持續時間短。由於首度效應肝臟代謝的緣故，口服的生物利用率較低17%，鼻吸則達50%。

由於愷他命為高脂溶性物質且白蛋白親和性低，可快速通過血腦屏障(blood-brain barrier)提高腦中濃度，產生作用(Dayton, Stiller, Cook, & Perel, 1983)。愷他命的兩種鏡像異構物都是由細胞色素P450(CYP450)在肝臟進行代謝，最主要的代謝酵素為CYP3A4，除此之外，也可在腎臟、小腸及肺進行代謝(Edwards & Mather, 2001)。最主要的代謝物為norketamine，可通過血腦屏障，仍具有迷幻活性與麻醉效果(Malinovsky, Servin, Cozian, Lepage, & Pinaud, 1996)，這也是愷他命在血中濃度降低時，仍然保有麻醉功效的原因。愷他命及其代謝物可經由尿液排除（2%為 ketamine、2% norketamine、16% dehyonorketamine及80% hydroxylated ketamine代謝物與葡萄醣醛酸形成的共軛物質）(Adamowicz & Kala, 2005)。Ketamine於人體內可能的代謝路徑如下圖(Dinis-Oliveira, 2017)：

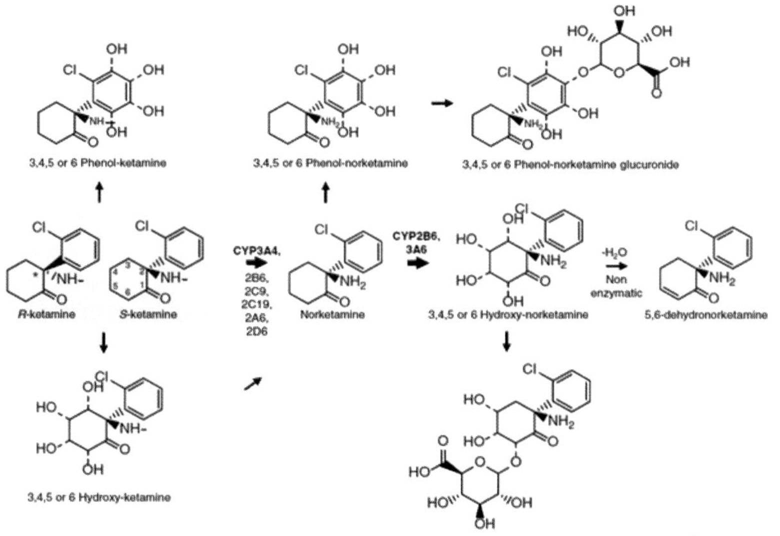

圖4 愷他命的代謝途徑

●毒性作用：

愷他命一般只有在高劑量且非常快速進入體內，才會出現急性中毒，例如拉K或注射。急性中毒可引起高血壓、心搏過速、血糖上升、眼球震顫、複視、瞳孔散大、流涎過多、噁心、嘔吐、精神狀態改變、妄想、煩躁不安、焦慮、意識錯亂、言語不清、共濟失調、肌肉僵硬及肌張力異常反應。突然全身抽搐、呼吸停止。死亡的案例大都是伴隨其他藥物的使用。

長期濫用愷他命會產生耐受性和依賴性，出現注意力不集中、記憶力變差、憂鬱、幻覺等精神症狀，利用核磁共振成像檢測愷他命濫用者的大腦，發現不管是位於前額葉、頂葉、枕葉、邊緣系統、腦幹或紋狀體內的灰質或白質皆受到損傷(Wang et al., 2013)。

除了腦部，愷他命對其他器官也有不良影響。在心臟血管系統方面，愷他命會使心博過速、血壓升高，增加心臟的負荷。因此很容易導致原本心臟不好的病人心臟衰竭。此外長期愷他命使用者常出現上腹痛或右上腹痛，俗稱K痙攣(K-cramp)，常伴隨有肝功能異常和膽道擴張和膽汁鬱積(Wong et al., 2014; Wong et al., 2009)。

長期濫用愷他命導致膀胱功能異常，泌尿道病變與腎損傷，粉末鼻吸（俗稱的拉K）比抽K菸症狀嚴重(Li et al., 2019)。下泌尿道症狀包含下腹痛、尿急、排尿困難、頻尿與明顯血尿。實驗室與影像醫學檢查，發現膀胱容量變小、膀胱壁增厚，腎水腫與腎損傷。膀胱功能異常致病機轉推測應該是尿液中愷他命和其代謝物nor-ketamine and hydroxyl-norketamine直接在膀胱上皮細胞作用，引起粘膜下發炎反應、膀胱屏障功能障礙、微血管內皮細胞損傷、膀胱尿路上皮的自身免疫反應、神經源性發炎、尿路上皮組織結構改變、細胞凋亡、一氧化氮合成酶和環氧合酶介導的炎症等所造成(Jhang et al., 2015)。腎損傷可能與膀胱容量變小造成腎臟產生尿液 卻排不進膀胱有關。目前常用的治療方式，玻尿酸的膀胱內灌注和A型肉毒桿菌毒素的膀胱內肌肉注射可有效緩解部分患者的症狀。至於膀胱纖維化具有不可逆病理變化的患者，膀胱擴大整型術可能是增加膀胱容量和緩解頑固性膀胱疼痛的唯一解決方案(Jhang et al., 2015)。

●濫用情形：

愷他命的娛樂性使用，在歷史上可分成三階段。

第一階段：1970年代，僅局限於美國少部分想體驗藥物的幻覺解離作用的族群。

第二階段：1980-1990年代，於夜店及電音狂歡舞會使用，主要盛行於美國、英國和歐洲。

第三階段：2000年至今，遍佈全世界。

因此，早在1979年美國FDA已經對愷他命的濫用提出警告，歐洲則直到1990年代，才對愷他命的濫用產生關注。2000年後亞洲逐漸開始盛行，在中國、香港、東南亞非常普遍。

依據衛生福利部食品藥物管理署彙整之「藥物濫用案件暨檢驗統計資料」顯示台灣自1998年首次驗出，2001年愷他命列入全國各項查緝毒品數量中之第5位，2002年列管為第三級管制藥品。2003年愷他命已超越海洛因，躍居我國當年查緝量之第2位，2006年更躍居緝獲量之首位，並蟬聯10年，造成嚴重的社會問題。近年來愷他命濫用案例雖有降低趨勢，然而，愷他命於2019年濫用藥物緝獲量中仍高居首位，台灣地區精神醫療院所通報藥物濫用者中，使用愷他命案例排名僅次於海洛因及甲基安非他命，並以19歲以下青少年居多。

2-（3-甲氧基苯基）-2-乙胺環己酮(methoxetamine, MXE)

MXE結構與愷他命有兩個不同之處：（1）愷他命的苯環中的2-氯基被MXE的3-甲氧基取代，這使MXE的鎮痛和麻醉特性比愷他命弱；（2）愷他命中的N-甲基氨基被MXE中的N-乙基氨基取代，賦予了MXE更高的藥效強度(potency)和作用時間(Botanas et al., 2019)。

●化學性狀及結構式：

MXE在常溫常壓下，呈白色粉末狀固體。化學式為$C_{15}H_{21}NO_2$，分子量為247.33 g/moL，結構類似於愷他命，鹽酸鹽對酒精的溶解度為 10 mg/mL，熔點為25°C，結構式為：

●藥理作用：

與愷他命相同，MXE也是選擇性NMDA受體拮抗劑，對NMDA受體上的PCP位置結合親和性(Ki = 259 nM)和愷他命接近(Ki = 659 nM)；但是MXE對血清素多巴胺或正腎上腺素的回收具較強的抑制效果(Hondebrink et al., 2017; Roth et al., 2013)，MXE活化多巴胺的神經傳遞作用，包括中腦邊緣傳導路徑(Zanda et al., 2016)，解釋其具有高度濫用傾向。動物實驗研究指出MXE亦像愷他命能迅速產生抗憂鬱效果(Botanas et al., 2017; Zanda et al., 2016)。

●藥物動力學：

MXE通常透過鼻吸，口服和肌肉或靜脈内注射給藥，但也有舌下和直腸給藥的方式。通過鼻吸，MXE的劑量範圍為20-60 mg，口服給藥為40-60 mg，肌肉注射為15-30 mg。給藥後效果持續取決於給藥途徑，鼻吸2.5-4小時、口服3-5小時、肌肉注射2-3小時，與使用愷他命相比，用量較少，效果持續時間較長(Kjellgren & Jonsson, 2013)。

根據尿液中檢測到之MXE的代謝物包括I相代謝物N-desethyl(nor)methoxetamine, O-desmethyl methoxetamine, hydroxy-normethoxetamine, O-desmethyl-normethoxetamine, and dihydronormethoxetamine 和II相代謝物O-desmethylmethoxetamine glucuronide and O-desmethyl-normethoxetamine glucuronide推測代謝方式包括，N-去乙基化(N-deethylation)，O-去甲基化(O-demethylation)，羥基化(hydroxylation)，以及O-去甲基化代謝物的葡萄醣醛酸化或硫酸化(Zawilska, 2014)。推測MXE於人體内可能的代謝路徑如下：

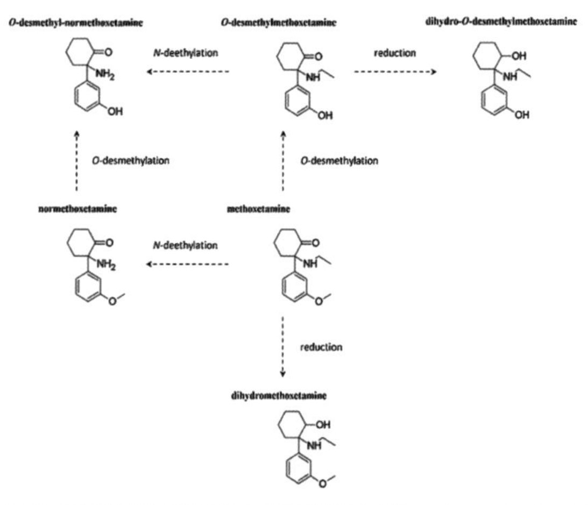

圖5 MXE的代謝路徑與主要代謝物(Horsley et al., 2016)

●毒性作用：

臨床上MXE引起的中毒症狀包括噁心和嚴重嘔吐、腹瀉、心律緩慢或不規則、意識喪失、呼吸困難、癲癇發作、迷失方向、憂鬱、智力低下、焦慮、肌肉僵直、攻擊性、幻覺及妄想等。此外，急性MXE中毒的症狀還包括興奮劑作用，例如躁動、心動過速和高血壓和小腦功能障礙，例如共濟失調和眼球震顫，這些症狀較愷他命急性中毒嚴重。由於MXE經常與其他藥物混用，這些中毒症狀以及導致死亡也可能是其他藥物或藥物交互作用所導致。

雖然一開始MXE被標榜不傷膀胱，也有MXE濫用者出現泌尿道症狀如頻尿、小腹疼痛等的案例，但是無法排除先前使用過愷他命的作用(Lawn et al., 2014)。後來在動物實驗中，慢性給予MXE誘發膀胱發炎、出現膀胱和腎臟病變，證實長期使用MXE也可能導致泌尿系統障礙(Wang et al., 2017)。

●濫用情形：

MXE自2010年以來以「MXE」、「M-ket」、「Mexxy」、「Kmax」之類的名稱透過網路販售。英國於2010檢出MXE首例，是近年來聯合國毒品和犯罪問題辦公室統計最早檢出MXE的國家。2016年聯合國毒品和犯罪問題辦公室，將其納入1971年聯合國影響精神物質公約第二級管制物質。台灣首次檢出是2015年，總計1395件，2016年將其列為管制藥品/毒品，日後檢出數快速下降，近年來已經很少檢出。

其他愷他命類似物

近年曾在台灣被檢出的愷他命類似物，包括在2019年被列為第三級管制藥品2-氟-去氯愷他命(2-fluorodeschloroketamine)、和去氯-N-乙基愷他命(Deschloro-N-ethyl-ketamine)以及尚未列管的去氯愷他命(deschloroketamine)。去氯愷他命與去氯-N-乙基愷他命，1962年就被合成。最近被用來作為愷他命的「合法」替代品。2-氟-去氯愷他命(2-fluorodeschloroketamine, 2-FDCK)則在1987年曾被合成出來，2014年又有新的合成方法報導(Moghimi, Rahmani, Zare, & Sadeghzadeh, 2014)。

●結構及化學式：

1.2-氟-去氯愷他命(2-fluorodeschloroketamine、2-(2-Fluorophenyl)-2-methylamino-cyclohexanone、Fluoroketamine及2-FDCK)：

2-FDCK化學式為$C_{13}H_{16}FNO$，分子量為2271.27 g/moL，結構 式為：

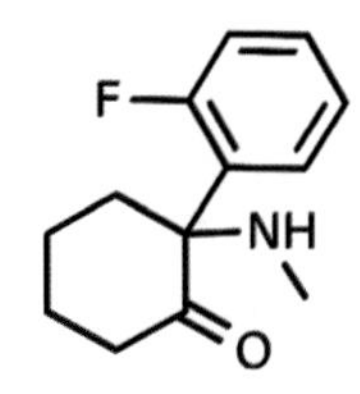

2. 去氯- N-乙基愷他命（ deschloro-N-ethyl-ketamine、2-DCNEK、O-PCE、2-Oxo-PCE、2'-Oxo-PCE、Eticyclidone及2-DCNEK)：2-DCNEK化學式為$C_{14}H_{19}NO$，分子量為217.31 g/moL

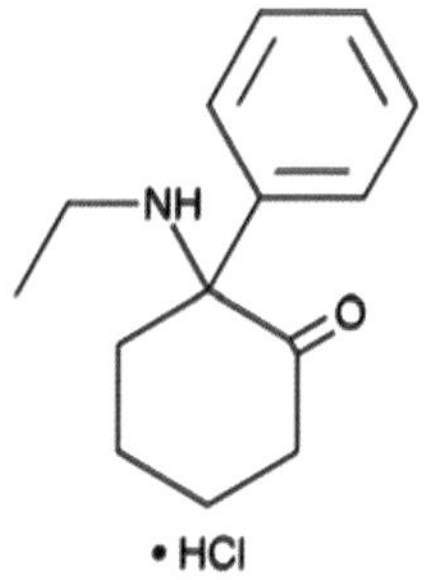

3. 去氯愷他命（ deschloroketamine, DCK, DXE O-PCM及2'-Oxo-PCM)：
DCK化學式為$C_{13}H_{17}NO$，分子量為203.28 g/moL，結構式為：

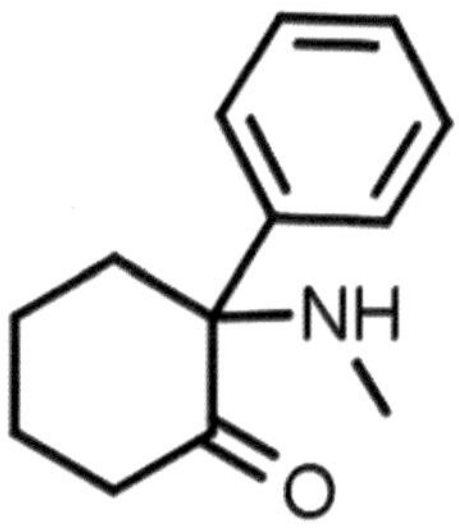

●藥理作用：

以化學結構和產生的解離作用推斷這三種愷他命類似物應均為NMDA受體拮抗劑。去氯愷他命起初被提議當作免疫調節劑，用於治療細菌，真菌，病毒或原生動物的感染，但臨床從未使用過。據使用者的網路討論，去氯愷他命的效價強度比MXE高1.5倍，比愷他命高3倍，去氯-N-乙基愷他命則比愷他命高5倍。事實上，在香港毒駕案例中，觀察到駕駛員血液中去氯-N-乙基愷他命濃度較低且行為損傷較愷他命為嚴重，因此推斷其效價強度比愷他命高(Cheng & Dao, 2020)。

●藥物動力學：

在肝微粒中代謝實驗中，肝臟固有清除率Ketamine > 2FDCK > MXE>>DCK.因此推斷2-氟-去氯愷他命作用時間較愷他命長，去氯愷他命有最長的作用時間(Davidsen et al., 2020)。

●毒性作用：

與愷他命的臨床症狀相似，暴露於去氯-N-乙基愷他命和2-氟-去氯愷他命的患者中，觀察到的神經系統症狀包含意識障礙，躁動，行為異常；心血管症狀則包括高血壓，心動過速，也有患者失去知覺或抽搐(Tang et al., 2018; Tang et al., 2020)。

根據網路販售2-氟-去氯愷他命提供的訊息，長期濫用此三種類似物也會產生膀胱毒性，然而因為其產生解離作用的效價強度較高，所需用量較愷他命低，在膀胱中濃度低，因此推論影響可能較輕微。

●濫用情形：

2-氟-去氯愷他命和去氯-N-乙基愷他命，兩者均於2018年台灣出現首例，2019年列管。去氯愷他命，於2017年出現首例，目前未列管。

甲氧基苯環利定(Methoxyphencyclidine)

甲氧基苯環利定(MeO-PCP)有三種異構物2-MeO-PCP、3-MeO-PCP及4-MeO-PCP。1965年2-MeO-PCP和4-MeO-PCP先被合成出來，3-MeO-PCP直到1979年才問世，其中3-MeO-PCP和4-MeO-PCP濫用的情況較嚴重。

●結構及化學式：

MeO-PCP在常溫常壓下，呈白色結晶狀固體。化學式為$C_{18}H_{27}NO$，分子量為273.412 g/moL，結構式如下：

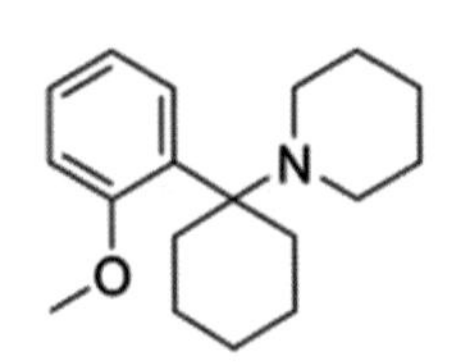

2-MeO-PCP
2-methoxyphencyclidine

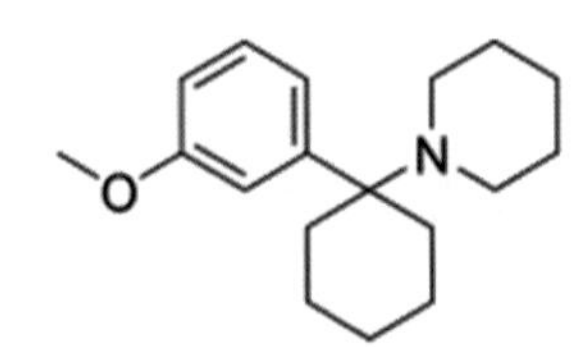

3-MeO-PCP
3-methoxyphencyclidine

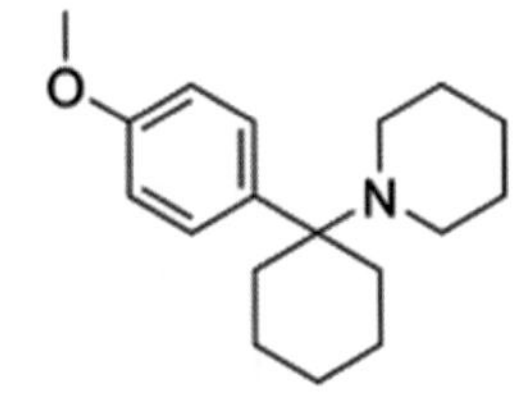

4-MeO-PCP
4-methoxyphencyclidine

●藥理作用：

MeO-PCP與PCP類似，屬於解離性迷幻。MeO-PCP具拮抗NMDA(N-methyl-D-asparate)受體作用(Roth et al., 2013)，和PCP(59 nM)比較，3-MeO-PCP(Ki：20 nM)親和力較高，4-MeO-PCP(Ki：404 nM)則較低。由於3-MeO-PCP與NMDA(N-methyl-D-asparate)受體親和力高，其在動物實驗中相對4-MeO-PCP有較佳之抗癲癇效果以及誘發較嚴重的動作失調。

3-MeO-PCP和4-MeO-PCP也均作用於血清素運轉蛋白(3-MeO-PCP Ki：216 nM；4-MeO-PCP Ki：844)及 sigma σ1受體(3-MeO-PCP Ki：42 nM；4-MeO-PCP Ki：296

nM)(Drugs, 2012; Roth et al., 2013)；然而，4-MeO-PCP對於去甲腎上腺素轉運蛋白(Ki：713 nM)和sigma σ2受體(Ki：143 nM)也有作用(Roth et al., 2013)。然而，3-MeO-PCP對去甲腎上腺素轉運蛋白親和性較低(Ki：>10000 nM)(Roth et al., 2013)。

使用MeO-PCP，造成與PCP類似的症狀。最近，4-MeO-PCP在成癮動物實驗模式中被證實具有藥物增強效應(reinforcing effects)(Abiero et al., 2020)，因此重複使用4-MeO-PCP會引起藥物依賴及與PCP類似之戒斷症狀。PCP戒斷症狀包括體溫升高，癲癇發作、肌肉抽搐，躁動和幻覺。也有酸中毒的報導。此外，它會引起嚴重的噁心或身體不適。

● 藥物動力學：

3-MeO-PCP濫用者的吸收途徑包含口服、鼻吸。半衰期10-11小時左右。根據在大鼠和人類肝微粒體的研究，3-MeO-PCP代謝過程，包括在環己基環和哌啶環上的多個脂族羥基化(hydroxylation)，單個芳族羥基化，開環後的羧基化(carboxylation)，O-去甲基化(O-demethylation)和葡醣醛酸化(glucuronidation)。CYP2B6催化環己基環上的羥化反應，而CYP2B6和CYP2C19催化哌啶羥基化。CYP2C19，CYP2B6和CYP2D6催化O-去甲基化。同時與3-MeO-PCP出現於尿液中的代謝物包括O-demethyl-3-MeO-PCP、piperidine-hydroxy-3-MeO-PCP、 O-demethyl-piperidine-di-hydroxy-3-MeO-PCP and piperidine-di-hydroxy-3-MeO-PCP(Ameline et al., 2019)。4-MeO-PCP目前缺乏於生物體內代謝路徑的研究，但推測應與3-MO-PCP 類似。

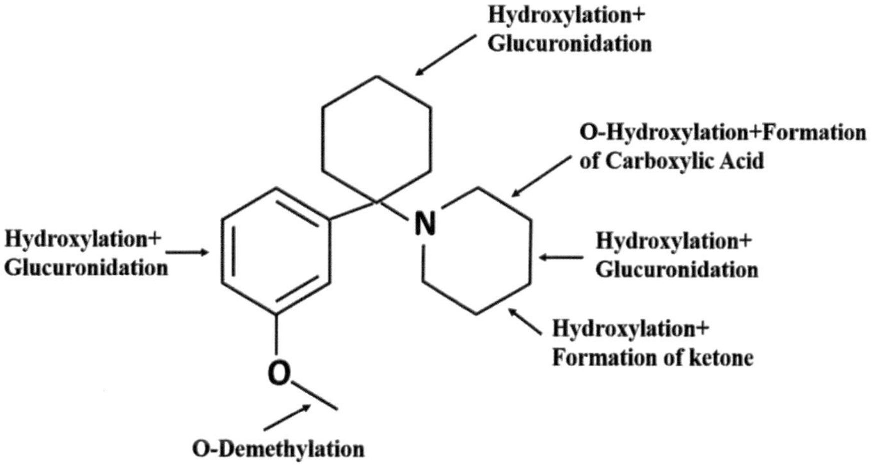

圖6 3-MeO-PCP的代謝命運(Michely et al., 2017)

●毒性作用：

在急診案例中僅3-MeO-PCP被檢測（不涉及其他藥物）出的情形不多，臨床特徵包括高血壓、心動過速、意識錯亂、神志不清、解離和幻覺。有一案例報導一名17歲男性，口服3-MeO-PCP（200毫克）後，出現高血壓、心搏過速、意識模糊，肌肉僵直、眼球震顫和躁動(Berar et al., 2019)。3-MeO-PCP相關死亡的案例多為意外或自殺，有少數濫用3-MeO-PCP和4-MeO-PCP中毒死亡的案例，但都不是單純使用，皆為併用其他非法藥物或酒精。因此關於3-MeO-PCP和4-MeO-PCP之致死劑量，目前仍不明確(Backberg et al., 2015; Johansson et al., 2017)。

●濫用情形：

3-MeO-PCP與4-MeO-PCP濫用大多盛行於歐美國家及澳洲，2010年3-MeO-PCP在芬蘭首次被檢出。4-MeO-PCP則在2011年在俄羅斯、芬蘭、英國及挪威驗出。澳洲及瑞典是目前為止濫用4-MeO-PCP最嚴重的國家，2016年在日本被檢出，是亞洲第一個檢出4-MeO-PCP的國家。在台灣2018年曾被檢出，至今尚未列管。

陸 結語

新興愷他命與苯環利定類似物質讓使用者產生放鬆、解離的感受。急性中毒臨床特徵包括精神錯亂，幻覺，解離，肌肉僵直，欣快感，昏迷狀態，眼球震顫以及高血壓和心動過速。目前無專一解毒劑，以支持和症狀療法為主。長期濫用除了耐受性和成癮性，容易影響記憶力，產生類似思覺失調的症狀。愷他命類同時對泌尿系統造成傷害。因應NPS市場不斷發展，考量合法性和市場需求，可以預期新的愷他命與苯環利定類似物質將會不斷出現，需要持續關注。

參考文獻

Abiero, A., Botanas, C. J., Custodio, R. J., Sayson, L. V., Kim, M., Lee, H. J.,Cheong, J. H. (2020). 4-MeO-PCP and 3-MeO-PCMo, new dissociative drugs, produce rewarding and reinforcing effects through activation of mesolimbic dopamine pathway and alteration of accumbal CREB, deltaFosB, and BDNF levels. ***Psychopharmacology (Berl), 237(3),*** 757-772. doi：10.1007/s00213-019-05412-y

Adamowicz, P., & Kala, M. (2005). Urinary excretion rates of ketamine and norketamine following therapeutic ketamine administration： method and detection window considerations. ***J Anal Toxicol, 29(5),*** 376-382. doi：10.1093/jat/29.5.376

Advisory Council on the Misuse of Drugs (2012). Methoxetamine Report 2012/10/18. Retrieved from https://assets.publishing.service.gov.uk/government/uploads/system/uploads/attachment_data/file/119087/methoxetamine2012.pdf

Ameline, A., Greney, H., Monassier, L., Raul, J. S., & Kintz, P. (2019). Metabolites to parent 3-MeO-PCP ratio in human urine collected in two fatal cases. ***J Anal Toxicol, 43(4),*** 321-324. doi：10.1093/jat/bky097

Backberg, M., Beck, O., & Helander, A. (2015). Phencyclidine analog use in Sweden--intoxication cases involving 3-MeO-PCP and 4-MeO-PCP from the STRIDA project. ***Clin Toxicol (Phila), 53(9),*** 856-864. doi：10.3109/15563650.2015.1079325

Berar, A., Allain, J. S., Allard, S., Lefevre, C., Baert, A., Morel, I., . . . Gicquel, T. (2019). Intoxication with 3-MeO-PCP alone：A case report and literature review. ***Medicine (Baltimore), 98(52),*** e18295. doi：10.1097/MD.0000000000018295

Botanas, C. J., Bryan de la Pena, J., Custodio, R. J., Joy Dela Pena, I., Kim, M., Woo, T., . . . Cheong, J. H. (2017). Methoxetamine produces rapid and sustained antidepressant effects probably via glutamatergic and serotonergic mechanisms. ***Neuropharmacology, 126,*** 121-127. doi：10.1016/j.neuropharm.2017.08.038

Botanas, C. J., de la Pena, J. B., Kim, H. J., Lee, Y. S., & Cheong, J. H. (2019). Methoxetamine：A foe or friend? ***Neurochem Int, 122,*** 1-7. doi：10.1016/j.neuint.2018.10.020

Carlezon, W. A., Jr., & Wise, R. A. (1996). Rewarding actions of phencyclidine and related drugs in nucleus accumbens shell and frontal cortex. ***J Neurosci, 16(9),*** 3112-3122.

Cheng, W. C., & Dao, K. L. (2020). The Emergence of Deschloro-N-ethyl-ketamine, a Ketamine Analog, in Drug Seizures and Drug Driving Cases in Hong Kong. J Anal Toxicol. doi：10.1093/jat/bkaa038

Colestock, T., Wallach, J., Mansi, M., Filemban, N., Morris, H., Elliott, S. P., . . . Adejare, A. (2018). Syntheses, analytical and pharmacological characterizations of the 'legal high' 4-[1-(3-methoxyphenyl)cyclohexyl]morpholine (3-MeO-PCMo) and analogues. ***Drug Test Anal, 10(2),*** 272-283. doi：10.1002/dta.2213

Davidsen, A. B., Mardal, M., Holm, N. B., Andreasen, A. K., Johansen, S. S., Noble, C., . . . Linnet, K. (2020). Ketamine analogues： Comparative toxicokinetic in vitro-in vivo extrapolation and quantification of 2-fluorodeschloroketamine in forensic blood and hair samples. ***J Pharm Biomed Anal, 180,*** 113049. doi：10.1016/j.jpba.2019.113049

Dayton, P., Stiller, R., Cook, D., & Perel, J. (1983). The binding of ketamine to plasma proteins：emphasis on human plasma. ***European journal of clinical pharmacology, 24(6),*** 825-831.

Dinis-Oliveira, R. J. (2017). Metabolism and metabolomics of ketamine： a toxicological approach. ***Forensic Sci Res, 2(1),*** 2-10. doi：10.1080/20961790.2017.1285219

Edwards, S. R., & Mather, L. E. (2001). Tissue uptake of ketamine and norketamine enantiomers in the rat Indirect evidence for extrahepatic metabolic inversion. ***Life sciences, 69(17),*** 2051-2066.

Ezquerra-Romano, I. I., Lawn, W., Krupitsky, E., & Morgan, C. (2018). Ketamine for the treatment of addiction： Evidence and potential mechanisms. ***Neuropharmacology, 142,*** 72-82.

Hondebrink, L., Kasteel, E. E. J., Tukker, A. M., Wijnolts, F. M. J., Verboven, A. H. A., & Westerink, R. H. S. (2017). Neuropharmacological characterization of the new psychoactive substance methoxetamine. ***Neuropharmacology, 123,*** 1-9. doi：10.1016/j.neuropharm.2017.04.035

Horsley, R. R., Lhotkova, E., Hajkova, K., Jurasek, B., Kuchar, M., & Palenicek, T. (2016). Detailed pharmacological evaluation of methoxetamine (MXE), a novel psychoactive ketamine analogue-Behavioural, pharmacokinetic and metabolic studies in the Wistar rat. ***Brain Res Bull, 126(Pt 1),*** 102-110. doi：10.1016/j.brainresbull.2016.05.002

Irwin, S. A., & Iglewicz, A. (2010). Oral ketamine for the rapid treatment of depression and anxiety in patients receiving hospice care. ***Journal of palliative medicine, 13(7),*** 903-908.

Jhang, J. F., Hsu, Y. H., & Kuo, H. C. (2015). Possible pathophysiology of ketamine-related cystitis and associated treatment strategies. ***Int J Urol, 22(9),*** 816-825. doi：10.1111/iju.12841

Johansson, A., Lindstedt, D., Roman, M., Thelander, G., Nielsen, E. I., Lennborn, U., . . . Kugelberg, F. C. (2017). A non-fatal intoxication and seven deaths involving the dissociative drug 3-MeO-PCP. ***Forensic Sci Int, 275,*** 76-82. doi：10.1016/j.forsciint.2017.02.034

Kemp, J. A., & McKernan, R. M. (2002). NMDA receptor pathways as drug targets. ***Nat Neurosci, 5 Suppl,*** 1039-1042. doi：10.1038/nn936

Kjellgren, A., & Jonsson, K. (2013). Methoxetamine (MXE)--a phenomenological study of experiences induced by a "legal high" from the internet. ***J Psychoactive Drugs, 45(3),*** 276-286. doi：10.1080/02791072.2013.803647

Lawn, W., Borschmann, R., Cottrell, A., & Winstock, A. (2014). Methoxetamine： Prevalence of use in the USA and UK and associated urinary problems. ***Journal of Substance Use, 35(2),*** 115-120. doi：10.3109/14659891.2014.966345

Li, C. C., Wu, S. T., Cha, T. L., Sun, G. H., Yu, D. S., & Meng, E. (2019). A survey for ketamine abuse and its relation to the lower urinary tract symptoms in Taiwan. ***Sci Rep, 9(1),*** 7240. doi：10.1038/s41598-019-43746-x

Liebrenz, M., Borgeat, A., & Leisinger, R. (2007). Intravenous ketamine therapy in a patient with a treatment-resistant major depression. ***Swiss medical weekly,*** 137(1516).

Lodge, D., & Mercier, M. S. (2015). Ketamine and phencyclidine： the good, the bad and the unexpected. ***Br J Pharmacol, 172(17),*** 4254-4276. doi：10.1111/bph.13222

Malinovsky, J., Servin, F., Cozian, A., Lepage, J., & Pinaud, M. (1996). Ketamine and norketamine plasma concentrations after iv, nasal and rectal administration in children. ***British Journal of Anaesthesia, 77(2),*** 203-207.

Masaki, Y., Kashiwagi, Y., Watabe, H., & Abe, K. (2019). (R)- and (S)-ketamine induce differential fMRI responses in conscious rats. ***Synapse, 73(12),*** e22126. doi：10.1002/syn.22126

Michely, A. J., Manier, S. K., Caspar, A. T., Brandt, S. D., Wallach, J., & Maurer, H. H. (2017). New Psychoactive Substances 3-Methoxyphencyclidine (3-MeO-PCP) and 3-Methoxyrolicyclidine (3-MeO-PCPy)： Metabolic Fate Elucidated with Rat Urine and Human Liver Preparations and their Detectability in Urine by GC-MS, "LC-(High

Resolution)-MSn" and "LC-(High Resolution)-MS/MS". ***Curr Neuropharmacol, 15(5),*** 692-712. doi：10.2174/1570159X14666161018151716

Moghimi, A., Rahmani, S., Zare, R., & Sadeghzadeh, M. (2014). Synthesis of 2-(2-Fluorophenyl)-2-Methylamino-Cyclohexanone as a New Ketamine Derivative. ***Synthetic Communications, 44(14),*** 2021-2028. doi：10.1080/00397911.2014.885053

Morris, H., & Wallach, J. (2014). From PCP to MXE： a comprehensive review of the non-medical use of dissociative drugs. ***Drug Test Anal, 6(7-8),*** 614-632. doi：10.1002/dta.1620

Orser, B. A., Pennefather, P. S., & MacDonald, J. F. (1997). Multiple mechanisms of ketamine blockade of N-methyl-D-aspartate receptors. ***Anesthesiology, 86(4),*** 903-917. doi：10.1097/00000542-199704000-00021

Peltoniemi, M. A., Hagelberg, N. M., Olkkola, K. T., & Saari, T. I. (2016). Ketamine： A Review of Clinical Pharmacokinetics and Pharmacodynamics in Anesthesia and Pain Therapy. ***Clin Pharmacokinet, 55(9),*** 1059-1077. doi：10.1007/s40262-016-0383-6

Quinn, M., Brettell, T., Joshi, M., Bonetti, J., & Quarino, L. (2020). Identifying PCP and four PCP analogs using the gold chloride microcrystalline test followed by raman microspectroscopy and chemometrics. ***Forensic Sci Int, 307,*** 110135. doi：10.1016/j.forsciint.2019.110135

Roth, B. L., Gibbons, S., Arunotayanun, W., Huang, X. P., Setola, V., Treble, R., & Iversen, L. (2013). The ketamine analogue methoxetamine and 3- and 4-methoxy analogues of phencyclidine are high affinity and selective ligands for the glutamate NMDA receptor. ***PLoS One, 8(3),*** e59334. doi：10.1371/journal.pone.0059334

Tang, M. H. Y., Chong, Y. K., Chan, C. Y., Ching, C. K., Lai, C. K., Li, Y. K., & Mak, T. W. L. (2018). Cluster of acute poisonings associated with an emerging ketamine analogue, 2-oxo-PCE. ***Forensic Sci Int, 290,*** 238-243. doi：10.1016/j.forsciint.2018.07.014

Tang, M. H. Y., Li, T. C., Lai, C. K., Chong, Y. K., Ching, C. K., & Mak, T. W. L. (2020). Emergence of new psychoactive substance 2-fluorodeschloroketamine： Toxicology and urinary analysis in a cluster of patients exposed to ketamine and multiple analogues. ***Forensic Sci Int, 312,*** 110327. doi：10.1016/j.forsciint.2020.110327

Wallach, J., & Brandt, S. D. (2018). Phencyclidine-Based New Psychoactive Substances. ***Handb Exp Pharmacol, 252,*** 261-303. doi：10.1007/164_2018_124

Wang, C., Zheng, D., Xu, J., Lam, W., & Yew, D. (2013). Brain damages in ketamine addicts as revealed by magnetic resonance imaging. ***Frontiers in neuroanatomy, 7,*** 23.

Wang, Q., Wu, Q., Wang, J., Chen, Y., Zhang, G., Chen, J., . . . Wu, P. (2017). Ketamine Analog Methoxetamine Induced Inflammation and Dysfunction of Bladder in Rats. ***Int J Mol Sci,*** 18(1). doi：10.3390/ijms18010117

Wong, G. L., Tam, Y. H., Ng, C. F., Chan, A. W., Choi, P. C., Chu, W. C., . . . Wong, V. W. (2014). Liver injury is common among chronic abusers of ketamine. ***Clin Gastroenterol Hepatol, 12(10),*** 1759-1762 e1751. doi：10.1016/j.cgh.2014.01.041

Wong, S. W., Lee, K. F., Wong, J., Ng, W. W., Cheung, Y. S., & Lai, P. B. (2009). Dilated common bile ducts mimicking choledochal cysts in ketamine abusers. ***Hong Kong Med J, 15(1),*** 53-56.

Yang, C., Shirayama, Y., Zhang, J. c., Ren, Q., Yao, W., Ma, M., . . . Hashimoto, K. (2015). R-ketamine： a rapid-onset and sustained antidepressant without psychotomimetic side effects. ***Translational psychiatry, 5,*** e632.

Zanda, M. T., Fadda, P., Chiamulera, C., Fratta, W., & Fattore, L. (2016). Methoxetamine, a novel psychoactive substance with serious adverse pharmacological effects： a review of case reports and preclinical findings. ***Behav Pharmacol, 27(6),*** 489-496. doi：10.1097/FBP.0000000000000241

Zawilska, J. B. (2014). Methoxetamine--a novel recreational drug with potent hallucinogenic properties. ***Toxicol Lett, 230(3),*** 402-407. doi：10.1016/j.toxlet.2014.08.011

鍾享昇、林其仁（2018）。甘胺酸運輸體抑制劑之介紹。**藥學雜誌**，34（4），44-52。

四 苯乙胺(Phenethylamines)

作者｜江耀璋 / 陳景宗

壹 探源

苯乙胺(Phenethylamine, PEA)或稱β-苯乙胺(β-Phenethylamine，2-Phenethylamine)是一種生物鹼也是痕量胺(trace amine)，結構上則屬於單胺類。β-苯乙胺有一結構異構體，為α-苯乙胺(1-苯乙胺)，此兩種異構物不同，在生物體中主要為在β-苯乙胺，本章中所稱之苯乙胺乃為β-苯乙胺。在哺乳動物中，苯乙胺是由L-苯丙氨酸(L-phenylalanine)通過芳香族L-氨基酸脫羧酶(aromatic L-amino acid decarboxylase、AADC)進行脫羧反應(decarboxylation)後生成(Berry, 2004)。苯乙胺也可從許多植物與微生物中獲得。苯乙胺可由真菌與細菌合成，因此可以用來作為食物品質與新鮮度的指標(Figueiredo et al., 2013; Kim, Byun, & Mah, 2012; Onal, Tekkeli, & Onal, 2013)。另外食物的加工也可能產生天然的苯乙胺，最有名的當屬巧克力。苯乙胺是因可可豆加熱過程中產生(Granvogl, Bugan, & Schieberle, 2006)。另外，一些豆科植物與藥草中亦可發現苯乙胺的存在(Irsfeld, Spadafore, & Pruss, 2013)。此外，生物體中許多內生性物質，如激素、單胺類神經傳導物質，及一些痕量胺，如多巴胺、正腎上腺素、酪胺(tyramine)、類甲腺質(thyronamine)及甲腺胺酸(iodothyronine)等均屬於苯乙胺衍生物。

本章探討的苯乙胺類(phenethylamines)又稱為取代苯乙胺(substituted phenethylamine)，泛指具苯乙胺結構的合成衍生化合物，並具有一定精神活性、興奮或迷幻作用的物質。廣泛來說此類物質亦　括安非他命，甲基安非他命和搖頭丸等，這些傳統的成癮性藥物均在1971年被世界衛生組織公約所管制(Hill & Thomas, 2011)。現今所指之新興影響精神物質，是指此化合物未被1961年麻醉藥品單一公約及1971年聯合國影響精神物質公約所列管者。另外，嚴格來說，合成卡西酮類亦屬於合成苯乙胺類物質，然而，因卡西酮有特殊的酮基結構，並已經衍生成多種的合成化合物且在濫用藥物市場中流竄，因此被單獨列為合成卡西酮類。因此現在新興的合成苯乙胺類物質，多是指除去傳統安非他命類藥物，與卡西酮藥物外的其他苯乙胺衍生化合物。

在1980-1990年代生物化學家和藥理學家在Alexander Shulgin報告了許多新型精神活性化合物的合成與分析方式，包括合成苯乙胺中的D系列與2C系列。從Shulgin博士在1991年出版的傳記性書籍PiHKAL的第二部分中即可發現有相關的記載(Shulgin & Shulgin, 1991)，其中包括搖頭丸等有179種合成苯乙胺在此書中被介紹。搖頭丸雖然是在1914年由默克

(Merck)所合成，但卻是到1976年由Shulgin博士重新合成，並於1978年發表，以「一種容易控制的意識改變狀態，具有情感和感官色彩("an easily controlled altered state of consciousness with emotional and sensual overtones")」來描述搖頭丸(Bennett, 2005)。由於Shulgin博士專精於迷幻藥(psychedelic)，包含psychedelic這個字也是在1950年代由他所創建，但他提倡了迷幻藥可以成為自我探索的寶貴工具的論點，並企圖將研究出的化學合成方式繞過專業研究實驗室的規範限制公布給大衆，因此藉由發行PiHKAL這本第一部分是傳記但第二部分是苯乙胺類藥物化學合成手冊的書籍(Shulgin & Shulgin, 1991)。但也由於本書中過於詳盡與簡單的化學合成方式，而促使搖頭丸的地下合成方式更為方便，最終在1993年由美國緝毒署突襲Shulgin在農場的實驗室，要求繳回第一級管制物質合成許可證，同時將本書所有相關副本銷毀(Bennett, 2005)。另一位迷幻藥的重要研究學者為普度大學(Purdue University)的David Earl Nichols教授團隊，他在研究血清素2A(5-HT 2A)受體的生物作用中，合成並報告了包括escaline、LSZ、6-APB、2C-I-NBOMe及其他NBOMe衍生物(2C-B-NBOMe，2C-C-NBOMe，2C-D-NBOMe)等藥物，並對搖頭丸作用進行深入研究，並創造了内感受源作用(entactogen)這個字。

新興的苯乙胺類化合物的濫用狀態，最早是由美國和部分歐洲國家開始報導合成苯乙胺的緝獲情形。然而，自2009年開始許多其他地區的國家也開始報告了如2C-E，2C-I、4-FA和PMMA濫用情形。到了2011年，越來越多的合成苯乙胺，如4-FMA，5-APB，6-APB和2C-C-NBOMe等的濫用情形被報導(UNODC Laboratory and Scientific Section)。依據不同取代基的位置，也開始衍生出各式各樣的化合物。例如環取代苯乙胺衍生物(ring substituted phenethylamine)中的「2C系列(2C serials)」、環取代安非他命(ring substituted amphetamines)的中「D系列(D serials)」與苯二呋喃類(benzodifurans)以及環取代亞甲基二氧基苯乙胺類(ring substituted methylenedioxyphenethylamines)等，如圖1(柳如宗，2012；Hill & Thomas, 2011)。

合成苯乙胺是由天然苯乙胺類植物鹼結構衍生而成。舉例來說，三甲氧苯乙胺(mescaline、3,4,5-trimethoxyphenethylamine)是一種由北美洲南部仙人掌科植物(peyote cactus，Lophophora williamsii)中萃取出的天然苯乙胺類植物鹼，具有迷幻作用。Peyote這種植物早在數千年前就已被美洲的印第安人使用於宗教儀式中(El-Seedi, De Smet, Beck, Possnert, & Bruhn, 2005)。而Mescaline於1897年，由德國化學家Arthur Heffter首次分離鑑定，並於1918年由奧地利化學家Ernst Spath首次合成成功。而在1974年Shulgin利用此一結構，稍加變化就合成新的苯乙胺類藥物—4-溴-2,5-二甲氧基苯乙胺(2,5-dimethoxy-4-bromophenethylamine、2C-B)(Shulgin & Shulgin, 1991)，並成為一種強力的致幻劑。現今由mescaline衍生出來的合成苯乙胺類化合物，如2C-B、DOB等合成類似物的功效已經超過了許多自然產生的致幻劑，如麥角二乙胺(lysergic acid diethylamide、LSD) (Monte et al., 1996;

Monte et al., 1997)。多數的苯乙胺衍生物（包括卡西酮類）為精神藥物同時具有周邊交感神經作用能力，除非法濫用藥物外，部分苯乙胺衍生物具有臨床效果，並為臨床上常用藥物，這些濫用物質與臨床藥物　括中樞神經興奮劑（例如、安非他命）、致幻劑（例如LSD及DOM等）、同感-放心藥(empathogen–entactogen)（如搖頭丸、MDA及2C系列等）、減肥藥(例如phentermine)、鼻黏膜充血消除劑(例如levomethamphetamine及pseudoephedrine)、支氣管擴張劑(例如salbutamol)、抗憂鬱藥(例如bupropion與phenelzine)、抗巴金森氏病藥(例如selegiline)，以及血管加壓劑(例如ephedrine)等。然而由於種類繁雜，結構衆多，各類苯乙胺藥物依據其結構仍有各自的作用機制，例如對正腎上腺素、多巴胺與血清素的作用強弱不一，因此生理反應也不盡相同。

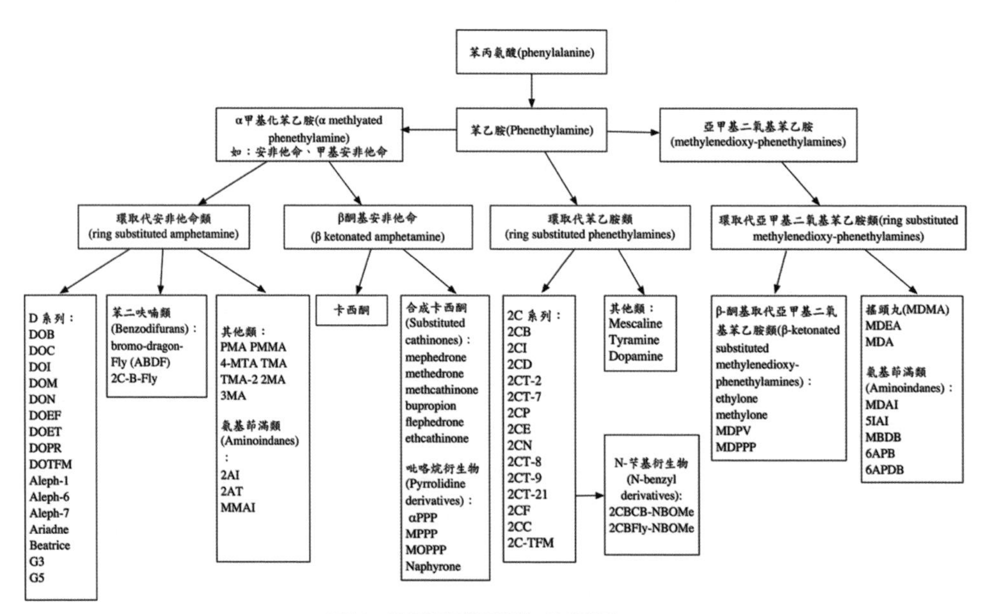

圖1 苯乙胺類藥物分類圖

修改自參考資料(Hill & Thomas, 2011)

貳 化學結構

苯乙胺的衍生物的結構式中都含有苯基，透過二個碳的取代基連接到胺基(R2NH)。因此苯乙胺衍生物可以用取代基所取代的是在苯環、二碳取代基或是胺基，以及各位置的取代基名稱來分類。在1995-2000年之間主要是為苯環取代之苯乙胺，可視為安非他命的衍生物，之後則利用N-取代基的增加來合成更多的設計家藥物(designer drug)，以規避檢警查緝，例如在對甲氧基安非他命(paramethoxyamphetamine, PMA)列管之後，隨即出現另類搖頭丸-對甲氧基甲基安非他命(Paramethoxymethamphetamine, PMMA)與4-甲氧基-N-乙基安非他命(4-methoxy-N-ethylamphetamine, PMEA)，另外，就是多數的苯環取代之苯乙胺可在Shulgin所著之PiHKAL書中發現，並極易於網路上獲得（柳如宗，2012）。

依結構，目前合成苯乙胺衍生物大致可分為五類：(1)苯環上單取代之安非他命衍生物，包括在苯環上有活化或去活化之取代基，如4-溴-、氯-、氨-、碘-、氟、羥基-(hydroxy group)、硝基-(nitro group)、甲硫基-(methylthio group)、乙氧基(ethoxy group)-安非他命等。這些衍生物均具有致幻作用；(2)苯環上亞甲二氧取代之安非他命衍生物，這類衍生物主要將亞甲二氧(methylenedioxy)放置於苯環上的3,4-取代區而產生強力的致幻作用，如3,4-亞甲二氧安非他命(3,4-methylenedioxyamphetamine, MDA)，搖頭丸亦是屬於這類結構；(3)苯環上2,5-二甲氧取代之苯乙胺衍生物，這類物質是以2,5-二甲氧苯乙胺(2,5-dimethoxyphenethylamine，2C-H)作為核心結構，經由α-甲基(α-methyl)取代，如、2,5-二甲氧安非他命(2,5-dimethoxyamphetamine，2,5-DMA，STP)或4-鹵素（溴、碘、氯），如、4-溴-2,5-二甲氧苯乙胺(4-bromo-2,5-dimethoxyphenethylamine，2C-B)，另外尚有如甲基、乙基、硝基及硫烷基(sulfanyl thio group)等取代基，如2,5-二甲氧-4甲基安非他命(2,5-dimethoxy-4-methylamphetamine，DOM)；(4)苯環上三甲氧取代之安非他命衍生物，這類物質因三個甲氧基在苯環上取代位置的不同而有六種異構物的存在，如、三甲氧基安非他命(3,4,5-trimethoxyamphetamine, TMA)，位向異構物2,4,5-三甲氧基安非他命(2,4,5-trimethoxyamphetamine, TMA-2)等；(5)剛性結構之苯乙胺衍生物，具剛性化學結構苯二呋喃基(benzodifuranyl)所衍生形成之剛性類似物，由於其化學結構外觀類似蒼蠅(fly)或蜻蜓(dragonfly)因而得名，如2C-B-FLY及DOB-DragonFLY等（柳如宗，2012）。

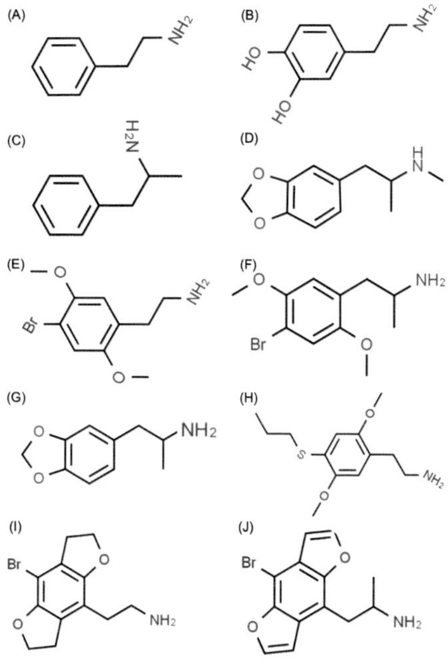

圖2 各式苯乙胺化合物之結構

（A)苯乙胺；（B)多巴胺；（C)安非他命；（D)搖頭丸；（E)2C-B；（F)DOB；（G)MDA；（H) 2C-T-7；（I) 2C-B-FLY及（J) DOB-DragonFLY。
圖形取自ChemSpider (http://www.chemspider.com/)

參 檢驗方法

苯乙胺的檢測方式有分氣相層析串連質譜儀，以及液相層析串連質譜儀兩種，近年來兩法均已經擴展為廣域偵測方式，可以同時檢測多種苯乙胺衍生物。

尿液檢測

我國食品藥物管理署因應快速增加的新興影響精神物質，積極開發檢測方式，至到2020年預計可完成400項標準質譜圖資料庫（衛生福利部食品藥物管理署，2017），苯乙胺的多品項檢測方式於2019年與2020年分別公告更新的檢測方式。目前依據食藥署公告標準檢測方式，可分別以液相層析串聯質譜儀分析5-(2-aminopropyl)benzofuran(5-APB)等23品項苯乙胺類物質（衛生福利部食品藥物管理署，2019），以及檢體經淨化及衍生化後，以氣相層析質譜儀分析尿液中5-(2-aminopropyl)-2,3-dihydrobenzofuran(5-APDB)等20品項苯乙胺類（衛生福利部食品藥物管理署，2020a）。在液相層析串聯質譜儀分析上使用電灑離子化(electrospray ionization, ESI)模式，噴灑電壓為5.5kV，並使用醋酸銨/甲酸以及甲醇/甲酸混合不同比例之移動相進行樣本分離，檢量線為5～50 ng/mL，樣本量為3 μL，定量極限為50 ng/mL。氣相層析質譜儀部分使用電子游離化(electronionization, EI)之選擇離子監測(SIM, selected ion monitoring)模式，檢量線為1～20 μg/mL，樣本量為2 μL，定量極限為50 ng/mL。

毛髮檢測

毛髮的檢測相對複雜，近年來已經開發出許多毛髮消化分解和隨後的固相萃取或液液萃取技術，並且大多數方法都可獲得pg/mg的定量極限值。然而目前仍缺乏用於區分長期或與偶爾使用以及外部污染之間的解釋方式，因此方法學開發上仍然具有挑戰性(Kyriakou, Pellegrini, Garcia-Algar, Marinelli, & Zaami, 2017)。Montenarh等人將毛髮利用1:1乙醚-乙酸乙酯(diethyl ether-ethyl acetate)混合益萃取，並利用液相層析串連三重四級感質譜儀(LC-QTRAP)，並使用正電灑離子化(electrospray ionization, ESI+)模式，可以分析出2C-P(2,5-dimethoxy-4-(n)-propylphenethylamine)、2C-B(2,5-dimethoxy-4-bromophenethylamine)、2C-D(2,5-dimethoxy-4-methylphenethylamine)、2C-E(2,5-dimethoxy-4-ethylphenethylamine)、2C-I(2,5-dimethoxy-4-iodophenethylamine)與 2C-T(2-(2,5-dimethoxy-4-(methylthio)phenyl)ethanamine，4-methylthio-2,5-DMPE)等2C系列物質(Montenarh et al., 2015)，檢測範圍為0.02 to 0.1 ng/mg。Salomone等人則利用超高效能液相層析串連質譜儀

(ultra high performance liquid chromatography tandem mass spectrometry，UHPLC–MS/MS)，利用簡單的毛髮萃取方式（甲醇55°C，15小時），檢測含2C-P、2C-B、PMA (paramethoxyamphetamine)、PMMA(para-methoxy-N-methylamphetamine)、4-FA (4-fluoroamphetamine)、5-MAPB (1-(benzofuran-5-yl)-N-methylpropan-2-amine)、6-APB (6-(2-aminopropyl)benzofuran)及4種NBOMe衍生物等31種精神藥物，理想線性範圍為10-1000 pg/mg，依據化合物不同，實際檢測極限為1.3-17 pg/mg定量極限為 2.6-35 pg/mg。然而此法在於實際案例上並無檢測到2C系列合成苯乙胺的存在，但可檢測到4-FA、搖頭丸及其他類新興影響精神物質存在，推測此法在檢測毛髮2C系列的苯乙胺類物質可能存在較大極限(Salomone, Gazzilli, Di Corcia, Gerace, & Vincenti, 2016)。另外，除了2C系列外，Imbert等人利用液相層析電離串連質譜儀(liquid chromatography-electrospray-tandem mass spectrometry，LC-ESI-MS/MS)方式，可同時分析17種苯乙胺類物質，包括安非他命、甲基安非他命、搖頭丸、BDB(1,3-benzodioxolylbutanamine)、m-CPP(meta-Chlorophenylpiperazine)、dexfenfluramine、DOB(dimethoxybromoamphetamine)、DOM、ephedrine、MBDB(methylbenzodioxolylbutanamine)、MDA、MDEA(3,4-methylenedioxy-N-ethylamphetamine)、methylphenidate、4-MTA(4-methylthioamphetamine)、norephedrine、norfenfluramine與PMA，其中實際檢測出之PMA和4-MTA的極限值分別達到10和20 pg/mg，兩種物質的定量值達到0.050 ng/mg (Imbert et al., 2014)。另外包含Strano-Rossi等人利用兩種不同萃取法可以同時檢測50種新興影響精神物質，其中包含4-MA、4-MTA、4-FA，以及Lendoiro檢測毛髮中合成苯乙胺物質的方法，均是以液相層析串聯質譜儀的檢測方式來進行開發(Lendoiro et al., 2017; Strano-Rossi et al., 2014)。

化學品快篩試劑

目前國內新興合成苯乙胺化學品的快篩試劑除去傳統的安非他命、甲基安非他命、搖頭丸外，尚有二亞甲基雙氧安非他命(MDA)、甲羥芬胺(3-methoxy-4,5-methylenedioxyamphetamine，5-methoxy-MDA，MMDA)、PMA、STP、mescaline、另類搖頭丸(PMMA)。

肆 藥理與毒理作用

在腦部，內生性苯乙胺因濃度較低，多數扮演類似神經調控物質(neuromodulator)的功用，可以藉由結合上痕量胺相關受體(trace amine-associated receptor 1、TAAR1)與抑制囊泡單胺轉運子第二亞型(vesicular monoamine transporter 2、VMAT2)來調控單胺神經元上的單胺類神經傳導物質釋放，例如多巴胺神經元的多巴胺釋放(Khan & Nawaz, 2016; Lindemann & Hoener, 2005; Miller, 2011; Pei, Asif-Malik, & Canales, 2016; Wimalasena, 2011)，但也可能直接作為神經傳導物質使用(Irsfeld et al., 2013)。苯乙胺不像人工合成苯乙胺一樣得以在腦中維持高濃度，主要是因為苯乙胺極易被單胺氧化酶B (monoamine oxidase B)所代謝，成為苯乙酸(phenylacetic acid)，而苯乙酸具有跟內啡肽 (endorphin)相似的作用，從而有助於運動對於憂鬱症的治療性(Szabo, Billett, & Turner, 2001)，因此苯乙胺經代謝後之產物依然持續有後續的中樞作用，但是生理性質已經有所改變。合成苯乙胺中「2C系列」與「D系列」的不同之處僅在於化學結構略有改變，據報導它們具有的精神活性取決於劑量，範圍從低劑量時的單純刺激作用到高劑量時的致幻作用和內感受源作用(entactogenic)(Huang & Bai, 2011)。目前對於合成苯乙胺衍生物的研究仍然較為匱乏，2C系列藥物相較其他種類的研究較為詳細。但即使如此，2C系列藥物的藥物動力學和藥效學的研究依然是有限的。2C系列藥物主要的代謝方式為O-去甲基化(O-demethylation)(Meyer & Maurer, 2010)，以2C-B為例，在人類尿液中可以檢測到6種第一相代謝物，包括去甲基化與氧化脫胺化(oxidative deamination)，如圖3(Carmo et al., 2005)。

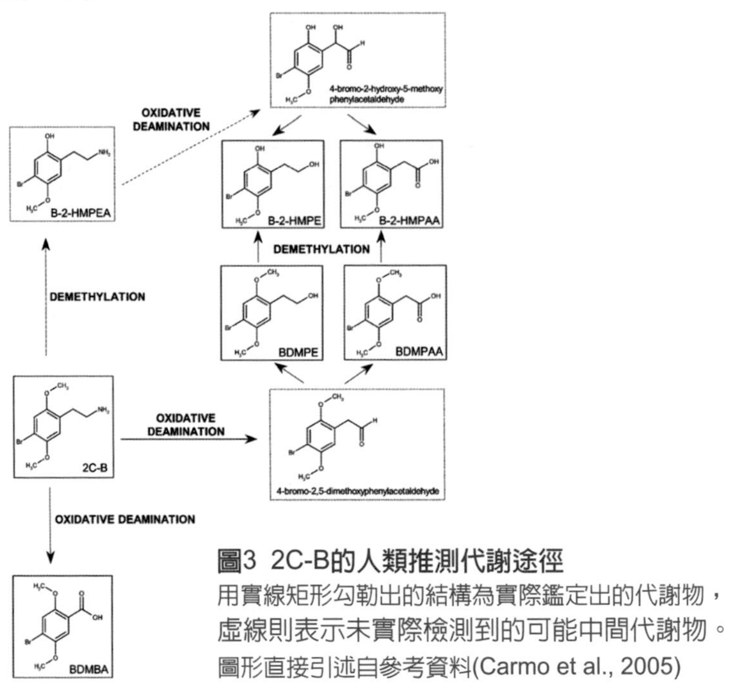

圖3 2C-B的人類推測代謝途徑

用實線矩形勾勒出的結構為實際鑑定出的代謝物，虛線則表示未實際檢測到的可能中間代謝物。圖形直接引述自參考資料(Carmo et al., 2005)

2C系列的藥物通常具有血清素第二型(5-HT2)受體與正腎上腺素α受體的結合能力，但其作用可能是致效劑或是拮抗劑，這跟化合物的結構有關(Dean, Stellpflug, Burnett, & Engebretsen, 2013)。最近利用單胺神經元細胞（多巴胺CATH.a 細胞　與含血清素的B65細胞）的體外研究分析2C系列藥物神經毒性結果顯示，單劑量培育24小時即在兩種細胞上發現產生細胞毒性（增加乳酸脫氫　[lactate dehydrogenase，LDH]的釋放），分別為CATH.a細胞：2C-T-7與2C-C (EC5：100 μM) > 2C-T-2 (150 μM), 2C-T-4 (200 μM) > 2C-I (250 μM)與在B65細胞2C-T-7與2C-I (150 μM) > 2C-T-2 (250 μM) > 2C-C與2C-T-4 (300 μM)。

所有2C系列的藥物均比搖頭丸及甲基安非他命更易引發細胞毒性(EC50 ≥ 1–2 mM)，且在低劑量就可誘發細胞凋亡(apoptosis)。合併使用2C系列與非引發毒性劑量之搖頭丸或甲基安非他命對於細胞的傷害更大。另外低劑量的2C-T-7、2C-T-2或2C-I在早期就可觀察到在粒線體促進活性氧物質(reactive oxygen species)的產生(Asanuma, Miyazaki, & Funada, 2020)。這結果顯示，2C系列藥物對神經系統的傷害可能比傳統的搖頭丸或甲基安非他命高，同時亦可能參與著神經發炎的可能性。

在使用上，2C通常以片劑，膠囊，散劑或液體的形式提供，具體取決於2C藥物的種類，它們可口服或吸入。根據美國緝毒署的報告，使用吸入方式會產生更快，更強烈的效果。舉例來說，口服2C-T-7的起效時間(onset)為1-2.5小時，持續時間(duration)為5-7小時，而吸入的起效時間為5-15分鐘，並且持續時間為2-4小時(Dean et al., 2013)。表一為Shulgin博士對2C系列劑量與持續時間的使用報告。一般而言，2C系列主要以較低劑量刺激，但有報導劑量反應曲線陡峭，個體間差異較大(Hill & Thomas, 2011)，而超過10毫克的劑量往往具有致幻作用和內感受源作用的精神活性，而30毫克或以上的劑量可能引起強烈的幻覺或精神疾病，並促使一些使用者到醫療機構就診(Huang & Bai, 2011)。D系列的起效相對較慢，通常超過1小時，因而增加了經驗不足使用者提早重複給藥的風險。與苯乙胺家族的其他成員相比，D系列藥物也更持久（15-30小時），更有效(DOB的典型劑量為1-3 mg)，刺激作用較小並且更容易引起血管收縮((Hill & Thomas, 2011)。而有一些研究表明，氨基茚滿衍生物(aminoindan)，如5-iodo-2-aminoindane(5-IAI)，神經毒性相對於搖頭丸的相似物(例如MDMA，MDA與MDE)來的小，因此吸引一些想要長期使用的資深濫用者的青睞(Dean et al., 2013)。苯乙胺類物質的生理與心理作用非常多樣性，臨床反應　括是躁動、癲癇發作、代謝性酸中毒、意識減退等，常見的生理與心理作用如表二。但根據使用者的主觀論述包括卡西酮與苯乙胺在內的新興影響精神物質使用情形，發現其愉悅性與未來再次使用的評估不如搖頭丸與古柯鹼，而其中合成苯乙胺(例如2C-B)因為其負面效果與LSD相似，且比色胺類(tryptamine)來得強，因此被評為不那麼令人愉悅，並且不太可能再次使用(Matthews et al., 2017)。

表一　據Shulgin博士對2C系列劑量與持續時間的使用報告

2C	化學名	劑量	持續時間(h)
2C-B	4-Bromo-2,5-dimethoxyphenethylamine	12-24 mg	4-8
2C-C	4-Chloro-2,5-dimethoxyphenethylamine	20-40 mg	4-8
2C-D	4-Methyl-2,5-dimethoxyphenethylamine	20-60 mg	4-6
2C-E	4-Ethyl-2,5-dimethoxyphenethylamine	10-25 mg	8-12
2C-G	3,4-Dimethyl-2,5-dimethoxyphenethylamine	20-35 mg	18-30
2C-G-3	3,4-Trimethylene-2,5-dimethoxyphenethylamine	16-25 mg	12-24
2C-G-5	3,4-Norbornyl-2,5-dimethoxyphenethylamine	10-16 mg	32-48
2C-I	4-Iodo-2,5-dimethoxyphenethylamine	14-22 mg	6-10
2C-N	4-Nitro-2,5-dimethoxyphenethylamine	100-150 mg	4-6
2C-P	4-Propyl-2,5-dimethoxyphenethylamine	6-10 mg	10-16
2C-SE	4-Methylseleno-2,5-dimethoxyphenethylamine	~100 mg	6-8
2C-T	4-Methylthio-2,5-dimethoxyphenethylamine	60-100 mg	3-5
2C-T-2	4-Ethylthio-2,5-dimethoxyphenethylamine	12-25 mg	6-8
2C-T-4	4-Isopropylthio-2,5-dimethoxyphenethylamine	8-20 mg	12-18
2C-T-7	4-Propylthio-2,5-dimethoxyphenethylamine	10-30 mg	8-15
2C-T-8	4-Cyclopropylmethylthio-2,5-dimethoxyphenethylamine	30-50 mg	10-15
2C-T-9	4-(t)-Butylthio-2,5-dimethoxyphenethylamine	60-100 mg	12-18
2C-T-13	4-(2-Methoxyethylthio)-2,5-dimethoxyphenethylamine	25-40 mg	6-8
2C-T-15	4-Cyclopropylthio-2,5-dimethoxyphenethylamine	>30 mg	數小時
2C-T-17	4-(s)-Butylthio-2,5-dimethoxyphenethylamine	60-100 mg	10-15
2C-T-21	4-(2-Fluoroehtylthio)-2,5-dimethoxyphenethylamine	8-12 mg	7-10

資料來源：Dean et al., 2013; Shulgin & Shulgin, 1991。

另外，由於合成苯乙胺類藥物的對於血清素2A(serotonin 2A，5-HT 2A)受體通常具有結合作用，例如D系列可能透過此一受體而產生致幻作用，然而2C系列物質對5-HT 2A受體幾乎沒有或完全沒有效力，但對5-HT 2C受體卻有活性(Acuna-Castillo et al., 2002)。雖然血清素受體與致幻作用有關，但因5-HT 2A受體被認為跟數種精神疾病的變化有關，如思覺失調症(schizophrenia)、憂鬱症(depression)、焦慮症(anxiety)或過動症(attention deficit hyperactivity disorder，ADHD)等(Raote, Bhattacharya, & Panicker, 2007)，因此合成苯乙胺類藥物仍舊有極高的臨床醫療潛力，直到現在依舊有多樣新的合成藥物被發明與檢驗(Hansen et al., 2014)。

表二　合成苯乙胺常見之生理及心理作用

作用系統	生理與心理作用
中樞神經系統	癲癇、昏迷、腦出血、頭痛
眼科	瞳孔放大、視力模糊、眼球震顫
耳鼻喉系統	鼻出血、口吐白沫
心血管系統	心博過速、高血壓、心臟驟停
呼吸系統	肺水腫、換氣過度、呼吸衰竭和停止
胃腸道和肝膽系統	嘔吐、噁心
肌肉骨骼系統	周邊血管收縮、肌肉緊張和痙攣
血液系統	彌散性血管內凝血
其他	體溫過高、代謝性酸中毒
心理精神	幻覺、激動、躁動、暴力、攻擊性、譫妄、偏執妄想、意識減退、急性精神病、精神錯亂、成癮、耐受、戒斷

伍 濫用情形與治療

濫用情形

作為新興苯乙胺中最早被合成的2C-B被認為具有藥效短暫（總持續時間4-8小時）、性質溫和（迷幻強度強於LSD弱於搖頭丸）、副作用較微弱的優點（輕微腹瀉、噁心）(Erowid, 1998)，因此在1974年被合成之後就因為前述的這些特點而被醫學界用於治療精神疾病。然而在1985年之後，因為搖頭丸被列入管制，因此2C-B開始在街頭流行，以作為替代搖頭丸的娛樂用藥，最終於1995年7月正式被美國列管使用(Center, 2001; Pachico, 2012)。我國則是在1995年8月列入管制（法務部，2020；衛生福利部，2017），之後世界各國也陸續管制2C-B的使用，包括聯合國也在2001年列入「精神物質公約(Convention on Psychotropic Substances)」第二級之中，但智利直到2007年才列入管制。除了一些大規模流行的苯乙胺合成藥物被聯合國列入管制外，許多包括2C系列或D系列的藥物乃由各國法律各自管制，因此仍有許多藥物未受全面管制(UNODC Laboratory and Scientific Section)。雖然基本上合成苯乙胺的藥性相對溫和，但實際上像2C-T-7、2C-T-21、2C-E及2C-I-NBOMe均有致死性報導(Dean et al., 2013; Hill & Thomas, 2011)。

在歐洲，據報導於2013年時已發現近100種非法合成苯乙胺類藥物，除去到2013年為止已被聯合國列管的16種苯乙胺化合物，有9種化合物(MBDB、4-MTA、PMMA、2C-1、2C-T-2、2C-T-7，TMA-2、5-IT和4-MA)重新送交歐盟藥物與藥物濫用監測中心(European Monitoring Centre for Drugs and Drug Addiction, EMCDDA)進行評估，最終建議將除MBDB外其他8種苯乙胺化合物都在歐盟範圍內列於控制。近年來，除了2C-B最為常見外，其他苯乙胺合成藥物也相當普遍。後期包括苯呋喃類(benzofurans)(如5-APB及6-APB)與氨基茚滿類(aminoindanes)(如5-IAP)與苯二呋喃類(benzodifurans)(如2C-B-FLY)與N-苄基(N-benzyl)取代物(如25I-NBOMe)快速出現在市場上，其中包括安非他命與甲基安非他命的某些構象受限(conformationally-restricted)異構體的出現(例如2AI及2AT)，更引起注目(King, 2014)。

關於國內的新興合成苯乙胺類濫用狀況，從民國2008年到2020年3月為止，我國共新列管29種苯乙胺類藥物，依據此一統計資料，歷年來檢出項目最多者為甲氧基甲基安非他命(methoxymethamphetamine)(包含 OMMA及 PMMA)，次多則為氯安非他命(chloroamphetamine)，詳細檢出種類如表三（衛生福利部食品藥物管理署，2020b）。其中氨基茚滿類(aminoindanes)在國內尚無檢出紀錄。檢測案件部分，近年來從2013年的702件逐年上升到2018年最高峰的4,759件，到了2019年案件數急速下降到1,505件（衛生福利部食品藥物管理署，2019），推測此一現象可能是因近年來國內合成卡西酮的使用量急遽上升而產生的波動現象，苯乙胺類物質的未來使用發展仍需特別注意。

表三 本國從2008年到2020年列管與檢測出之苯乙胺類藥物列表

列管序號	檢出項英文名
1,2	Methoxymethamphetamine (包含 OMMA及PMMA)
3	Chloroamphetmaine
4	2C-I (2,5-dimethoxy-4-iodophenethylamine)
5	2C-E (2,5-dimethoxy-4-ethylphenethylamine)
6	N,N-Dimethylamphetamine
7,8,9	Fluoromethamphetamine (包含 2-fluoromethamphetamine、3-fluoromethamphetamine及4-fluoromethamphetamine)
10,11,12	Fluoroamphetamine (包含 2-fluoroamphetamine、3-fluoroamphetamine及4-fluoroamphetamine)
13	MDDMA
14	25B-NBOMe
15	Chloromethamphetamine (包含 4-chloromethamphetamine)
16	PMEA
17	2,5-dimethoxy-4-choromethamohetamine (DOC)
18	25I-NBOMe
19	2C-C
20	5-MAPDB
21	25H-NBOMe
22	N-Hydroxy-MDA
23	Bromoamphetamine
24	6-methoxy methylone
25	MBDB
26	5-APDB
27	4-methylamphetamine
28	2,5-Dimethoxyphenethylamine (2C-H)
29	2C-T-4 (已列管，尚未檢出)

註：依據檢出量由多至少排序。

治療方式

當前合成苯乙胺中毒並沒有相對應的解毒劑。急性中毒的治療包括基於症狀的針對性支持治療。初始治療包括保持呼吸道暢通。明顯中毒的患者需使用靜脈輸液，並利用心臟監護儀監視生理狀態。存在煩躁不安的患者應安置在安靜的環境中，直到中毒的症狀和體徵減至最小。苯二氮平類(benzodiazepines)與抗精神病藥(如droperidol或haloperidol)或兩者結合通常用於治療躁動不安的患者，以達到快速鎮靜並降低自主神經與中樞神經兒茶酚胺過度活躍所造成的症狀，如、躁動，高血壓，心博過速和體溫過高等。抗精神病藥則用於治療致幻劑誘導的躁動。但這些藥物用於鎮靜急性發作所需的時間較長，鎮靜作用高峰大約要在15-30分鐘後。另外也曾有報告使用愷他命(ketamine)來抑制興奮型譫妄患者，主要的優點是愷他命具有起效快，誘導解離狀態的可預測能力以及缺乏心血管或呼吸抑制的作用，但呼吸道受損（喉痙攣和缺氧）或具有刺激性心血管作用，導致心博過速和高血壓風險增加是其缺點。另外，體溫過高（溫度≥40°C），除了鎮靜藥物的使用外，亦可使用物理性快速冷卻來進行治療，同時降低骨骼肌收縮亦有所幫助，例如使用神經肌肉阻斷劑rocuronium或veronium。然而，一般鎮痛解熱藥主要通過降低發熱患者的下視丘的體溫設定作用，在降低苯乙胺藥物引起的體溫過高中沒有作用。而興奮性譫妄中發生的體溫過高是由特定的多巴胺轉運子作用紊亂引起的，使用抗精神病藥可能會加重症狀，但一般來說抗精神病藥用在治療未分類的躁動上的優勢大於風險(Dean et al., 2013)。

參考文獻

Acuna-Castillo, C., Villalobos, C., Moya, P. R., Saez, P., Cassels, B. K., & Huidobro-Toro, J. P. (2002). Differences in potency and efficacy of a series of phenylisopropylamine/phenylethylamine pairs at 5-HT(2A) and 5-HT(2C) receptors. ***Br J Pharmacol, 136(4),*** 510-519. doi:10.1038/sj.bjp.0704747

Asanuma, M., Miyazaki, I., & Funada, M. (2020). The neurotoxicity of psychoactive phenethylamines "2C series" in cultured monoaminergic neuronal cell lines. ***Forensic Toxicology, 38(2),*** 394-408. doi:10.1007/s11419-020-00527-w

Bennett, D. (2005). Dr. Ecstasy. The New York Times Magazine.

Berry, M. D. (2004). Mammalian central nervous system trace amines. Pharmacologic amphetamines, physiologic neuromodulators. ***J Neurochem, 90(2),*** 257-271. doi:10.1111/j.1471-4159.2004.02501.x

Carmo, H., Hengstler, J. G., de Boer, D., Ringel, M., Remiao, F., Carvalho, F., . . . de Lourdes Bastos, M. (2005). Metabolic pathways of 4-bromo-2,5-dimethoxyphenethylamine (2C-B): analysis of phase I metabolism with hepatocytes of six species including human. ***Toxicology, 206(1),*** 75-89. doi:10.1016/j.tox.2004.07.004

Center, N. D. I. (2001). 2C-B (Nexus) Reappears on the Club Drug Scene. National Drug Intelligence Center: National Drug Intelligence Center.

Dean, B. V., Stellpflug, S. J., Burnett, A. M., & Engebretsen, K. M. (2013). 2C or not 2C: phenethylamine designer drug review. ***J Med Toxicol, 9(2),*** 172-178. doi:10.1007/s13181-013-0295-x

El-Seedi, H. R., De Smet, P. A., Beck, O., Possnert, G., & Bruhn, J. G. (2005). Prehistoric peyote use: alkaloid analysis and radiocarbon dating of archaeological specimens of Lophophora from Texas. ***J Ethnopharmacol, 101(1-3),*** 238-242. doi:10.1016/j.jep.2005.04.022

Erowid. (1998, 1998/02/12). 2C-B Effects.

Figueiredo, T. C., Viegas, R. P., Lara, L. J., Baiao, N. C., Souza, M. R., Heneine, L. G., &

Cancado, S. V. (2013). Bioactive amines and internal quality of commercial eggs. ***Poult Sci, 92(5),*** 1376-1384. doi:10.3382/ps.2012-02735

Granvogl, M., Bugan, S., & Schieberle, P. (2006). Formation of amines and aldehydes from parent amino acids during thermal processing of cocoa and model systems: new insights into pathways of the strecker reaction. ***J Agric Food Chem, 54(5),*** 1730-1739. doi:10.1021/jf0525939

Hansen, M., Phonekeo, K., Paine, J. S., Leth-Petersen, S., Begtrup, M., Brauner-Osborne, H., & Kristensen, J. L. (2014). Synthesis and structure-activity relationships of N-benzyl phenethylamines as 5-HT2A/2C agonists. ***ACS Chem Neurosci, 5(3),*** 243-249. doi:10.1021/cn400216u

Hill, S. L., & Thomas, S. H. (2011). Clinical toxicology of newer recreational drugs. ***Clin Toxicol (Phila),*** 49(8), 705-719. doi:10.3109/15563650.2011.615318

Huang, H. H., & Bai, Y. M. (2011). Persistent psychosis after ingestion of a single tablet of '2C-B'. ***Prog Neuropsychopharmacol Biol Psychiatry, 35(1),*** 293-294. doi:10.1016/j.pnpbp.2010.10.018

Imbert, L., Dulaurent, S., Mercerolle, M., Morichon, J., Lachatre, G., & Gaulier, J. M. (2014). Development and validation of a single LC-MS/MS assay following SPE for simultaneous hair analysis of amphetamines, opiates, cocaine and metabolites. ***Forensic Sci Int, 234,*** 132-138. doi:10.1016/j.forsciint.2013.11.004

Irsfeld, M., Spadafore, M., & Pruss, B. M. (2013). beta-phenylethylamine, a small molecule with a large impact. ***Webmedcentral, 4(9).***

Khan, M. Z., & Nawaz, W. (2016). The emerging roles of human trace amines and human trace amine-associated receptors (hTAARs) in central nervous system. ***Biomed Pharmacother, 83,*** 439-449. doi:10.1016/j.biopha.2016.07.002

Kim, B., Byun, B. Y., & Mah, J. H. (2012). Biogenic amine formation and bacterial contribution in Natto products. ***Food Chem, 135(3),*** 2005-2011. doi:10.1016/j.foodchem.2012.06.091

King, L. A. (2014). New phenethylamines in Europe. ***Drug Test Anal, 6(7-8),*** 808-818. doi:10.1002/dta.1570

Kyriakou, C., Pellegrini, M., Garcia-Algar, O., Marinelli, E., & Zaami, S. (2017). Recent Trends in Analytical Methods to Determine New Psychoactive Substances in Hair. ***Curr Neuropharmacol, 15(5),*** 663-681. doi:10.2174/1570159X15666161111112545

Lendoiro, E., Jimenez-Morigosa, C., Cruz, A., Paramo, M., Lopez-Rivadulla, M., & de Castro, A. (2017). An LC-MS/MS methodological approach to the analysis of hair for amphetamine-type-stimulant (ATS) drugs, including selected synthetic cathinones and piperazines. ***Drug Test Anal, 9(1),*** 96-105. doi:10.1002/dta.1948

Lindemann, L., & Hoener, M. C. (2005). A renaissance in trace amines inspired by a novel GPCR family. ***Trends Pharmacol Sci, 26(5)***, 274-281. doi:10.1016/j.tips.2005.03.007

Matthews, A., Sutherland, R., Peacock, A., Van Buskirk, J., Whittaker, E., Burns, L., & Bruno, R. (2017). I like the old stuff better than the new stuff? Subjective experiences of new psychoactive substances. ***Int J Drug Policy, 40,*** 44-49. doi:10.1016/j.drugpo.2016.11.004

Meyer, M. R., & Maurer, H. H. (2010). Metabolism of designer drugs of abuse: an updated review. ***Curr Drug Metab, 11(5),*** 468-482. doi:10.2174/138920010791526042

Miller, G. M. (2011). The emerging role of trace amine-associated receptor 1 in the functional regulation of monoamine transporters and dopaminergic activity. ***J Neurochem, 116(2),*** 164-176. doi:10.1111/j.1471-4159.2010.07109.x

Monte, A. P., Marona-Lewicka, D., Parker, M. A., Wainscott, D. B., Nelson, D. L., & Nichols, D. E. (1996). Dihydrobenzofuran analogues of hallucinogens. 3. Models of 4-substituted (2,5-dimethoxyphenyl)alkylamine derivatives with rigidified methoxy groups. ***J Med Chem, 39(15),*** 2953-2961. doi:10.1021/jm960199j

Monte, A. P., Waldman, S. R., Marona-Lewicka, D., Wainscott, D. B., Nelson, D. L., Sanders-Bush, E., & Nichols, D. E. (1997). Dihydrobenzofuran analogues of hallucinogens. 4. Mescaline derivatives. ***J Med Chem, 40(19),*** 2997-3008. doi:10.1021/jm970219x

Montenarh, D., Hopf, M., Warth, S., Maurer, H. H., Schmidt, P., & Ewald, A. H. (2015). A simple extraction and LC-MS/MS approach for the screening and identification of over 100 analytes in eight different matrices. ***Drug Test Anal, 7(3),*** 214-240. doi:10.1002/dta.1657

Onal, A., Tekkeli, S. E., & Onal, C. (2013). A review of the liquid chromatographic methods for the determination of biogenic amines in foods. ***Food Chem, 138(1),*** 509-515. doi:10.1016/j.foodchem.2012.10.056

Pachico, E. (2012). '2CB Now Drug of Choice for Colombia Elite'. InSight Crime. Retrieved from https://www.insightcrime.org/news/analysis/2c-b-now-drug-of-choice-for-colombia-elite/

Pei, Y., Asif-Malik, A., & Canales, J. J. (2016). Trace Amines and the Trace Amine-Associated Receptor 1: Pharmacology, Neurochemistry, and Clinical Implications. ***Front Neurosci, 10,*** 148. doi:10.3389/fnins.2016.00148

Raote, I., Bhattacharya, A., & Panicker, M. M. (2007). Serotonin 2A (5-HT2A) Receptor Function: Ligand-Dependent Mechanisms and Pathways. In A. Chattopadhyay (Ed.), ***Serotonin Receptors in Neurobiology.*** Boca Raton (FL).

Salomone, A., Gazzilli, G., Di Corcia, D., Gerace, E., & Vincenti, M. (2016). Determination of cathinones and other stimulant, psychedelic, and dissociative designer drugs in real hair samples. ***Anal Bioanal Chem, 408(8),*** 2035-2042. doi:10.1007/s00216-015-9247-4

Shulgin, A., & Shulgin, A. (1991). PiHKAL: A Chemical Love Story. United States: Transform Press.

Strano-Rossi, S., Odoardi, S., Fisichella, M., Anzillotti, L., Gottardo, R., & Tagliaro, F. (2014). Screening for new psychoactive substances in hair by ultrahigh performance liquid chromatography-electrospray ionization tandem mass spectrometry. ***J Chromatogr A, 1372C,*** 145-156. doi:10.1016/j.chroma.2014.10.106

Szabo, A., Billett, E., & Turner, J. (2001). Phenylethylamine, a possible link to the antidepressant effects of exercise? ***Br J Sports Med, 35(5),*** 342-343. doi:10.1136/bjsm.35.5.342

UNODC Laboratory and Scientific Section. Phenethylamines Retrieved from https://www.unodc.org/LSS/SubstanceGroup/Details/275dd468-75a3-4609-9e96-cc5a2f0da467#_ftn2

Wimalasena, K. (2011). Vesicular monoamine transporters: structure-function, pharmacology, and medicinal chemistry. ***Med Res Rev, 31(4),*** 483-519. doi:10.1002/med.20187

法務部(2020)。毒品危害防制條例。**全國法規資料庫**，2020年01月15日。

柳如宗(2012)。苯乙胺（安非他命）類藥物濫用之趨勢。**管制藥品簡訊，50**, 1-4。

衛生福利部食品藥物管理署(2017)。管制藥品管理條例。**全國法規資料庫**，2017年06月14日。

衛生福利部食品藥物管理署(2018)。食藥署精進檢驗技術，提升民間檢驗機構新興毒品檢驗量能。

2018**年衛生福利部新聞**。https://www.mohw.gov.tw/cp-16-43697-1.html

衛生福利部食品藥物管理署(2019)。108年藥物濫用案件暨檢驗統計資料。
https://www.fda.gov.tw/tc/includes/GetFile.ashx?id=f637260989179905582

衛生福利部食品藥物管理署(2019)。尿液中苯乙胺類之檢驗方法。
https://www.fda.gov.tw/TC/siteList.aspx?sid=1574&pn=6

衛生福利部食品藥物管理署(2020a)。尿液中苯乙胺類之檢驗方法(二)。
https://www.fda.gov.tw/TC/siteList.aspx?sid=1574&pn=2

衛生福利部食品藥物管理署(2020b)。新興影響精神物質(NPS)在我國有檢出紀錄之品項。
https://www.fda.gov.tw/TC/site.aspx?sid=9958

五 哌嗪類 (Piperazines)

作者｜劉佳貞 / 陳景宗

壹 探源

哌嗪類 (piperazines)物質的基本架構是哌嗪(piperazine)，哌嗪是一種含氮的六元雜環結構物，具有可針對多種中樞神經系統單胺類物質路徑作用的特性，結構上的兩個氮原子對藥物動力學及生物利用率扮演著重要的角色，不同取代基也會造成不同的藥理學作用機制與活性。因此在設計不同治療用藥的結構時，哌嗪是一種相當重要的設計元素，哌嗪及其衍生物的臨床治療已涵蓋抗精神病、抗憂鬱、抗組織胺、抗發炎、抗生素、抗病毒、抗瘧疾、抗結核及抗癌等範圍(Rathi, Syed, Shin, & Patel, 2016)。

除了作為臨床治療用藥以外，還有一類哌嗪類合成藥物是屬於中樞神經興奮性的新興影響精神物質，俗稱為party pills、benny bear、flying angel、pep love、pep X、legal E或legal X，例如1-benzylpiperazine (BZP)、3-trifluoromethylphenylpiperazine (TFMPP)、meta-chlorophenylpiperazine或1-(3-chlorophenyl)piperazine (mCPP)、dibenzylpiperazine (DBZP)、para-fluorophenylpiperazine (pFPP)、1-methyl-4-benzylpiperazine (MBZP)以及4-methoxyphenylpiperazine (MeOPP)等，目前僅有濫用情形較嚴重的BZP、TFMPP及mCPP有深入的藥物動力學及藥效學研究報告，以下所述哌嗪類藥物皆指此類新興影響精神物質。

在1940年代，原是為了作為牲畜驅蟲藥而合成的BZP，卻沒有達到預期中的效果，反而因具有反轉多巴胺消耗劑的鎮靜效果而曾被短暫當作抗憂鬱藥物，但很快地在臨床發現BZP有類似安非他命的成癮性而不再使用，接著在1996年成為最早被指出濫用情形的哌嗪類藥物(Arbo, Bastos, & Carmo, 2012)，mCPP也出現了濫用相關報告(DeSimone, Currie, Mitchell, Darrow, & Pippin, 2004)。此後，在被列為管制藥品之前，哌嗪類藥物常被當作俗稱搖頭丸的3,4-methylenedioxymethamphetamine (MDMA)或安非他命等成癮藥物的合法替代品。

哌嗪類藥物於2007年經歐洲警察組織(Europol)及歐盟藥物及成癮監控中心(European Monitoring Centre for Drugs and Drug Addiction, EMCDDA)進行風險評估後，2008年遭歐盟管制，世界衛生組織(WHO)在2009年建議嚴格審查部分哌嗪類藥物，2015年「1971年聯合國精神物質公約」將哌嗪類藥物列為二級管制物質，我國毒品危害防制條例也將BZP列為第二級毒品，TFMPP列為第三級毒品（衛生福利部食品藥物管理署，2020）。

貳 化學結構

哌嗪類藥物是人工合成的有機化合物，在大自然中並不存在，核心架構是一個含有四個碳及1、4位置為兩個氮的六元雜環。根據化學結構可將哌嗪類藥物分成兩類，苯甲基哌嗪類(benzyl piperazines)以及苯基哌嗪類(phenyl piperazines)。苯甲基哌嗪類如BZP、DBZP、MBZP等，苯基哌嗪類如TFMPP、mCPP、MeOPP及pFPP等(如圖1)，苯基哌嗪類衍生物數量較多並且可能有位置異構物，例如mCPP有兩種位置異構物1-(4-chlorophenyl)piperazine (pCPP)及1-(2-chlorophenyl)piperazine (oCPP)。

(1) 苯甲基哌嗪類 (benzyl piperazines)

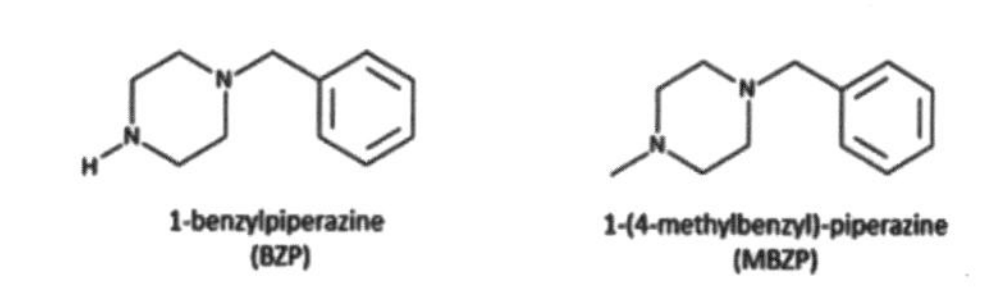

(2) 苯基哌嗪類 (phenyl piperazines)

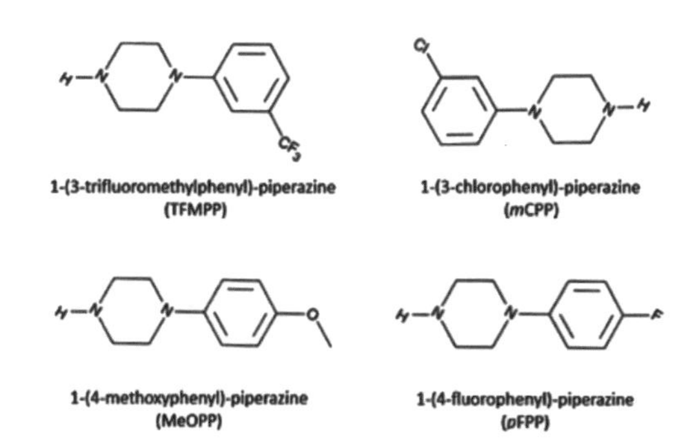

圖1 哌嗪類新興影響精神物質

參 檢驗方法

目前可檢驗哌嗪類藥物的方法分列如下：

初步試驗之化學呈色法

利用化學試劑與毒品分子間的化學變化產生不同顏色，可得陽性、陰性之結果，不同毒品有不同的化學試劑，產生的化學反應不同，呈現的顏色變化也不同，但使用方法類似，將呈色試劑按順序加入後產生顏色變化則為陽性。化學呈色法的優點是簡單快速，缺點則是有些試劑成份具危險性，例如Marquis試劑中含有強酸成分，較適用於固體檢體，且一種試劑僅能檢驗出幾種毒品。BZP可用Nitroprusside試劑檢驗，但無法使用檢測海洛因、嗎啡的Marquis試劑或檢測甲基安非他命、MDMA的Simon's試劑進行檢驗。目前沒有試劑可檢測TFMPP及mCPP。

初步試驗之免疫層析法

這測試方法是設計能與毒品分子結合的抗體或抗原，抗體、抗原與毒品分子結合之後，發色團產生反應，可得陽性、陰性之結果。免疫層析法的優點是簡單快速安全，可適用於固體或液體檢體，缺點是須按照建議的反應觀察時間及檢體濃度檢測，否則易出現誤判。用於檢測甲基安非他命的Syva® RapidTest d.a.u.可檢驗到10 μg/ml的BZP，但用於檢測安非他命的Syva® RapidTest d.a.u.則連100 μg/ml的BZP都檢測不了，另一種用於檢測甲基安非他命的ACON test也無法檢驗BZP。

確認試驗之色層分析法

經過初步試驗後，若需要進一步確認毒品成分及濃度，就需要將檢體送至特定實驗室進行確認。近年來由於新興影響精神物質的快速發展及濫用，許多種初步試驗已不再適用，因此更依賴化學分析儀器的鑑定。根據台灣法務部調查局化學鑑識科的資料顯示毒品證物鑑定以氣相層析質譜儀(GC-MS)定性及定量檢驗為主，若毒品證物容易因遇熱不穩定，不適合以氣相層析質譜儀檢驗時則以液相層析質譜儀(LC-MS)檢驗。

尿液鑑定會先以螢光偏極免疫分析法(fluorescence polarization immunoassay, PFIA)作初步篩驗，再以氣相層析質譜分析法確認檢驗，這兩種方法已能鑑定毒品成分及濃度，若需要鑑定微量毒品則可使用更高靈敏度的液相層析串聯質譜儀(LC-MS/MS)及氣相層析串聯質譜儀(GC-MS/MS)。尿液檢體具有取得容易、毒品含量高及處理方便等優點，但受限於藥物在人體內代謝時間的因素，一般服用毒品72小時後排出的尿液已不易檢出藥物。此時可利用毛髮毒品檢驗，人體在使用毒品後，少部分的毒品及其代謝物會經由血液進入毛囊留存在新生的毛髮上。毛髮中不具酵素，因此能檢驗到的代謝物比尿液更多。從頭髮可檢驗並推斷毒品使用時間，陰毛則因個體生長速率差異太大無法推斷使用毒品的歷程。

文獻中可用來檢驗哌嗪類藥物的方法還有LC-MS/MS、LC-HRMS、LC-DAD、GC-NPD、HPLC-fluorescence、毛細管電泳法等(Smith, Sutcliffe, & Banks, 2015)。除此之外，許多哌嗪類藥物及其位置異構物也是治療用藥的代謝物，例如mCPP本身也是抗憂鬱藥物trazodone及nefazodone的代謝物，MeOPP是enciprazione、milipertine及urapidil的代謝物，因此需要檢驗是否有前驅藥物或其他代謝物的存在以免誤判(Staack & Maurer, 2003)。

肆 藥理作用

哌嗪類藥物用藥途徑主要為口服，常見形式為藥錠、膠囊或粉狀，液體較為少見，但注射、抽煙與鼻吸方式也是可能的使用途徑。根據使用者敘述，由於BZP溶液呈鹼性(pH>12)，因此以靜脈注射方式使用會造成疼痛。藥錠狀的哌嗪類藥物常會做成類似MDMA的外觀，如顏色與壓印，並且常混雜著咖啡因或MDMA、愷他命、安非他命等其他管制藥品。在查獲的哌嗪類藥物中，各種形式的BZP含量約50-200毫克，藥錠狀的mCPP含量約90-110毫克(Butler & Sheridan, 2007)。

毒販常將不只一種哌嗪類藥物混合兜售，主要原因是哌嗪類藥物有些會產生類似安非他命的中樞興奮作用，有些具有類似MDMA的移情特性，前者與多巴胺路徑有關，例如苯甲基哌嗪類；後者則主要與血清素路徑有關，例如苯基哌嗪類(Liechti, 2015)。其次是哌嗪類藥物使用後活躍精神狀態的效果可長達4-6小時，若將BZP與TFMPP合併用藥則可延長至8小時(Elliott, 2011)。因此為了達到同時影響多巴胺與血清素路徑的效果，BZP與TFMPP的混合物濫用最為普遍(Wood et al., 2008)。大部分哌嗪類藥物皆為中樞神經系統興奮劑，1-cyclohexyl-4-(1,2-diphenylethyl)piperazine (MT-45)為少數屬於鴉片類止痛藥物，但鎮痛效果比安非他命弱。

藥物動力學方面，哌嗪類藥物的代謝主要在肝臟微粒體中的cytochrome P450 (CYP450)酵素系統進行，大部分由CYP2D6酵素代謝，少部分由CYP1A2與CYP3A4酵素代謝。有研究指出苯基哌嗪類的代謝率比苯甲基哌嗪類藥物高。常見的BZP、TFMPP及mCPP的CYP450代謝路徑有兩種，第一種是芳香環進行羥基化(hydroxylation)，第二種是苯甲基的碳進行N-dealkylation(Katz et al., 2016)。以BZP為例，第一階段為芳香環被CYP450酵素系統羥基化形成3-OH BZP或4-OH BZP，接著被COMT甲基化(methylation)成N-(4-hydroxy-4-methoxybenzyl)piperazine，最終第二階段進行葡萄糖醛酸化(glucuronidation)或硫酸化(sulfation)形成共軛代謝物後排出體外。或是苯甲基的碳被CYP450酵素系統進行N-dealkylation，使哌嗪的環狀結構打開形成N-benzylethylenediamine或benzylamine。TFMPP或mCPP的代謝也是芳香環羥基化形成4-OH TFMPP或p-OH-mCPP，再進行葡萄糖醛酸化或硫酸化形成共軛代謝物排出體外，或是經N-dealkylation代謝降解。

由此可知BZP與TFMPP的代謝途徑高度相似，相比之下，TFMPP比BZP更依賴CYP2D6酵素代謝，內生性清除率約81%，有趣的是BZP與TFMPP本身都會抑制人類肝臟微粒體中CYP2D6、CYP1A2與CYP3A4酵素的代謝作用。分析結果顯示TFMPP在尿液中主要以共軛代謝物排出，BZP則大部分以原結構式排出，但血漿或尿液中仍可檢測出代謝物3-OH BZP或4-OH BZP。另外有研究發現BZP與TFMPP同時存在體內時，所有試驗者尿液中都沒有中間代謝物3-OH BZP及4-OH TFMPP，這表示重疊的代謝途徑會出現變化，可能因此造成血液中兩種原藥的濃度上升並延長藥物作用時間(Dias da Silva et al., 2017)。

以下詳列數種哌嗪類藥物的藥理機制：

BZP

BZP是哌嗪類藥物的先導藥物，化學結構與安非他命相近，具有典型的中樞神經興奮結構。藥理學作用機制是抑制多巴胺轉運蛋白、正腎上腺素轉運蛋白、血清素轉運蛋白的回收作用，但對血清素轉運蛋白的抑制效果較差。BZP也是一種間接型的多巴胺及正腎上腺素致效劑，可促進多巴胺及正腎上腺素的釋放。BZP主要作用在多巴胺路徑，因此具有類似安非他命的欣快感及降低疲勞感的效果，但相比之下藥效僅為安非他命的十分之一(Wikström, Holmgren, & Ahlner, 2004)，對健康的危害及成癮性都較小，但高劑量仍有致幻作用(Kersten & McLaughlin, 2015)。

動物實驗結果顯示BZP可建立場地制約行為(conditioned place preference)及自我給藥(self-administration)試驗，表示BZP具有酬賞特性(rewarding) (Meririnne, Kajos, Kankaanpää, & Seppälä, 2006)。BZP也會增加囓齒目動物的運動行為及刻板行為，長時間給藥會引起行為致敏化，對恆河猴給藥可完全取代安非他命及古柯鹼的興奮作用，對小鼠給藥可取代S(+)-MDMA的效果。但根據使用者的敘述，比起MDMA的作用，BZP會產生更多負面感受(Brunt, Koeter, Niesink, & van den Brink, 2012)。

TFMPP及mCPP

TFMPP及mCPP都是一種直接型或間接型的血清素致效劑，主要作用在血清素5HT1A、5HT1B、5HT2A、5HT2C受體，並且可作為血清素轉運蛋白基質以促進血清素的釋放。TFMPP活化5HT1B、5HT2C受體後會抑制GABAB受體活化多巴胺神經細胞(Johnson, Mercuri, & North, 1992)，透過5HT2A受體活化GABAB受體則會造成麩胺酸(glutamate)減少(Srkalovic, Selim, Rea, & Glass, 1994)。TFMPP及mCPP都可部分替代選擇性血清素釋放劑fenfluramine或完全取代S(+)-MDMA的效果。但相較於MDMA引起的精神作用，TFMPP效果較差，更多的是如煩躁不安、緊張、噁心等不良反應。mCPP的效果有些報告顯示，可產生與MDMA相似的興奮及迷幻作用，有些則認為不如MDMA。

動物實驗發現TFMPP及mCPP會降低運動行為，並具有劑量依賴性，非選擇性血清素受體阻斷劑mianserin、metergoline、methysergide則可阻斷這種現象，表示運動行為低下是受到血清素的影響(Mosher, Hayes, & Greenshaw, 2005)。TFMPP及mCPP都無法建立場地制約行為。

合併用藥

由於TFMPP及mCPP對多巴胺活性影響較小，強化作用(reinforcing)有限，因此常與其他多巴胺興奮劑合併使用，實驗顯示服用BZP與TFMPP比例為1比1的混合藥物後，透析液中的多巴胺與血清素含量會劇烈上升，產生與安非他命或MDMA相似的效果，如增加精力、提升自信感等(Baumann et al., 2005)。恆河猴動物實驗則發現TFMPP會抑制BZP引起的興奮性運動行為，藥理機制是5HT2C受體活化後抑制了中腦多巴胺系統，因此BZP與TFMPP合併用藥比單獨使用BZP的強化作用為弱(Fantegrossi, Winger, Woods, Woolverton, & Coop, 2005)。

DBZP

DBZP是合成BZP的過程當中最常見的副產物，雖然跟BZP一樣有類似安非他命的效果，但DBZP的有效性(efficacy)及效價(potency)都較低，無法建立場地制約行為，若使用到能使精神興奮的劑量會引起抽搐。動物實驗顯示DBZP會促進被動型逃避學習行為，在小鼠模式低劑量的DBZP (10 mg/Kg)會使運動行為增加，高劑量的DBZP (100 mg/Kg)則會降低運動行為(Dolan, Shetty, Forster, & Gatch, 2018)。

伍 毒理作用

目前全球已有BZP、TFMPP、BZP與TFMPP合併用藥的死亡案例(Darke, Duflou, Peacock, Farrell, & Lappin, 2019)，因此需要更多關於哌嗪類藥物的毒性研究以供預防及治療。目前的研究顯示哌嗪類藥物可能累積在肝臟，加之CYP450酵素系統易受基因多型性影響，造成不同個體的藥物代謝速率差異度高，影響藥物的排出率進而產生不同程度的藥物毒性，但生物體外研究發現給予CYP酵素抑制劑會使藥物毒性增加，說明代謝對哌嗪類藥物具有解毒作用(Dias da Silva et al., 2015)。

關於不同哌嗪類藥物的毒性症狀敘述如下：

BZP

使用BZP會造成肝損傷或衰竭，急性毒性症狀主要為擬交感神經中毒症候群，例如血壓及心率上升等症狀，其他臨床毒性反應包含幻覺、緊張、躁動(agitation)、癲癇發作(seizure)、高熱症(Gee et al., 2008)，也有患者出現腦水腫、呼吸性酸中毒、橫紋肌溶解症、腎衰竭的報告。

TFMPP及mCPP

TFMPP及mCPP可能造成的急性毒性症狀包含血清素神經毒性、噁心嘔吐、緊張、頭痛、頭暈、焦躁不悅(dysphoria)、精神混亂、幻覺和心跳過速。此外，由於TFMPP比BZP具有更高的親脂性，因此更容易穿過細胞膜及粒線體膜累積較高濃度而產生毒性，數據顯示TFMPP在肝臟與血清中的濃度比例約是BZP的十倍(Chou, 2008)。

合併用藥

合併使用BZP與TFMPP可能會產生失眠、頭痛、噁心等症狀，使用高劑量會出現躁動、緊張、幻覺與嘔吐的情況，心理方面的不良反應包含暴躁、困惑、焦慮、憂鬱、偏執和幻聽。若合併使用BZP、TFMPP與酒精則頭痛、噁心、暴躁等副作用會更明顯(Thompson et al., 2010)。最近的研究顯示即使是在單獨使用時相對安全的劑量合併使用BZP與TFMPP，也會因加成作用而產生更嚴重的肝毒性，這可能是因為兩種藥物的代謝途徑衝突，91%的TFMPP代謝作用會被BZP抑制，同時由於TFMPP更依賴CYP2D6酵素代謝，迫使BZP改由CYP3A4或其他酵素代謝。此外，BZP與TFMPP不管是單獨或合併使用都會引發細胞壓力，促進活性氮物質及活性氧物質的產生，DNA降解，最終造成細胞凋亡(Dias da Silva et al., 2017)。

陸 濫用情形與治療

濫用情形

最初哌嗪類藥物以合法及安全等特點迅速在多個國家及網購通路廣為流行，年輕族群的濫用情形最為普遍，其中BZP、TFMPP、mCPP是最常被濫用的種類(United Nations Office on Drugs and Crime, 2013)。有報告指出輪班工作者、卡車司機或學生都可能使用BZP增加注意力或克服睡意。但自從國際上紛紛開始將哌嗪類藥物列入管制物質，流行程度已下滑，根據統計，2008年紐西蘭立法禁止之後，BZP在一般民衆的使用率已從2006年的15.3%下滑至2009年的3.2%(Wilkins & Sweetsur, 2013)。台灣在2008年首次檢出BZP及TFMPP，目前我國具檢出紀錄的哌嗪類藥物，按照檢出件數由高至低排列分別為TFMPP (1825件)、BZP (883件)、DBZP (509件)、mCPP (67件)、MT-45 (48件)、pFPP (9件)、MBZP (7件)(衛生福利部食品藥物管理署，2020)。

治療方式

目前並沒有針對新興影響精神物質的具體治療指南，而是根據臨床症狀給予照護及治療以維持患者的穩定，大部分急診室的新興影響精神物質使用者(85-95%)都是輕度到中度的中毒症狀，臨床表現與其他安非他命類藥物相似。由於新興影響精神物質可能對身體各方面造成損傷，因此必須先監測患者的腎、肌肉、心血管、呼吸及肝功能，並根據臨床特徵進行電解質、肌酸激酶、肝臟酵素、心臟酵素等進一步檢驗。對於有高熱症的患者必須不斷監控體溫變化，可使用物理降溫或使患者放鬆，退燒藥及dantrolene則無效；但體溫超過41度時建議立即用非去極化劑rocuronium、veronium麻痺患者，使用氣管內管插管或給予機械式呼吸輔助。對於擬交感神經中毒症候群、躁動、癲癇發作的患者可使用苯二氮平類藥物(benzodiazepines, BZD)如lorazepam和midazolam治療。若有侵略行為或精神錯亂則需要給予抗精神病藥物如haloperidol、fentanyl、risperidon，但需要留意haloperidol會降低高熱症、心律不整、癲癇發作的閾值，也可能造成緊張等心理負面影響，因此不建議在沒有苯二氮平類藥物的情況下單獨給藥。沒有症狀的低血鈉患者需要限制水分，有神經系統症狀的患者則建議使用高張食鹽水進行鈉濃度校正(Zawilska, 2015)。高血壓患者主要以硝酸鹽類藥物治療，避免使用β-blockers以免刺激α腎上腺素造成血壓上升，α-blocker phentolamine可能有效但有引起心跳過速的風險，使用carvedilol阻斷α及β受體可降低血壓、心跳及體溫，但這並非治療興奮性藥物中毒的常規治療方式。

參考文獻

Arbo, M. D., Bastos, M. L., & Carmo, H. F. (2012). Piperazine compounds as drugs of abuse. ***Drug and alcohol dependence,*** 122(3), 174–185. https://doi.org/10.1016/j.drugalcdep.2011.10.007

Baumann, M. H., Clark, R. D., Budzynski, A. G., Partilla, J. S., Blough, B. E., & Rothman, R. B. (2005). N-substituted piperazines abused by humans mimic the molecular mechanism of 3,4-methylenedioxymethamphetamine (MDMA, or 'Ecstasy'). ***Neuropsychopharmacology : official publication of the American College of Neuropsychopharmacology, 30(3),*** 550–560. https://doi.org/10.1038/sj.npp.1300585

Brunt, T. M., Koeter, M. W., Niesink, R. J., & van den Brink, W. (2012). Linking the pharmacological content of ecstasy tablets to the subjective experiences of drug users. ***Psychopharmacology, 220(4),*** 751–762. https://doi.org/10.1007/s00213-011-2529-4

Butler, R. A., & Sheridan, J. L. (2007). Highs and lows: patterns of use, positive and negative effects of benzylpiperazine-containing party pills (BZP-party pills) amongst young people in New Zealand. ***Harm reduction journal, 4,*** 18. https://doi.org/10.1186/1477-7517-4-18

Chou, K. (2008). Distribution of BZP and TFMPP. Masters thesis, University of Auckland.

Darke, S., Duflou, J., Peacock, A., Farrell, M., & Lappin, J. (2019). Characteristics and circumstances of death related to new psychoactive stimulants and hallucinogens in Australia. ***Drug and alcohol dependence, 204,*** 107556. https://doi.org/10.1016/j.drugalcdep.2019.107556

DeSimone, R. W., Currie, K. S., Mitchell, S. A., Darrow, J. W., & Pippin, D. A. (2004). Privileged structures: applications in drug discovery. ***Combinatorial chemistry & high throughput screening, 7(5),*** 473–494. https://doi.org/10.2174/1386207043328544

Dias da Silva, D., Arbo, M. D., Valente, M. J., Bastos, M. L., & Carmo, H. (2015). Hepatotoxicity of piperazine designer drugs: Comparison of different in vitro models. ***Toxicology in vitro*** : ***an international journal published in association with BIBRA,*** 29(5), 987–996. https://doi.org/10.1016/j.tiv.2015.04.001

Dias da Silva, D., Silva, M. J., Moreira, P., Martins, M. J., Valente, M. J., Carvalho, F., Bastos, M. L., & Carmo, H. (2017). In vitro hepatotoxicity of 'Legal X': the combination of 1-benzylpiperazine (BZP) and 1-(m-trifluoromethylphenyl)piperazine (TFMPP) triggers oxidative stress, mitochondrial impairment and apoptosis. ***Archives of toxicology, 91(3),*** 1413–1430. https://doi.org/10.1007/s00204-016-1777-9

Dolan, S. B., Shetty, R. A., Forster, M. J., & Gatch, M. B. (2018). Impure but not inactive: Behavioral pharmacology of dibenzylpiperazine, a common by-product of benzylpiperazine synthesis. ***Journal of psychopharmacology (Oxford, England), 32(7),*** 802–810. https://doi.org/10.1177/0269881118780613

Elliott S. (2011). Current awareness of piperazines: pharmacology and toxicology. ***Drug testing and analysis, 3(7-8),*** 430–438. https://doi.org/10.1002/dta.307

Fantegrossi, W. E., Winger, G., Woods, J. H., Woolverton, W. L., & Coop, A. (2005). Reinforcing and discriminative stimulus effects of 1-benzylpiperazine and trifluoromethylphenylpiperazine in rhesus monkeys. ***Drug and alcohol dependence, 77(2),*** 161–168. https://doi.org/10.1016/j.drugalcdep.2004.07.014

Gee, P., Gilbert, M., Richardson, S., Moore, G., Paterson, S., & Graham, P. (2008). Toxicity from the recreational use of 1-benzylpiperazine. ***Clinical toxicology (Philadelphia, Pa.), 46(9),*** 802–807. https://doi.org/10.1080/15563650802307602

Johnson, S. W., Mercuri, N. B., & North, R. A. (1992). 5-hydroxytryptamine1B receptors block the GABAB synaptic potential in rat dopamine neurons. ***The Journal of neuroscience : the official journal of the Society for Neuroscience, 12(5),*** 2000–2006. https://doi.org/10.1523/JNEUROSCI.12-05-02000.1992

Katz, D. P., Deruiter, J., Bhattacharya, D., Ahuja, M., Bhattacharya, S., Clark, C. R., Suppiramaniam, V., & Dhanasekaran, M. (2016). ***Benzylpiperazine: "A messy drug". Drug and alcohol dependence, 164,*** 1–7. https://doi.org/10.1016/j.drugalcdep.2016.04.010

Kersten, B. P., & McLaughlin, M. E. (2015). Toxicology and management of novel psychoactive drugs. ***Journal of pharmacy practice, 28***(1), 50–65. https://doi.org/10.1177/0897190014544814

Liechti M. (2015). Novel psychoactive substances (designer drugs): overview and pharmacology of modulators of monoamine signaling. ***Swiss medical weekly, 145,*** w14043. https://doi.org/10.4414/smw.2015.14043

Meririnne, E., Kajos, M., Kankaanpää, A., & Seppälä, T. (2006). Rewarding properties of 1-

benzylpiperazine, a new drug of abuse, in rats. ***Basic & clinical pharmacology & toxicology, 98(4)***, 346–350. https://doi.org/10.1111/j.1742-7843.2006.pto_243.x

Mosher, T., Hayes, D., & Greenshaw, A. (2005). Differential effects of 5-HT2C receptor ligands on place conditioning and locomotor activity in rats. ***European journal of pharmacology, 515***(1-3), 107–116. https://doi.org/10.1016/j.ejphar.2005.03.041

Rathi, A. K., Syed, R., Shin, H. S., & Patel, R. V. (2016). Piperazine derivatives for therapeutic use: a patent review (2010-present). ***Expert opinion on therapeutic patents, 26***(7), 777–797. https://doi.org/10.1080/13543776.2016.1189902

Smith, J. P., Sutcliffe, O. B., & Banks, C. E. (2015). An overview of recent developments in the analytical detection of new psychoactive substances (NPSs). ***The Analyst, 140(15)***, 4932–4948. https://doi.org/10.1039/c5an00797f

Srkalovic, G., Selim, M., Rea, M. A., & Glass, J. D. (1994). Serotonergic inhibition of extracellular glutamate in the suprachiasmatic nuclear region assessed using in vivo brain microdialysis. ***Brain research, 656(2)***, 302–308. https://doi.org/10.1016/0006-8993(94)91474-5

Staack, R. F., & Maurer, H. H. (2003). Piperazine-derived designer drug 1-(3-chlorophenyl)piperazine (mCPP): GC-MS studies on its metabolism and its toxicological detection in rat urine including analytical differentiation from its precursor drugs trazodone and nefazodone. ***Journal of analytical toxicology, 27(8)***, 560–568. https://doi.org/10.1093/jat/27.8.560

Thompson, I., Williams, G., Caldwell, B., Aldington, S., Dickson, S., Lucas, N., McDowall, J., Weatherall, M., Robinson, G., & Beasley, R. (2010). Randomised double-blind, placebo-controlled trial of the effects of the 'party pills' BZP/TFMPP alone and in combination with alcohol. ***Journal of psychopharmacology (Oxford, England), 24***(9), 1299–1308. https://doi.org/10.1177/0269881109102608

United Nations Office on Drugs and Crime. (2013). The Challenge of New Psychoactive Substances: A Report from the Global SMART Pro- gramme. Report, Vienna: United Nations.

Wikström, M., Holmgren, P., & Ahlner, J. (2004). A2 (N-benzylpiperazine) a new drug of abuse in Sweden. ***Journal of analytical toxicology, 28(1)***, 67–70. https://doi.org/10.1093/jat/28.1.67

Wilkins, C., & Sweetsur, P. (2013). The impact of the prohibition of benzylpiperazine (BZP) 'legal highs' on the prevalence of BZP, new legal highs and other drug use in New Zealand. ***Drug***

and alcohol dependence, 127(1-3), 72–80. https://doi.org/10.1016/j.drugalcdep.2012.06.014

Wood, D. M., Button, J., Lidder, S., Ramsey, J., Holt, D. W., & Dargan, P. I. (2008). Dissociative and sympathomimetic toxicity associated with recreational use of 1-(3-trifluoromethylphenyl) piperazine (TFMPP) and 1-benzylpiperzine (BZP). ***Journal of medical toxicology : official journal of the American College of Medical Toxicology, 4(4)***, 254–257. https://doi.org/10.1007/BF03161209

Zawilska J. B. (2015). "Legal Highs"--An Emerging Epidemic of Novel Psychoactive Substances. ***International review of neurobiology, 120***, 273–300. https://doi.org/10.1016/bs.irn.2015.02.009

衛生福利部食品藥物管理署(2020)。新興影響精神物質(NPS)在我國有檢出紀錄之品項。https://www.fda.gov.tw/TC/site.aspx?sid=9958

衛生福利部食品藥物管理署(2020)。管制藥品分級及品項。

六 色胺類物質（Tryptamines）

作者｜盧冠伶 / 陳慧諴

摘要

色胺類物質是指一群含吲哚烷基胺(indolealkylamine)結構的化合物，包含許多具生物活性的物質，如神經傳導物質和迷幻劑。天然存在的色胺類，例如血清素(serotonin)或褪黑素(melatonin)在人體中作為神經傳導物質，調控生理功能；但其餘大多數在植物、真菌和動物中發現的色胺類大多屬於迷幻劑。例如死藤水“Ayahuasca”的主要成分二甲基色胺(N,N-dimethyltryptamine, DMT)與迷幻蘑菇中之西洛西賓(Psilocybin)較為人所熟知。色胺類物質可以分成兩大類，分別是單純色胺類(simple tryptamine)與麥角靈(ergolines)類，麥角靈類包括有名的LSD(lysergic acid diethylamide)，亦為一種迷幻物質，新合成的LSD類多被聯合國毒品和犯罪問題辦公室歸類到NPS第九類的其他物質。本章將就單純色胺類進行討論，第一部分是色胺類概論，第二部分則依台灣近年檢出的新興色胺類物質的結構分類個別陳述。

壹 合成色胺類概論

探源

早期色胺類迷幻劑主要來自自然界，例如南美產的迷幻飲料「Ayahuasca」死藤水，所使用的九節屬灌木(Psychotria viridis)中富含二甲基色胺，台灣也曾破獲從相思樹皮提煉出二甲基色胺粉末。迷幻蘑菇中之西洛西賓(Psilocybin)及裸頭草辛(Psilocin)或是美國沙漠蟾蜍分泌的蟾毒色胺(bufotenine, 5-hydroxy-N,N-dimethyltryptamine)(Araujo et al., 2015)亦屬天然色胺類迷幻劑。1960年代西洛西賓遭到嚴重的濫用，因此遭到許多國家管制，我國公布施行毒品危害防制條例時，即將西洛西賓(Psilocybin)、裸頭草辛(Psilocin)列為第二級毒品。

新興合成單純色胺類藥物則在1990年代才出現在非法藥物市場上。雖然迷幻劑相較於大麻類或興奮劑的濫用情況較低，但也是有相當數量的合成色胺類在市場上流通，合成色胺類主要源自DMT、Psilocybin或其他天然色胺的衍生物，包括較常聽聞的火狐狸5-MeO-DIPT(5-Methoxy-N,N-diisopropyltryptamine)、 Moxy5-MeO-MIPT(5-methoxy-N-methyl-N-isopropyltryptamine)、 AMT(α-methyltryptamine)、 5-MeO-DALT(N,N-Diallyl-5-methoxytryptamine)與4-AcO-DMT(O-Acetylpsilocin)等。

化學結構

新興合成色胺類藥物是一群結構由色胺(tryptamine)生物鹼衍生來的物質，色胺是色氨酸經過脫羧反應而生成（如圖1）。色胺類具有吲哚環結構加上2個碳側鏈連接到氨基上(Tittarelli, Mannocchi, Pantano, & Romolo, 2015)。藉由改變色胺類的化學結構可以產生各種已知及衍生的色胺類。

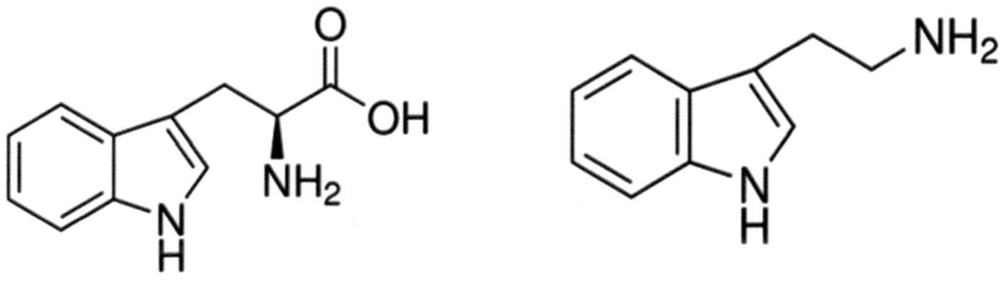

O
OH
NH_2
N
H
NH_2
N
H

圖1 色氨酸(Tryptophan)與色胺(Tryptamine)

單純色胺類依照吲哚環結構的修飾狀態分為三類，分別為(1)吲哚環結構無任何修飾，包括AMT、DMT、DIPT及DALT等；(2)在吲哚環4位置做修飾，包括Psilocin、Psilocybin及 4-OH-DET等；(3)在吲哚環5位置做修飾，包括5-OH-DMT、5-MeO-DIPT及5-MeO-MIPT等（如圖2）(Tittarelli et al., 2015)。

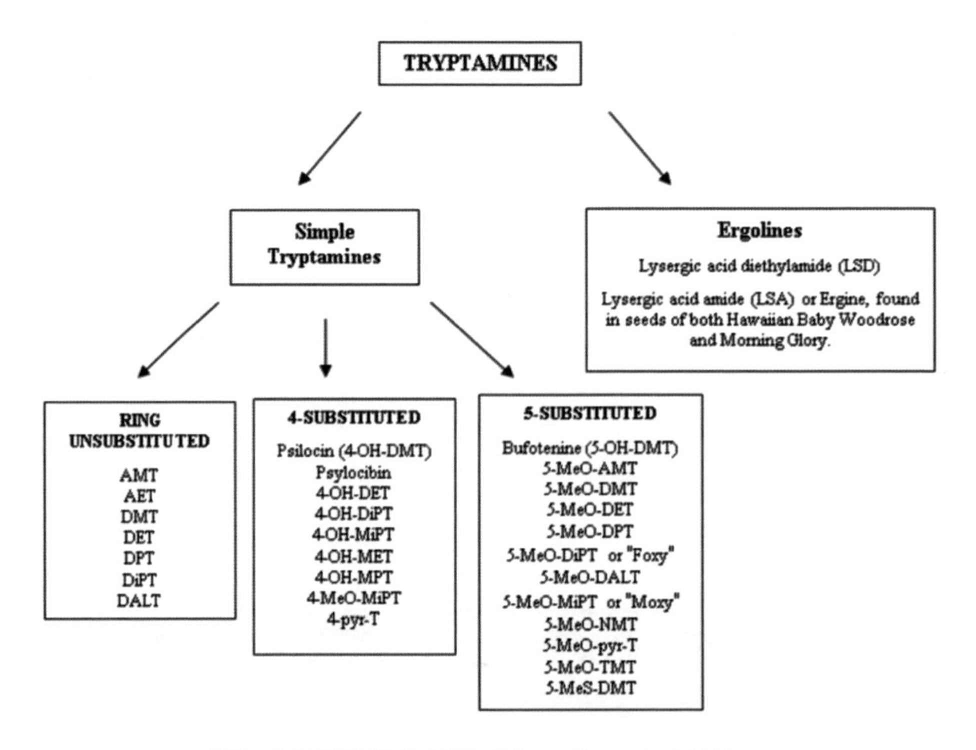

圖2 色胺類物質的分類（Tittarelli et al., 2015)

新的合成色胺類可以在由天然存在的色胺（例如DMT或psilocin）通過吲哚環的4或5的位置引入甲氧基(methoxy)，羥基(hydroxyl)或乙酰氧基(acetoxy)。由於功能基團的修飾，新興的合成色胺類可以提供比天然色胺更高的效價。例如，5-MeO-DiPT的效力是DMT的7倍(McKenna et al., 1984)。化學結構如下：

檢驗方法

色胺類的檢驗方法主要是以質譜法來進行分析，包括氣相或液相質譜儀。可以檢測的樣本包括粉末或結晶、全血、血清、血漿及尿液。分層的方式多為氣相層析、高效液相層析 (high performance liquid chromatography, HPLC)或是超高效液相層析 (ultra-high-performance liquid chromatography, UHPLC)。分析儀器則使用四極質譜儀(quadrupole mass spectrometer)、高解析質譜儀(Orbitrap mass spectrometer)或是MALDI-TOF質譜儀(matrix assisted laser desorption ionization-time of flight mass spectrometer)來分析。若是待檢物質為新物質，在缺少參考資料的情況下，可使用核磁共振(nuclear magnetic resonance, NMR)或是紅外光譜測定法(infrared spectroscopy, IR)來進行新物質的分析(Tittarelli et al., 2015)。

藥理作用

色胺類藥物均藉由活化血清素5-HT2A受體產生迷幻作用，同時對血清素受體5-HT1、5-HT2B和5-HT2C也有活化作用，然而個別物質對受體的選擇性與親和力不盡相同。此外有些色胺類具有多重作用機制（除了5-HT2A受體致效劑之外的機制），例如：AMT不但可作為血清素及正腎上腺素受體的致效劑，同時抑制單胺氧化酶(monoamine oxidase)的活性，增加多巴胺的釋放同時抑制回收；DMT可作為alpha1-, alpha2-腎上腺素性受體致效劑，多巴胺D1受體、sigma 1受體、Trace amine-associated receptor 1(TAAR1)受體致效劑；5-MeO-DIPT及5-MeO-MIPT可做為競爭型血清素轉運蛋白抑制劑來抑制血清素的回收等(Tittarelli et al., 2015)。

色胺類的吸收路徑可以包括煙吸、鼻吸、血管注射、肌肉注射及口服，經由不同吸收路徑可以決定起效的時間(onset)快慢(Araujo et al., 2015)。由於肝臟和腸道中的單胺氧化酶很快將色胺類代謝，有些色胺類並不具有抑制單胺氧化酶活性的能力，因此口服時需要同時服用單胺氧化酶抑制劑來讓色胺類不至於很快被酶分解而喪失作用，例如南美死藤水「Ayahuasca」，是一種透過長時間熬煮卡皮木(Banisteriopsis caapi)或Diplopterys屬的死藤(Diplopterys cabrerana)的藤蔓與一種灌木(Psychotria viridis)葉子而成的湯劑。Psychotria viridis的葉子中富含DMT；卡皮木和死藤中則含有harmine, harmaline和tetrahydroharmin等β-carboline生物鹼，由於β-carboline生物鹼具有抑制單胺氧化酶的作用，這樣的製備，使得「Ayahuasca」可以減少DMT的代謝，有效產生迷幻作用(Tittarelli et al., 2015)。本身具有單胺氧化酶抑制作用的色胺類則口服即可產生作用，例如AMT、DIPT及5-MeO-DIPT等。

色胺類的代謝路徑常見為經由單胺氧化酶的脫氨基反應，以及葡萄醣醛酸化反應。例如西洛西賓經由去磷酸化成裸頭草辛，再經過單胺氧化酶的氧化脫氨反應為4-OH-IAA(4-hydroxyindole acid)或是由裸頭草辛經葡萄醣醛酸化反應成Psilocin-O-glucuronide。另外色胺類衍生物5-MeO-DIPT或5-MeO-MIPT，則會經過較複雜的代謝過程，其代謝的路徑經cytochrome P450，包括CYP1A2、CYP2C19及CYP3A4的作用可以產生N-去烷基化作用，CYP2D6可以產生O-去甲基化作用，CYP1A1可以產生羥基化作用(Michely, Helfer, Brandt, Meyer, & Maurer, 2015)，再進行葡萄醣醛酸化反應，如圖3所示(Araujo et al., 2015)。

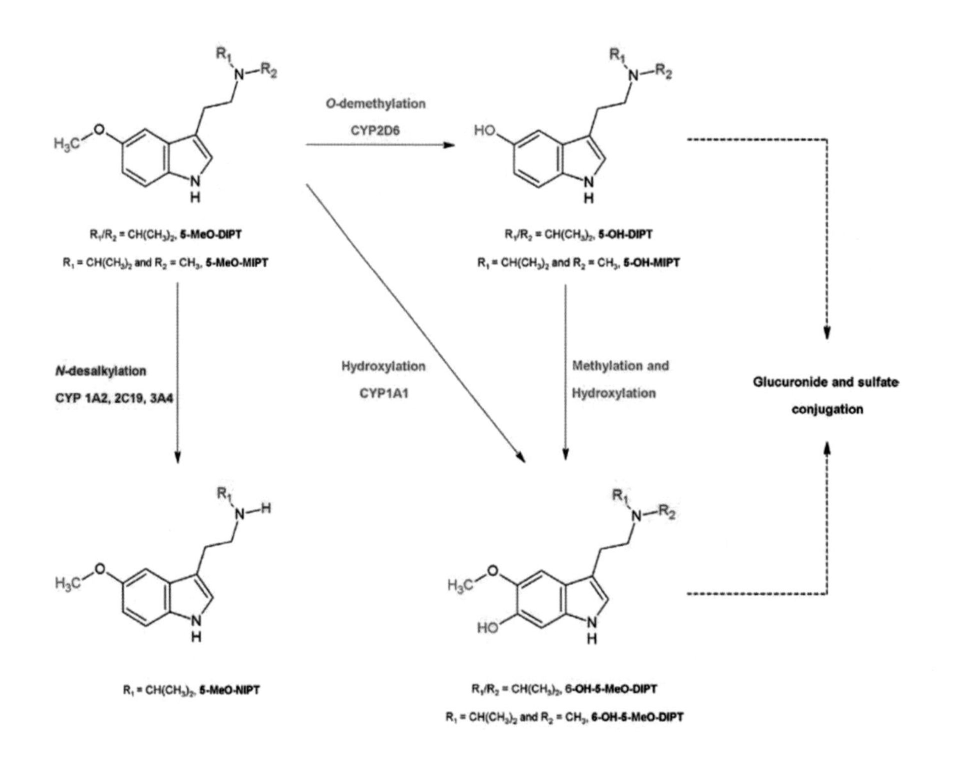

圖3 推測5-MeO-DIPT或5-MeO-MIPT在人體內的代謝路徑
資料來源：Araujo et al.(2015)。

毒理作用

色胺類迷幻劑可對心靈及感知產生複雜的改變，結果會導致意識的變化。感知的作用包括過度敏感、混亂、錯覺、聽覺、視覺及其他感覺的幻覺、對時間空間認知的改變等(Araujo et al., 2015)。在人體使用DMT時，會發現在較高劑量有視幻覺出現，而較低劑量會有興奮感(Strassman et al., 1994)。重複使用會有耐受性產生(Strassman et al., 1996)。下列為色胺類化合物曾經報導的臨床症狀(Tittarelli et al., 2015)。

1. AMT：噁心、嘔吐、焦慮、躁動、肌肉緊繃及心悸。
2. DIPT：運動失調、精神混亂及內耳不適。
3. 5-MeO-DIPT：噁心、腹部不適及腹瀉。
4. 吲哚環4位置修飾之色胺類：昏睡、疲勞、焦慮、驚嚇、視覺錯亂、發汗、潮紅、心跳加速、肌 肉痛、精神混亂以及言語困難。
5. 吲哚環5位置修飾之色胺類：恐怖、焦慮、恐懼、偏執、驚嚇、呼吸不適或吸氣困難、在正常生活中不易統整生活經驗、噁心、嘔吐、頭痛、疲勞、肌肉痛、腹部不適、腹瀉以及輕微的磨牙症。
6. 5-MeO-DALT：逆行性失憶症。

一般認為迷幻劑不易致死，但仍有致死案例。有案例因服用過量的5-MeO-DIPT導致中毒以及急性心衰竭而死(Araujo et al., 2015)。而混用色胺類和單胺氧化酶抑制劑，則容易引起中樞血清素系統過度活化而產生毒性，嚴重者亦會致死(Sklerov et al., 2005)。迷幻劑致死的另一種原因，是過度沉醉在幻覺中，而將自己暴露在危險之中而不自覺，有案例因服用過量的5-MeO-DALT，竟自行漫步到高速公路而致死(Corkery et al., 2012)。

治療

過量色胺類的治療並沒有特定的解毒劑，通常給予擬交感神經作用劑及相關支持療法來減緩產生的症狀，例如以Benzodiazepines用於治療精神激動、高血壓以及幻覺，而一些較激烈的生理反應則可給予β-腎上腺素性拮抗劑或是急性降血壓藥物nitroprusside來改善急性高血壓(Araujo et al., 2015)。

濫用情形

截至到2019年12月，聯合國毒品和犯罪問題辦公室(United Nations Office on Drugs and Crime)總共公告了950種NPS，其中迷幻劑佔15%(UNODC, 2019)。而曾在UNODC的預警系統中出現的NPS，迷幻劑出現的頻率大約9%（截至2018年）(UNODC, 2020)。

目前台灣列管的色胺類包含早期列管的二級的裸頭草辛(Psilocine)、西洛西賓(Psilocybine)、乙基色胺(Etryptamine)；2004年納入二甲基色胺(Dimethyltryptamine、DMT)、二乙基色胺(Diethyltryptamine、DET)；2011年列管四級5-甲氧基-N,N-二異丙基色胺(5-methoxy-N,N-diisopropyltryptamine 5-MeO-DIPT)，以及2017年列管三級5-甲氧基-N-甲基-N-異丙基色胺(5-Methoxy-N-methyl-N-isopropyltryptamine、5-MeO-MIPT)5-MeO-MIPT。

從2011年開始檢出色胺類物質主要是吲哚環5位置修飾之色胺類5-MeO-DIPT，之後陸續檢出5-MeO-DMT、5-MeO-DALT及5-MeO-MIPT，大約在2015-2017年間較常被檢出，最近這幾年則以5-MeO-MIPT一枝獨秀，是台灣最常被檢出的色胺類物質；但少量的DMT以及AMT、NMT、4-AcO-DMT、4-HO-MIPT等其他未列管的色胺類物質也開始出現。此外，經常與色胺類物質併用具單胺氧化酶抑制作用的成分肉葉芸香鹼(Harmine)和駱駝蓬鹼(Harmaline)也有檢出紀錄（衛福部食品藥物管理署，2020）。

貳 台灣近年檢出的新興色胺類物質介紹

本節就台灣近年較常檢出的新興色胺類，根據吲哚環結構取代的分類進行介紹。

吲哚環結構無修飾的色胺類

台灣近年較常檢出的無修飾的色胺類包括N,N-二甲基色胺(N,N-dimethyltryptamine，DMT)、N-甲基色胺(N-Methyltryptamine NMT)、α-甲基色胺(Alpha-methytryptamine，AMT)。

●背景

DMT與NMT均是衍生自L-色氨酸(L-tryptophan)的生物鹼，經常共同存在於Phalaris, Delosperma, Acacia, Desmodium, Mimosa, Virola, and Psychotria等這幾個屬的植物的根皮、樹皮、芽或葉中。例如相思樹（學名：Acacia confusa）的樹皮和根皮都有高含量的NMT和DMT。除了如南美洲「ayahuasca」熬煮上述的植物做成飲料，目前也有利用合成DMT混合單胺氧化酶抑制劑，例如合成的駱駝蓬鹼(harmaline)的膠囊出售。

AMT在1960年由Upjohn公司合成發展成一個名叫INDOPAN的抗憂鬱藥，在前蘇聯上市(Kamour et al., 2014)。但像許多其他色胺一樣，在足夠的劑量下，產生迷幻作用，因而終止使用。

●化學結構

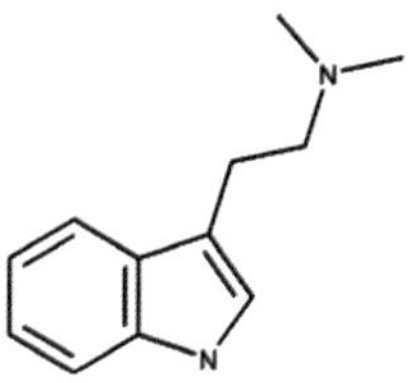

DMT 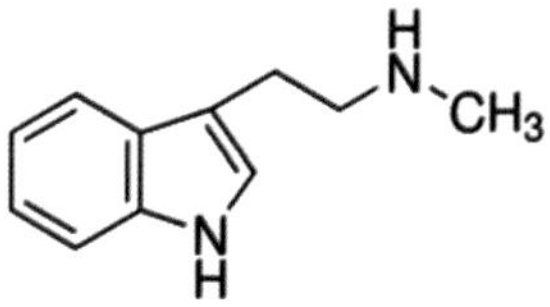 NMT 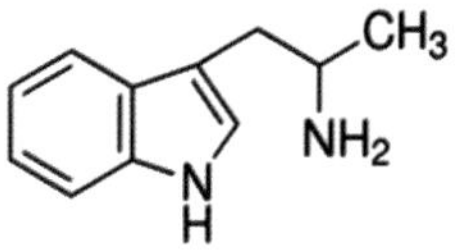 AMT

●藥理及毒理特性

由於DMT微量存在於腦中，因此有不少探討其生物功能的研究，一般認為DMT可能在中樞神經系統中涉及感覺知覺的區域發揮神經傳導的功能。DMT與NMT作用在血清素受體，此外對sigma受體trace amine-associated receptors(TAAR)也有高親和力(Carbonaro & Gatch, 2016)。使用者追求知覺和意識狀態改變夢想，創造力、想像力、宗教精神現象以及近乎死亡的經歷。口服NMT與DMT相同，快速在肝腸被代謝，無法產生精神活性，必須與單胺氧化酶抑制劑併用。但可通過鼻吸或煙吸，活性可持續45-70分鐘。

AMT除了與一般色胺類相同，作用在血清素受體之外，可以促進多巴胺的釋放(Nagai, Nonaka, & Kamimura, 2007)，也可抑制多巴胺回收；亦為正腎上腺素受體致效劑；特別是也具有單胺氧化酶抑制劑的作用，所以可以口服使用(Tittarelli et al., 2015)。口服5-10毫克具有抗抑鬱作用，口服15~30毫克或煙吸4~20 毫克具有迷幻以及視幻覺的作用。口服的作用起效時間約需2~3小時，但煙吸作用開始時間僅數秒到數分鐘。而作用持續時間可以達到12~24小時(Tittarelli et al., 2015)。AMT產生的臨床反應包括躁動易怒、厭食、嘔吐、失眠、心律不整、瞳孔放大、焦慮、噁心、嚴重憂鬱、視幻覺等(Wilcox, 2012)。

在吲哚環4位置做修飾的合成色胺

台灣近年較常檢出的在吲哚環4位置做修飾的合成色胺包括4-AcO-DMT(4-Acetoxy-N,N-dimethyltryptamine , O-Acetylpsilocin, and Psilacetin)、4-HO-MET (4-hydroxy-N-methyl-N-ethyltryptamine, Metocin, or Methylcybin)與 4-HO-MIPT(4-hydroxy-N-methyl-N-isopropyltryptamine，Miprocin)。

●背景

4-AcO-DMT 在1963年由Sandoz公司Albert Hofmann和Franz Troxler兩位化學家合成並取得專利(Albert & Franz, 1963)。理論上可作為研究Psilocin使用，因4-AcO-DMT可作為合成Psilocin的前驅物質，相較於由天然物純化Psilocin為簡單 (Nichols et al., 1999)。

4-HO-MIPT在1981年被Repke合成。1985年，Repke和Shulgin報告了一系列N,N-二烷基-4-羥基色胺系列的化合物，其中一種在人體最有效力的是4-HO-MIPT(Repke, Grotjahn, & Shulgin, 1985)。4-HO-MET與4-HO-MIPT均為TIHKAL書中所寫的一種合成色胺之一(Shulgin & Shulgin, 1997)。

●化學結構

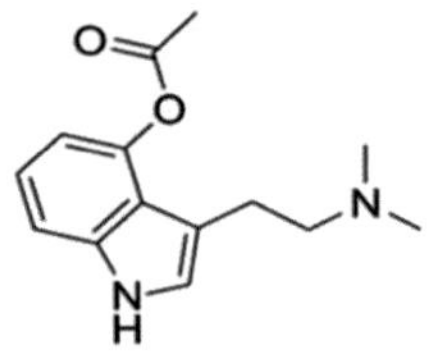

4-AcO-DMT 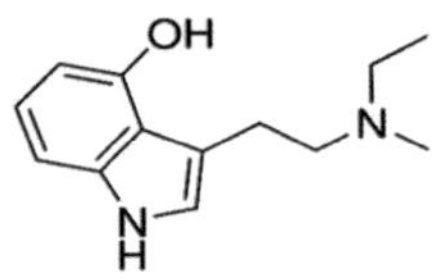　　4-HO-MET 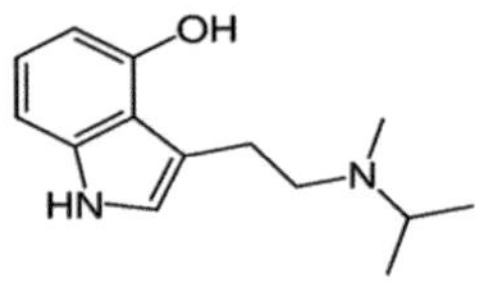　　4-HO-MIPT

●藥理及毒理特性

4-AcO-DMT結構類似Psilocybin，兩者進入體內，均代謝成Psilocin，所以推論4-AcO-DMT為Psilocin的前驅藥物(prodrug)且其代謝路徑類似於Psilocybin。雖然4-AcO-DMT會產生類似於Psilocybin的欣快感、視幻覺等作用，但仍有些許差異，例如4-AcO-DMT的作用開始時間(onset)較Psilocybin快，且不會產生噁心和焦慮的副作用，作用時間較短效，使用者感覺更舒服(Geiger et al., 2018)。

4-HO-MET 對於血清素5HT2A、5HT2C受體、H1受體以及血清素轉運蛋白親和力很高(Rickli et al., 2016)，也影響α1與D2受體。最近研究也發現其產生QT波間距延長，具心臟毒性(Yoon et al., 2020)。

4-HO-MIPT其結構類似於Psilocin，為一個血清素5-HT2A受體的致效劑，但4-HO-MIPT在血清素5-HT1A、5-HT2A及5-HT2B受體的活性遠大於Psilocin(McKenna et al., 1990)。其產生的感覺是放鬆、輕度鎮靜、神智恍惚、幻覺、但混合神經興奮作用。

在吲哚環5位置做修飾的合成色胺

台灣近年較常檢出的在吲哚環4位置做修飾的合成色胺包括5-MeO-DIPT(5-Methoxy-N,N-diisopropyltryptamine)、 5-MeO-MIPT(5-methoxy-N-methyl-N-isopropyltryptamine)和 5-MeO-DALT(5-methoxy-N,N-diallyltryptamine)。

●背景

MeO-DIPT在1980年由Shulgin團隊合成(Shulgin & Carter, 1980)，暱稱為Foxy，火狐狸。

5-MeO-MIPT初次在1985年由Repke和Shulgin報告(Repke et al., 1985)，因結構類似於5-MeO-DIPT，所以暱稱為Moxy(Tittarelli et al., 2015)，兩者均為記錄在TIHKAL書中的合成色胺(Shulgin et al., 1997)。5-MeO-MIPT是台灣近年來檢出次數最多的色胺類物質。5-MeO-DALT則在2004年由Alexander Shulgin首次合成(Corkery et al., 2012)。其結構與5-MeO-DIPT及DALT類似，在2007年開始出現相關報導(Brandt et al., 2017)。

●化學結構

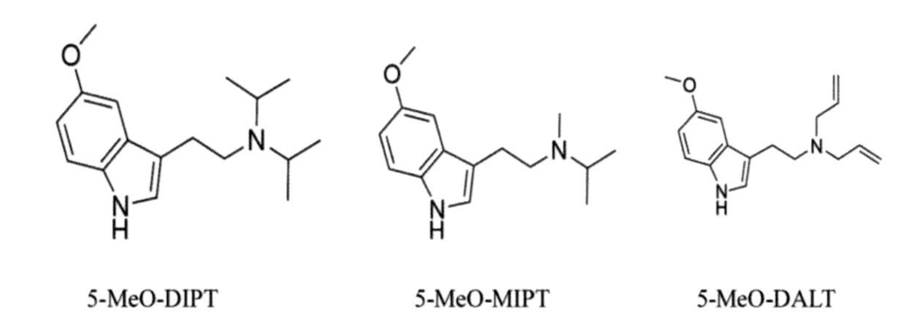

●藥理及毒理特性

5-MeO-DIPT為血清素5-HT2A 、5-HT2C受體及5-HT1A受體的致效劑(Ray, 2010)；同時是單胺氧化酶抑制劑(Nagai et al., 2007)以及血清素競爭型轉運蛋白的抑制劑(Nakagawa et al., 2008)。動物實驗顯示單一劑量5-MeO-DIPT不但產生多巴胺、血清素和麩胺酸大量釋放，也導致神經細胞毒性(Noworyta-Sokolowska et al., 2016)；青春期重複暴露5-MeO-DIPT不但影響成鼠多巴胺和血清素系統，且有神經毒性(Noworyta-Sokolowska et al., 2019)。5-MeO-DIPT可以口服，劑量約6~12 mg，開始作用時間是服用後20~30分鐘，效用可以持續3~6小時；臨床上使用5-MeO-DIPT會產生欣快感、視覺和聽覺幻覺以及出現肌痙攣、躁動、失眠和焦慮、噁心、嘔吐和腹瀉等症狀(Tittarelli et al., 2015)。

5-MeO-MIPT與血清素5-HT1A、5-HT2A、5-HT2B和5-HT2C受體親和力高，相對其他色胺類多為5-HT2A受體部分致效劑，5-MeO-MIPT為完全致效劑(full agonist)；較高濃度時同時抑制血清素轉運蛋白(Fantegrossi et al., 2006；Nagai et al., 2007；Ray, 2010)。5-MeO-MIPT可以口服或煙吸，口服的劑量約4~6 mg，作用時間持續4~6小時，而煙吸的劑量是12~20 mg。5-MeO-MIPT視幻覺較不顯著，但比其他迷幻劑更強的觸覺和性愛感覺(Tittarelli et al., 2015)。

5-MeO-DALT與血清素5-HT1受體親和力最高，與5-HT2B、5-HT2A受體、α2A，H1受體，sigma受體也都有高親和力(Cozzi & Daley, 2016)。主要經由口服或經鼻吸服用，口服劑量12至25 mg，作用發生在15分鐘內，可持續2~4小時，可產生欣快感，幻覺，行走困難和“靈魂出竅”的經歷(Tittarelli et al., 2015)。

參 結語

新興影響精神物質中，色胺類物質屬於相對安全的物質，除了幻覺較常導致意外發生。雖然會產生耐受性，但沒有明顯戒斷症狀，依賴性低。不過和使用其他幻覺劑一樣，停止使用這類藥物後，有些人還會再次出現異常知覺，稱為迷幻藥持續知覺障礙症(hallucinogen-persisting perception disorder)(Orsolini et al., 2017)。此外，隨著新類似物的合成，產品可能會隨著時間的推移而變化，使用者通常不知道他們正在服用什麼或服用多少量的藥物，因而增加健康的風險。

參考文獻

Albert, H., & Franz, T. (1963). U.S. Patent No. 3,075,992. Washington, DC: U.S. Patent and Trademark Office.

Araujo, A.M., Carvalho, F., Bastos Mde, L., Guedes de Pinho, P., Carvalho, M. (2015). The hallucinogenic world of tryptamines: an updated review. ***Arch Toxicol,*** 89(8), 1151-1173.

Brandt, S.D., Kavanagh, P.V., Dowling, G., Talbot, B., Westphal, F., Meyer, M.R., Maurer, H.H., Halberstadt, A.L. (2017). Analytical characterization of N,N-diallyltryptamine (DALT) and 16 ring-substituted derivatives. ***Drug Test Anal, 9***, 115-126.

Carbonaro, T.M., Gatch, M.B. (2016). Neuropharmacology of N,N-dimethyltryptamine. Brain Res Bull, 126, 74-88.

Corkery, J.M., Durkin, E., Elliott, S., Schifano, F., Ghodse, A.H. (2012). The recreational tryptamine 5-MeO-DALT (N,N-diallyl-5-methoxytryptamine): a brief review. ***Prog Neuropsychopharmacol Biol Psychiatry, 39***, 259-262.

Cozzi, N.V., Daley, P.F. (2016). Receptor binding profiles and quantitative structure-affinity relationships of some 5-substituted-N,N-diallyltryptamines. ***Bioorg Med Chem Lett, 26***, 959-964.

Fantegrossi, W.E., Harrington, A.W., Kiessel, C.L., Eckler, J.R., Rabin, R.A., Winter, J.C., Coop, A., Rice, K.C., Woods, J.H. (2006). Hallucinogen-like actions of 5-methoxy-N,N-diisopropyltryptamine in mice and rats. ***Pharmacol Biochem Behav, 83***, 122-129.

Geiger, H.A., Wurst, M.G., Daniels, R.N. (2018). DARK Classics in Chemical Neuroscience: Psilocybin. ACS Chem Neurosci, 9, 2438-2447.

Kamour, A., James, D., Spears, R., Cooper, G., Lupton, D. J., Eddleston, M., ... & Thomas, S. H. (2014). Patterns of presentation and clinical toxicity after reported use of alpha methyltryptamine in the United Kingdom. A report from the UK National Poisons Information Service. ***Clinical Toxicology, 52(3)***, 192-197.

McKenna, D.J., Repke, D.B., Lo, L., Peroutka, S.J. (1990). Differential interactions of indolealkylamines with 5-hydroxytryptamine receptor subtypes. ***Neuropharmacology, 29***, 193-198.

McKenna, D.J., Towers, G.H. (1984). Biochemistry and pharmacology of tryptamines and beta-carbolines. A minireview. ***J Psychoactive Drugs, 16***, 347-358.

Michely, J.A., Helfer, A.G., Brandt, S.D., Meyer, M.R., Maurer, H.H. (2015). Metabolism of the new psychoactive substances N,N-diallyltryptamine (DALT) and 5-methoxy-DALT and their detectability in urine by GC-MS, LC-MSn, and LC-HR-MS-MS. ***Anal Bioanal Chem, 407***, 7831-7842.

Nagai, F., Nonaka, R., & Kamimura, K. S. H. (2007). The effects of non-medically used psychoactive drugs on monoamine neurotransmission in rat brain. ***European journal of pharmacology,*** 559(2-3), 132-137.

Nakagawa, T., Kaneko, S. (2008). Neuropsychotoxicity of abused drugs: molecular and neural mechanisms of neuropsychotoxicity induced by methamphetamine, 3,4-methylenedioxymethamphetamine (ecstasy), and 5-methoxy-N,N-diisopropyltryptamine (foxy). ***J Pharmacol Sci,*** 106, 2-8.

Nichols, D., Fescas, S. (1999). Improvements to the Synthesis of Psilocybin and a Facile Method for Preparing the O-Acetyl Prodrug of Psilocin. ***Synthesis, 6***, 935-938.

Noworyta-Sokolowska, K., Kaminska, K., Kreiner, G., Rogoz, Z., Golembiowska, K. (2016). Neurotoxic Effects of 5-MeO-DIPT: A Psychoactive Tryptamine Derivative in Rats. ***Neurotox Res, 30***, 606-619.

Noworyta-Sokolowska, K., Kaminska, K., Rzemieniec, J., Wnuk, A., Wojcieszak, J., Gorska, A.M., Kreiner, G., Kajta, M., Golembiowska, K. (2019). Effects of exposure to 5-MeO-DIPT during adolescence on brain neurotransmission and neurotoxicity in adult rats. ***Forensic Toxicol, 37***, 45-58.

Orsolini, L., Papanti, G.D., De Berardis, D., Guirguis, A., Corkery, J.M., Schifano, F. (2017). The "Endless Trip" among the NPS Users: Psychopathology and Psychopharmacology in the Hallucinogen-Persisting Perception Disorder. A Systematic Review. ***Front Psychiatry, 8***, 240.

Ray, T. S. (2010). ***Psychedelics and the human receptorome. PloS one, 5(2)***, e9019.

Repke, D.B., Grotjahn, D.B., Shulgin, A.T. (1985). Psychotomimetic N-methyl-N-isopropyltryptamines. Effects of variation of aromatic oxygen substituents. ***J Med Chem, 28***, 892-896.

Rickli, A., Moning, O.D., Hoener, M.C., Liechti, M.E. (2016). Receptor interaction profiles of novel psychoactive tryptamines compared with classic hallucinogens. ***Eur Neuropsychopharmacol, 26***, 1327-1337.

Shulgin, A.T., Carter, M.F. (1980). N, N-Diisopropyltryptamine (DIPT) and 5-methoxy-N,N-diisopropyltryptamine (5-MeO-DIPT). Two orally active tryptamine analogs with CNS activity. ***Commun Psychopharmacol, 4***, 363-369..

Shulgin, A., & Shulgin, A. (1997). TIHKAL: the continuation. Transform press.

Sklerov, J., Levine, B., Moore, K.A., King, T., Fowler, D. (2005). A fatal intoxication following the ingestion of 5-methoxy-N,N-dimethyltryptamine in an ayahuasca preparation. ***J Anal Toxicol, 29***, 838-841.

Strassman, R. J., & Qualls, C. R. (1994). Dose-response study of N, N-dimethyltryptamine in humans: I. Neuroendocrine, autonomic, and cardiovascular effects. ***Archives of general psychiatry, 51(2)***, 85-97.

Strassman, R.J., Qualls, C.R., Berg, L.M. (1996). Differential tolerance to biological and subjective effects of four closely spaced doses of N,N-dimethyltryptamine in humans. ***Biol Psychiatry, 39***, 784-795.

Tittarelli, R., Mannocchi, G., Pantano, F., Romolo, F.S. (2015). Recreational use, analysis and toxicity of tryptamines. ***Curr Neuropharmacol,*** 13, 26-46.

United Nations Office on Drugs and Crime (2019). Early Warning Advisory on NPS.

United Nations Office on Drugs and Crime (2020). Current NPS Threats Volume II.

Wilcox, J. (2012). Psychoactive properties of alpha-methyltryptamine: analysis from self reports of users. ***J Psychoactive Drugs, 44***, 274-276.

Yoon, K. S., Lee, J. M., Kim, Y. H., Suh, S. K., & Cha, H. J. (2020). Cardiotoxic effects of [3-[2-(diethylamino) ethyl]-1H-indol-4-yl] acetate and 3-[2-[ethyl (methyl) amino] ethyl]-1H-indol-4-ol. ***Toxicology Letters,*** 319, 40-48.

衛生福利部食品藥物管理署(2020)。**藥物濫用案件暨檢驗統計資料**。臺北市：衛生福利部食品藥物管理署。

七 氨基茚滿類(Aminoindanes)

作者｜劉佳貞 / 陳景宗

壹 探源

自2000年代初期開始，因具有價格低廉與「合法性」等特點，最早一代新興影響精神物質開始作為娛樂性用藥廣泛流行，如俗稱喵喵(meow meow)的卡西酮(cathinone)衍生物4-methylmethcathinone(mephedrone, 4-MMC)或俗稱浴鹽(bath salts)的3,4-Methylenedioxypyrovalerone(MDPV)等。但在2010年左右各國開始將一系列新興影響精神物質列入管制藥品，於是出現了新一代的新興影響精神物質，這其中包含了氨基茚滿類(aminoindanes)藥物。

氨基茚滿類藥物屬於中樞神經興奮性的新興影響精神物質，較廣為人知的包含最早被合成的2-aminoindane(2-AI)、俗稱為sparkle或mindy的5,6-methylenedioxy-2-aminoindane(MDAI)、5,6-methylenedioxy-N-methyl-2-aminoindane(MDMAI)、5-iodo-2-aminoindane(5-IAI)、5-methoxy-6-methyl-2-aminoindane(MMAI)以及新一代的5-methoxy-2-aminoindane(MEAI)等。

最初藥販宣稱氨基茚滿類物質如MDAI及5-IAI可作為俗稱搖頭丸的3,4-methylenedioxymethamphetamine(MDMA)的合法替代物，並且相較之下具有無神經毒性的特點，但實際上截至目前為止已有越來越多的死亡案例。根據MDAI或5-IAI使用者的敘述，主要作用是移情作用、認知增進、輕微欣快感，不良反應則包括脫水、增加出汗、緊張、憂鬱、失眠、恐慌發作及心跳過速。

貳 化學結構

氨基茚滿類物質中化學結構最簡單的2-AI是安非他命(amphetamine)的結構相似物，且因α-碳原子與芳香環之間的鍵結而使構造更為穩固(Fuller, Baker, & Molloy, 1977)。接著在1990年代，尼柯爾斯博士的團隊陸續合成出3,4-methylenedioxyamphetamine(MDA)、MDMA、3-methoxy-4-methylamphetamine(MMA)及p-iodoamphetamine(PIA)等多種具有2-

AI結構的環狀相似物(Nichols, Brewster, Johnson, Oberlender, & Riggs, 1990; Johnson, Conarty, & Nichols, 1991; Nichols, Johnson, & Oberlender, 1991)。而後再以這些物質的結構作為基礎陸續合成出MDAI、MDMAI、5-IAI、MMAI（如圖1），這些氨基茚滿類物質是具有2-AI分子結構的衍生物，也可以視為安非他命的環狀結構類似物。

此外，還有更多具有氨基茚滿結構的新興物質曾被揭露，如N-methyl-2-aminoindane(NM-2AI)、1-aminoindane(1-AI)及N-ethyl-5-trifluoromethyl-2-aminoindane(ETAI)，但目前尚未有更多深入探討的藥理或毒性資料。

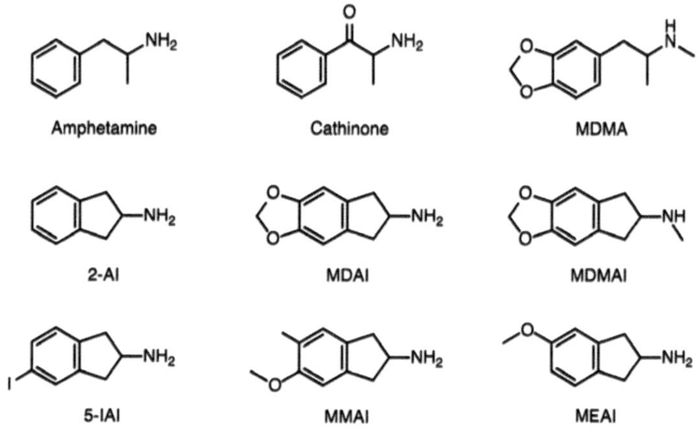

Amphetamine　Cathinone　MDMA

2-AI　MDAI　MDMAI

5-IAI　MMAI　MEAI

圖1 氨基茚滿類新興影響精神物質與其他具相似化學結構的藥物

參 檢驗方法

目前可檢驗氨基茚滿類藥物的方法分列如下：

初步試驗之化學呈色法

化學呈色法是利用毒品與化學試劑之間的化學變化是否具有特異性呈色反應來做判別，優點是簡單快速，但每一種試劑只能檢驗出少數幾種毒品，且部分試劑成分具有危險性，例如用於檢測海洛因與嗎啡的Marquis試劑中含有強酸成分，因此僅適用於檢驗固體檢體。2-AI對Mandelin及Robadope試劑具有特異性呈色反應，但無法使用Marquis試劑及檢測甲基安非他命、MDMA的Simon's試劑進行檢驗。MDAI對Marquis試劑具有特異性呈色反應，試劑會從澄清透明轉變為黃色，但無法使用Scott試劑或Simon's試劑進行檢驗。目前沒有試劑可檢測5-IAI。

確認試驗之色層分析法

在初篩檢驗後，若為陽性或有疑慮時需要進行確認檢驗，常見的檢體形式為尿液、血液及毛髮。相較於血液屬於侵入式採樣，尿液及毛髮具有取得方便的優點，但血液及尿液均受限於藥物在人體內的代謝時間，因此若需要檢測數週以前的用藥歷程，就需要採集毛髮進行追溯檢驗。根據聯合國毒品與犯罪辦公室(United Nations Offices on Drugs and Crime, UNODC)的報告指出，氣相層析質譜法（電子游離法）(gas chromatography–mass spectrometry (electron Ionization))是分析新興影響精神物質混合物的主要化學分析技術(UNODC, 2013)，該技術不僅可區別不同類型的新興影響精神物質，也可以辨別同一類型內的不同物質，其中包括氨基茚滿類藥物。若毒品或證物容易受熱影響則需改以液相層析質譜儀(liquid chromatography–mass spectrometry)進行檢驗，若檢測微量毒品則需使用更高靈敏度的液相層析串聯質譜儀(liquid chromatography-tandem mass spectrometry)或氣相層析串聯質譜儀(gas chromatography-tandem mass spectrometry)。其他文獻中可用來檢驗氨基茚滿類藥物的方式還有nuclear magnetic resonance(NMR)及fourier-transform infrared spectroscopy(FT-IR)等(Mabbott, Alharbi, Groves, & Goodacre, 2015)。

肆 藥理作用

氨基茚滿類藥物用藥途徑包含注射、口服及直腸給藥，常見形式為粉狀、結晶狀或藥錠。藥理作用的標的主要為細胞膜上單胺類神經傳導物質的轉運蛋白或受體，進而影響血清素、正腎上腺素或多巴胺神經傳導路徑，因此氨基茚滿類藥物對血清素轉運蛋白、正腎上腺素轉運蛋白及多巴胺轉運蛋白的選擇性會影響藥物的藥理作用、成癮性及行為表現。例如精神興奮劑(psychostimulants)為對正腎上腺素轉運蛋白及多巴胺轉運蛋白選擇性較高的藥物，促進正腎上腺素及多巴胺的釋放會使成癮性提高，如安非他命或甲基安非他命(Rothman et al., 2001)，動物自我給藥試驗(self-administration)的建立主要也是受中腦邊緣路徑的多巴胺釋放影響；同感藥(entactogens)則為非選擇性或對血清素轉運蛋白選擇性較高的藥物，促進血清素的釋放會降低成癮性，如MDMA(Bauer, Banks, Blough, & Negus, 2013)。以下詳列數種氨基茚滿類藥物的藥理作用：

2-AI

最初發展氨基茚滿類物質的主要目的是因其結構上與安非他命相似的苯乙胺(phenethylamine)骨架，推測可能具有與麻黃鹼(ephedrine)相似的支氣管擴張作用，實驗證實

2-AI的支氣管擴張效作用比麻黃鹼好，毒性低於安非他命，以及有止痛的效果(Solomons & Sam, 1973)。

2-AI會抑制正腎上腺素轉運蛋白的回收作用，並促進轉運蛋白反向釋出正腎上腺素及多巴胺，藥理機制與安非他命相似(Simmler et al., 2014)。動物實驗顯示2-AI可部分替代安非他命的刺激特性(Oberlender & Nichols, 1991)，使用者描述口服約50-100毫克的2-AI會產生輕微的興奮作用(Halberstadt, Brandt, Walther, & Baumann, 2019)。此外，2-AI也對腎上腺素受體2A、2B及2C三種亞型具有高親和性，但該作用對行為藥理學的影響及重要性尚未釐清。

藥物動力學方面，實驗顯示2-AI僅有少量被代謝，代謝途徑有兩種，第一種是胺基進行羥基化(hydroxylation)產生兩種非鏡像異構物，第二種是在肝臟進行N-acetylation形成N-acetyl-2-AI，主要的代謝酵素是N-acetyl transferase(NAT)isoform 2(Manier, Felske, Eckstein, & Meyer, 2020)。

MDAI

MDAI會抑制血清素轉運蛋白及正腎上腺素轉運蛋白的回收作用，並促進轉運蛋白反向釋出血清素及正腎上腺素，但對多巴胺轉運蛋白的選擇性較低，僅為血清素轉運蛋白的十分之一(Eshleman et al., 2017)。MDAI增進血清素釋放的藥理機制與MDMA相似，對多巴胺的作用則較MDMA弱，因此能產生類似的移情作用與擬交感神經作用，但成癮性較低。另外，MDAI對腎上腺素受體α**2**也具有高親和性。

動物實驗顯示MDAI可替代MDMA及S-(+)-N-methyl-1-(1,3-benzodioxol-5-yl)-2-butanamine(S-(+)-MBDB)的刺激作用，並具有輕微的抗焦慮作用。在囓齒目動物模式可建立場地制約行為(conditioned place preference)，低劑量的MDAI會快速地抑制運動行為，高劑量則會在較長時間之後開始刺激運動行為，並作用更長時間，再次證明了MDAI對多巴胺的影響並不強烈，這反而可能促使使用者合併用藥以尋求更強烈的刺激反應(Gatch, Dolan, & Forster, 2016)。

在藥物動力學方面，MDAI具有高脂溶性會快速進入腦中，也會累積在肺臟，肺臟濃度約超過腦部濃度30%(Páleníček et al., 2016)。根據使用者的經驗，口服150-200毫克的MDAI後，約10-12分鐘會感受到欣快感及移情作用，藥效約在30-45分鐘後達到高峰，若與MDMA的藥物動力學曲線圖相比，MDAI的發展快速許多，因此推論這是MDAI的神經毒性比MDMA低的原因(Corkery, Elliott, Schifano, Corazza, & Ghodse, 2013)。

MDAI的主要代謝路徑與MDMA相同，第一階段是肝臟的cytochrome P450(CYP450)酵素系統會將MDAI進行O-demethylenation形成DHAI，接著被catechol-O-methyltransferase甲基化(methylation)成HMAI。MDAI、DHAI和HMAI三者都會被N-acetyl transferase進行N-acetylation代謝成Ac-DHAI及Ac-HMAI，最終第二階段進行葡萄糖醛酸化(glucuronidation)或硫酸化(sulfation)形成共軛代謝物後排出體外。研究發現尿液中的主要代謝物為HMAI及Ac-HMAI，但大部分MDAI並未被代謝，最終以原藥在尿液中排出。此外，MDAI也可能經脫氨作用(deamination)形成5,6-Methylenedioxyindan-2-ol或進行羥基化產生1-OH-MDAI或4-OH-MDAI(Židková et al., 2017)。

5-IAI

5-IAI會抑制血清素轉運蛋白、正腎上腺素轉運蛋白、多巴胺轉運蛋白的回收作用，並促進轉運蛋白反向釋出血清素、正腎上腺素及多巴胺，5-IAI對三種轉運蛋白的選擇性相似。5-IAI對血清素5HT2B受體及腎上腺素受體α2也具有高親和性(Iversen et al., 2013)。5-IAI的單次使用劑量範圍為20-200毫克，對精神的作用會在服用後約10分鐘達到高峰並且可維持一小時。

MMAI

MMAI會抑制血清素轉運蛋白、正腎上腺素轉運蛋白、多巴胺轉運蛋白的回收作用，並促進轉運蛋白反向釋出血清素、正腎上腺素及多巴胺，但MMAI對血清素轉運蛋白的選擇性極高，分別是正腎上腺素轉運蛋白的50倍及多巴胺轉運蛋白的100倍，這種選擇性差異及傾向與選擇性血清素釋放劑fenfluramine及哌嗪類新興影響精神物質3-trifluoromethylphenylpiperazine(TFMPP)相似，這兩種藥物的作用不具欣快感，反而在高劑量時會產生焦躁不悅(dysphoria)的不良反應。該現象與MMAI能建立場地制約嫌惡行為(conditioned place aversion)相符合，說明MMAI可能也會產生不良反應而使成癮性下降(Marona-Lewicka, Rhee, Sprague, & Nichols, 1996)。除此之外，MMAI也對血清素5HT1A、5HT2B受體具有中度親和性，對腎上腺素受體α2具有高親和性。

MEAI

MEAI對轉運蛋白的作用不高，但仍可促進血清素轉運蛋白反向釋出血清素，選擇性為正腎上腺素轉運蛋白的6倍及多巴胺轉運蛋白的20倍，因此能產生類似MDMA的移情作用與擬交感神經作用，但成癮性較低。MEAI對血清素5HT1A、5HT2B受體及腎上腺素受體α2也具有中度親和性。此外，MEAI可作用在多巴胺D3受體，產生輕微的欣快感以及類似喝醉的感覺，進而減少對酒精性飲料的渴望，目前已被用在一款名為PaceDrink的酒精替代飲料中。研究顯示MEAI沒有明顯的細胞毒性及嚴重的負面作用，在大鼠模式下的血清及腦中半衰期約0.5-0.7小時，口服的生物利用率僅有25%，代謝物為N-acetyl-MEAI及5-hydroxy-N-acetyl-AI。未來將需要更多慢性或行為研究以探討其作為緩和或治療酒精成癮藥物的可能性(Shimshoni et al., 2018)。

另外有研究分析了具有氨基茚滿結構的物質對腦部粒線體單胺氧化酶(monoamine oxidase)的抑制能力，發現AGN-1133(N-methyl-N-2-propynyl-1-indanamine hydrochloride)及AGN-1135(N-propargyl-1R-aminoindane)是不可逆的B型單胺氧化酶抑制劑(Kalir, Sabbagh, & Youdim, 1981)，其中AGN-1135在生物體內外的選擇性都較好，並且主要代謝物為氨基茚滿而非安非他命或甲基安非它命，也沒有產生其他中樞神經系統、心血管或擬交感神經作用的影響，因此已作為巴金森氏症用藥，學名為律莎錠(Rasagiline)。

伍 毒理作用

氨基茚滿類藥物在新興影響精神物質的濫用中佔比最少，因此大部分藥物尚缺乏詳細的毒理相關資料，但截至目前為止已出現2-AI、MDAI與5-IAI的死亡案例(Pinterova, Horsley, & Palenicek, 2017)，故未來仍需要更完善的毒性研究與分析以供臨床治療使用。以下羅列數種氨基茚滿類藥物的毒性資料：

MDAI

MDAI在生物體外實驗發現具有細胞毒性(Richter et al., 2019)。動物實驗顯示MDAI會對感覺運動神經門控(sensorimotor gating)造成急性的破壞，而MDMA及安非他命經由影響腦部多巴胺及血清素的濃度變化也會產生相同的效果(Páleníček et al., 2013)。高劑量的MDAI或MDMAI會產生類似MDMA的行為藥理學，但不會產生持續性的血清素神經毒性，長期使用的影響尚需要更多研究(Oberlender & Nichols, 1990)。另外，大鼠模式的皮下注射與靜脈注射半數致死劑量(LD50)分別為28.3 mg/Kg及35 mg/Kg，致死原因為血清素症候群，症狀包含劇烈出汗、分泌大量唾液及癲癇發作(seizure)，還伴有瀰散性血管內凝血病及腦浮腫。

群聚會造成MDAI更劇烈地使體溫上升，伴隨著強烈出汗，提高了血清素毒性的風險。但消遣性藥物使用者經常在俱樂部或狂歡派對等群聚環境用藥以達到欣快感或延長舞動時間，甚至為了更強烈的刺激效果，會使用更大劑量的氨基茚滿類藥物，或與安非他命、MDMA、古柯鹼等合併用藥，而當影響血清素系統的藥物加強了影響多巴胺系統的藥物效果，就可能造成難以預期的神經毒性及心血管毒性。

雖然目前尚未有人體使用氨基茚滿類物質的臨床試驗，但隨著MDAI使用者與死亡案例的增加，已發現MDAI與腎衰竭、急性呼吸窘迫症候群、肝衰竭、原發性肺高壓或瓣膜性心臟病風險增加相關，並且常伴隨著安非他命、MDMA或酒精等物質的合併使用(Gallagher et al., 2012)。

MEAI

研究發現在大鼠模式給予極高劑量的5-IAI(40 mg/Kg)後，大腦皮質的血清素含量及海馬迴的血清素回收位置數量都有些微下降，表示5-IAI具有輕微的神經毒性，但需留意該劑量已是行為有效劑量(behaviorally active dose)的20-40倍(Nichols et al., 1991)。實際上有些使用者的確會重複用藥或與MDMA、大麻、酒精等合併用藥以獲得更激烈的精神作用，也會與苯二氮平類藥物(benzodiazepines, BZD)合併用藥以減少副作用，5-IAI的不良反應包含緊張、精神運動性躁動、恐慌發作、頭痛、心跳過速、失眠、幻覺作用延長、現實感喪失等。

MEAI在生物體外實驗並未發現細胞毒性(100 mg/L)。動物實驗顯示以口服途徑給予大鼠10 mg/Kg的MEAI，結果耐受性良好；給予100 mg/Kg會出現暫時性不良反應，例如顫抖、舉尾(Straub tail)、呼吸困難、立毛、駝背、運動活力下降、分泌唾液等；給予1000 mg/Kg則所有動物出現顫抖、呼吸困難、運動活力下降或抽搐等症狀後死亡，檢驗後觀察到肺腫大、脾臟發白、肝臟表面有白色斑點等嚴重的病理異常現象。若將時程延長到連續五天口服給予10 mg/Kg或30 mg/Kg的MEAI，結果依然耐受性良好；給予90 mg/Kg會出現如前所述的暫時性不良反應，但在停止給藥後獲得緩解(Shimshoni et al., 2017)。

陸 濫用情形與治療

濫用情形

2-AI、MDAI與5-IAI是氨基茚滿類物質中最常被濫用的種類，在氨基茚滿類物質中僅有這三種藥物分別被部分國家列為管控藥物。歐洲藥物及成癮監控中心(European Monitoring Centre for Drugs and Drug Addiction, EMCDDA)在2010年第一次出現了MDAI的使用報告，接著在2011年又發現了5-IAI的濫用(EMCDDA, 2012)。而後UNODC為了有效監控新興影響精神物質的發展，在2013年建立了新興影響精神物質早期預警系統(UNODC Early Warning Advisory on New Psychoactive Substance)，並且於2014年第一次將氨基茚滿類物質列入，通報數量約佔所有新興影響精神物質的1%，雖然濫用情形相對較少，但自2013至2017年期間每年皆有零星的通報。此外，2014年俄羅斯聯邦曾查獲438公斤的氨基茚滿類藥物，2013至2016年期間塔吉克是中亞國家中唯一有出現氨基茚滿類物質通報的國家(UNODC, 2017)。我國尚未將氨基茚滿類物質列入毒品危害防制條例及管制藥品管理條例，所幸目前在我國並沒有檢出紀錄（衛生福利部食品藥物管理署，2020）。

治療方式

目前針對氨基茚滿類藥物或新興影響精神物質都沒有明確的治療指南可遵循，再加上合併用藥的普遍使得臨床診斷及治療更加困難，因此多是根據中毒症狀給予支持性治療。患者到院後必須先確保呼吸道暢通，監控體溫、心率、血壓、呼吸、肝及腎功能等生理狀態。患有高熱症的患者無法以一般退燒藥或緩解惡性高熱之特效藥dantrolene進行治療，需要以物理性方式降溫，使患者放鬆，或利用靜脈注射冷卻過的補充液幫助降溫，若超過41度則需要給予非去極化神經肌肉阻滯劑rocuronium或veronium麻痺神經肌肉，同時以呼吸器協助呼吸(Greene, Kerr, & Braitberg, 2008)。輕微緊張或躁動的症狀可藉由提供患者有安全感的無刺激性環境緩解，若需要鎮靜可使用苯二氮平類藥物，例如diazepam、lorazepam及midazolam，並給予補充液避免脫水。嚴重的躁動及精神錯亂則需使用更高劑量的苯二氮平類藥物及身體約束。對於癲癇發作的患者苯二氮平類藥物也是第一線用藥，若是持續性的癲癇發作可以點滴注射方式給予phenobarbitone(20 mg/Kg)，速度不可超過100 mg/min(Shah & Eddleston, 2010)。嚴重躁動、肌肉過度活動或高熱症的患者後續可能會發生橫紋肌溶解症，因此必須檢測血清中的肌酸激酶、血清或尿液中的肌球蛋白和腎功能以及早發現與治療(Callaway & Clark, 1994)。

參考文獻

Bauer, C. T., Banks, M. L., Blough, B. E., & Negus, S. S. (2013). Use of intracranial self-stimulation to evaluate abuse-related and abuse-limiting effects of monoamine releasers in rats. ***British journal of pharmacology, 168***(4), 850–862. https://doi.org/10.1111/j.1476-5381.2012.02214.x

Callaway, C. W., & Clark, R. F. (1994). Hyperthermia in psychostimulant overdose. ***Annals of emergency medicine,*** 24(1), 68–76. https://doi.org/10.1016/s0196-0644(94)70165-2

Corkery, J. M., Elliott, S., Schifano, F., Corazza, O., & Ghodse, A. H. (2013). MDAI (5,6-methylenedioxy-2-aminoindane; 6,7-dihydro-5H-cyclopenta[f][1,3]benzodioxol-6-amine; 'sparkle'; 'mindy')toxicity: a brief overview and update. ***Human psychopharmacology, 28(4)***, 345–355. https://doi.org/10.1002/hup.2298

European Monitoring Centre for Drugs and Drug Addiction (2012) -Europol 2011 Annual Report on the Implementation of Council Decision 2005/387/JHA. Publications Office of the European Union, Lisbon.

Eshleman, A. J., Wolfrum, K. M., Reed, J. F., Kim, S. O., Swanson, T., Johnson, R. A., & Janowsky, A. (2017). Structure-Activity Relationships of Substituted Cathinones, with Transporter Binding, Uptake, and Release. ***The Journal of pharmacology and experimental therapeutics, 360(1)***, 33–47. https://doi.org/10.1124/jpet.116.236349

Fuller, R. W., Baker, J. C., & Molloy, B. B. (1977). Biological disposition of rigid analogs of amphetamine. ***Journal of pharmaceutical sciences, 66(2)***, 271–272. https://doi.org/10.1002/jps.2600660235

Gallagher, C. T., Assi, S., Stair, J. L., Fergus, S., Corazza, O., Corkery, J. M., & Schifano, F. (2012). 5, 6-Methylenedioxy-2-aminoindane: from laboratory curiosity to 'legal high'. ***Human psychopharmacology, 27(2)***, 106–112. https://doi.org/10.1002/hup.1255

Gatch, M. B., Dolan, S. B., & Forster, M. J. (2016). Locomotor, discriminative stimulus, and place conditioning effects of MDAI in rodents. ***Behavioural pharmacology, 27(6)***, 497–505. https://doi.org/10.1097/FBP.0000000000000237

Greene, S. L., Kerr, F., & Braitberg, G. (2008). Review article: amphetamines and related drugs of abuse. ***Emergency medicine Australasia: EMA, 20(5)***, 391–402. https://doi.org/10.1111/j.1742-6723.2008.01114.x

Halberstadt, A. L., Brandt, S. D., Walther, D., & Baumann, M. H. (2019). 2-Aminoindan and its ring-substituted derivatives interact with plasma membrane monoamine transporters and α2-adrenergic receptors. ***Psychopharmacology, 236(3)***, 989–999. https://doi.org/10.1007/s00213-019-05207-1

Iversen, L., Gibbons, S., Treble, R., Setola, V., Huang, X. P., & Roth, B. L. (2013). Neurochemical profiles of some novel psychoactive substances. ***European journal of pharmacology, 700(1-3)***, 147–151. https://doi.org/10.1016/j.ejphar.2012.12.006

Johnson, M. P., Conarty, P. F., & Nichols, D. E. (1991). [3H] monoamine releasing and uptake inhibition properties of 3, 4-methylenedioxymethamphetamine and p-chloroamphetamine analogues. ***European journal of pharmacology, 200(1)***, 9–16. https://doi.org/10.1016/0014-2999(91)90659-e

Kalir, A., Sabbagh, A., & Youdim, M. B. (1981). Selective acetylenic 'suicide' and reversible inhibitors of monoamine oxidase types A and B. ***British journal of pharmacology, 73(1),*** 55–64. https://doi.org/10.1111/j.1476-5381.1981.tb16771.x

Nichols, D. E., Brewster, W. K., Johnson, M. P., Oberlender, R., & Riggs, R. M. (1990). Nonneurotoxic tetralin and indan analogues of 3, 4-(methylenedioxy) amphetamine (MDA). ***Journal of medicinal chemistry, 33(2)***, 703–710. https://doi.org/10.1021/jm00164a037

Nichols, D. E., Johnson, M. P., & Oberlender, R. (1991). 5-Iodo-2-aminoindan, a nonneurotoxic analogue of p-iodoamphetamine. ***Pharmacology, biochemistry, and behavior, 38(1),*** 135–139. https://doi.org/10.1016/0091-3057(91)90601-w

Mabbott, S., Alharbi, O., Groves, K., & Goodacre, R. (2015). Application of surface enhanced Raman scattering to the solution based detection of a popular legal high, 5, 6-methylenedioxy-2-aminoindane (MDAI). ***The Analyst, 140(13)***, 4399–4406. https://doi.org/10.1039/c5an00591d

Manier, S. K., Felske, C., Eckstein, N., & Meyer, M. R. (2020). The metabolic fate of two new psychoactive substances - 2-aminoindane and N-methyl-2-aminoindane - studied in vitro and in vivo to support drug testing. ***Drug testing and analysis, 12(1)***, 145–151. https://doi.org/10.1002/dta.2699

Shimshoni , D., Rhee, G. S., Sprague, J. E., & Nichols, D. E. (1996). Reinforcing effects of certain serotonin-releasing amphetamine derivatives. ***Pharmacology, biochemistry, and behavior, 53(1)***, 99–105. https://doi.org/10.1016/0091-3057(95)00205-7

Oberlender, R., & Nichols, D. E. (1990). (+)-N-methyl-1-(1, 3-benzodioxol-5-yl)-2-butanamine as a discriminative stimulus in studies of 3,4-methylenedioxy-methamphetamine-like behavioral activity. ***The Journal of pharmacology and experimental therapeutics, 255(3)***, 1098–1106.

Oberlender, R., & Nichols, D. E. (1991). Structural variation and (+)-amphetamine-like discriminative stimulus properties. ***Pharmacology, biochemistry, and behavior, 38(3)***, 581–586. https://doi.org/10.1016/0091-3057(91)90017-v

Páleníček, T., Fujáková, M., Brunovský, M., Horáček, J., Gorman, I., Balíková, M., Rambousek, L., Syslová, K., Kačer, P., Zach, P., Bubeníková-Valešová, V., Tylš, F., Kubešová, A., Puskarčíková, J., & Höschl, C. (2013). Behavioral, neurochemical and pharmaco-EEG profiles of the psychedelic drug 4-bromo-2, 5-dimethoxyphenethylamine (2C-B) in rats. ***Psychopharmacology, 225(1)***, 75–93. https://doi.org/10.1007/s00213-012-2797-7

Páleníček, T., Lhotková, E., Žídková, M., Balíková, M., Kuchař, M., Himl, M., Mikšátková, P., Čegan, M., Valeš, K., Tylš, F., & Horsley, R. R. (2016). Emerging toxicity of 5, 6-methylenedioxy-2-aminoindane (MDAI): Pharmacokinetics, behaviour, thermoregulation and LD50 in rats. ***Progress in neuro-psychopharmacology & biological psychiatry, 69***, 49–59. https://doi.org/10.1016/j.pnpbp.2016.04.004

Pinterova, N., Horsley, R. R., & Palenicek, T. (2017). Synthetic Aminoindanes: A Summary of Existing Knowledge. ***Frontiers in psychiatry, 8***, 236. https://doi.org/10.3389/fpsyt.2017.00236

Richter, L., Beck, A., Flockerzi, V., Maurer, H. H., & Meyer, M. R. (2019). Cytotoxicity of new psychoactive substances and other drugs of abuse studied in human HepG2 cells using an adopted high content screening assay. ***Toxicology letters, 301***, 79–89. https://doi.org/10.1016/j.toxlet.2018.11.007

Rothman, R. B., Baumann, M. H., Dersch, C. M., Romero, D. V., Rice, K. C., Carroll, F. I., & Partilla, J. S.(2001). Amphetamine-type central nervous system stimulants release norepinephrine more potently than they release dopamine and serotonin. ***Synapse (New York, N.Y.), 39(1),*** 32–41. https://doi.org/10.1002/1098-2396 (20010101)39:1<32::AID-SYN5>3.0.CO;2-3

Shah, A. S., & Eddleston, M. (2010). Should phenytoin or barbiturates be used as second-line anticonvulsant therapy for toxicological seizures? ***Clinical toxicology (Philadelphia, Pa.),*** 48(8), 800–805. https://doi.org/10.3109/15563650.2010.521506

Shimshoni, J. A., Sobol, E., Golan, E., Ben Ari, Y., & Gal, O. (2018). Pharmacokinetic and pharmacodynamic evaluation of 5-methoxy-2-aminoindane (MEAI): A new binge-mitigating agent. ***Toxicology and applied pharmacology, 343***, 29–39. https://doi.org/10.1016/j.taap.2018.02.009

Shimshoni, J. A., Winkler, I., Edery, N., Golan, E., van Wettum, R., & Nutt, D. (2017). Toxicological evaluation of 5-methoxy-2-aminoindane (MEAI): Binge mitigating agent in development. ***Toxicology and applied pharmacology, 319***, 59–68. https://doi.org/10.1016/j.taap.2017.01.018

Simmler, L. D., Rickli, A., Schramm, Y., Hoener, M. C., & Liechti, M. E.(2014). Pharmacological profiles of aminoindanes, piperazines, and pipradrol derivatives. ***Biochemical pharmacology, 88(2)***, 237–244. https://doi.org/10.1016/j.bcp.2014.01.024

Solomons, E., & Sam, J. (1973). 2-Aminoindans of pharmacological interest. ***Journal of medicinal chemistry, 16(12),*** 1330–1333. https://doi.org/10.1021/jm00270a004

United Nation Office on Drugs and Crime, (2017). Central Asia Synthetic Drugs Situation Assessment.

United Nation Office on Drugs and Crime, (2013). The Challenge of New Psychoactive Substances.

Židková, M., Linhart, I., Balíková, M., Himl, M., Váňa, L., Vetýška, M., Páleníček, T., Lhotková, E., & Dušek, M. (2017). Study on the metabolism of 5, 6-methylenedioxy-2-aminoindane (MDAI) in rats: identification of urinary metabolites. ***Xenobiotica; the fate of foreign compounds in biological systems, 47(6)***, 505–514. https://doi.org/10.1080/00498254.2016.1199919

衛生福利部食品藥物管理署(2020)。新興影響精神物質(NPS)在我國有檢出紀錄之品項。https://www.fda.gov.tw/TC/site.aspx?sid=9958

八 其他類物質(Others)

作者｜陳慧諴 / 盧冠伶

摘要

新興影響精神物質(new psychoactive substances, NPS)中有些無法在化學結構上歸類在前述8大類別的物質，聯合國毒品暨犯罪辦公室(United Nations Office on Drugs and Crime, UNODC)將其列在「其他類物質」，這些物質分屬不同的藥理機轉，分為：1、傳統迷幻藥(classic hallucinogens)類似物：經由特定的血清素受體活性並產生幻覺，這類的物質的作用類似2C-B，LSD和DMT等傳統藥物，但也可能具有部份興奮(stimulant)活性；2、類鴉片類藥物(opioids)：屬於化學多樣性的中樞神經系統抑制劑，具有與特定鴉片受體結合的結構特徵，從而導致類似嗎啡的作用；3、鎮靜劑/安眠藥：也是中樞神經系統抑制劑。它們的作用類似受國際管制的鎮靜安眠物質，例如二氮平(diazepam)和阿普唑侖(alprazolam)；4、興奮劑(stimulants)：經由多巴胺，正腎上腺素和/或5-血清素的作用來模仿如安非他命，甲基安非他命和搖頭丸等傳統藥物的作用。本章將依其他類物質的藥理性質分類介紹，並對我國目前有檢出紀錄且數目較多之品項進行陳述。

壹 傳統迷幻藥(Classic hallucinogens)的類似物

探源

人類使用精神活性麥角醯胺(lysergamides)的歷史至少可以追溯到數百年前墨西哥印第安人祭司們想要與神交流的儀式中，使用含有d-麥角醯胺(d-lysergic acid amide, LSA)成分的熱帶藤本植物的種子，例如牽牛花種子，使他們看到了與宗教有關的幻象。瑞士化學家Albert Hofmann於1938年使用麥角菌的成分麥角酸合成出LSD(lysergic acid diethylamide)並於1943年意外發現LSD具有迷幻活性(Hofmann, 1968)。在1997年，化學家Alexander Shulgin寫了一本關於人造色胺類的書籍：TIHKAL(Tryptamines: I have known and loved)，其中記載了數百種合成色胺類，除了先前提到的色胺類之外，也包括LSD類衍生之迷幻劑，如AL-LAD(6-allyl-6-nor-LSD)、ETH-LAD(6-ethyl-6-nor-lysergic acid diethylamide)或PRO-LAD(6-propyl- 6-nor- Lysergic acid diethylamide)等(Shulgin. & Shulgin., 1997)。而到了designer drug盛行的西元2000年後，開始出現了1B-LSD(N1-butyryl-lysergic acid diethylamide)及1P-LSD(1-propionyl-lysergic acid diethylamide)等衍生合成LSD。

●化學結構

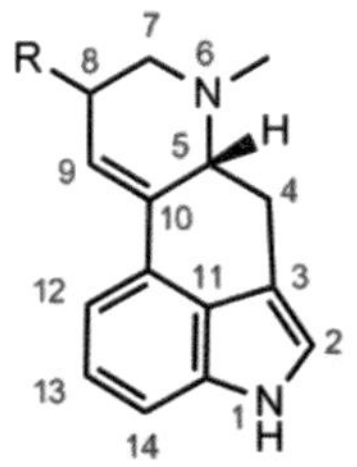

圖1　麥角鹼生物鹼(alkaloid ergoline)之化學結構

LSD類化合物其結構骨架是麥角生物鹼(alkaloid ergoline)。LSD的分子由帶有四環的吲哚體系（C20H25ON3）組成（如圖1）。碳5和8是不對稱的：因此，已知有四個異構的旋光LSD異構體，但只有d-LSD異構體具有迷幻作用(Passie, Halpern, Stichtenoth, Emrich, Hintzen, 2008)

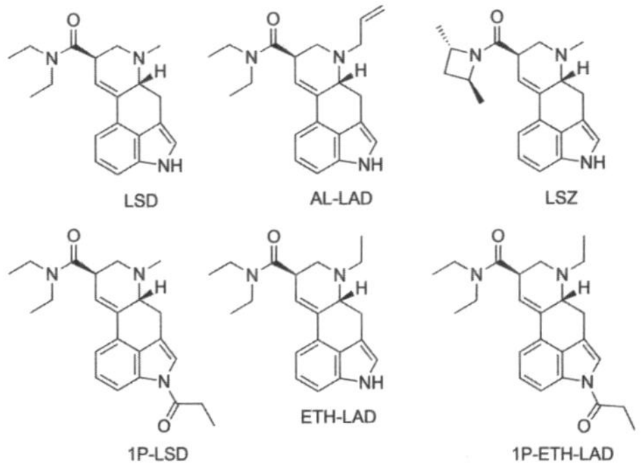

LSD　AL-LAD　LSZ

1P-LSD　ETH-LAD　1P-ETH-LAD

圖2 出現在新型精神活性物質市場上的麥角酰二胺(LSD)及其衍生物。

●檢驗方法

LSD類化合物和其代謝物在一般娛樂性使用濃度下，需要高效液相串聯質譜LC-HR-MS/MS(liquid chromatography-high resolution- tandem mass spectrometry)鑑定。

●藥理作用

LSD類藥物會刺激血清素5-HT2A受體，尤其是和皮質區域和邊緣系統中的5-HT2A受體結合，影響思維過程以及聽覺和視覺感知，產生迷幻作用，但也有人發生不合理的恐懼和焦慮，恐慌發作，偏執等負面的情緒狀態。長期使用會產生倒敘(flashback)現象，這是指在停用藥物數週，數月或更長時間後，仍會間歇性產生知覺扭曲的狀況。

除了精神狀態改變，使用LSD類藥物導致缺乏協調性、心律不整、低血壓、體溫過高、出汗、頭暈、口乾、虛弱、瞳孔散大、高血糖、噁心及嘔吐等症狀，不過，很少有過量致死的案例(Passie et al., 2008)。

時下LSD類藥物最流行用藥形式是將紙張浸泡LSD類藥物，俗稱「毒郵票」，放在舌下含著，需要20分鐘到1小時才能產生藥效。依照所含藥物的不同，效價(potency)和作用持續時間也有差異。

LSD類藥物的代謝係經第一相P450肝臟色素細胞氧化酵素(cytochrome P450, CYP enzymes)催化作用後，代謝物再與葡萄醣醛酸形成的共軛物質。CYP3A4是主要的代謝酵素。

表一　LSD及其類似物的作用持續時間和常用劑量

Name of substance	duration (h)	common dosage (μg)
LSD-25	6-12	75-150
AL-LAD	6-10	80-160
ETH-LAD	8-12	40-150
1P-LSD	8-12	75-150

●濫用情形

台灣目前檢出的新興LSD類似物有6-Allyl-6-nor-lysergic acid diethylamide (AL-LAD)、1-Acetyl-LSD (ALD-52)、6-Ethyl-6-nor-lysergic acid diethylamide (ETH-LAD)、1-Propionyl-LSD (1P-LSD)及1-Butanoyl-LSD (1B-LSD)，均尚未列管。

其中，1-Acetyl-LSD、1P-LSD和1B-LSD三者均為LSD的前趨藥物(prodrug)，會被代謝成為LSD。其為5-HT2A受體部分作用劑，作用效價低，與5-HT2A受體的親和力(ALD-52: Ki = 174 nM; 1P-LSD: Ki = 196 nM; 1B-LSD: Ki = 87.7 nM)也均較LSD低(14.7 nM)(Halberstadt et al., 2020)。在2015年之後相繼出現於毒品市場。

ETH-LAD和AL-LAD於1976年被合成出來。ETH-LAD對5-HT2A受體(Ki = 5.1 nM)、D1 (Ki = 22.1 nM)和D2(Ki = 4.4 nM)多巴胺受體的親和力都很高(Watts et al., 1995)。ETH-LAD被認為在視覺和聽覺扭曲的作用更強。並引起嚴重的噁心或身體不適(Brandt et al., 2017)。AL-LAD於2013年出現於毒品市場。對5-HT2A受體具高親和力(Ki = 8.1 nM)，對D1(Ki = 189 nM)和D2(Ki = 12.3 nM)多巴胺受體的親和力較LSD低(Watts et al., 1995)。

貳 類鴉片類（或合成鴉片類）

探源

類鴉片類（或合成鴉片類）主要分成兩大類，一大類是吩坦尼(fentanyl)類，另一大類為非吩坦尼類。Paul Janssen及研究團隊在1960年代發展出作為鴉片類止痛劑的吩坦尼，藥品名為Sublimaze(Stanley, 2014)。1979年到1988年間吩坦尼在美國加州曾被大量非法濫用(Henderson, 1988; Martin et al., 1991)。近幾年吩坦尼及其衍生物的濫用情形在美國及歐洲(Mounteney, Giraudon, Denissov, & Griffiths, 2015)仍是一個日趨嚴重的社會健康問題。許多吩坦尼衍生物是作為娛樂用途使用，並不具有醫療的用途，如fluorobutyrylfentanyl、furanylfentanyl及ocfentanil等。

非吩坦尼類的物質，結構不同於吩坦尼類，起初研發也是為了希望發展取代嗎啡的止痛藥物，但因其毒性及成癮性而從未上市。例如AH-7921是在1970年代英國伯明罕Aston大學及藥廠Allen & Hanburys公司的研究團隊發展來作為止痛劑，但因其毒性及成癮性而從未上市，在2012年開始流通在歐洲市場上(Zawilska, 2017)。U-47700的結構類似於AH-7921，同樣是一個未上市的非成癮性止痛劑，是在1970年代由Upjohn公司之化學家Jacob Szmuszkovicz合成出來(Harper, Veitch, & Wibberley, 1974)，在2014年開始流通在歐洲及美國毒品市場上(Nikolaou, Katselou, Papoutsis, Spiliopoulou, & Athanaselis, 2017)。MT-45也是在1970年代由日本的Dainippon藥廠研發之取代嗎啡藥物(Natsuka et al., 1987)，其濫用則是在2013年由歐洲開始(Helander, Bäckberg, & Beck, 2014)。

●化學結構

分成兩大類，一大類是吩坦尼類；另一大類為非吩坦尼類，如圖3所示。吩坦尼衍生物常常是透過修飾吩坦尼的丙醯鏈或是取代乙基苯基的官能基，例如在N-苯環上以氟，氯或甲氧基的基團取代之(Zawilska, 2017)。非吩坦尼類的化學結構屬於苯甲醯胺(U-47700或AH-7921)或哌嗪(MT-45)(Salle et al., 2019)。

●檢驗方法

在新合成鴉片類的物質中較傾向使用液相質譜析，因為大多數新合成鴉片類不具有極化分子的特性，所以需要額外將樣本進行氣化處理，增加樣本處理的時間，故使用液相質譜分析就可減少此一步驟。LC-MS/MS方法可以檢測到最少1pg/mg的精準度(Salomone et al., 2019)，若使用液相質譜儀搭配高解析的分析器，如四極質譜儀(quadrupole mass spectrometer)、高解析質譜儀(orbitrap mass spectrometer)或是MALDI-TOF質譜儀(matrix assisted laser desorption ionization-time of flight mass spectrometer)來分析，則可有更準確的分析結果(Tabarra et al., 2019)。目前有少數使用免疫分析的方法來偵測新合成鴉片類，如利用生物晶片的方式來偵測AH-7921、U-47700及MT-45(Andrade, Mamo, & Gonzalez-Rodriguez, 2017)，或是體外偵測鴉片類受體的活化並觸發arrestin 2蛋白來激發螢光訊號(Cannaert, Ambach, Blanckaert, & Stove, 2018)，這些新方法都還需要更多使用案例來證明是否準確。

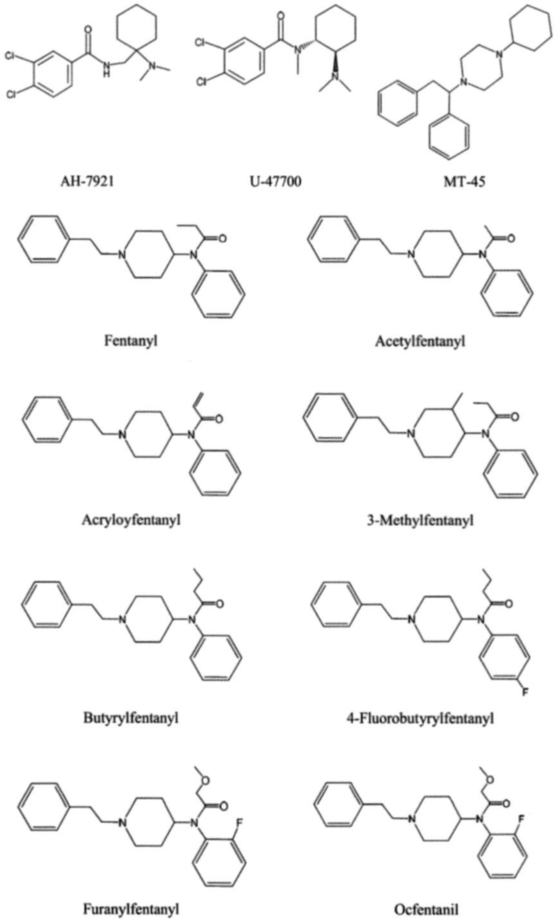

圖3　常見類鴉片類及衍生之NPS的化學結構

●**藥理作用**

類鴉片類NPS具有活化鴉片類受體的作用，主要是針對μ亞型受體具有高度親和力，同時也作用在δ和κ兩種亞型受體。由於活化鴉片類μ亞型受體產生顯著的止痛效果，因此可用於比較藥物的作用，吩坦尼的止痛效果是嗎啡的50~100倍(Salle et al., 2019)。Acetylfentanyl可以活化μ亞型鴉片類受體，其止痛效果為嗎啡的15.7倍高，是吩坦尼的0.29倍（如表二）。

吩坦尼的衍生物有多種劑型，包括粉末、鼻噴劑、液體或是膠囊，所以有多種服用途徑，以口服為主，也有吸入或靜脈注射，節錄部分新合成鴉片類物質之劑量與反應時間列於表三。

表二 新合成鴉片類對鴉片類亞型受體之作用與止痛效果相對於嗎啡和吩坦尼之比較

	μ 亞型	δ 亞型	κ 亞型	止痛效果 (v.s.嗎啡)	止痛效果 (v.s.吩坦尼)
Acetylfentanyl	+++			15.7	0.29
Butyrylfentanyl	+++			1.5~7	0.03~0.13
Furanylfentanyl	+++			7	無
AH-7921	+++	+		1~1.7	無
U-47700	+++			7.5	0.1
MT-45	+++	+	+	≒1	無

資料來源：摘錄自Salle et al.(2019)。

表三　新合成鴉片類依不同服用途徑及劑量產生之藥物作用時間列表

	服用途徑	劑量(mg)			反應時間	
		輕微	適中	強烈	開始時間 (分)	持續時間 (小時)
Acetylfentanyl	口服	1~3	3~5	5~7	5~20	1~4
Butyrylfentanyl	口服	0.4~0.8	0.8~1.5	1.5~3	15~30	3~4
Furanylfentanyl	口服	0.3~0.5	0.5~0.9	0.9~1.6	無資料	無資料
	吸入	0.2~0.4	0.4~0.8	0.8~1.6	1~10	1~3
AH-7921	口服	5~10	10~25	>25	15~45	6~8
U-47700	口服	5~7.5	7.5~15	15~25	15	5~7
	吸入				15	3~4
	靜脈注射				0~1	1~2
MT-45	口服	30~45	45~60	>60	30~45	4~6

資料來源：摘錄自Zawilska(2017)。

新合成鴉片類多屬選擇性μ亞型鴉片類受體作用劑，產生的副作用類似嗎啡，如噁心、嘔吐、便祕、暈眩、嗜睡等，嚴重者會因呼吸抑制而導致死亡。但因其效力較高，用藥過量的情形普遍。

一般治療常用Naloxone，是一種競爭型的鴉片類受體拮抗劑，主要是針對μ亞型受體有高度親和力，同時也作用在δ和κ兩種亞型受體。Naloxone可以有效緩解鴉片類藥物過量使用時產生的呼吸抑制及死亡，但是Naloxone也會因對抗鴉片類藥物的作用而引發戒斷症狀(Zawilska, 2017)。

●濫用情形

曾在UNODC的19個國家預警系統中出現的NPS，新合成鴉片類出現的頻率大約34%（截至2018年）；而致死個案中，有17%測到新合成鴉片類(UNODC, 2020)。在2016年~2018年的NPS案例中，有一半的比例是新合成鴉片類（特別是U-47700與吩坦尼衍生物）或合成大麻受體致活劑(UNODC, 2019)。台灣目前將醫療使用的吩坦尼及瑞吩坦尼(remifentanil)列為第二級管制藥品（衛福部食品藥物管理署，2017），但是對於其他衍生物並無列管，原因除無醫療用途外，可能是檢出率較低，在2008~2018年檢出的U-47700僅有三件（衛福部食品藥物管理署，2019）。

參 合成鎮靜劑類

探源

Benzodiazepine（苯二氮平）在1960年代被合成上市，作為GABAA受體的PAM(positive allosteric modulators)來活化不同亞型組成的GABAA受體，主要產生鎮靜安眠的作用(Tan, Rudolph, & Lüscher, 2011a)。近十年出現許多合成苯二氮平類安眠鎮靜劑(designer benzodiazepine, DBZB)在市場上被當作娛樂用藥而濫用(Manchester, Lomas, Waters, Dempsey, & Maskell, 2018; Zawilska & Wojcieszak, 2019)，第一個被禁用的合成苯二氮平類是Phenazepam，是1970年代蘇聯發展出來治療焦慮及酒精戒斷的物質，但在2007年於歐洲被大量濫用且禁用(WHO, 2015)；其次是在1984年日本上市的一個抗焦慮藥物Depas，學名為Etizolam，在2011年被歐洲測出並禁用(EMCDDA, 2018)；Pyrazolam是第三種被禁用的合成苯二氮平類，在2012年被歐洲禁用(Manchester et al., 2018)。而根據歐洲藥物暨藥物成癮監視中心(EMCDDA, European Monitoring Centre for Drugs and Drug Addiction)的報導，越來越多的合成苯二氮平類被濫用且禁用，如圖4。

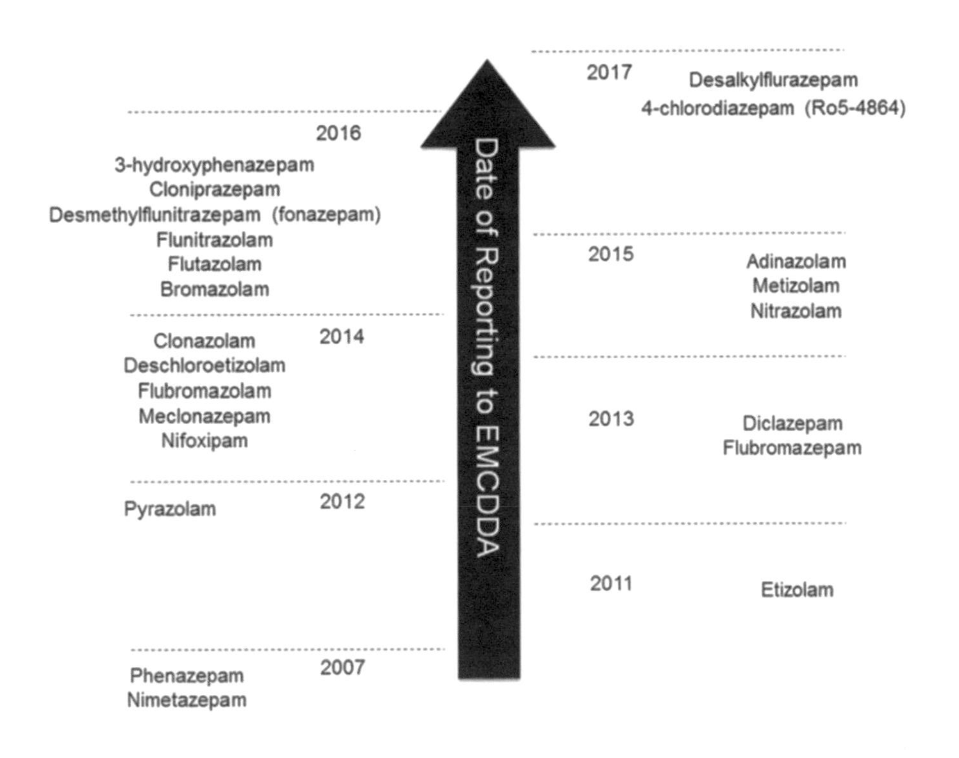

圖4　歐洲藥物暨藥物成癮監視中心報導相關合成苯二氮平類之時間軸

●**化學結構(Manchester et al., 2018)**

苯二氮平類可用三種方法來分類，方法一：作用的時間長短，大於24小時是長效，小於24小時是短效；方法二：分解的半衰期，小於6小時極短效，等於6小時短效，6~24小時中效，大於24小時是長效；方法三：化學結構，苯二氮平的主要結構是二氮平環(diazepine ring)和一個苯環(benzene ring)結合再加上一個苯基環 (phenyl ring)，所生成的結構為1,4-benzodiazepines或是1,5-benzodiazepines，這個結構還可以產生其他衍生物，如加上三唑環(triazole ring)、咪唑環(imidazole ring)或是噁唑環(oxazole ring)，可以生成Triazolobenzodiazepine、Imidazobenzodiazepine或是Oxazolobenzodiazepine，另一種衍生是苯環(benzene ring)被噻吩環(thiophene ring)或是吡啶環(pyridine ring)取代，可以生成thienodiazepines，而當三唑環(triazole ring)和二氮平環(diazepine ring)融合時，可以生成thienotriazolodiazepines。另外2,3-benzodiazepines雖然有類似苯二氮平的結構，卻有不同的藥理機制，2,3-benzodiazepines可以作用在AMPA (2-amino-3-(3-hydroxy-5-methylisoxazol-4-yl)propionic acid)受體上，也能抗焦慮卻不會成癮。其化學結構如圖5所示。

A) 1,4-benzodiazepine

B) 1,5-benzodiazepine

C) Triazolobenzodiazepine

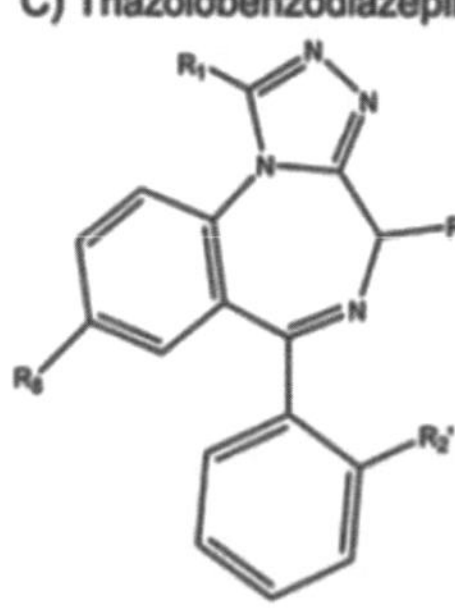

D) Imidazobenzodiazepine

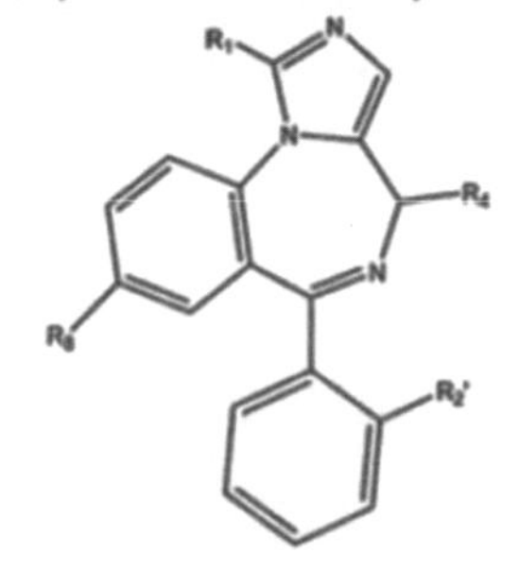

E) Oxazolobenzodiazepine

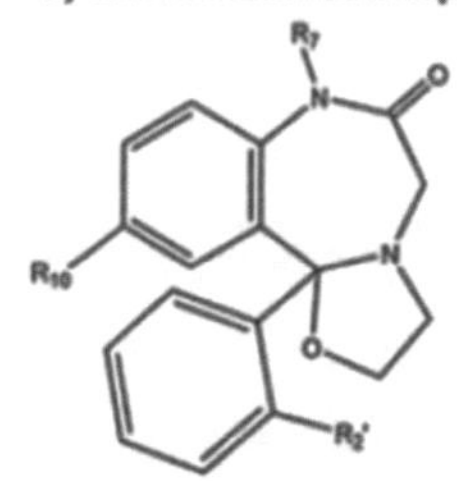

F) Thienodiazepine

G) Thienotriazolobenzodiazepine

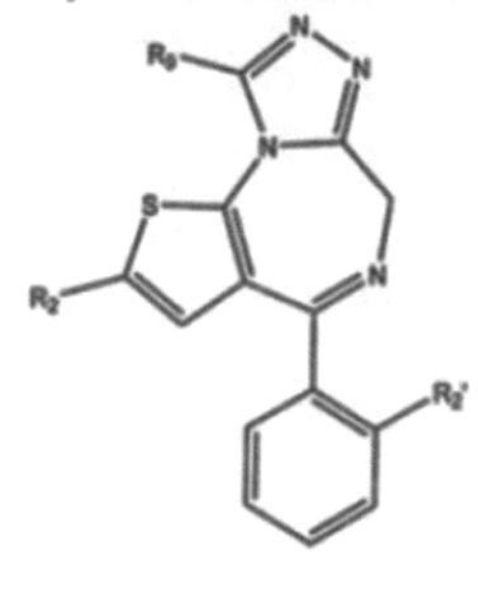

H) 2,3-benzodiazepine

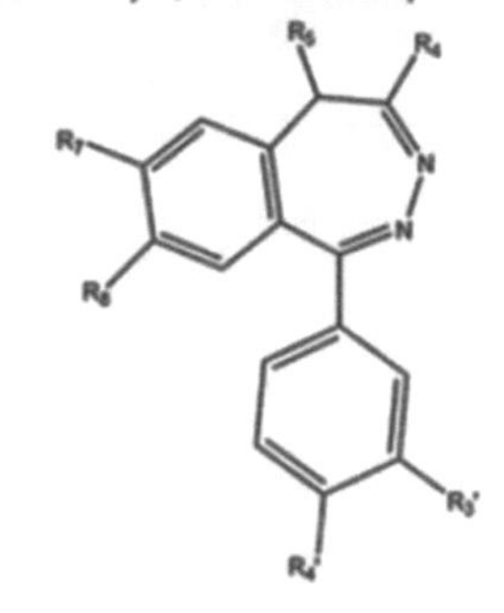

圖5　苯二氮平類及衍生物之化學結構

●檢驗方法

酵素免疫分析可做初篩，法醫鑑定則用氣相層析質譜儀GC-MS分析或液相層析串聯質譜儀LC-MS/MS。

●藥理作用

苯二氮平類藥物，藉由結合中樞神經系統GABAA受體上的benzodiazepine結合位點增加神經元細胞膜氯離子的通透性，造成過極化的不反應狀態，達到神經抑制的作用。

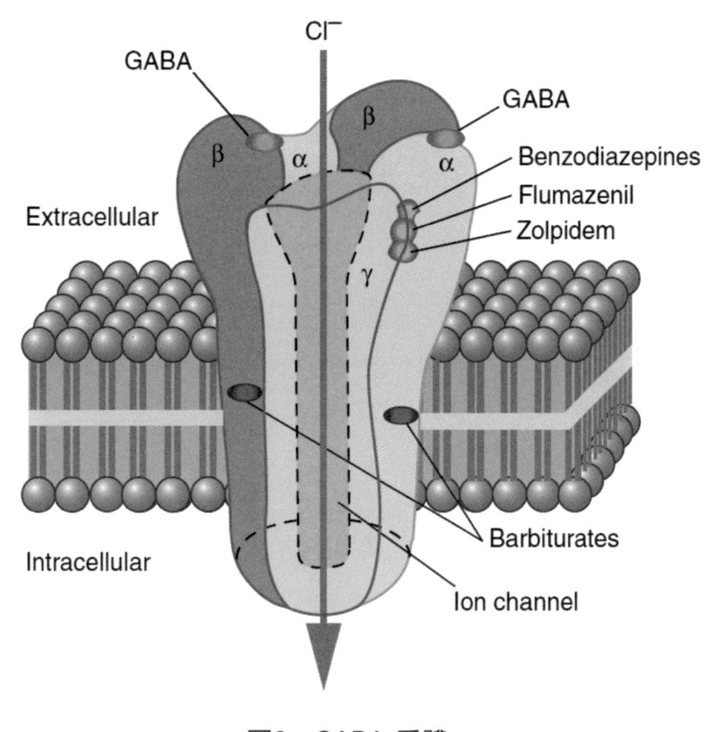

圖6　GABAA受體

GABAA受體有五大類亞基(subunits)，不同的中樞神經元帶有不同種類的GABAA受器，大多數的GABAA受體帶有α，β，與γ亞基(subunit)。活化帶有α1亞基的受體會造成鎮靜、失憶、與動作障礙，而若是活化α2與α3亞基的受體則會有抗焦慮、肌肉放鬆與增強酒精效果(McKernan et al., 2000)。苯二氮平類藥物與α1、α2、α3及α5受體亞基都有作用，因此產生抗焦慮、安眠、肌肉鬆弛與抗痙攣的作用，但因為較無選擇性，因此也包含許多可能的副作用，如增強酒精效果、失憶、動作障礙等(Rudolph et al., 1999)。急性中毒會因中樞神經極度抑制而產生抑制呼吸、血壓驟降、脈搏減緩、意識不清以及使用過量患者，大都呈現肌肉過度鬆弛及深度睡眠狀態，較少造成死亡，惟若與酒精或其它中樞神經抑制劑併用，則危險性大為提高。過量中毒可注射解毒劑flumazenil與苯二氮平類藥物進行競爭性拮抗。

成癮迴路中，腹側被蓋合區(ventral tegmental area)中多巴胺神經元的活性受到GABA神經元的調節，苯二氮平類藥物活化GABA神經元上的GABAA受體，使GABA神經元活性降低，減少GABA的釋放，因而降低對多巴胺神經元的抑制，導致多巴胺大量釋放，產生欣快感(Tan et al., 2011b)。長期使用後，產生耐藥性，使用劑量逐漸增大，成癮後，不服藥就會產生急性戒斷症狀，出現焦慮增加、注意力無法集中、疲倦、不安、厭食、頭暈、出汗、嘔吐、失眠、暴躁、噁心、頭痛及肌肉緊張/抽搐，嚴重時僵直陣攣發作，危及生命。

●**藥物動力學**

苯二氮平類藥物種類繁多，其藥物動力學特性不同依作用時間、半衰期、作用期間、以及活性代謝物而定。藥物動力學差異被認為是造成容易濫用與成癮的原因。親脂性較高且半衰期較短的藥物似乎具有更大的濫用潛力(Murphy, Wilson, Goldner, & Fischer, 2016)。

苯二氮平類藥物經P450肝臟色素細胞氧化酵素第一相代謝後，代謝物再與葡萄醣醛酸形成的共軛物質。不同種類的苯二氮平類藥物由不同型態的P450肝臟色素細胞氧化酵素進行代謝。

●**濫用情形**

目前台灣濫用最嚴重的苯二氮平類藥物為硝甲西泮(nimetazepam，俗稱一粒眠)，此外，被檢出的新興苯二氮平類藥物包括phenazepam、diclazepam、etizolam和flualprazolam均被列為第三級管制藥品。Phenazepam於1975年在蘇聯被合成並上市，屬於長效型由於過量服用導致住院和死亡人數的增加，因而受到關注，該藥的效力為diazepam的10倍。除了蘇俄、愛沙尼亞，目前多數國家並不當作醫療藥物。Diclazepam 在1960年由羅氏藥廠合成，但從未用於醫療用途。其作用長效且高效力，代謝物也具有活性，過量症狀類似腦死(Runnstrom, Kalra, Lascano, & Patel, 2020)。Etizolam於1983年在日本開始採用，用於治療焦慮症和睡眠障礙等神經系統疾病，並在日本，義大利和印度銷售。Flualprazolam的化學結構為triazolo-benzodiazepine，於1976年合成，從未用於醫療用途，效力較高，起效時間短。

肆 台灣檢出的其他類興奮劑介紹

台灣目前檢出的新興其他類興奮劑包括2-甲基胺丙基苯幷呋喃[(2-Methylaminopropyl)Benzofuran, MAPB]、2-二苯甲基吡咯烷2-Diphenylmethylpyrrolidine (Desoxy-D2PM)、甲硫基丙胺Methiopropamine(MPA)和α-吡咯烷戊基噻吩酮（也稱為α-PVT）。檢驗方法多使用氣相層析質譜儀GC-MS、液相層析質譜儀(LC-MS)或是串聯質譜儀分析。

2-甲基胺丙基苯幷呋喃[(2-Methylaminopropyl)Benzofuran, MAPB]

2-甲基胺丙基苯幷呋喃[(2-Methylaminopropyl)Benzofuran, MAPB]，列為第二級管制藥品，2-甲基胺丙基苯幷呋喃[(2-Methylaminopropyl)Benzofuran, MAPB]是具有苯幷呋喃結構類似搖頭丸(MDMA)的新興合成興奮劑。具有六種位置異構物包括[2-(2-Methylaminopropyl)Benzofuran]（2-MAPB）、[3-(2 Methylaminopropyl)Benzofuran]（3-MAPB）、[4-(2-Methylaminopropyl)Benzofuran]（4-MAPB）、[5-(2-Methylaminopropyl)Benzofuran]（5-MAPB）、[6-(2-Methylaminopropyl)Benzofuran]（6-MAPB）及[7-(2-Methylaminopropyl)Benzofuran]（7-MAPB）等。雖然有6種位置異構物，其中2-MAPB、5-MAPB和6-MAPB較常被濫用。化學結構如下：

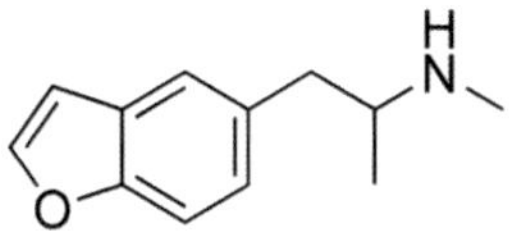

5-MAPB 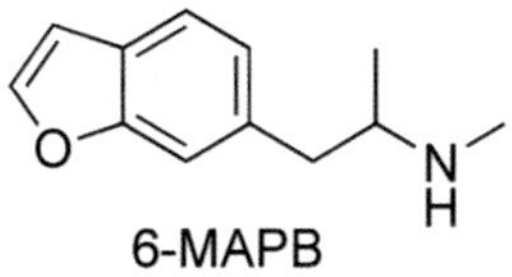　　6-MAPB 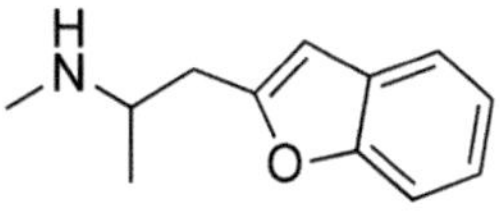　　2-MAPB

MAPB和腦中的多巴胺、正腎上腺素、和血清素轉運蛋白結合，對血清素轉運蛋白影響最大。5-MAPB相較於2-MAPB與MDMA，體溫升高的作用更強，危險性更高(Fuwa et al., 2016)。此外，5-MAPB 具有肝細胞毒性(Nakagawa, Suzuki, Tada, & Inomata, 2017)，2010年起此物質在毒品市場流通。2015年台灣首次驗出2-MAPB和5-MAPB，2017年將其列管為二級毒品。

2-二苯基甲基吡咯烷 2-Diphenylmethylpyrrolidine (Desoxy-D2PM)

化學結構如下：

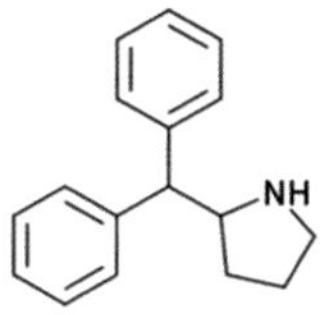

Desoxy-D2PM

Desoxy-D2PM可抑制去甲腎上腺素和多巴胺的回收。據報導，Desoxy-D2PM具有抑制食慾，產生欣快感和興奮刺激的作用。過量的Deoxy-D2PM可能導致暴力行為，幻覺和擬交感神經毒性(Russell, 2015)。台灣於2017年首度檢出，香港與泰國發現Desoxy-D2PM混在減肥藥中。

1-(噻吩-2-基)-2-甲基胺丙烷 Methiopropamine (MPA)

化學結構如下：

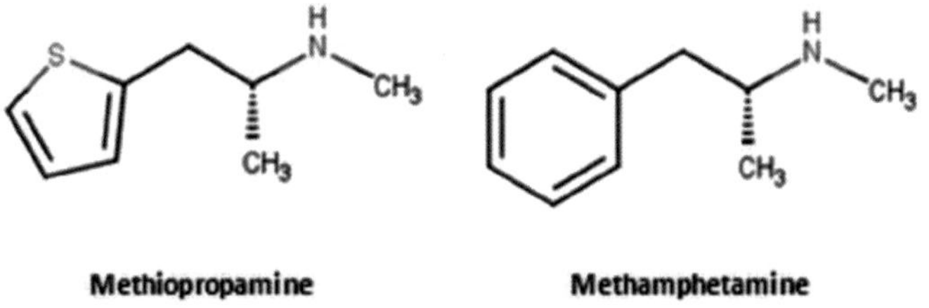

Methiopropamine　　Methamphetamine

MPA最初於1942年首次合成，2010年首次出現在網路販售。我國於2014年首次檢出MPA，其在2018年被列管為三級毒品。MPA是一種甲基安非他命的結構類似物，其中苯環已被噻吩環(Thiophene)取代。

MPA主要通過抑制多巴胺和正腎上腺素轉運蛋白再回收這兩種神經傳導物質(Iversen et al., 2013)。使用後的影響包括刺激、欣快感、機敏和增加專注力、精力充沛及健談。報告的不良反應（包括中毒）包括胸痛/緊繃、心動過速、焦慮症、驚恐發作、出汗、頭痛、噁心、呼吸困難、嘔吐、排尿困難和性功能障礙。產生聽覺和視覺幻覺(Daveluy et al., 2016; Lee et al., 2014)。

MPA通常藉由鼻吸或口服給藥，也有報導在少數情況下直腸使用。鼻吸劑量範圍為5-60 mg，口服為10-50 mg。給藥後5-10分鐘開始發生作用。作用持續時間約2-4小時。代謝包括肝臟細胞色素P450酶CYP2C19以及CYP1A2，CYP2C19、CYP2D6和CYP3A4。N-去甲基化的同時在側鏈和噻吩環上羥基化，然後進行葡萄醣醛酸化。

α-吡咯烷·戊基噻吩酮(α-Pyrrolidinopentiothiophenone α-PVT)

α-PVT是α-Pyrrolidinopentiophenone(α-PVP)的類似物，其中吩環取代了苯環，在1960年代被合成出來，在2012年首次出現在網路販售。我國於2017年首次檢出α-PVT，其目前尚未列管。雖然取代α-PVP，結構類似卡西酮，UNODC將其歸類於其他類。化學結構如下：

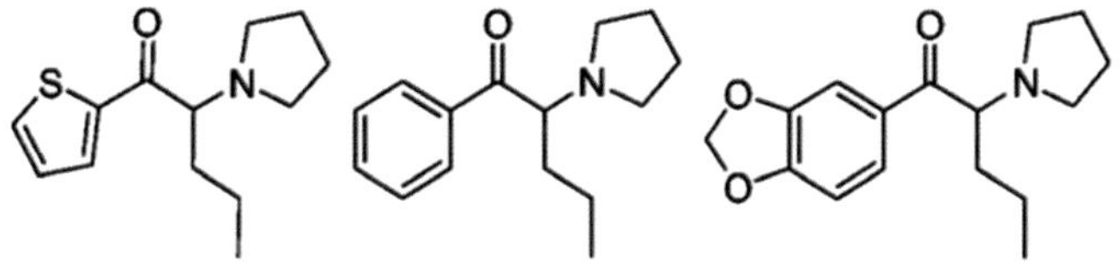

alpha-PVT alpha-PVP MDPV

α-PVT抑制單胺轉運蛋白，對多巴胺和正腎上腺素轉運蛋白親和力較血清素轉運蛋白高(Eshleman et al., 2017)。α-PVT在動物實驗證實具有類似古柯鹼或甲基安非他命的中樞獎賞作用，且具有成癮性(Cheong et al., 2017)。α-PVT通常經由鼻吸或口服給藥，一般劑量口服50-80 mg、鼻吸50–120 mg及煙吸10–35 mg，作用持續約2小時。α-PVT對鼻子和喉嚨黏膜有刺激性效果包括強烈的興奮感、欣快感、催情、增強對光和音樂的感受、出汗、失眠和食慾不振。α-PVT被稱為輕量版的α-PVP，作用比較不強烈，藥效消退也較緩和。然而，細胞毒性卻比較高(Wojcieszak et al., 2016)。

伍 結語

目前台灣檢出之新興其他類物質中，以產生鎮靜安眠作用之合成苯二氮平類藥物檢出次數最多。除了少數單獨檢出，大多數都是和其他新興合成藥物，例如，合成卡西酮類等一起被檢出。顯示使用包含興奮劑以及鎮靜安眠劑的混合式毒品成為現今娛樂性用藥的趨勢。至於其他新興其他類物質檢出數目，均為偶爾零星檢出，未來走向，仍應密切注意。

參考文獻

Andrade, A. F. B., Mamo, S. K., & Gonzalez-Rodriguez, J. (2017). Rapid screening method for new psychoactive substances of forensic interest: electrochemistry and analytical determination of phenethylamines derivatives (NBOMe) via cyclic and differential pulse voltammetry. ***Analytical chemistry, 89(3)***, 1445-1452.

Brandt, S. D., Kavanagh, P. V., Westphal, F., Elliott, S. P., Wallach, J., Stratford, A., ... & Halberstadt, A. L. (2017). Return of the lysergamides. Part III: Analytical characterization of N6-ethyl-6-norlysergic acid diethylamide (ETH-LAD) and 1-propionyl ETH-LAD (1P–ETH-LAD). ***Drug testing and analysis, 9(10)***, 1641-1649.

Cannaert, A., Ambach, L., Blanckaert, P., & Stove, C. P. (2018). Activity-based detection and bioanalytical confirmation of a fatal carfentanil intoxication. Frontiers in pharmacology, 9, 486.

Cheong, J. H., Choi, M. J., Jang, C. G., Lee, Y. S., Lee, S., Kim, H. J., ... & Yoon, S. S. (2017). Behavioral evidence for the abuse potential of the novel synthetic cathinone alpha-pyrrolidinopentiothiophenone (PVT) in rodents. ***Psychopharmacology, 234(5)***, 857-867.

Daveluy, A., Castaing, N., Cherifi, H., Richeval, C., Humbert, L., Faure, I., ... & Titier, K. (2016). Acute methiopropamine intoxication after "synthacaine" consumption. ***Journal of analytical toxicology, 40(9),*** 758-760.

European Monitoring Centre for Drugs and Drug Addiction (2018). Perspective on Drugs. The Misuse of Benzodiazepines Among High-risk Opioid Users in Europe.

Eshleman, A. J., Wolfrum, K. M., Reed, J. F., Kim, S. O., Swanson, T., Johnson, R. A., & Janowsky, A. (2017). Structure-activity relationships of substituted cathinones, with transporter binding, uptake, and release. ***Journal of Pharmacology and Experimental Therapeutics, 360(1),*** 33-47.

Fuwa, T., Suzuki, J., Tanaka, T., Inomata, A., Honda, Y., & Kodama, T. (2016). Novel psychoactive benzofurans strongly increase extracellular serotonin level in mouse corpus striatum. ***The Journal of Toxicological Sciences, 41(3)***, 329-337.

Halberstadt, A. L., Chatha, M., Klein, A. K., McCorvy, J. D., Meyer, M. R., Wagmann, L., ... &

Brandt, S. D. (2019). Pharmacological and biotransformation studies of 1-acyl-substituted derivatives of d-lysergic acid diethylamide (LSD). ***Neuropharmacology, 172,*** 107856.

Harper, N. J., Veitch, G. B. A., & Wibberley, D. G. (1974). 1-(3, 4-Dichlorobenzamidomethyl) cyclohexyldimethylamine and related compounds as potential analgesics. ***Journal of medicinal chemistry, 17(11)***, 1188-1193.

Helander, A., Bäckberg, M., & Beck, O. (2014). MT-45, a new psychoactive substance associated with hearing loss and unconsciousness. ***Clinical toxicology, 52(8)***, 901-904.

Henderson, G. L. (1988). Designer drugs: past history and future prospects. ***Journal of Forensic Science, 33(2),*** 569-575.

Hofmann, A. (1968). Psychotomimetic agents. In: Burger A, editor. Chemical Constitution and Pharmacodynamic Action.

Iversen, L., Gibbons, S., Treble, R., Setola, V., Huang, X. P., & Roth, B. L. (2013). Neurochemical profiles of some novel psychoactive substances. ***European journal of pharmacology, 700(1-3)***, 147-151.

Lee, H. M. D., Wood, D. M., Hudson, S., Archer, J. R., & Dargan, P. I. (2014). Acute toxicity associated with analytically confirmed recreational use of methiopropamine (1-(thiophen-2-yl)-2-methylaminopropane). ***Journal of Medical Toxicology, 10(3),*** 299-302.

Manchester, K. R., Lomas, E. C., Waters, L., Dempsey, F. C., & Maskell, P. D. (2018). The emergence of new psychoactive substance (NPS) benzodiazepines: A review. Drug testing and analysis, 10(1), 37-53.

Martin, M., Hecker, J., Clark, R., Frye, J., Jehle, D., Lucid, E. J., & Harchelroad, F. (1991). China White epidemic: an eastern United States emergency department experience. ***Annals of emergency medicine, 20(2)***, 158-164.

McKernan, R. M., Rosahl, T. W., Reynolds, D. S., Sur, C., Wafford, K. A., Atack, J. R., ... & Garrett, L. (2000). Sedative but not anxiolytic properties of benzodiazepines are mediated by the GABA A receptor α 1 subtype. ***Nature neuroscience, 3(6)***, 587-592.

Mounteney, J., Giraudon, I., Denissov, G., & Griffiths, P. (2015). Fentanyls: are we missing the signs? Highly potent and on the rise in Europe. International Journal of Drug Policy, 26(7), 626-631.

Murphy, Y., Wilson, E., Goldner, E. M., & Fischer, B. (2016). Benzodiazepine use, misuse, and harm at the population level in Canada: a comprehensive narrative review of data and developments since 1995. ***Clinical drug investigation, 36(7)***, 519-530.

Nakagawa, Y., Suzuki, T., Tada, Y., & Inomata, A. (2017). Cytotoxic effects of psychotropic benzofuran derivatives, N-methyl-5-(2-aminopropyl) benzofuran and its N-demethylated derivative, on isolated rat hepatocytes. ***Journal of Applied Toxicology, 37(3),*** 243-252.

Natsuka, K., Nakamura, H., Nishikawa, Y., Negoro, T., Uno, H., & Nishimura, H. (1987). Synthesis and structure-activity relationships of 1-substituted 4-(1, 2-diphenylethyl) piperazine derivatives having narcotic agonist and antagonist activity. ***Journal of medicinal chemistry, 30(10)***, 1779-1787.

Nikolaou, P., Katselou, M., Papoutsis, I., Spiliopoulou, C., & Athanaselis, S. (2017). U-47700. An old opioid becomes a recent danger. ***Forensic Toxicology, 35(1),*** 11-19.

Passie, T., Halpern, J.H., Stichtenoth, D.O., Emrich, H.M., Hintzen, A. (2008). The pharmacology of lysergic acid diethylamide: a review. ***CNS neuroscience & therapeutics, 14(4)***, 295-314.

Rudolf, U., Crestani, F., Benke, J., Brünig, I., Benson, J. A., Fritschy, J. M., ... & Mohler, H. (1999). Benzodiazepine actions mediated by specific m-aminobutyric acidA receptor suptypes. ***Nature, 401,*** 796-800.

Runnstrom, M., Kalra, S. S., Lascano, J., & Patel, D. C. (2020). Overdose from designer benzodiazepine Diclazepam. ***QJM: An International Journal of Medicine, 113***, 122-124.

Russell, N. (2015). Novel Psychoactive Substances: Classification, Pharmacology and Toxicology. ***Drugs and Alcohol Today, 15***, 63-64.

Salle, S., Bodeau, S., Dhersin, A., Ferdonnet, M., Goncalves, R., Lenski, M., ... & Fabresse, N. (2019). Novel synthetic opioids: A review of the literature. ***Toxicologie Analytique et Clinique, 31(4)***, 298-316.

Salomone, A., Palamar, J. J., Bigiarini, R., Gerace, E., Di Corcia, D., & Vincenti, M. (2019). Detection of fentanyl analogs and synthetic opioids in real hair samples. ***Journal of Analytical Toxicology, 43(4)***, 259-265.

Shulgin, A., & Shulgin, A. (1997). TIHKAL: the continuation. Transform press.

Stanley, T. H. (2014). The fentanyl story. ***The Journal of Pain, 15(12)***, 1215-1226.

Tabarra, I., Soares, S., Rosado, T., Gonçalves, J., Luís, Â., Malaca, S., ... & Gallardo, E. (2019). Novel synthetic opioids–toxicological aspects and analysis. Forensic sciences research, 4(2), 111-140.

Tan, K.R., Rudolph, U., Lüscher, C. (2011a). Hooked on benzodiazepines: GABAA receptor subtypes and addiction. ***Trends Neurosci, 34,*** 188-197.

Tan, K.R., Rudolph, U., Luscher, C. (2011b). Hooked on benzodiazepines: GABAA receptor subtypes and addiction. ***Trends Neurosci, 34,*** 188-197.

United Nations Office on Drugs and Crime. (2019). Early Warning Advisory on NPS.

United Nations Office on Drugs and Crime. (2020). Current NPS Threats Volume II.

Watts, V. J., Mailman, R. B., Lawler, C. P., Neve, K. A., & Nichols, D. E. (1995). LSD and structural analogs: pharmacological evaluation at D 1 dopamine receptors. ***Psychopharmacology, 118(4)***, 401-409.

World Health Organization (2015). Phenazepam. Pre-review Report. Agenda Item 5.8. Expert Committee on Drug Dependence Thirty-seventh Meeting.

Wojcieszak, J., Andrzejczak, D., Woldan-Tambor, A., & Zawilska, J. B. (2016). Cytotoxic activity of pyrovalerone derivatives, an emerging group of psychostimulant designer cathinones. ***Neurotoxicity research, 30(2)***, 239-250.

Zawilska, J. B. (2017). An expanding world of novel psychoactive substances: opioids. ***Frontiers in psychiatry, 8***, 110.

Zawilska, J. B., & Wojcieszak, J. (2019). An expanding world of new psychoactive substances—designer benzodiazepines. ***Neurotoxicology, 73***, 8-16.

衛生福利部食品藥物管理署(2019)。108年度「藥物濫用案件暨檢驗統計資料」年報。取自 https://www.fda.gov.tw/tc/site.aspx?sid=10776

衛生福利部食品藥物管理署(2017)。管制藥品管理條例。全國法規資料庫，2017年06月14日。

第2章 新興影響精神物質與法醫毒理

作者｜蕭開平 / 鍾如惠 / 許倬憲
于承平 / 鄭惠及

摘要

本文目的在於持續建立國內藥物濫用相關死亡案例進行流行病學分析資料庫，瞭解國內藥物濫用現況與流行趨勢，協助確認藥物濫用的高危險族群與藥物使用型態，如藥物種類、藥物使用途徑、多重藥物使用組合的變化，據以提出具體有效之國內新興影響精神物質預警監測指標及策略。2018年全國死亡人數為172,784人，平均死亡年齡73.49歲。全國地檢署相驗案件數有18,941件，法醫相驗佔率為10.96%，法醫相驗解剖案件數有1,478件，法醫相驗解剖佔率為7.8%。本研究蒐集並歸納整理2018年法醫研究所審查終結已結案之1,361件死因鑑定案件建立資料庫進行藥物濫用相關死亡案例分析，因中毒及藥物濫用相關致死案件共計321件(23.6%)，較上一年度(2017年；26.5%)減少。其中藥物濫用相關死亡案件共計250件(18.4%)，較上一年度(2017年；20.8%)有減少之情形，而中毒（酒精、農藥及化學物質中毒）相關死亡案件共計71件(5.2%)，較上一年度亦為減少(2017年；5.7%)。在2018年度法醫死因鑑定案件中，藥物濫用相關死亡案件前五大濫用藥物種類排名以濫用第二級管制藥品（甲基）安非他命類藥物(n=82)；占率為32.8%，高居第一大濫用藥物種類。濫用嗎啡類藥物（海洛因、鴉片）致死案件(n=65)占率為26.0%居第二大濫用藥物種類。安眠鎮靜劑FM2(n=35)；占率14.0%，及Estazolam(n=33)；占率13.2%，為2018年度毒藥物檢出第三大及第四大濫用藥物種類，第三級管制藥品Ketamine(n=32)及抗憂鬱藥物Trazodone(n=32)占率12.8%，為毒物檢出之第五大濫用藥物種類。多種醫療治療藥物於藥物濫用相關死亡案例中合併檢出情形，其濫用、誤用的嚴重程度及對死亡的影響值得進一步探查。

利用回溯性研究蒐集2014-2020上半年度間法務部法醫研究所受理已偵查終結具完整鑑驗資料之13,209件法醫死因鑑定案件歸納整理輸入電腦建立資料庫，篩選毒物檢驗報告因物質濫用中毒及藥物濫用相關死亡案件計有2,880件，佔所有死因鑑定案件21.8%，其中因毒品、新興藥物及醫療處方藥物濫用、及脫癮症候群等直接或間接造成死亡案例合計高達1,979件（藥物濫用組），佔所有死因鑑定案件19.6%，而因農藥、酒精、化學物質及其他物質濫用中毒導致死亡案件合計495件（中毒組），佔所有死因鑑定案件4.9%。觀察藥物濫用相關死亡案件所佔比率增高，各年度之濫用藥物致死案件數及該年度案件百分比

(%)分別為2014年338例(16.2%)，2015年485例(21.1%)，2016年451例(20.7%)，2017年455例(20.8%)，及2018年250例(18.4%)，2019年275例(20.37%)，及2020上半年132例(25.6%)。觀察2014-2018年間藥物濫用相關死亡者之濫用藥物種類，安非他命藥物濫相關死亡自2015年成為國內最主要的藥物濫用死亡，並已連續四年居冠，其相關死亡案例在2016年高達176例(39.0%)，2017年為154例(33.8%)略降，2018年因整體收案數減少之因，案例數降為82例(32.8%)，2019年為69例(25.2%)，2020上半年為25例(18.9%)。新興濫用藥物合成卡西酮類毒品快速氾濫嚴重，其濫用致死案例併用毒品品項多樣複雜，混合之毒品成分最高達十餘種。從2011年起出現零星案例，在2012年共檢出3例、2013年5例、2014年為6例、2015年已高達37例(7.6%)、2016年30例(6.7%)、至2017年高達63例(13.8%)，然2018年整體收案數減少，案例數降為23例(9.2%)，2019年37件(13.45%)。是否為掃毒成功收到遏止成效，值得持續觀察。死亡年齡層集中在15-24歲(34.0%)之青少年及25～34歲(47.8%)青年族群，平均死亡年齡28.2±0.6歲，遠低於藥物濫用組(40.9±0.3歲)。值得注意的警訊是，新型態毒品不斷更新，2016年台灣地區首次出現2例Chloromethcathinone(CMC)、6例Butylone(bk-MBDB)、2例Pentylone(bk-MBDP)、3例Eutylone(bk-EBDB)、3例N-Ethylpentylone、及1例alpha-pyrrolidinovalerophenone(a-PVP)新型態合成卡西酮類毒品致死案例。2017年死亡案例中首次檢出的NPS品項包括6例4-Methylpentedrone(4-MPD)、6例Dibutylone(bk-DMBDB)、2例4-Methylethcathinone(4-MEC)、1例4-Methyl-N-ethyl-pentedrone(4-MEAP)、1例4-Methyl-alpha-pyrrolidinohexiophenone(MPHP)等，2018年首次檢出的NPS品項包括2例Methyl-α-ethylaminopentiophenone(4-MEAPP)、2例4-Chloroamphetamine、2例Ethylhexedrone、2例N-Ethylhexedrone(NEH)、2例2,5-Dimethoxy-4-Chloroamphetamine、2例Para-Chloroamphetamine(4-CA)、2例4-Chloroethcathinone(4CEC)、2例大麻衍生物11-Nor-9-carboxy-△9-tetrahydrocannabinol等，2019年度台灣NPS出現較明顯包括Fentanyl（吩坦尼：23例）、Dechloroketamine（4例）、2-Florodechloroketamine（2例）。2020上半年度台灣NPS出現較明顯包括Fentanyl（9例）、Dechloroketamine（2例）、2-Florodechloroketamine（11例），而且新增的Dechloro-N-ethyl-ketamine（1例）。這些被設計製造出來的人工合成化學物，常混入飲品中，流竄於毒品市場及派對中，造成社會治安惡化並危害國人生命與身心健康。由國內新型態合成毒品緝獲量與致命案件數遽增，應將NPS濫用視為濫用藥物防制政策之重點項目。

NPS濫用已成為台灣與全世界需共同面對的問題，本研究彙整法醫死因鑑定案件之各型態藥物濫用常見之死亡態樣，分析可能之致死機轉與危險死亡因子，期能提供藥物濫用導人體傷害之科學證據，做為反毒宣導之參考教材，並能隨時監控國內最新藥物濫用流行趨勢，作為國內毒品濫用問題之預警及研擬防制策略之重點參考依據。

關鍵字：藥物濫用、法醫死因鑑定、事故傷害、新興影響精神物質

壹 新興及多重藥物濫用與致死案件分析研究原由

新興影響精神物質之全球現況，管制與挑戰

近年新興影響精神物質(又稱新興毒品，New Psychoactive Substance，簡稱NPS)湧現，其俗名稱之為合法助興藥品(Legal highs)，設計藥物(Designer Drugs)，化學物經由化學工程合成、研究設計合成新興影響精神物質等（楊士隆，2018）。如何了解NPS的濫用性及危害性，除了借重警檢調單位的緝查毒品外，最重要在於法醫師解剖案件中，經由法醫毒物化學檢驗致死毒品，故濫用藥物相關致死案件的統計分析工作，成為反毒工作的骨幹，也是監測NPS的主要工作。

新興影響精神物質之全球現況，管制與挑戰

我國屬大陸法系，為明文法規定，在台灣「毒品危害防制條例」的毒品分類名單中，均為列舉的毒品名單，未列舉名單之內者不罰。台灣NPS濫用、氾濫、流行性深刻挑戰台灣的司法權威性，並已造成社會治安與人民傷害，尤其NPS相關死亡案例增加，引起警政、司法、法務部、衛生福利部等重視，才會明列為毒品危害防制條例所列舉的毒品名單內，諸如此類曠日費時的循環，至法明定後，下一輪的NPS，又出現在新類型濫用藥物市場上，使得台灣反毒工作疲於奔命。根據聯合國毒品與犯罪問題辦公室(UNODC)之世界毒品報告(World Drug Report)，其每年以驚人之速度成長，逃避列管，各國相關管制緩不濟急，至2020年底可能達到近千種的NPS，已對全球及台灣諸多濫用者產生巨大生命與健康危害。台灣面對NPS的反毒困境也在立法明定的過程中循環反覆地進行如下：

●台灣法律屬於大陸法系：

罪刑法定罪原則(Nulla poena sine lege)，又稱為罪刑法定主義(no penalty without a law)，是大陸法系刑法學上、成文法的重要原則，即「只有在行為時法律明文規定為犯罪行為的，才能依照法律定罪處罰，否則，不得定罪處罰，也就是無法律即無犯罪，本原則致台灣反毒策略上致法律上不能擅斷而恣意對未條列禁止之藥物進行緊急有效的禁止，並及早完成的對人民實施處罰。

●反毒立法期：

台灣的立法院條列式的犯罪行為在反毒策略上可能導致重大瑕疵，過程上包括NPS之濫用合成藥物（如氯甲基安非他命）進入毒梟市場、銷售販賣到流行、造成所謂濫用者之成癮性、濫用性、危害性後，經由完整的法醫解剖建立於資料庫中，完成濫用藥物相關致死案件的統計，配合警政司法單位統計、舉證，再經由每三個月由法務部會同衛生福利部組成審議委員會，每三個月定期檢討確認毒品之分級及品項，才有法律上處罰輯查依據，此時離當初NPS進入市場，至立法查緝，可長達二至四年。

●毒梟反應期：

此時毒梟只要稍加改變結構（以氟取代氯在甲基安非他命的苯烷碳結構），製造合成出另一個新興濫用藥物（如氟甲基安非他命），致警政司法單位疲於應付至今。

何況世界衛生組織(WHO)已經警告，現今(2020)NPS可達近千種，未來世界將淪於NPS的氾濫時代。反制策略包括明文列舉禁止之毒品，若衍生物一個官能基而造成毒品有類似毒害功能者均可列為同一類毒品。

貳 藥物濫用現況分析

國內外藥物濫用現況分析及重要性

藥物濫用及NPS濫用已成為全球化問題，目前國內藥物濫用及NPS種類多元複雜性，各式新興濫用藥物及新合成毒品不斷推陳出新，合併多重藥物濫用漸趨複雜性。根據UNODC世界毒品報告指出，全球合成藥物種類愈趨繁複，各種NPS濫用的報告案例與日俱增，2009至2019年期間，119個國家通報UNODC之NPS品項已高達943種，預計至2020年底應可高達1000種，故UNODC不斷呼籲各國重視NPS濫用問題，並需適時提出管控措施。據統計，全球在15歲至64歲人群中，有2.75億人曾經試用過一種以上毒品（範圍：2.04億至3.46億人口），亦即每18個成年人中有1人在使用某種非法藥物，而每9個吸毒者中就有超過一人是問題吸毒者，即患有吸毒病症或吸毒成癮者需要醫療救助。根據世界衛生組織估計，全球大約有45萬人因非法藥物濫用而直接、間接導致死亡。其中約有16萬7,750人為毒品過量中毒死亡(United Nations Office on Drugs and Crime, 2018)。就毒品相關死亡人數來看，亞洲有最大量與毒品相關的死亡人數，將近7萬人次（全球總數的35%），北美洲將近6萬人次、非洲將近4萬人次居第三位。而15-64歲與毒品相關死亡率以北美洲將近180人/每一百萬人口為最高，大洋洲（澳洲）與毒品有關的死亡率將近100人/每一百萬人口，是全球平均水平的2.5倍以上。聯合國毒品犯罪問題辦公室NPS警示系統(United Nations Office on Drugs and Crime Early Warning Advisory, UNODC EWA)在2019年的報告指出，合成鴉片類製劑死亡案例在2016~2018年呈現增加之趨勢，而合成大麻製劑死亡案例雖為遞減，仍為NPS致死案例之最大宗。此外，自2014年以來涉及苯二氮平類安眠鎮靜藥物案例有增加之趨勢，並造成危險駕駛或增加各項意外事故發生的風險(UNODĆ, 2019)。

亞洲與毒品有關的死亡統計數據資料較缺乏，但據估計亞洲區域佔全球毒品相關死亡總數的35%(UNODC, 2017)。2013至2018年間，中國大陸地區的主要毒品緝獲量以甲基安非他命及搖頭丸類為最大宗。在聯合國毒犯罪問題研究中心2019年3月最新的研究報告中指出(UNODC, 2019)，東亞及東南亞地區最嚴重的藥物濫用問題為甲基安非他命濫用。2017年，在馬來西亞執法當局發現甲基安非他命濫用人數首次超過海洛因濫用者，成為該國最大宗濫用藥物。2013年至2018年期間，東亞及東南亞地區最大的罌粟生產國緬甸，生產的鴉片數量估計減少了40%。另一方面，2018年緬甸甲基安非他命緝獲量超過116噸，與2013年緝獲相比增加了210%。證據顯示甲基安非他命濫用為亞洲地區當前最嚴重的問題。報告指出，包括文萊、柬埔寨、印尼、馬來西亞、和新加坡，甲基安非他命濫用人數呈上升趨勢。同時，東亞及東南亞地區甲基安非他命毒品緝獲量年年遽增，包括柬埔寨、緬甸、馬來西亞、泰國等地區2018年甲基安非他命毒品供應貨源充足促使交易價格相較2014年大幅降低等，皆為亞洲地區甲基安非他命毒品氾濫的因素。值得注意的是，2018年泰國緝獲的甲基安非他命毒品緝獲量（5.15億錠劑）是東亞和東南亞所有國家十年前緝獲的毒品總量（2980萬錠劑）的17倍。在2008年至2018年期間，東亞和東南亞國家共報告了434種不同的新興毒品(NPS)，在全球同期的891種NPS中將近一半。2015年該東亞和東南亞各國報告的NPS總數達到頂峰，之後呈現下降情形，與全球NPS趨勢一致。合成大麻素（136種）和合成卡西酮（98種）佔該地區確定的NPS總數的50%以上，其次是苯乙胺類（Phenylethylamine，同Phenethylamine，68種）。合成大麻素佔日本和南韓確定的NPS總數的最大比例。而印尼和越南也有越來越多的合成大麻素緝獲量。就藥理作用而言，具有興奮性新興活化物質（包括大多數合成卡西酮）是報導最多的物質（170種），其次是大麻素受體致效劑（136種），其中日本報告了最多種類具興奮劑作用的NPS物質（131種），其次是中國（68種）。此外，2018年，報告指出馬來西亞、緬甸和泰國有將近400噸的天然植物葉Kratom和Khat（阿拉伯茶、巧茶、浴鹽）。柬埔寨、香港、中國、南韓、和越南在過去兩年中亦有報導Kratom、Khat的緝獲(UNODC, 2019)。

藥物濫用的問題，已朝向全球化的趨勢發展中，藥物吸食人口年輕化、吸食毒品種類多樣化、NPS不斷創新化、與吸食方式複雜化等，皆使全球藥物濫用預防策略面臨艱難的挑戰。依據衛生福利部食品藥物管理署之「濫用藥物檢驗通報系統」濫用藥物尿液檢驗統計，2018年濫用藥物尿液檢驗檢體之總件數共計249,618件，較2017年件數減少3.4%，檢體檢出陽性數為68,302件，檢體總陽性率高低依次為：甲基安非他命、愷他命、嗎啡及MDMA。依據聯合國毒品和犯罪問題辦公室早期預警系統(UNODC EWA)之NPS分類，截至2018年底，我國一共檢出150種NPS，其中49項合成卡西酮類(Synthetic cathinones)；苯乙胺類(Phenethylamines) 30項；類大麻活性物質(Synthetic cannabinoids) 29項；色胺類(Tryptamines) 12項；愷他命與苯環利定類(Ketamine & PCP-type substances) 7項；哌嗪類(Piperazines) 7項；其他類(Other substances) 16項。新興濫用藥物檢出以合成卡西酮成長最快，2013年至2018年有逐年增加的趨勢，其中以Mephedrone（俗稱喵喵毒品）檢出最多，其次為bk-MDMA(3,4-亞甲基雙氧甲基卡西酮)；愷他命類物質2013年至2015年有增加的趨勢，然2016年至2018年檢出件數逐年降低，類大麻活性物質及色胺類物質於2015年檢出達高峰後呈浮動現象；苯乙胺類物質2013年至2018年有上升趨勢；哌嗪類物質於2014年檢出達檢出數高峰後，2015年至2018年呈浮動現象（衛生福利部食品藥物管理署，2018）。2018年NPS檢出情形以MEAPP (Methyl-α-ethylaminopentiophenone)檢出21,304件(15.71%)佔第一位，其次為Ketamine檢出21,044件(15.52%)、氯乙基卡西酮4CEC(4-chloroethcathinone)檢出19,198件(14.16%)、Mephedrone檢出17,638件(13.01%)、N-Ethylpentylone檢出12,295件(9.07%)為前五大NPS檢出。同時混用多種新興濫用藥物者佔多數，藥物間交互作用之危害更甚於以往混用情形，交互加成作用影響下，不僅危害濫用者身心健康更鉅，甚至釀成死亡悲劇。台灣地區各機關通報個案藥物濫用之品項排名，以海洛因為最多，其他依序為（甲基）安非他命、愷他命；藥物濫用個案之年齡層分布以「40-49歲」為最多，「30-39歲」次之；19歲以下濫用藥物的種類以「愷他命」為居首位，20-29歲為「（甲基）安非他命」，30-69歲為「海洛因」，70歲以上則是「唑匹可隆」(Zopiclone)，取代「佐沛眠」(Zolpidem)值得注意（衛生福利部食品藥物管理署，2017）。

依據法務部法醫研究所台灣地區法醫病理解剖死因鑑定案件資料顯示，2010年以來與藥物濫用有關之致死案件數成長近2倍之多。國人吸食人口年輕化、吸食毒品種類多樣化、NPS不斷創新化與吸食方式複雜化等，皆使國內藥物濫用預防策略面臨艱難的挑戰。掌握國內外藥物濫用流行病學資料，瞭解藥物濫用的趨勢，是藥物濫用管理最根本的依據，彙整法醫死因鑑定案件之各型態藥物濫用常見之死亡態樣，分析可能之致死機轉與加重死亡因子，瞭解藥物濫用流行趨勢及相關危險因子分析，相信對政府藥物濫用防制及公共衛生施政策略極具參考指標。

法醫死因鑑定實務與死因統計探討

法醫病理解剖及死因鑑定相關案件資料為預防醫學研究分析及流行病學調查之重要資料來源，並在國家公共衛生政策及各項疾病監測預警體系與防護上佔有重要角色。世界各國均已建立經由法醫相關死亡解剖案例來進行各項大疾病及事故傷害之預防及監測工作，而法醫死因鑑定案例中有關中毒及藥物濫用致死案例流行趨勢之資料蒐集及整合分析的工作更是預警監測體系中重要一環，應用於公共衛生政策實務之預警宣導與防制工作上尤其重要。藉由我國法醫病理解剖死因鑑定案件資料描繪性(Profiling)分析，死亡案件性別、年齡、及有關死亡方式之分布情形與死亡型態特性等死因統計資訊更顯重要，進而探討我國藥物濫用相關死亡案例死亡方式及死亡型態與其重要危險因子之相關性。利用回溯性研究蒐集並歸納整理法醫死因鑑定案件中藥物濫用相關死亡案例建立資料庫進行流行病學分析，整合濫用藥物相關死亡案例死因鑑定資訊，適時提出預警建議，作為政策擬定之參考及強化防制宣導工作之執行。

參 台灣地區中毒及藥物濫用相關死亡案例分析研究結果(2018至2020年6月)

2018年台灣地區中毒及藥物濫用相關死亡案例最新流行趨勢分析

●中毒及藥物濫用相關致死案例濫用藥物種類、藥物施用趨勢分析

2018年全國死亡人數為172,700人，其中男性死亡人數為101,940人，女性死亡人數為70,760人(衛生福利部，2019)。全國地檢署相驗案件數有18,941件，法醫病理解剖案件數計有1,478件，占率為7.8%。而法醫研究所接受委託死因鑑定案件數為1,370件，本研究蒐集並歸納整理其中經司法調查終結案例1,361件完整資料輸入電腦建立死因鑑定案件資料庫，篩選毒物檢驗檢出藥、毒物反應陽性相關致死案例視為物質濫用相關死亡案件共計321件，占率為23.6%，較上一年度(2017年；26.5%)顯著下降。其中藥物濫用（毒品、管制藥品及尚未列管物質）相關死亡案件共計250件(18.4%)，較上一年度(2017年；20.8%)減少，而中毒（酒精、農藥及化學物質中毒）相關死亡案件共計71件(5.2%)，亦較上一年度略減(2017年；5.7%)（詳附表一）。

藥物濫用相關死亡案件依性別差異分析，男女兩性在藥物濫用相關死亡案例數分別為男性159件，女性91件，占率分別為63.6%與36.4%；相較於全體法醫死因鑑定案件（男性69.7%，女性30.3%），藥物濫用導致死亡之個案中女性的佔率偏高。而酒精濫用中毒相關死亡案件則以男性居大多數(n=41；74.5%)；農藥及化學物中毒相關死亡案件亦以男性稍多(n=10；62.5%)（詳附表二）。

目前國內藥物濫用種類有多元化之趨勢，在2018年法醫死因鑑定案件中藥物濫用相關死亡案件中(n=250)，前五大濫用藥物種類排名以濫用第二級毒品（甲基）安非他命類藥物(n=82；32.8%)，與前一年度一樣，高居第一大濫用藥物種類。濫用嗎啡類藥物（海洛因、鴉片）致死案件(n=65；26.0%)為第二大濫用藥物種類。藥物濫用相關死亡案例常見合併醫療處方藥物濫用，其中安眠鎮靜劑FM2(n=35；14.0%)及Estazolam(n=33；13.2%)分別為國內第三與第四大主要之死亡相關濫用藥物，其濫用相關死亡人數亦見增加，或可提供政府各部門加強醫療處方藥物濫用的參考。第三級毒品愷他命(Ketamine)以及抗憂鬱藥物Trazodone(n=32；12.8%)並列第五大濫用藥物種類，其中抗憂鬱藥物Trazodone之濫用導致事故傷害死亡案例數有增加之情形，已成為第五大濫用藥物種類，提供政府單位針對醫療處方藥品管理之參考。其他檢出率較高之濫用藥物包括安眠鎮靜劑Clonazepam(n=31；12.4%)、原料藥麻黃鹼類(ephedrine、pseudoephedrine、methylephedrine)(n=30；12.0%)、抗精神藥物

Quetiapine(n=30；12.0%)、安眠鎮靜劑Diazepam(n=28；11.2%)、Zolpidem(n=25；10.0%)、Alprazolam(n=24；9.6%)、及俗稱紅豆、一粒眠的第三級管制藥品硝甲西泮Nimetazepam(K5)(n=22；8.8%)等藥物，可做為相關部門持續關注之重點項目。

合成卡西酮類毒品Mephedrone（喵喵）、Methylone（bk-MDMA；類喵喵）、Ethylone、Butylone(bk-MBDB)、Dibutylone(bk-DMBDB)等毒品在政府大力取締、掃毒政策下雖案例數有漸緩之情形，但持續檢出的濫用致死案例仍需密切監控。2017年濫用案例數遽增的合成卡西酮類毒品3,4-亞甲基雙氧苯基乙基胺戊酮(N-Ethylpentylone)在相關單位加強查緝下已見減緩(n=5；2.0%)，然而，新一波新興合成毒品品項已在台灣地區現蹤，包括N-Ethylhexedrone(NEH)、Ethylhexedrone、2,5-Dimethoxy-4-Chloroamphetamine、Para-Chloroamphetamine (4-CA)、4-Chloroamphetamine、11-Nor-9-carboxy-△9-tetrahydrocannabinol、4-Chloroethcathinone(4CEC)等新興合成毒品致死案例的檢出，皆值得政府各部門持續掃毒、監控與加強查緝、防制。藥癮治療藥物美沙酮(Methadone)中毒死亡案例(n=7；2.8%)已見減緩，但歐美地區正濫用肆虐的合成鴉片類止痛藥物吩坦尼(Fentanyl)濫用相關致死案例(n=2；0.8%)的檢出值得相關單位重視。另一藥癮治療藥物丁基原啡因(Buprenorphine)濫用致死案例在2016年檢出4例濫用相關死亡案例，在2017年有1例檢出，在2018年亦有2例檢出，可列為持續關注品項。

●中毒及藥物濫用相關致死案例人口特性與相關因素分析

死亡方式分析結果顯示，2018年度藥物濫用致死案例之死亡方式以非自然死亡居多（包括意外、自殺、及他殺死亡），藥物濫用相關死亡案件以意外死亡案件(n=106；42.4%)居大多數，高於對照組(n=387；37.2%)（非中毒及藥物濫用相關死亡），進一步觀察藥物濫用組與對照組之事故傷害死亡案件占率，計算藥物濫用與意外死亡案件之勝算比(Odds Ratio, OR)為1.24，顯示藥物濫用死亡有顯著較高的意外死亡原因。其次為自殺死亡案件為59件(23.6%)，遠高於對照組(4.6%)五倍以上，相較2017年度有增加之情形(21.5%)，其勝算比估計值為6.38。他殺死亡案件有34件，占率為13.6%，OR=1.22，略高於對照組。相反地，藥物濫用相關死亡案件中，自然死亡案件數為21件，占率為8.4%，明顯低於對照組的37.1%(OR=0.16)。此外，藥物濫用相關死亡案件中，未確認死亡方式30件(12.0%)，其勝算比估計值為OR=4.61。

2018年度酒精中毒死亡案例則以意外死亡案件28件(50.9%)居多，慢性酒精中毒併發自然疾病死亡案件數次之(n=16；29.1%)，長期酗酒造成的慢性酒精中毒導致慢性肝臟病變、代謝疾病及心臟血管病變等各項併發症值得提醒國人做為警訊。農藥及化學物中毒死亡案件則主要為自殺死亡9件(56.3%)，其次是意外接觸化學物質或暴露於環境毒物下之意外死亡5件，占率為31.3%，可作為勞工環境職業災害預防之參考（詳附表三）。此外，觀察男女藥物濫用致死案例在死亡方式之差異，男性主要以事故傷害導致死亡案例居多(45.3%)，而自殺死亡案例數次之(18.9%)。女性除事故傷害死亡分率外(37.4%)，自殺死亡分率(31.9%)亦高（詳附表四）。

從中毒及藥物濫用相關死亡案件年齡分佈統計來看，濫用藥物致死案例之年齡層多為青、壯年族群，死亡年齡層分布以35～44歲(n=65；26.0%)之死亡人數與占率較高，其次為45～54歲組(n=59；23.6%)。相反的，對照組死亡人數與占率則是以55～64歲(n=177；17.0%)及65～74歲(n=176；16.9%)之中、老年族群較高。濫用藥物致死案例平均死亡年齡為44.1±1.0歲，低於對照組之50.6±0.7歲。酒精中毒死亡案件以45～54歲(n=16；29.1%)及55～64歲(n=15；27.3%)之年齡層居多，平均死亡年齡為49.6±1.7歲。而農藥或化學物質中毒（包含強力膠濫用）案件死亡年齡層以65～74歲(n=5；31.3%)居多，平均死亡年齡為54.4±4.3歲（詳附表五）。整體來說，全體法醫死因鑑定案件之平均死亡年齡(49.4±0.6歲)。根據國內衛生統計研究，65歲以上人口主要死因除癌症及心臟疾病居前2名外，肺炎、慢性下呼吸道疾病及高血壓隨年齡增長，排名往前，風險增高。70歲以下人口平均生命損失總人年數前五位依序為：(1)事故傷害23.7年，(2)蓄意自我傷害（自殺）23.9年，(3)慢性肝病及肝硬化16.7年，(4)敗血症13.4年，(5)心臟疾病、及原位與良性腫瘤（惡性腫瘤除外）13.2年。以70歲為預期可活存年限，計算死亡年齡低於70歲者損失之生命年數，藥物濫用造成個人生命減損超過為26.9年。濫用藥物不僅危害個人身心健康，併發身心疾病之後遺症，常導致各種不幸之事故傷害釀成死亡悲劇，此濫用藥物相關死亡型態之分析可作為國內衛生單位擬定事故傷害防制策略之參考依據。

●國內中毒及藥物濫用相關致死案例人口特性與相關因素分析

濫用藥物不僅危害個人身心健康，併發身心疾病之後遺症，常導致各種不幸之事故傷害釀成死亡悲劇。2018年度濫用藥物相關死亡案例之死亡型態以藥物過量導致中毒死亡型態為主(n=99；39.6%)，常見多重藥物併用導致意外中毒死亡，或吞食大量藥物自殺死亡案例，其次為落水溺斃(n=21；8.4.0%)、高處落下/跌倒(n=20；8.0%)、車禍/交通事故(n=9；3.6%)等意外事故型態，銳器傷(n=17；6.8%)、鈍挫傷(n=12；4.8%)、悶摀/扼縊頸/姿勢性窒息(n=10；4.0%)等暴力犯罪他殺型態、心臟病變(n=11；4.4%)自然疾病死亡型態、以及一氧化碳中毒(n=9；3.6%)、上吊死亡(n=9；3.6%)等自殺死亡型態，皆為濫用藥物相關死亡案例前十大死亡型態。男女兩性在死亡型態分佈上都以藥物濫用中毒的死亡分率最高，分別為38.4%與41.8%，男性死亡者則是以銳器傷次之(n=16；10.1%)；另一方面，女性死亡者死亡分率較高的型態則還包括高處落下/跌倒(n=9；9.9%)與落水溺斃(n=8；8.%)死亡型態居多（詳附表六）。

濫用藥物相關死亡案例之死亡機轉主要以中毒性休克102例(40.8%)為主，其次依序為呼吸性休克51例(20.4%)、出血性休克/創傷性休克35例(14.0%)、中樞神經休克24例(9.6%)、及心因性休克19例(7.6%)男女兩性在死亡機轉的態樣大致相同（詳附表七）。

●藥物濫用相關死亡案例之性別差異分析

2018年法醫死因鑑定案例中男性濫用藥物死亡案例以濫用第一、二級毒品占大多數(n=96；60.4%)，女性濫用藥物死亡案例除了濫用第一、二級毒品外(n=38；41.8%)，第四級毒品濫用(n=30；33.0%)占率亦高。無論男性女性，在第一、二級毒品濫用死亡案例中，皆以意外死亡方式居多數（男性62.5%；女性52.6%），而在第三級毒品濫用、第四級毒品濫用、及醫療處方藥物濫用則以自殺死亡案例較多。男女兩性因藥物濫用史相關死亡案例中，主要都是自然疾病死亡（詳附表八）。

將濫用藥物種類分級與死亡年齡層分層進行分析發現，男女兩性在各種濫用藥物種類上之死亡年齡層分布差異不大，最值得注意為第一、二級毒品濫用死亡案例出現2歲以下之嬰幼兒（男性n=4；4.2%；女性n=3；7.9%），大部分為虐兒致死案件，或是母親懷孕時吸毒致產下毒癮寶寶，相關單位應加強重點防治宣導。另，第三級毒品濫用案例之死亡年齡層有偏低之現象，尤其女性以25-34歲(37.5%)之年齡層個案數居多數（詳附表九）。

●NPS濫用合併多重濫用藥物種類相關死亡案例分析

2018年度藥物濫用相關死亡案例中，合併多重濫用藥物比例高達七成以上(n=183；73.2%)，單一藥物濫用的比例為26.8%，其中以女性合併多重濫用藥物致死的分率(84.6%)高於男性(66.7%)。單一種類藥物濫用致死案例中以傳統藥物濫用致死為主（男性98.1%；女性100.0%），NPS致死的占率很低（男性1.9%；女性0.0%）。NPS濫用致死案例中高達96.3%屬於合併多重藥物濫用致死個案，其中男性與女性的占例分別為94.1%與100.0%。此外，男性NPS濫用死亡的分率為10.7%(n=17)，略低於女性(n=10；11.0%)（詳附表十）。

大多數新興藥物濫用致死案例為合併多重濫用藥物混用致死，尤其新興濫用物質如合成卡西酮類物質，在死因鑑定案件體液中可檢出超過一種以上之併用藥物，甚至一件致死案例體內可檢出高達十餘種毒藥物，平均檢出5.6種藥物，其危害性與致死性高，毒性作用加成下更易導致各種意外死亡案件，急需政府各部門加強防制宣導。

2014-2020年6月台灣地區法醫死因鑑定案件中藥物濫用相關致死因素態樣分析

●國內藥物濫用相關致死案例人口特性、用藥型態變化與藥物施用趨勢之態樣分析

利用回溯性研究蒐集2014-2020上半年間法務部法醫研究所受理已偵查終結具完整鑑驗資料之13,209件法醫死因鑑定案件歸納整理建立資料庫，篩選毒物檢驗報告因物質濫用中毒及藥物濫用相關死亡案件計有2,880件，佔所有死因鑑定案件21.8%，其中因毒品、新興藥物及醫療處方藥物濫用、及脫癮症候群等直接或間接造成死亡案例合計高達1,979件（藥物濫用組），佔所有死因鑑定案件19.6%，而因農藥、酒精、化學物質及其他物質濫用中毒導致死亡案件合計495件（中毒組），佔所有死因鑑定案件4.9%。觀察藥物濫用相關死亡案件所佔比率增高，各年度之濫用藥物致死案件數及該年度案件百分比(%)分別為2014年338例(16.2%)，2015年485例(21.1%)，2016年451例(20.7%)，2017年455例(20.8%)，2018年250例(18.4%)，2019年275例(20.37%)，及2020上半年132例(25.6%)（詳附表十一、表十二）。分析2014-2020上半年間藥物濫用相關死亡者之濫用藥物種類，安非他命藥物濫用相關死亡自2015年成為國內最主要的藥物濫用死亡，並已連續四年居冠，其相關死亡案例在2016年高達176例(39.0%)，2017年為154例(33.8%)略降，2018年因整體收案數減少之因，案例數降為82例(32.8%)。新興濫用藥物合成卡西酮類，包括Mephedrone、Methylone、Ethylone、Butylone等快速氾濫嚴重，濫用致死案例併用毒品品項多樣複雜及濫用致死案例數之增加情形最值得重視，其混合之毒品成分最高達十餘種。從2011年起出現零星案例，在2012年共檢出3例、2013年5例、2014年為6例、2015年已高達37例(7.6%)、2016年30例(6.7%)、至2017年高達63例(13.8%)，然2018年整體收案數減少，案例數降為23例(9.2%)，2019年37件(13.45%)，是否為掃毒成功收到遏止成效，值得後續觀察（詳附表十三）。

值得注意的警訊是，新型態合成卡西酮類毒品不斷推陳出新，2017年台灣地區首次檢出的合成卡西酮類品項包括4-Methylpentedrone(4-MPD)、4-Methylethcathinone(4-MEC)、4-Methyl-N-ethyl-pentedrone(4-MEAP)、4-Methyl-alpha-pyrrolidinohexiophenone(MPHP)，在政府大力取締、掃毒的全力遏止下2018年已無檢出案例，然而，新一波新興合成毒品品項已在台灣地區現跡，2018年台灣地區首次檢出的新興合成毒品包括N-Ethylhexedrone(NEH)、Ethylhexedrone、2,5-Dimethoxy-4-Chloroamphetamine、Para-Chloroamphetamine(4-CA)、4-Chloroamphetamine、11-Nor-9-carboxy-△9-tetrahydrocannabinol、4-Chloroethcathinone(4CEC)等新興合成毒品致死案例的檢出，皆為值得政府各部門持續掃毒、監控與加強查緝、防治。此外，上一年度濫用案例數遽增的第三級管制毒品之合成卡西酮類毒品N-Ethylpentylone致死案例由2016年之3例，增加至2017年40例，濫用案例數在相關單位加強查緝下已見減緩，2018年降為5例(2.0%)，2019年有8例(1.9%)，合成卡西酮類

Mephedrone（喵喵）由2016年之11例，增加至2017年29例，2018年降為12例(4.8%)，2019年又上升為為20例(4.8%)；俗稱一粒眠、紅豆的安眠鎮靜藥物Nimetazepam(K5)，濫用死亡案例由2016年之1例，增加至2017年36例，2018年雖降為22例(8.8%)，但2019至2020年又有上升趨勢，在2020上半年度已達17例(12.9%)；雖案例數有漸緩之情形，但持續檢出的濫用致死案例仍需密切監控。色胺類迷幻劑5-MeO-MiPT由2016年之6例，增加至2017年18例，2018年已無檢出案例，2019及2020年亦僅剩零星案例。從NPS濫用致死案例的漸次浮現，顯示NPS濫用已成為台灣與全世界需共同面對的問題，並顯現掌握國內最新藥物濫用流行動態提供反毒防制政策參考具有指標意義。

分析2014-2018年藥物濫用相關死亡案例，男性死亡案例共計1,392件(70.3%)，女性死亡案例共計587件(29.7%)，相較於對照組（男性73.7%、女性26.1%）則女性在藥物濫用相關死亡案件的占率略高（詳附表十四）。濫用藥物致死案例死亡年齡分布以35～44歲(n=611；30.9%)之青壯年為主，集中趨勢明顯，平均死亡年齡為40.9±0.3歲，相較於對照組(49.4±0.2歲)，因藥物濫用相關死亡者之平均死亡年齡明顯較低，顯示藥物濫用導致事故傷害為危害青少年及青壯年族群生命之一大危險因子。觀察藥物濫用致死案例死亡年齡層之長期趨勢，在2015年14歲以下之兒少年齡層藥物濫用致死案例增至15例(3.1%)為近年新高，至2016年略減為11例(2.4%)，2017年略減為7例(1.5%)，至2018年增加為8例(3.2%)，其中包括因母體懷孕時吸毒造成之新生兒毒癮死亡案例，或是遭外力餵食毒品之兒童虐待導致意外或他殺死亡案件，提供相關單位研擬虐兒之藥物濫用防制政策之預警（詳附表十五）。

2014-2018年歷年藥物濫用相關之死亡方式以意外死亡案件居多，共計1,057件，占率為53.4%，其次為自殺(n=405；20.5%)、自然死亡案件(n=191；9.7%)、未確認案件(n=171；8.6%)、及他殺死亡案件(n=155；7.8%)，相較於對照組（非藥物濫用）之法醫死因鑑定案件，其意外、自殺、自然、他殺、及未確認死亡方式占率的分佈(36.6%、6.8%、42.0%、7.6%、及7.1%)，兩組有明顯的差異（詳附表十六）。

觀察台灣地區2014-2018年法醫死因鑑定案件中濫用藥物種類趨勢，近年來最值得關注之青壯年濫用藥物愷他命(Ketamine)相關致死案例，在連續幾年增加情形下，2018年稍有減緩，由2014年60例(17.8%)、至2015年遽增為107例(22.1%)，2016年稍有減緩(n=69；15.3%)、2017年略增為72例(15.8%)、至2018年已減為32例(7.0%)。2014-2018年間愷他命相關致死案例計有340例(18.1%)，其中超過三成為24歲以下之青少年，死亡個案多為15-24歲(31.2%)之青少年及25～34歲(42.9%)之青年，平均死亡年齡29.0±0.5歲，遠低於藥物濫用組平均死亡年齡之40.9±0.3歲（詳附表十七）。此外，法醫死因鑑定案例上發現多起愷他命合併酒精飲用導致中毒死亡案例，亦可提供為濫用防制之警訊。

新興濫用藥物合成卡西酮類，包括Mephedrone、Methylone、Ethylone、Butylone、Chloromethcathinone(CMC)、Pentylone(bk-MBDP)、Eutylone(bk-EBDB)、N-Ethylpentylone、Dibutylone(bk-DMBDB)、4-MPD、4-MEC、4-MEAP、4-MPHP、N-Ethylhexedrone(NEH)、Ethylhexedrone、4-Chloroethcathinone(4CEC)等各種新型態化學合成物質不斷推陳出新氾濫嚴重，從2012年起出現零星案例，2013年2例、2014年8例、2015年38例(7.8%)、2016年31例(6.7%)，至2017年已有高達63例(13.8%)，2018年略降為23例(9.2%)，其中七成四為24歲以下之青少年，死亡年齡層集中在15-24歲(34.8%)之青少年及25-34歲(48.9%)之青年，平均死亡年齡28.2±0.6歲，遠低於藥物濫用組平均死亡年齡之40.9±0.3歲（詳附表十八）。

●國內藥物濫用相關致死案例性別與死亡方式分層分析

將2014-2018年間10,120件法醫死因鑑定案件依藥物濫用、中毒組、及對照組進行分層分析及卡方檢定。各組在性別與死亡方式交叉分析顯示，在藥物濫用組以及對照組之死亡案例中，性別與死亡方式具有顯著之相關性(p=<0.001)，但在中毒組死亡案例中，不同性別的死亡方式分布差異並未達顯著意義(p=0.140)（詳附表十九）。各組在死亡年齡層與死亡方式交叉分析顯示，藥物濫用組、中毒組、及對照組之死亡個案，其年齡與死亡方式間都具有顯著相關(p<0.001)。另外，利用單因子變異數分析(One-way ANOVA)以及Scheffe法進行事後多重比較方法，分析藥物濫用組、中毒組、及對照組死亡個案中，各種死亡方式死亡者之平均死亡年齡，並發現三組樣本中，不同死亡方式死亡者的平均死亡年齡均達統計上的顯著差異(p<0.001)。分析各組不同死亡方式之平均死亡年齡，發現藥物濫用組之平均死亡年齡低於對照組8.5歲（藥物濫用組40.9±0.3；對照組49.4±0.2），提供國內相關單位針對特定危險族群進行事故傷害預防及藥物濫用防制之參考指標（詳附表二十）。

濫用藥物相關死亡案例之死亡型態以急性或慢性藥物濫用導致中毒之死亡型態占大多數(n=974；49.2%)，其次依序為藥物作用影響下導致落水溺斃(n=157；7.9%)、高處落下/跌倒(n=125；6.3%)、心臟病變(n=95；4.8%)、交通事故傷害(n=72；3.6%)、一氧化碳中毒死亡(n=68；3.4%)、銳器傷(n=57；2.9%)、槍傷(n=55；2.8%)、上吊死亡(n=51；2.6%)、及鈍挫傷(n=50；2.5%)為前十大死亡型態。分析男女兩性濫用藥物致死案例在死亡型態之異同，發現主要差異處為男性在心臟病變、銳器傷、槍傷、及鈍挫傷死亡型態案例比例較高，而女性一氧化碳中毒、上吊死亡、及機械性窒息/悶摀/扼縊頸死亡型態比例較高，顯示藥物濫用相關之死亡型態分佈具有性別差異（詳附表二十一）。

將藥物濫用相關死亡案例依死亡方式分類進行死亡型態統計，歸納整理藥物濫用相關各類型死亡型態之相關因子。意外死亡型態中，以藥物濫用中毒為主(n=771；73.0%)，其次為高處墜落/跌倒(n=68；6.4%)、車禍/交通事故(n=63；6.0%)、落水溺斃(n=32；3.0%)、嘔吐/異物哽塞(n=26；2.5%)、及酒精中毒(n=21；2.0%)等事故傷害死亡型態。自殺死亡案件中，常見的死亡型態有藥物濫用中毒(n=138；34.1%)、落水溺斃(n=66；16.3%)、一氧化碳中毒死亡(n=51；12.6%)、上吊死亡(n=48；11.9%)、高處落下(n=32；7.9%)、及槍傷(n=25；6.2%)等型態。他殺死亡案件中，常見有銳器傷(n=44；28.4%)、鈍挫傷(n=40；25.8%)、槍傷(n=24；15.5%)、及機械性窒息/悶摀/扼縊頸(n=22；14.2%)等型態。長期或慢性藥物濫用常因各類疾病併發症導致自然死亡案例中，常見之死亡型態為心臟病變(n=34；42.9)、肺臟病變(n=17；17.8%)、肝臟病變(n=11；8.9%)、慢性藥物濫用中毒(n=9；5.8%)、中樞神經系統病症(n=8；4.7%)、腦血管疾病/高血壓(n=8；4.2%)、及上消化道病症/胃腸道疾病(n=8；4.2%)等死亡型態。未確認死亡方式案件中，常見死亡型態為落水溺斃(n=58；33.9%)、藥物濫用中毒(n=48；28.1%)、高處落下(n=21；12.3%)、燒灼傷(n=9；5.3)、一氧化碳中毒死亡(n=7；4.1)等型態（詳附表二十二）。

●國內藥物濫用相關致死案例各年齡層之死亡型態態樣分析

2014-2018年法醫死因鑑定案件中藥物濫用相關死亡案例之死亡人口年齡結構依14歲以下兒童、15-24歲青少年、25-44歲青壯年人、45-64歲中年人、65歲以上老年人之年齡結構分組進行死亡型態統計，分析不同年齡結構人口之主要死亡型態，以期能針對不同族群進行死亡相關因子之防範措施。在14歲以下之兒童(n=43)死亡型態主要以藥物濫用中毒(n=16；37.2%)、肺臟病變(n=6；14.0%)、機械性窒息/悶摀(n=6；14.0%)、落水溺斃(n=4；9.3%)、鈍挫傷(n=3；7.0%)等死亡型態為主，14歲以下兒童死亡方式主要以他殺死亡案件(n=14；32.6%)居多，為相關單位加強兒童安全防制政策之參考指標。

在15歲至24歲之青少年族群(n=167)死亡型態主要以藥物濫用過量導致中毒之死亡型態為主(n=77；46.1%)，其次為高處落下/跌倒(n=20；12.0%)、車禍/交通事故(n=10；6.0%)、銳器傷(n=9；5.4%)、車禍/交通事故(n=8；4.8%)、上吊死亡(n=8；4.8%)、及落水溺斃(n=8；4.8%)案件為青少年濫用藥物主要之死亡型態。青少年之死亡方式以意外死亡(n=86；51.5%)為主，其次為自殺死亡案件(n=31；18.6%)及他殺死亡案件(n=24；14.4%)。偏高的自殺、他殺案件比例急需政府部門針對青少年藥物濫用制定相關防治策略。

在25歲至44歲之青壯年人(n=1029；50.7%)死亡型態除以藥物濫用中毒(n=552；53.6%)導致死亡案件居首外，其他依序為落水溺斃(n=70；6.8%)、高處墜落/跌倒(n=61；5.9%)、心臟病變(n=39；3.8%)、一氧化碳中毒(n=37；3.6%)、車禍/交通事故(n=33；3.2%)、銳器傷(n=30；2.9%)、及槍傷(n=29；2.8%)等，為青壯年人口值得注意預防之死亡型態。死亡方式以意外死亡案件(n=582；56.6%)為主要死亡方式外，青壯年族群在自殺死亡案件(n=208；20.2%)占有偏高之比例。

在45歲至64歲之中年人(n=637；31.4%)死亡型態除以藥物濫用中毒(n=302；47.4%)導致死亡案件居多外，其次包括落水溺斃(n=52；8.2%)、心臟病變(n=43；6.8%)、高處落下/跌倒(n=33；5.2%)、車禍/交通事故(n=25；3.9%)、一氧化碳中毒(n=22；3.5%)等，為中年人口值得注意預防之死亡型態。死亡方式則以意外死亡案件(n=346；54.7%)為主要死亡方式，其次為自殺死亡(n=128；20.1%)、及自然疾病死亡案件(n=74；11.6%)。

在65歲以上老年人(n=91；4.5%)主要死亡型態則以藥物濫用中毒(n=22；24.2%)、落水溺斃(n=18；19.8%)、高處墜落/跌倒(n=10；11.0%)、心臟病變(n=6；6.6%)、及車禍/交通事故(n=6；6.6%)為主要死亡型態，死亡方式則以自殺死亡案件(n=34；37.4%)居多，其次為意外死亡(n=30；30.8%)案件，未確認死亡方式案件亦佔有偏高之比例(n=11；12.1%)（詳附表二十三）。

新興藥物濫用相關致死案例之死亡態樣分析與案例分析

新興藥物濫用高危險族群仍以青壯年為主，國內NPS濫用（新興影響精神物質：NPS）致死案例以合成卡西酮類化學合成物質最多，從2011年起出現零星案例，在2012年共檢出3例、2013年5例、2014年為6例、2015年遽增至37例(7.6%)、2016年略減為30例(6.7%)，至2017年已高達63例(13.8%)，案例數成長超過2倍以上，至2018年有稍見減緩(n=27，10.8%)。其濫用以合併多重用藥為主，死亡年齡層集中在15-24歲(34.0%)之青少年及25～34歲(47.8%)青年族群，平均死亡年齡28.2±0.6歲，遠低於藥物濫用組平均死亡年齡之40.9±0.3歲。此外，列為第三級毒品的合成卡西酮類毒品N-Ethylpentylone(n=40；8.8%)、俗稱一粒眠的鎮靜藥物Nimetazepam(K5)及其代謝物7-Aminonimetazepam(n=36；7.9%)、以及俗稱喵喵的第三級毒品合成卡西酮類Mephedrone的濫用致死案例(n=29；6.4%)為2017年度濫用案例明顯遽增之毒藥物品項，在政府各部門加強查緝與全力掃毒下，2018年度已漸趨緩，惟仍需相關單位持續查緝與防制。值得注意的警訊是，新型態合成毒品不斷推陳出新，在2018年度檢出新興毒藥物品項包括Mephedrone(n=12；占率4.8%)、Ethylone(n=8；占率 3.2%)、Methylone(n=7；占率 2.8%)、Butylone(bk-MDBD)(n=5；占率 2.0%)、N-Ethylpentylone(n=5；占率 2.0%)、Pentylone(bk-MBDP)(n=5；占率 2.0%)、Dibutylone(bk-DMBDB)(n=4；占率 1.6%)、Methyl-α-ethylaminopentiophenone(4-MEAPP)(n=2；占率 0.8%)、4-Chloroamphetamine(n=2；占率0.8%)、N-Ethylhexedrone(NEH)(n=2；占率0.8%)、4-Chloro-alpha-pyrrolidinopentiophenone(4-Cl-α-PVP)(n=1；占率 0.4%)、4-Chloromethcathinone(CMC)(n=1；占率 0.4%)、Eutylone(n=1；占率 0.4%)、Phenylpropanolamine(PPA)(n=1；占率0.4%)等，檢出種類品項漸增複雜。這些被設計製造出來的人工合成化學物，以結構上之微小變化，躲避毒品法規的取締，並狡詐的混入各式食品飲品中，流竄於毒品交易市場及青少年族群派對中，帶來各式意外事故，造成社會治安惡化並危害國人生命與身心健康及衛生醫療資源消耗等問題值得政府各相關部門做為警示。

依據衛生福利部食品藥物管理署之「濫用藥物檢驗通報系統」濫用藥物尿液檢驗統計，2018年濫用藥物尿液檢驗檢體之總件數共計249,618件，較2017年件數減少3.4%，檢體檢出陽性數為68,302件，檢體總陽性率高低依次為：甲基安非他命、愷他命、嗎啡及MDMA。2018年NPS檢出情形以MEAPP(P(Methyl-α-ethylaminopentiophenone)、檢出21,304件(15.71%)佔第一位，其次為Ketamine檢出21,044件(15.52%)、氯乙基卡西酮4CEC(4-chloroethcathinone)檢出19,198件(14.16%)、Mephedrone檢出17,638件(13.01%)、N-Ethylpentylone檢出12,295件(9.07%)為前五大NPS檢出。

根據法醫研究所2014-2018年2,029例藥物濫用相關死因鑑定案例中，新興濫用藥物（新興影響精神物質：NPS）致死案例攀升並占有很高之比例(n=231；11.4%)，從2013年檢出18例(6.0%)、2014年28例(8.03%)、2015年63例(13.0%)、2016年51例(11.3%)，至2017年已高達71例(15.6%)，在政府各部門通力反毒、防毒、緝毒努力下，2018年已降至27例(10.8%)。然，新興濫用毒品品項與日俱新，平均死亡年齡僅28.2±0.6歲，多氾濫於青少年及青壯年族群。新興濫用藥物不斷推陳出新，對人體的危害甚鉅。初步分析2019年聯合國毒品和犯罪問題辦公室和世界衛生組織提出警訊，非法合成安非他命、類安非他命、搖頭丸等興奮性物質之原料及前驅化學物之管制將是世界各國須面對的毒品問題之一大挑戰。

篩選目前國內前五大濫用藥物種類針對死亡案例加以分析，探討可能之致死機轉與死亡態樣，期能提供藥物濫用防制宣導之科學證據，並做為反毒宣導之參考教材。

●安非他命類藥物濫用(n=652；32.1%)

（甲基）安非他命與嗎啡類（海洛因）藥物一直為台灣地區嚴重氾濫的前二大濫用藥物種類。近年來（甲基）安非他命藥物濫用有明顯增加趨勢，2015年（甲基）安非他命再度躍居國內第一大濫用藥物種類，並連續三年為國內濫用藥物種類第一名。2013至2017年致死案例累計652例(32.1%)，死亡型態為常見合併嗎啡類、Ketamine、MDMA等藥物過量造成藥物濫用中毒死亡(356例；54.6%)、其次為藥物作用影響下導致各種事故傷害，包括高處落下/跌倒(34例；5.2%)、落水溺斃(36例；5.5%)、或車禍/交通事故(29例；4.4%)等事故傷害死亡型態。若長期濫用安非他命藥物常見併發心臟病變(28例；4.3%)、腦血管及中樞神經系統病變(17例；2.6%)、肺臟病變(10例；2.5%)等，另外，安非他命藥物藥物濫用者常易造成暴力、或自殘傾向常引發暴力犯罪與自殺死亡，如鈍挫傷/鬥毆(29例；4.4%)、槍傷(27例；4.1%)、銳器傷(21例；3.2%)、燒炭致一氧化碳中毒(19例；2.9%)、上吊死亡(10例；2.5%)等死亡型態（詳附表二十四）。

●嗎啡類（海洛因）藥物濫用(n=491；24.2%)

2013至2017年嗎啡類（包括鴉片、嗎啡、海洛因）藥物濫用致死案例累計491例(24.2%)，單一使用時其主要死亡型態為藥物過量中毒死亡(363例；73.9%)，長期濫用之併發症常見為心臟病變(13例；2.6%)，若合併其他藥物如Ketamine、安眠鎮靜藥物等，則易導致車禍/交通事故(15例；3.1%)、高處落下/跌倒(12例；2.4%)、或異物梗塞(7例；1.4%)窒息等事故傷害死亡。若合併安非他命濫用則常引發鈍挫傷/鬥毆(13例；2.6%)、槍傷(11例；2.2%)、銳器傷(11例；2.2%)等。

●Ketamine藥物濫用(n=340；16.8%)

2013至2017年愷他命藥物濫用致死案例累計340例(16.8%)，常見合併嗎啡類、安非他命、MDMA、鎮靜安眠藥FM2、或NPS過量造成藥物過量中毒死亡(170例；50.0%)，其次為事故傷害包括高處落下/跌倒(30例；8.8%)、落水溺斃(21例；6.2%)、車禍/交通事故(12例；3.5%)等事故傷害死亡型態，槍傷(26例；7.6%)、銳器傷(18例；5.3%)、鈍挫傷/鬥毆(14例；4.1%)、上吊死亡(12例；3.5%)之自殘或暴力犯罪事件比例亦高，長期濫用則易併發心臟病變(7例；2.1%)、肝臟病變(3例；0.9%)、肺臟病變(3例；0.9%)、腎炎、腎徵候群及腎變性病(3例；0.9%)等疾病（詳附表二十四）。

●Flunitrazepam；FM2藥物濫用(n=316；15.6%)

2013至2017年鎮靜安眠藥FM2濫用致死案例累計316例(15.6%)，常見合併多重藥物濫用過量造成藥物中毒死亡(190例；60.1%)，其次為落水溺斃(18例；5.7%)、高處落下/跌倒(17例；5.4%)、車禍/交通事故(8例；2.5%)之事故傷害，或合併酒精飲用造成嘔吐/異物梗塞(11例；3.5%)意外窒息。另外可見一氧化碳中毒(12例；3.8%)、鈍挫傷/鬥毆(8例；2.5%)等自殺或他殺死亡案例（詳附表二十四）。

●新興影響精神物質(NPS)濫用(n=240；11.8%)

近年來國內NPS、藥物濫用快速蔓延，並以合成卡西酮類氾濫最甚。2014至2018年NPS毒品濫用致死案例累計達240例(11.8%)，檢出品項種類繁多複雜，包括類安非他命物質(MDA、MDMA、PMA、PMMA、4-Fluoroamphetamine、Para-Chloroamphetamine、Para-Chloroamphetamine、4-Chloroamphetamine、2,5-Dimethoxy-4-Chloroamphetamine)、合成卡西酮類(Mephedrone、Methylone、Butylone、Eutylone、N-Ethylpentylone、Pentylone、4-Chloromethcathinoneephedrine、alpha-pyrrolidinovalerophenone、4-Methylpentedrone、4-MEAP、4-Methyl-alpha-pyrrolidinohexiophenone、Dibutylone、N-Ethylhexedrone(NEH)、Ethylhexedrone、4-Chloroethcathinone)化

學物質、色胺類(5-MeO-MiPT、LSD)、及苯乙胺類 (25B-NBOMe、25H-NBOMe)迷幻劑、類大麻活性物11-Nor-9-carboxy-△9-tetrahydrocannabinol、TFMPP等新興藥物、毒品等。超過九成八以上為合併多重藥物濫用，常為食用混合多種濫用藥物的飲料包造成藥物過量中毒死亡(171例；71.3%)，其次為使用在藥物影響下導致高處落下/跌倒(21例；8.8%)、落水溺斃(9例；3.8%)、車禍/交通事故(6例；2.5%)等意外事故傷害死亡型態，槍傷(6例；2.5%)、銳器傷(5例；2.1%)、鈍挫傷/鬥毆(5例；2.1%)之自殘或暴力犯罪事件等案件（詳附表二十四）。

新興藥物濫用相關致死案例型態分析

國內NPS、藥物濫用快速蔓延，九成八以上吸食者為合併多重藥物濫用，死亡年齡層以15~24歲青少年(73例；30.4%)、及25~34歲青年(114例；47.5%)為主，平均死亡年齡僅28.2±0.5歲，多氾濫於青少年及青壯年族群（詳附表二十五）。

●新興藥物濫用過量中毒

案例一：死者為17歲，女性，被發現趴臥房間內，送醫不治。死者有憂鬱症病史並且有自殺史，國中開始就有濫用藥物紀錄，毒物檢驗檢出Amphetamine、Methamphetamine、MDA、MDMA、Flunitrazepam、7-Aminoflunitrazepam、Ethylone、Mephedrone、5-MeO-MiPT、7-Aminonimetazepam、7-Aminonitrazepam、Ketamine、Norketamine 、Olanzapine、Venlafaxine。死因研判為生前使用甲基安非他命及鎮靜安眠藥造成死亡，最後因中毒性休克而死亡，死亡方式為「意外」。

案例二：死者為18歲，女性，生前服用包括甲基安非他命、Mephedrone，均已超過致死濃度，導致雙側肋膜囊積水、肺水腫、氣管內有氣泡物存、彌漫性內臟出血，最後因多重濫用藥物中毒，導致中毒性休克死亡。死亡方式為「意外」。送驗檢體檢出Amphetamine、Methamphetamine、Mephedrone、Ketamine、Norketamine、7-Aminonitrazepam、7-Aminonimetazepam、Hydroxymidazolam、Atropine、Omeprazole。

案例三：死者為19歲，男性學生，疑似有服用咖啡包毒品，意識混亂。死者有胡言亂語、意識混亂及亂摔東西，父母親戚合力將死者以麻繩和皮帶綑綁控制，後有呼吸急促及盜汗情形，經送醫院急救無效死亡。毒物檢驗檢出Lorazepam、Norketamine、N-Ethylpentylone、Eutylone。研判死因為混合使用新興濫用物質N-Ethylpentylone（中樞神經興奮劑），以及第三級毒品愷他命和第四級毒品/管制藥品Lorazepam，引起急性毒品藥物中毒休克而死亡。研判死亡方式有可能為「意外」。

案例四：死者27歲，男性，獨自跑進檳榔攤，躺在地上吼叫像似掙扎，身體一直在撞東西，之後起身跑出檳榔攤，躺臥在馬路上不斷哀嚎、翻滾及以頭部撞擊地面，被送至醫院時已無生命徵象，急救無效。毒物檢驗檢出含Butylone、Dibutylone、Ketamine、Norketamine毒品。研判死因為Butylone及Dibutylone藥物中毒導致中毒性休克死亡，死亡方式為意外。

案例五：死者33歲，女性，疑自服多重大量濫用藥物造成雙肺水腫、肋膜囊積血水，導致有高濃度濫用藥物愷他命、Mephedrone（喵喵）、Dibutylone等多重藥物中毒致中毒性休克死亡。死亡方式研判為「自為」。毒物檢驗檢出Mephedrone、Ketamine、Norketamine、7-Aminonimetazepam、7-Aminonitrazepam、Dibutylone(bk-DMBDB)。

案例六：死者為23歲，男性，與友人在汽車旅館開轟趴，被發現狀況有異，躺在床上有手腳抽搐、意識不清，最後停止呼吸，經送醫院救治無效。毒物檢驗檢出PMA、PMMA、Methylone、Mephedrone、Ketamine、Norketamine、7-Aminonimetazepam、7-Aminonitrazepam、5-MeO-MiPT。研判死因為過量使用第二級毒品PMMA、第三級毒品Methylone和Mephedrone（喵喵），並有混合使用第三級毒品愷他命、硝甲西泮（一粒眠）和迷幻劑5-MeO-MIPT，以及第四級毒品硝西泮（耐妥眠）等多種毒品，引起急性毒品中毒休克而死亡。

案例七：死者為28歲，女性，為印尼籍外勞，被發現已無意識躺在路邊，經送醫院到院前已死亡。法醫相驗外觀無外傷，口鼻有泡沫，送驗血液驗出副甲氧基安非他命PMA、火狐狸5-MeO-MiPT、卡西酮類N-Ethylpentylone、Ethylone等藥物。研判死因為副甲氧基安非他命(PMA)、卡西酮類(N-Ethylpentylone)及色胺類(5-MeO-MiPT)合成藥物中毒導致中毒性休克死亡。

案例八：死者為35歲，男性，因濫用藥物，Methamphetamine及多樣NPS(PMMA，Methylone，Mephedrone，Ethylone，5-MeO-MiPT，N-Ethylpentylone，4-MEAP，4-MPD使用過量，多重藥物中毒死亡。死亡方式為「意外」。毒物檢驗檢出Amphetamine、Methamphetamine、PMA、PMMA、Methylone、Ethylone、Mephedrone、5-MeO-MiPT、N-Ethylpentylone、4-Methyl-N-ethyl-pentedrone（4-MEAP）、4-Methylpentedrone（4-MPD）。

案例九：死者為21歲，男性，與友人三人一同登記入住旅館，期間自旅館墜下於防火巷，並壓壞玻璃及撞倒停放機車，死者雙腳受傷仍不斷咆哮、掙扎，經送醫急救，不治死亡。醫院診斷為藥物中毒、急性肝臟及腎臟衰竭、橫紋肌溶解症、缺氧性腦病變。死者案發前曾有精神恍惚和異常行為就醫過。送驗頭髮檢出Ketamine、Norketamine、Metoclopramide、Haloperidol、Levetiracetam、Tramadol、Chlorpheniramine、Fentanyl、Norfentanyl、Midazolam。送驗醫院血液檢體檢出Fentanyl、Norfentanyl、Midazolam、Hydroxymidazolam、Propofol、Chlorpheniramine、Metoclopramide、Levetiracetam。新興濫用物質N-Ethylpentylone，為卡西酮的衍生物，結構近似於二級毒品3,4-亞甲基雙氧苯基甲胺戊酮(Pentylone)，亦屬中樞神經興奮劑，可能會使人產生類似甲基安非他命與搖頭丸的效果，急性中毒後可能造成體溫升高、橫紋肌溶解症、癲癇、昏迷等，進一步傷害腦、心、肺、肝、腎等臟器，最後引起多重器官衰竭而死亡。死者膀胱有慢性發炎和纖維化情形，可能與第三級毒品愷他命的使用較有相關性。由以上死者死亡經過及檢驗判明：死者之死亡原因為過度使用新興濫用物質N-Ethylpentylone，以及第三級毒品愷他命，引起急性藥毒物中毒及其併發症而多重器官衰竭死亡。

案例十：死者23歲，女性，無毒品前科，為酒店服務小姐，被發現死者全身赤裸趴臥於友人浴室地板。友人在場但神智不清，且於鼻孔有白色粉末狀況。送醫急救。現場凌亂，房間內有毒品，含MDMA的巧克力包、搖頭丸、愷他命。據解剖時所採死者體液送驗結果，死者生前有過量使用第二級毒品PMA，已超過中毒致死濃度範圍，並有混合使用搖頭丸的主要成分第二級毒品MDMA、PMMA、第三級毒品硝甲西泮（一粒眠）等多種毒品及新興濫用物質Eutylone和N-Ethylpentylone，這些毒品大部分屬於中樞神經興奮劑，彼此間可能會有加成反應，影響中樞神經系統，配合死者死亡前有全身抽搐等症狀，研判死者有急性毒藥物中毒，最後因中毒性休克而死亡。由死者頭髮送驗毒化檢驗結果，研判死者在死前約4到6個月左右的期間內可能曾使用過第二級毒品MDMA和PMA、第三級毒品PMMA和愷他命、新興濫用物質N-Ethylpentylone。另外於較靠近髮根端的頭髮段內，尚有檢出搖頭丸毒品代謝物MDA、一粒眠代謝物7-Aminonimetazepam，研判近期曾使用過搖頭丸和一粒眠、第三級毒品4-氯甲基卡西酮(4-CMC)。

由以上死者死亡經過及檢驗判明：死者因過量使用第二級毒品PMA，並有混合使用第二級毒品MDMA、第三級毒品PMMA、第三級毒品硝甲西泮（一粒眠）及新興濫用物質Eutylone和N-Ethylpentylone多種毒品藥物，引起急性毒藥物中毒而中毒休克死亡。研判死亡方式有可能為「意外」。

案例十一：死者為44歲，男性，叫酒店小姐到家裡一起使用毒咖啡包及吸食大麻。被發現暈倒在沙發上，經多次呼喚均無反應，送醫急救無效。醫院尿液檢驗驗得大麻、安非他命陽性反應。送驗檢體檢出二級毒藥物中樞神經刺激劑Amphetamine、Methamphetamine、大麻主要成分tetrahydrocannabinol之衍生物11-Nor-9-carboxy-△ 9-

tetrahydrocannabinol、第三級管制藥麻醉劑Ketamine、及衍生物Norketamine、中樞神經興奮劑 Dibutylone、Mephedrone、2,5-Dimethoxy-4-Chloroamphetamine、鎮靜安眠藥7-Aminonitrazepam、7-Aminometazepam、及威而鋼相同的藥物Sildenafil。其中Dibutylone、Mephedrone、2,5-Dimethoxy-4-Chloroamphetamine應為咖啡包之主要成分。死因研判：因為濫用藥物造成多重藥物中毒(Amphetamine、Methamphetamine、大麻、Ketamine、Norketamine、Dibutylone、7-Aminonitrazepam、7-Aminometazepam、2,5-Dimethoxy-4-Chloroamphetamine、Mephedrone、Sildenafil)，導致心因性休克死亡。死亡方式為「意外」。

案例十二：死者17歲，女性，與手機通訊軟體上認識的友人一起相約施用毒品咖啡包，之後死者便開始語無倫次，身體發熱流汗並不斷的掙扎，經送醫不治死亡。送驗血液、尿液檢出Methamphetamine、Mephedrone、PMA、PMMA、Ethylhexedrone、Ketamine、Norketamine、7-Aminonimetazepam。

死因研判：生前濫用多種藥物，導致中樞神經興奮劑(Mephedrone、PMA、PMMA、Ethylhexedrone)、麻醉藥物(ketamine)及鎮靜安眠藥(nimetazepam)作用中毒，最後因混合多重藥物中毒而死亡，死亡方式為「意外」。

●藥物濫用導致意外事故傷害死亡

案例十三：死者21歲，女性，生前因發生墜樓事件，造成頭頸胸腹部多處外傷併有多處肋骨骨折，導致心臟、肺臟、肝臟及脾臟挫裂傷出血，最後因出血性及心因性休克而死亡，死亡方式為「未確認」，憂鬱症及施用甲基安非他命、鎮靜安眠藥、Ketamine、4-MEAP、N-Ethylpentylone、5-MeO-MiPT等藥物為對死亡有影響之身體狀況，墜樓原因待司法調查後確認之。毒物檢驗檢出Amphetamine、Methamphetamine、N-Ethylpentylone、Ketamine、Norketamine、Nimetazepam、7-Aminonimetazepam、5-MeO-MiPT、4-MEAP等藥物。

案例十四：死者23歲，男性，因濫用藥物，N-Ethylpentylone使用過量，又自女性公廁天花板高處墜落，顱骨骨折，對撞性大腦底部腦挫傷，顱內出血，腦髓腫脹，併橫紋肌溶解症與急性腎小管壞死，藥物中毒、神經性休克與腎功能衰竭死亡。死亡方式研判為「意外」。毒物檢驗檢出Ketamine、Norketamine、N-Ethylpentylone、Levetiracetam、Rocuronium等藥物。

案例十五：死者25歲，女性，因濫用藥物導致車輛停於國道三號內側車道，發生追撞事故，引起火燒車，造灼燒傷死亡，死亡方式為為「意外」。毒物檢驗檢出Amphetamine、

Methamphetamine、Ketamine、Norketamine、Methylone、Mephedrone、7-Aminonimetazepam、Dextromethorphan、Nimetazpeam等藥物。

案例十六：死者31歲、女性，凌晨駕駛自小客車行駛於高速公路不明原因擦撞護欄後翻車，人被拋出車外，倒臥車道上，疑似遭後車碾壓，頭部遭壓扁，腦髓逸失。死者檢體驗出含酒精、MDA、MDMA、Ketamine、硝甲西泮Nimetazepam，俗稱一粒眠的代謝物7-Aminonimetazepam、鎮靜安眠藥Nitrazepam之代謝物7-Aminonitrazepam。

死因研判：因酒後及多重藥物作用下，駕駛自小客車於高速公速擦撞護欄後翻車，人被拋出車外，又遭重型車輛輾壓，腦髓逸失，胸腹部遭輾壓塌陷，多處骨折與臟器破裂，多重性外傷死亡。死亡方式歸類為「意外」。

●新興醫療管制藥品濫用—合成鴉片類止痛藥吩坦尼Fentanyl濫用

案例十七：死者29歲，男性外勞，因濫用藥物，使用N-Ethylpentylone及Ketamine，意識改變，行為怪異，發飆撞牆及跌倒，頭、頸、軀幹及四肢全身多處外傷，併腦幹外傷性瀰漫性軸突損傷，橫紋肌溶解症併急性腎小管壞死，全身系統性水腫，終因多重藥物中毒及多重器官衰竭死亡。死亡方式研判為「意外」。毒物檢驗檢出Ketamine、Norketamine、Midazolam、Hydroxymidazolam、Fentanyl、Norfentanyl、N-Ethylpentylone、Diphenhydramine、Levetiracetam、Acetaminophen等藥物。

案例十八：死者21歲，男性，因過度使用新興濫用物質N-Ethylpentylone，以及第三級毒品愷他命，引起急性藥毒物中毒及其併發症而多重器官衰竭死亡。研判死亡方式有可能為「意外」。毒物檢驗檢出Ketamine、Norketamine、Midazolam、Hydroxymidazolam、N-Ethylpentylone、Tramadol、Haloperidol、Levetiracetam、Chlorpheniramine、Fentanyl、Norfentanyl、Midazolam、Hydroxymidazolam、Propofol、Metoclopramide、Levetiracetam、Acetaminophen、Omeprazole等藥物。

案例十九：死者36歲，男性，因為濫用甲基安非他命及安非他命至工廠鬧事，毆打同事，遭壓制於地上。於過程中毒藥物作用發作，引發中毒性休克死亡，死因排除和打鬥相關，死亡方式為「意外」。毒物檢驗檢出Amphetamine、Methamphetamine、Fentanyl、Norfentanyl藥物。

●毒癮寶寶—新生兒藥物濫用及兒童虐待相關死亡案例

案例二十：死者為出生7個月大男嬰，死者生前因母親使用毒品及餵母乳而呈現體內安非他命陽性，經醫院治療並有診斷為中毒及支氣管炎後安置在安養院，因不明原因猝死，解剖發現胸腺出血，喉頭炎，局部呼吸道感染，腦實質出血，無法排除因出生後身體在長期濫用藥物影響下導致免疫力降低併發上揭病灶之可能性。死亡方式尚為「未確認」。

案例二十一：死者為剛出生女嬰，因為母親濫用藥物（安非他命及甲基安非他命）後經胎盤傳導至胎兒血液導致中毒，產生中毒性休克死亡。死亡方式為「意外」。毒物檢驗檢出Amphetamine、Methamphetamine藥物。

案例二十二：死者為剛出生男嬰，為一在旅社內自然生產之新生兒，在馬桶內被發現，由於母體施用藥物、羊水胎便吸入症及於水樣環境中，造成鎮靜安眠藥物作用、肺炎及窒息，最後因呼吸衰竭而死亡，死亡方式為「未確認」。Chlordiazepoxide、Lorazepam、母體施用藥物

案例二十三：一歲六個月大女嬰，因藥物中毒死亡。毒物檢驗檢出含Methamphetamine、Morphine、Codeine、6-Acetylmorphine、6-Acetylcodeine、Chlorpheniramine、Methadone、Brompheniramine等藥物。死因研判為生前因服用化學物質藥物，導致鴉片類藥物中毒，住院期間併發肺炎，最後因中毒性休克及呼吸衰竭而死亡，多次服用鴉片類化學物質藥物、甲基安非他命、美沙酮為對死亡有影響之身體狀況，死亡方式為「未確認」，待司法調查後確認之。

案例二十四：為一歲大男嬰，被發現時已無呼吸心跳，母親及同居男友為吸毒史者，現場有甲基安非他命。母親同居男友稱死者因遭食物噎住，過程中有可能因而不慎掐壓脖子施力過大，亦有不小心將死者面部朝下摔落地面2次。解剖觀察發現無食物哽咽喉頭呼吸道之特徵，由死者口嘴唇有挫裂傷、額頭臉頰全身軀幹有多處新近挫傷及舊傷，顱內有對撞傷等，較支持疑似有長期施暴虐兒，致悶縊口嘴及頭部外傷的對撞性大腦實質之顳極挫傷、出血併瀰漫性蜘蛛網膜下腔出血。送驗檢體血液、胃內容物含微量甲基安非他命及代謝物安非他命，支持生前有長期曝露在濫用藥物環境或遭餵食之可能。由以上死者死亡經過及檢驗判明：死者之死亡原因為生前有長期曝露在濫用藥物環境或遭餵食之可能，再遭局部悶縊及頭部外傷致大腦實質之顳極對撞性挫傷、出血併瀰漫性蜘蛛網膜下腔出血，最後因中樞神經衰竭死亡。死亡方式為疑「他殺」。

肆 台灣與國際間濫用藥物防制政策比較分析

濫用藥物現況與世紀流行趨勢比較

所有導致死亡或與死亡相關之疾病與罹病狀況，或是造成致死傷害的意外與暴力環境，均為法醫死因鑑定與死因分析之重點。根據各類死亡案件之死因分類及死亡型態研究，分析引起一連串致死事件之起始，研擬有效介入策略以防止死亡之發生，為公共衛生及藥物濫用防制計畫重要之參考。

新興濫用藥物不斷推陳出新，截至2018年6月，世界各國通報聯合國毒品暨犯罪問題辦公室(UNODC)之新興影響精神物質(NPS)品項已高達877種，新興影響精神物質的濫用已遍布全球。依據衛生福利部食品藥物管理署濫用藥物檢驗通報系統資料顯示，台灣地區檢出之NPS種類已達130種，其中以合成卡西酮類居多。

全國地檢署相驗案件數有18,941件，其中審查終結法醫死因鑑定案件數計有1,478件，法醫相驗佔率為10.96%，解剖佔率為7.8%。2018年則因法務部法醫研究所開始實施解剖審查制度致案件量減少，接受地檢署委託相驗案件數較2017年度減少510件，負成長率為2.6%；法醫病理解剖案件為1,370件，與2017年同期案件減少783件，負成長率為34.6%。蒐集並歸納整理2018年法醫研究審查終結已結案之1,361件死因鑑定案件建立資料庫進行藥物濫用相關死亡案例分析，篩選毒物檢驗檢出藥、毒物反應陽性相關致死案例視為物質濫用相關死亡案件共計321件(23.6%)，較上一年度(2017年；26.5%)減少。其中藥物濫用（毒品、管制藥品及尚未列管物質）相關死亡案件共計250件(18.4%)，較上一年度(2017年；20.8%)有減少之情形，而中毒（酒精、農藥及化學物質中毒）相關死亡案件共計71件(5.2%)，較上一年度亦為減少(2017年；5.7%)。整合濫用藥物相關死亡案例死因鑑定資訊，適時提出預警建議，以作為政策擬定之參考及強化防制宣導工作之執行。

國際間建構NPS毒品門戶（監控）交流平台(Tox-Portal)

2016年，聯合國大會世界毒品問題特別會議(UNGASS)決定將最有害，持久和普遍的NPS列為國際行動的重點。根據這項決定，聯合國衛生組織成立麻醉藥品委員會(Commission on Nacrotic Drugs, CND)在題為「預防和應對與使用新型精神活性物質有關的不利健康後果和風險」的第60/4號決議中，授權毒品和犯罪問題辦公室制定預警諮詢NPS毒品門戶交流平台(Tox-Portal)網站，以提供會員國交流管道。毒理學門戶網站是與國際法醫毒理學協會(TIAFT)合作開發網路交流平台，可在全球範圍内收集與使用NPS有關的毒品和危害數據。

經由世界各國毒品緝獲量及生物檢體毒品檢驗案例交流及研究中的毒品檢測數據，首次對NPS概況有了一個整體研究，其中利用來自世界所有地區29個國家的毒理學實驗室報告的驗屍，臨床和其他案例研究（包括毒駕）的數據，有可能查明有關NPS構成的健康威脅危險因子的重要數據指標。這代表了對現階段所收集的有限數據的快速分析，可能無法顯示正在進行的各類藥物危機的嚴重影響世界安全性程度，包括鴉片類藥物。台灣濫用藥物相關致死案件統計資料加入毒品門戶交流平台為未來融入國際社會的重要指標性工作。

國際間NPS相關致死案例(UNODC, 2019)

●法醫解剖與毒品相關死亡案件監控(surveillance)：

法醫解剖涉及毒品相關死亡案件之蒐集，為監控傳統濫用毒品及NPS的重要工具與方法。由2016年至2018年間，報告給Tox-Portal的所有NPS病例中，國際間有超過一半涉及鴉片類藥物或合成大麻素。合成鴉片類藥物相關死亡案例在2018年有所減少，而合成大麻有關的死亡案例有所增加，NPS卻大幅度增加，呈現NPS中除了合成鴉片藥物減少外，合成大麻及其他NPS均呈現增加趨勢(UNODC, 2019)。儘管新合成大麻的出現明顯增加或持平，但在毒理學案例中仍注意到它們的持續流行與5F-MDMB-PINACA(5F-ADB)和FUB-AMB(AMB-FUBINACA)在亞洲，歐洲，大洋洲和美洲持續性流行。5F-MDMB-PINACA和FUB-AMB是2017年和2018年各國緝獲量最大的物質，也是在生物體液檢測中向Tox-Portal報告的最多的物質。

關於臨床入院和非致命性中毒，報導了多種物質。2016年至2018年間報告的大多數病例涉及合成大麻，而這一數字在2017年達到頂峰。與往年相比，2018年報告的大量死亡病例涉及合成大麻。

總體而言，2016年至2018年間，有52人死於合成大麻相關死亡，所有與潛在毒品相關的死亡方式，包括對嫌疑人的命名使用合成大麻素產品。驗屍時的合成大麻報告發生在亞洲，歐洲，大洋洲；在美洲，大量報告來自紐西蘭，主要與5F-MDMB-PINACA和/或FUB-AMB相關。

●多重毒品濫用趨勢與精神病症之相關性

在2018年，Tox-Portal報告中顯示所有死亡案件中約有一半死者使用了超過四種毒品。在涉及合成大麻素之52例多重毒品濫用死亡中，被檢測到常使用抗精神病藥和大麻。高頻率之大麻檢出，在合成大麻素使用方式的背景（即大麻的補充或替代）和檢測抗精神病藥，可能反映了潛在的長期濫用大麻併發精神健康問題和使用新合成大麻的潛在臨床治療大麻症狀所併發的精神病症。

●國外毒品相關致死案件與濫用合成大麻有高度相關性

1.英國(2019年8月)的濫用藥物相關死亡案件：

英國國家統計局報告指出，2018年英格蘭和威爾士與毒品中毒有關的死亡人數為自1993年開始以來最高，計4,359人死亡，年增長率為16%。男性和女性的死亡率均從2017年的每百萬男性89.6例顯著增加到2018年的105.4例，女性死亡率連續9年上升，2018年每100萬女性中有47.5人死亡。

2.英國NPS相關致死案件：

所有毒品相關死亡案件，與NPS相關之致死相對較少，從2016年的123例降至2017年的61例，但在2018年升至125例，回到了以前的水平。

英國的合成大麻相關死亡案例從2017年的24例增加至2018年的60例；台灣明顯不同的是，從2017年的7例死亡增加到2018年的16例死亡，可知國外的大麻濫用相關致死案例尚有明顯升高的趨勢。

●NPS致死案例之複雜性

濫用藥物死亡案件的評估，必須了解藥物的種類、濃度、以其他藥物共用的加成毒性綜合評估，才能決定特定藥物造或死亡的致死因。故在國內考慮到各個案死亡情況的獨立性，任何臨牀症狀（如甲基安非他命類興奮性藥物如MDMA、PMMA、卡西酮類藥物）可引發惡性高熱(Malignant Hypertherma)、甚至高血壓性腦中風、加重擴大及肥厚性心肌病變併發心臟猝死等，故重大病理病因的發現甚為重要，再比較體液中如血液、尿液、膽汁、胃液，所含藥物的濃度和性質（包括酒精）可以評估其毒理學致命意義。因此，就國外合成大麻而言，向Tox-Portal報告涉及受害的死者在使用合成大麻期間或之後立即產生的影響，或發現已知/懷疑的合成大麻使用者死亡，沒有明顯的相對性死亡原因（如心臟病代謝疾病腦血管疾病等），在此類情況下，合成大麻素經評估具有較高的因果關係86.5%，而其他貢獻者死亡鏈約在13.5%的情況下。在發現的地方沒有其他毒品以毒理學上顯著的濃度存在其他考慮因素的背景。

●NPS（含安眠藥物）導致駕駛能力喪失之致死案例

NPS導致減損駕駛能力(Driving Under Influence of Drugs; DUID)致死案例，抗組織胺以外之Benzodiazepam(BZD)及其衍生類藥物對開車的影響，主要是鎮靜/催眠藥的發作，自2014年後引起歐聯毒品和犯罪問題辦公室的EWA小組持續關注。2018年向Tox-Portal報告的數據顯示涉及BZD之NPS影響DUID實例，在美國、加拿大和英國均有報導。在2018年的DUID病例中，依替唑侖(etizolam)和氟溴唑侖(flubromazolam)最頻繁被檢測並報導。在幾乎所有情況，尤其是大麻，古柯鹼和/或BZD興奮劑，通常與DUID較相關，其濫用藥物之鎮靜性及催眠特性，確定了新興BZD類衍生物，可明顯造成DUID，縱使在沒有駕駛的情況下也有可能造成日常生活之精神障礙與損害正常工作之進行。

●合成卡西酮類

合成的卡西酮和苯乙胺環取代的合成卡西酮和一系列環取代的苯乙基-胺通常會產生擬交感神經和致幻性氧化反應，亦有研究顯示與心血管、神經、呼吸，和胃腸道系統有關（Adebamiro & Perazella, 2012; Borek & Holstege, 2012; Boulanger-Gobeil et al., 2012; Derungs et al., 2011; Garrett & Sweeney, 2010; Luciano & Perazella, 2014; Penders, 2013; Penders & Gestring, 2011; Penders et al., 2012a; Penders et al., 2012b）。致幻性氧化反應包括迷失方向，幻覺，精神病發作，偏執狂，焦慮和記憶與心血管並發症，例如高血壓，心動過速和呼吸急促。擬交感神經綜合症包括焦慮症，妄想症，多動症以及高燒，發汗，瞳孔散大，癲癇發作以及高血壓和心動過速。此外，亦有與seroto-寧綜合徵和興奮性ir妄的報導(Andreasen et al, 2015; Bersani et al, 2014; Murray et al, 2012; Penders, 2013; Penders & Gestring, 2014; Penders et al, 2012a; Vevelstad et al, 2012）。與模型物質相反苯丙胺和卡西酮，有大量致命中毒的報導合成的卡西酮和苯乙胺。

●NPS Ketamine衍生物

2019年度台灣NPS出現較明顯包括Dechloroketamine(4例)、2-Florodechloroketamine(2例)。2000上半年度台灣NPS出現Dechloroketamine(2例)、2-Florodechloroketamine(11例)，而且新增的Dechloro-N-ethyl-ketamine(1例)。可知Ketamine的衍生物有新增另類設計藥物以Ketamine為骨幹的另類趨勢。

台灣法醫病理解剖死因鑑定案例為觀察族群之藥物濫用相關致死案例之流行病學

分析台灣法醫病理解剖死因鑑定案例為觀察族群之藥物濫用相關致死案例之流行病學調查資料庫，作為國內新興濫用藥物及多重藥物併用之預警監測指標。

近年來國內濫用安非他命藥物相關致死案例有增加之情形，在2018年度法醫死因鑑定案件中，藥物濫用相關死亡案件前五大濫用藥物種類排名依然以濫用第二級管制藥品(甲基)安非他命類藥物(n=82)；占率為32.8%，高居第一大濫用藥物種類。濫用嗎啡類藥物（海洛因、鴉片）致死案件(n=65)占率為26.0%居第二大濫用藥物種類，值得注意的是濫用藥物相關致死案例中檢出2例合成鴉片製劑吩坦尼(Fentanyl)陽性案例，2019年23例，而2020年上半年亦有9例，其藥品取得來源及是否淪為濫用值得相關單位關注。安眠鎮靜劑FM2(n=35)；占率

14.0%，及Estazolam(n=33)；占率13.2%，為2018年毒藥物檢出第三大及第四大濫用藥物種類，第三級管制藥品Ketamine(n=32)及抗憂鬱藥物Trazodone(n=32)占率12.8%，為毒物檢出之第五大濫用藥物種類。在2019年度Ketamine及Trazodone亦有38例及43例，與2020年度上半年Ketamine有28例，Trazodone有12例相較，仍高居不下。多種醫療治療藥物於藥物濫用相關死亡案例中合併檢出情形，其濫用、誤用的嚴重程度及對死亡的影響值得進一步探查。其他常見被濫用之處方藥品包括安眠鎮靜劑Clonazepam(n=31；12.4%)、解熱鎮痛藥物Acetaminophen(n=31；12.4%)、抗組織胺藥物Chlorpheniramine(n=31；12.4%)、抗精神藥物Quetiapine(n=30；12.0%)、安眠鎮靜劑Diazepam(n=28；11.2%)、Nordiazepam(n=28；11.2%)、Zolpidem(n=25；10.0%)等藥物濫用致死案例比例亦高，可做為相關部門管理之重點項目。聯合國INCB於2007年發布的警訊指出，由於處方藥物需求量大，屬於管制藥品合法使用的處方藥品（如止痛鎮靜劑等），在歐洲、非洲與南亞等地遭到濫用，規模即將超越海洛因、古柯鹼與搖頭丸等違法藥品的使用量。

NPS濫用情形持續惡化，在2018年度毒物檢出濫用致死案例包括Mephedrone(n=12；占率4.8%)、Ethylone(n=8；占率3.2%)、Methylone(n=7；占率2.8%)、Butylone(bk-MDBD)(n=5；占率2.0%)、N-Ethylpentylone(n=5；占率2.0%)、Pentylone(bk-MBDP)(n=5；占率2.0%)、Dibutylone(bk-DMBDB)(n=4；占率1.6%)、Methyl-α-ethylaminopentiophenone(4-MEAPP)(n=2；占率0.8%)、4-Chloroamphetamine(n=2；占率0.8%)、N-Ethylhexedrone(NEH)(n=2；占率0.8%)、4-Chloro-alpha-pyrrolidinopentiophenone(4-Cl-α-PVP)(n=1；占率0.4%)、4-Chloromethcathinone(CMC)(n=1；占率0.4%)、Eutylone(n=1；占率0.4%)、Phenylpropanolamine(PPA)(n=1；占率0.4%)等。

2019及2020上半年毒物檢出濫用致死案例包括Mephedrone(n=20及15；占率4.8及11.4%)、Ethylone(n=1及1；占率0.2%及0.8%)、Methylone(n=1及0；占率0.2%及0%)、Butylone(bk-MDBD)(n=2及3；占率0.5%及2.3%)、N-Ethylpentylone(n=8及4；占率1.9%及3.0%)、Pentylone(bk-MBDP)(n=8及5；占率1.9%及3.8%)、Dibutylone(bk-DMBDB)(n=2及4；占率0.5及3.0%)等（詳附表十二）。檢出種類品項漸增複雜，尤其PMMA、Eutylone、Pentylone案例數增加，以及Ketamine新增衍生物Dechloroketamine、2-Florodechloroketamine、2-Florodechloroketamine以及Dechloro-N-ethyl-ketamine等。這些被設計製造出來的人工合成化學物，以結構上之微小變化，躲避毒品法規的取締，並狡詐的混入各式食品飲品中，流竄於毒品交易市場及青少年族群派對中，帶來各式意外事故，造成社會治安惡化並危害國人生命與身心健康及衛生醫療資源消耗等問題值得政府各相關部門做為警示。

探討性別差異在藥物濫用致死型態、致病相關危險因子之差異，追蹤瞭解處方藥濫用對男女兩性健康危害之影響

分析2014-2018年藥物濫用相關死亡案例，男性死亡案例共計1,392件(70.3%)，女性死亡案例共計587件(29.7%)，相較於對照組（男性73.7%、女性26.3%）則女性在藥物濫用相關死亡案件比例較男性高（詳附表十四）。濫用藥物致死年齡層以35～44歲(n=611；30.9%)之青壯年為主，集中趨勢明顯，平均死亡年齡為40.9±0.3歲，相較於對照組（49.4±0.2歲），因藥物濫用導致事故傷害造成平均死亡年齡顯著較低，顯示藥物濫用導致事故傷害為危害青少年及青壯年族群生命之一大危險因子。觀察發現近年藥物濫用致死案例在14歲以下之兒少年齡層之案例，在2015年出現15例(3.1%)、2016年有11例(2.4%)、2018年有8例(3.2%)兒少年齡層藥物濫用致死案例，藥物濫用是否淪為兒童虐待之危險監控因子，提供相關單位研擬防制政策之預警。

探討兩性在藥物濫用致死案例之差異，2018年法醫死因鑑定案例中男性濫用藥物死亡案例以濫用第一、二級毒品占大多數(n=96；60.4%)，女性濫用藥物死亡案例除了濫用第一、二級毒品外(n=38；41.8%)，第四級毒品（管制藥品）(n=30；33.0%)比例亦高。將濫用藥物種類分級與死亡年齡層分層分析，在第一、二級毒品濫用死亡案例之死亡年齡層男性有漸高之趨勢，以35-44歲(29.2%)及45-54歲年齡層居多數(28.1%)；女性則以35-44歲年齡層居多(28.9%)；男性在第三級毒品濫用死亡案例之死亡年齡層以35-44歲居多數(47.4%)，女性則以25-34歲年齡層居多(37.5%)。第四級毒品(管制藥品)及醫療處方藥物濫用死亡年齡層偏高，以55-64歲之年齡層居多數（男性25.7%；女性30.0%）。女性在合併多重藥物濫用之比例(84.6%)高於男性(66.7%)。分析男女兩性濫用藥物致死案例在死亡型態之異同，發現主要差異處為男性在心臟病變、銳器傷、槍傷、及鈍挫傷死亡型態案例比例較高，而女性一氧化碳中毒、上吊死亡、及機械性窒息/悶摀/扼縊頸死亡型態比例較高，顯示藥物濫用相關致死者之死亡型態分布具有性別差異。

提供國內藥物濫用致死案例之態樣分析，掌握國內最新藥物濫用流行動態及藥物濫用所造成死亡悲劇型態

依據衛生福利部食品藥物管理署之「濫用藥物檢驗通報系統」濫用藥物尿液檢驗統計，2018年濫用藥物尿液檢驗檢體之總件數共計249,618件，較2017年件數減少3.4%，檢體檢出陽性數為68,302件，檢體總陽性率高低依次為：甲基安非他命、愷他命、嗎啡及MDMA。截至2018年底，我國一共檢出150種NPS，其中49項合成卡西酮類(Synthetic cathinones)；苯乙胺類(Phenethylamines) 30項；類大麻活性物質(Synthetic cannabinoids) 29項；色胺類(Tryptamines) 12項；愷他命與苯環利定類(Ketamine & PCP-type substances) 7項；哌嗪類(Piperazines) 7項；其他類(Other substances) 16項。新興濫用藥物檢出以合成卡西酮成長最快，2013年至2018年有逐年增加的趨勢，其中以Mephedrone（俗稱喵喵毒品）檢出最多，其次為bk-MDMA(3,4-亞甲基雙氧甲基卡西酮)；愷他命類物質2013年至2015年有增加的趨勢，然2016年至2018年檢出件數逐年降低，類大麻活性物質及色胺類物質於2015年檢出達高峰後呈浮動現象；苯乙胺類物質2013年至2018年有上升趨勢；哌嗪類物質於2014年檢出達檢出數高峰後，2015年至2018年呈浮動現象（衛生福利部食品藥物管理署，2018）。2018年NPS檢出情形以MEAPP(P(Methyl-α-ethylaminopentiophenone)、檢出21,304件(15.71%)佔第一位，其次為Ketamine檢出21,044件(15.52%)、氯乙基卡西酮4CEC(4-chloroethcathinone)檢出19,198件(14.16%)、Mephedrone檢出17,638件(13.01%)、N-Ethylpentylone檢出12,295件(9.07%)為前五大NPS檢出。

法務部法醫研究所死因鑑定案例資料統計分析顯示，新興濫用藥物合成卡西酮類，包括Mephedrone、Methylone、Ethylone、Butylone、N-Ethylpentylone等快速氾濫嚴重，濫用致死案例為近年來明顯增加之濫用藥物，其顯著增加情形最值得重視，從2011年起出現零星案例，在2012年共檢出3例、2013年5例、2014年為6例、2015年據增至37例(7.6%)、2016年略減為30例(6.7%)，至2017年已高達63例(13.8%)，案例數成長超過2倍以上，至2018年有稍見減緩(n=27，10.8%)。其濫用以合併多重用藥為主，混合之毒品成分最高達十餘種。死亡年齡層集中在15-24歲(34.0%)之青少年及25～34歲(47.8%)青年族群，平均死亡年齡28.2±0.6歲，遠低於藥物濫用組平均死亡年齡之40.9±0.3歲。值得注意的警訊是，新型態合成卡西酮類毒品不斷推陳出新，2016年已出現2例Chloromethcathinone(CMC)、6例Butylone(bk-MBDB)、2例Pentylone(bk-MBDP)、3例Eutylone(bk-EBDB)、及3例N-Ethylpentylone、1例alpha-pyrrolidinovalerophenone (a-PVP)新型態合成卡西酮類毒品致死案例。2017年台灣地區首次檢出的NPS品項包括6例4-Methylpentedrone(4-MPD)、6例

Dibutylone(bk-DMBDB)、2例4-Methylethcathinone(4-MEC)、1例4-Methyl-N-ethyl-pentedrone(4-MEAP)、1例4-Methyl-alpha-pyrrolidinohexiophenone(MPHP)等，2018年首次檢出的NPS品項包括2例Methyl-α-ethylaminopentiophenone(4-MEAPP)、2例4-Chloroamphetamine、2例Ethylhexedrone、2例N-Ethylhexedrone(NEH)、2例2,5-Dimethoxy-4-Chloroamphetamine、2例Para-Chloroamphetamine (4-CA)、2例4-Chloroethcathinone(4CEC)、2例大麻衍生物11-Nor-9-carboxy-△9-tetrahydrocannabinol等，這些被設計製造出來的人工合成化學物，以結構上之微小變化、偽裝，躲避毒品查緝，並混入各式食品飲品中，流竄於毒品交易市場及派對中，帶來各式事故傷害，造成社會治安惡化並危害國人生命與身心健康。由國內新型態合成毒品緝獲量與致命案件數遽增，應將NPS濫用視為濫用藥物防制政策之重點項目。

NPS與合併多重藥物濫用相關死亡案例分析

近年來流行於青壯年族群的NPS濫用致死案例的漸次浮現，包括轟動社會的「W大飯店女子混用八種致多重藥物中毒死亡案」，均為代表社會脈動的案件，由死亡地點則常為PUB、KTV、舞廳、汽車旅館等場所，尤其隨著毒品包裝的多樣化，多種新興濫用物質雜混，有時甚至摻雜多達十餘種物質。這些被設計製造出來的人工合成化學物，都是非法毒販改變舊有毒品而製造，以結構上之微小變化、偽裝，躲避毒品查緝，並混充包裝成毒品咖啡包、飲料包、偽裝食品，流竄於毒品交易市場及派對中，誘騙青壯年吸食或誤用。最可怕在於使用者在毒梟於分裝毒品時亦無法確實瞭解劑量純度，一不小心濫用者在濫用時極可能超過身體負荷，便會造成全身器官損傷，最嚴重有立即死亡危險，導致各種事故傷害死亡案例，危害個人身心健康造成社會治安亂源。

2018年藥物濫用相關死亡案例中，合併多重濫用藥物比例高達七成以上(n=183；73.2%)，其中以女性合併多重濫用藥物比例(84.6%)高於男性(66.7%)。單一種類藥物濫用致死案例以濫用傳統藥物為主（男性98.1%；女性100.0%），NPS濫用高達九成六以上為合併多重藥物濫用致死（男性94.1%；女性100.0%），相較於傳統種類藥物濫用，女性NPS濫用(n=10；11.0%)比例略高於男性(n=17；10.7%)。大多數新興藥物濫用致死案例為合併多重濫用藥物混用致死，尤其新興濫用物質如合成卡西酮類物質，在死因鑑定案件體液中皆可檢出超過一種以上之併用藥物，甚至一件致死案例體內可檢出高達十餘種毒藥物，平均檢出毒藥物品項為3.53種。其危害性與致死性高，毒性作用加成下更易導致各種意外死亡案件，此外，混雜多重藥物併用及藥物與酒精併用更易導致意外中毒死亡案件，在藥物濫用死因鑑定案件中佔有很高之比例，薦請相關單位可於反毒宣導上，加強酒精併用及多重藥物混用之高致死率之警訊，以達濫用防制嚇阻之效。

伍 結論與建議

一、2018年法醫病理解剖死因鑑定案件1361件完整案例中，物質濫用相關死亡案件共計321件(23.6%)，較上一年度(2016年；26.5%)減少。其中因藥物濫用（毒品、管制藥品及醫療處方藥物濫用）相關死亡案件共計250件(18.4%)，較2016年(20.8%)亦為減少。中毒（酒精、農藥及化學物質中毒）相關死亡案件共計71件(5.2%)，較上一年度(2016年；5.7%)略減。男女兩性藥物濫用中毒死亡案例數分別為男性159件(63.6%)；女性91件(36.4%)；本年度女性藥物濫用死亡案例有明顯增加，相較於對照組死因鑑定案件（男性71.1%，女性28.9%），則女性因藥物濫用導致死亡之比例顯著較高。死亡年齡層分布以35～44歲(n=65；26.0%)之年齡層居多，平均死亡年齡為44.1±1.0歲，低於對照組之50.6±0.7歲。2018年法醫死因鑑定案例之平均死亡年齡均較上一年度提升。酒精中毒死亡案件亦為35～44歲(n=31；30.4%)之年齡層居多，平均死亡年齡為49.6±1.7歲。而農藥或化學物質中毒（包含強力膠濫用）案件死亡年齡層偏高，以65～74歲(n=9；39.1%)居多，平均死亡年齡為54.4±4.3歲，高於對照組。

二、近年來國內濫用安非他命藥物相關致死案例有增加之情形，在2018年度法醫死因鑑定案件中藥物濫用相關死亡案件前五大濫用藥物種類排名以濫用第二級毒品(甲基)安非他命類藥物(n=82；32.8%)連續四年高居第一大濫用藥物種類。濫用嗎啡類藥物（海洛因、鴉片）致死案件(n=65；26.0%)為第二大濫用藥物種類。值得注意的是濫用藥物相關致死案例中檢出2例合成鴉片製劑吩坦尼(Fentanyl)陽性案例，其藥品取得來源及是否淪為濫用值得相關單位關注。安眠鎮靜劑FM2(n=35)；占率14.0%，及Estazolam(n=33)；占率13.2%，為2018年度毒藥物檢出第三大及第四大濫用藥物種類，第三級管制藥品Ketamine(n=32)及抗憂鬱藥物Trazodone(n=32)占率12.8%，為毒物檢出之第五大濫用藥物種類。多種醫療治療藥物於藥物濫用相關死亡案例中合併檢出情形，其濫用、誤用的嚴重程度及對死亡的影響值得進一步探查。其他常見被濫用之處方藥品包括安眠鎮靜劑Clonazepam(n=31；12.4%)、解熱鎮痛藥物Acetaminophen(n=31；12.4%)、抗組織胺藥物Chlorpheniramine(n=31；12.4%)、抗精神藥物Quetiapine(n=30；12.0%)、安眠鎮靜劑Diazepam(n=28；11.2%)、Nordiazepam(n=28；11.2%)、Zolpidem(n=25；10.0%)等藥物濫用致死案例比例亦高，可做為相關部門管理之重點項目。聯合國INCB於2007年發布的警訊指出，由於處方藥物需求量大，屬於管制藥品合法使用的處方藥品（如止痛鎮靜劑等），在歐洲、非洲與南亞等地遭到濫用，規模即將超越海洛因、古柯鹼與搖頭丸等違法藥品的使用量。

三、依研究顯示新興藥物濫用高危險族群仍以青壯年為主，國內NPS致死案例以合成卡西酮類化學合成物質最多，從2011年起出現零星案例，在2012年共檢出3例、2013年5例、2014年為6例、2015年據增至37例(7.6%)、2016年略減為30例(6.7%)，至2017年已高達63例(13.8%)，案例數成長超過2倍以上，至2018年有稍見減緩(n=27，10.8%)。其濫用以合併多重用藥為主，死亡年齡層集中在15-24歲(34.0%)之青少年及25～34歲(47.8%)青年族群，平均死亡年齡28.2±0.6歲，遠低於藥物濫用組平均死亡年齡之40.9±0.3歲。此外，列為第三級毒品的合成卡西酮類毒品N-Ethylpentylone(n=40；8.8%)、俗稱一粒眠的鎮靜藥物Nimetazepam (K5)及其代謝物7-Aminonimetazepam(n=36；7.9%)、以及俗稱喵喵的第三級毒品合成卡西酮類Mephedrone的濫用致死案例(n=29；6.4%)為2017年度濫用案例明顯遽增之毒藥物品項，在政府各部門加強查緝與全力掃毒下，2018年度已漸趨緩，惟仍需相關單位持續查緝與防制。值得注意的警訊是，新型態合成毒品不斷推陳出新，在2018年度檢出新興毒藥物品項包括Mephedrone(n=12；占率4.8%)、Ethylone(n=8；占率3.2%)、Methylone(n=7；占率2.8%)、Butylone(bk-MDBD)(n=5；占率2.0%)、N-Ethylpentylone(n=5；占率2.0%)、Pentylone(bk-MBDP)(n=5；占率2.0%)、Dibutylone(bk-DMBDB)(n=4；占率1.6%)、Methyl-α-ethylaminopentiophenone(4-MEAPP)(n=2；占率0.8%)、4-Chloroamphetamine(n=2；占率0.8%)、N-Ethylhexedrone(NEH)(n=2；占率0.8%)、4-Chloro-alpha-pyrrolidinopentiophenone(4-Cl-α-PVP)(n=1；占率0.4%)、4-Chloromethcathinone(CMC)(n=1；占率0.4%)、Eutylone(n=1；占率0.4%)、Phenylpropanolamine(PPA)(n=1；占率0.4%)等，檢出種類品項漸增複雜。這些被設計製造出來的人工合成化學物，以結構上之微小變化，躲避毒品法規的取締，並狡詐的混入各式食品飲品中，流竄於毒品交易市場及青少年族群派對中，帶來各式意外事故，造成社會治安惡化並危害國人生命與身心健康及衛生醫療資源消耗等問題值得政府各相關部門做為警示。

四、2018年藥物濫用相關死亡案例中，合併多重濫用藥物比例高達七成以上(n=183；73.2%)，其中以女性合併多重濫用藥物比例(84.6%)高於男性(66.7%)。單一種類藥物濫用致死案例以濫用傳統藥物為主（男性98.1%；女性100.0%），NPS濫用高達九成六以上為合併多重藥物濫用致死（男性94.1%；女性100.0%），相較於傳統種類藥物濫用，女性NPS濫用(n=10；11.0%)比例略高於男性(n=17；10.7%)。大多數新興藥物濫用致死案例為合併多重濫用藥物混用致死，尤其新興濫用物質如合成卡西酮類物質，在死因鑑定案件體液中皆可檢出超過一種以上之併用藥物，甚至一件致死案例體內可檢出高達十餘種毒藥物，平均每案檢出毒藥物品項為3.53種，其危害性與致死性高，毒性加成作用下更易導致各種意外死亡案件。

五、藥物濫用致死案例之差異，2014-2018年男性死亡案例共計1392件(70.3%)，女性死亡案例共計587件(29.7%)，相較於對照組（男性73.7%、女性26.1%）則女性在藥物濫用相關死亡案件的占率略高。觀察2014-2018年間男女兩性藥物濫用死亡案件每十萬人口死亡率，皆以女性高於男性（男性19.6；女性26.2；2018年）。平均死亡年齡男性41.0±0.4歲，略高於女性之40.5±0.6歲。藥物濫用相關死亡案件中男性在意外死亡(75.5%)、他殺死亡(79.4%)、及自然死亡(77.0%)死亡方式上高於平均值，而女性在自殺死亡方式(44.9%)及未確認(40.9%)死亡案例佔有較高之比例。男女兩性濫用藥物致死案例在死亡型態之異同，發現主要差異處為男性在心臟病變、銳器傷、槍傷、及鈍挫傷死亡型態案例比例較高，而女性一氧化碳中毒、上吊死亡、及機械性窒息/悶摀/扼縊頸死亡型態比例較高，顯示藥物濫用相關致死者之死亡型態分佈具有性別差異。

六、強化設計藥物(Designer drug)之列管方式和加強對於NPS的檢驗能力：在國際間受到列管之濫用物，許多地下化賣家、毒販為規避法律的列管，進而造出許多新結構或頗似結構的毒品，此類藥物常以「狡詐藥物」(designer drugs)稱之，政府相關部門應研擬因應此類相似結構物或衍生物等NPS的管制辦法，包括合成卡西酮(cathinones)、苯乙胺物（安非他命衍生物）、合成鴉片(synthetic opioids)、合成大麻素(Synthetic Cannabinoids)、色胺(trynamines)等，以求即時防堵新興藥物濫用。此外，為強化NPS毒品檢驗能力，國內毒品鑑定單位需仰賴相關單位間即時協助毒化實驗室取得最新NPS檢驗參考標準品，進而提升NPS的檢驗能力。新興藥物濫用為國際間共同問題，為達到防患未然之目的，唯有政府各部門間通力合作，適時掌握全球毒品之趨勢並研擬相關之因應對策，配合法務機關之立法管制，加強檢驗能力及完善通報系統，方能減低毒品對社會之危害。

七、改革台灣明列「毒品危害防制條例」的毒品分類名單之審查方式，以科學性、化學式結構及毒品功能危害性歸為同類別為取締、管制藥物為對象，以免毒梟利用台灣列舉式法律規範毒品之漏洞，造成毒品危害的擴大與蔓延！

參考文獻

Analysis & Policy Observatory (2019). Australia's annual overdose report 2019. https://apo.org.au/node/255351

Australian Bureau of Statistics. (2016). Drug induced deaths in Australia: A changing story.

Australian Institute of Health and Welfare. (2013). —National Drug Strategy Household Survey (NDSHS) 2013key findings.

Drug Enforcement Administration (2018). Drug-Related Overdose Deaths in Pennsylvania. https://www.dea.gov/sites/default/files/2019-10/PRB%20FINAL%20--%20BUL-132-19%20Drug-Related%20Overdose%20Deaths%20in%20Pennsylvania%2C%202018.pdf

European Monitoring Centre for Drugs and Drug Addiction (2019). European Drug Report 2019.

Fearn, V. (2016). Deaths related to drug poisoning in England and Wales, 2016 registrations. ONS Stat Bull.

Fulton County Medical Examiner. (2011). 2010 Annual Report.

Fulton County Medical Examiner. (2012). 2012 Annual Report.

Gregory G. Davis (2012). Forensic Toxicology. American Society for Clinical Laboratory Science , 25 (2) 120-124.

Government of the UK. (2013). Statistics at Home Office.

Health Canada. (2012). Canadian alcohol and drug use monitoring survey (CADUMS).

Health Canada. (2013). Ottawa, Ontario: Controlled Substances and Tobacco Directorate. p. 3-4.

Lee, D., Delcher, C., Maldonado-Molina, M. M., Thogmartin, J. R., & Goldberger, B. A. (2016). Manners of death in drug-related fatalities in Florida. Journal of forensic sciences, 61(3), 735-742.

Murphy, S. L., Xu, J., & Kochanek, K. D. (2013). Deaths: final data for 2010.

National Center for Injury Prevention and Control (2019). ANNUAL SURVEILLANCE REPORT OF DRUG-RELATED RISKS AND OUTCOMES. https://www.cdc.gov/drugoverdose/pdf/pubs/2019-cdc-drug-surveillance-report.pdf

OfN, S. (2014). Deaths related to drug poisoning in England and Wales, 2013 registrations. Newport: Office for National Statistics.

Rudd, R. A., Aleshire, N., Zibbell, J. E., & Gladden, R. M. (2016). Increases in drug and opioid overdose deaths—United States, 2000–2014. Morbidity and mortality weekly report, 64(50 & 51), 1378-1382.

United Nations Office on Drugs and Crime. (2012). World Drug Report 2012.

United Nations Office on Drugs and Crime. (2014). World Drug Report 2014.

United Nations Office on Drugs and Crime. (2017).World Drug Report 2017.

United Nations Office on Drugs and Crime. (2018). World Drug Report 2018.

United Nations Office on Drugs and Crime. (2019). World Drug Report 2019.

United Nations Office on Drugs and Crime. Early Warning Advisory (EWA) on new psychoactive substances (NPS). Available at: https://www.unodc.org/LSS/Home/NPS.

Vermont Department of Health. (2017). Drug-Related Fatalities Among Vermonters.

中國國家禁毒委員會(2019)。2018年中國毒品形勢報告（中華人民共和國中央人民政府新聞稿）http://www.gov.cn/xinwen/2019-06/18/content_5401230.htm

行政院衛生福利部(1981)。國際疾病傷害及死因分類標準。**臺北市：行政院衛生福利部**。

法務部法醫研究所(2012)。法務部法醫研究所一百年度法醫鑑定業務統計年報。**臺北市：法務部法醫研究所**。

香港特別行政區政府統計處(2019)。2018年香港毒品情況。

取自 https://www.statistics.gov.hk/pub/B71910FB2019XXXXB0100.pdf

張耀仁、陳素琴(2017)。認識新興濫用藥物---卡西酮類合成毒品。

取自 http://www.labmed.org.tw/knowledge_1.ASP?mno=87

鄭昭欣、劉美君、高一瑛(2014)。103年毒品犯罪防制工作年報：卡西酮類新興毒藥品檢驗發展現況。**臺北市：法務部調查局**。

衛生福利部(2019)。衛生福利年報。取自：https://www.mohw.gov.tw/cp-3196-50859-1.html

衛生福利部食品藥物管理署(2017)。106年度「藥物濫用案件暨檢驗統計資料」年報。

取自：https://www.fda.gov.tw/TC/site.aspx?sid=9958

衛生福利部食品藥物管理署(2018)。107年度「藥物濫用案件暨檢驗統計資料」年報。

取自：https://www.fda.gov.tw/TC/site.aspx?sid=9958

NPS

2021
New
Psychoactive
Substances

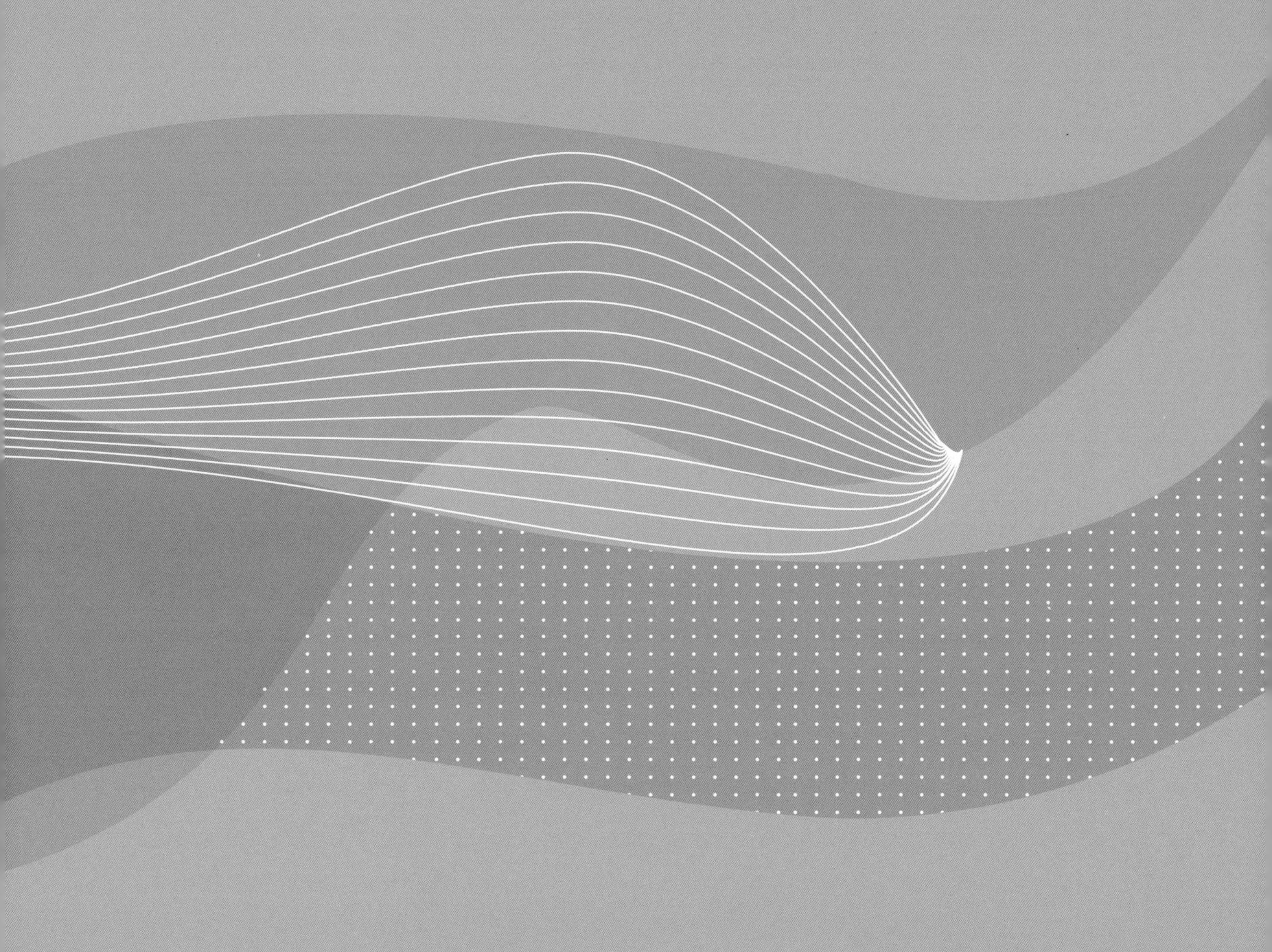

第3篇

新興影響精神物質之檢驗及治療

第1章 新興影響精神物質之人體檢體檢驗

作者｜楊豐碩 / 曾麗憑 / 林宜靜

摘要

新興影響精神物質(New Psychoactive Substances, 以下簡稱NPS)近年來層出不窮，由於許多NPS缺乏參考標準品作為檢驗結果的確認依據，新興濫用藥物的鑑定仍具有相當的挑戰性。NPS的檢驗和傳統濫用藥物相同，最常使用的檢測檢體為尿液，分為初步檢驗和確認檢驗。氣相層析質譜儀及液相層析串聯質譜儀是目前NPS檢測常用的檢測方法。此外，目前也有一些快速篩檢NPS的試劑，運用奈米技術來進行NPS快速篩檢和前處理的方法也不斷地被研發出來。為了解決NPS不斷推陳出新，傳統上「發現NPS再合成標準品並建立檢驗方法與質譜資料庫」的方式已漸漸難以滿足NPS檢驗需求，以更創新的模式開發能偵測NPS的方法，值得投入更多資源去做研發。

關鍵字：新興影響精神物質、人體檢驗、檢驗方法、質譜分析

壹 前言

近年來，國內新興影響精神物質(New Psychoactive Substances, 以下簡稱NPS)層出不窮，推陳出新，濫用藥物已不單單是過去傳統的海洛因或是安非他命等，亦不再是以單一毒品的型態出現。由於新興影響精神物質毒性未知，施用者常因施用過多劑量而中毒或致死。濫用物質之生產者常會在合成時進行化合物結構的修飾，使其無法被常規檢驗偵測，藉以逃避法律責任。此外，販售這些物質之「藥頭」宣稱這些物質「驗不出來」，使用上不會有刑責，藉此促銷。2017年全國反毒檢討會議，衛生福利部食品藥物管理署（簡稱食藥署）提出之反毒策略之一，即是強化新興濫用藥物檢驗量能，說明了濫用藥物檢測分析之重要性。許多NPS尚無標準品可供確認，對於參與藥物分析的實驗室而言，由於非法市場不斷發展以及缺乏參考標準品(standard)作為檢驗結果的確認依據，新興濫用藥物的鑑定作為犯罪證據仍具有相當的挑戰性。

NPS及其人體代謝物的檢驗一直是全世界法醫化學家所面臨棘手的問題，其困難包含尚未建立標準檢驗方法及資料庫、無法辨識異構物、類源物問題、標準品不易取得、檢驗目標之NPS，其人體代謝物未知及相關可參考之分析文獻稀有等。因此，如何開發NPS的分析方法，成了每個藥物分析實驗室的挑戰。

貳 新興影響精神物質概述

目前NPS種類包括：合成卡西酮類(synthetic cathinones)、類大麻活性物質(synthetic cannabinoids)、愷他命與苯環利定類(ketamine & PCP-type substances)、苯乙胺類(phenethylamines)、色胺類(tryptamines)、哌嗪類(piperazines)、氨基茚滿類(aminoindanes)、植物類(plant-based substances)與其他類(other substances)。根據The United Nations Office on Drugs and Crime(UNODC)2018年世界毒品報告，近20年新興影響精神物質案件數成長超過15倍，2019年5月20日已公告942件新興影響精神物質，其中類大麻活性物質288項、合成卡西酮類167項及苯乙胺類156項，並持續增加中。台灣之NPS氾濫情形，以合成卡西酮類最常見，其次為愷他命類，類大麻活性物質等，而合成卡西酮類中又以mephedrone（俗稱喵喵）檢出最多，其次為chloromethecathinone（氯甲基卡西酮），愷他命類以ketamine佔大宗，類大麻活性物質及色胺類於2015年檢出成高峰後呈現浮動現象，苯乙胺類2012年至2017年也都有上升趨勢。

卡西酮(cathinone)與安非他命(amphetamine)之結構相似，前者較後者具有額外的β-酮基，卡西酮最早發現於Catha edulis（巧茶，khat），它是非洲之角和阿拉伯半島的一種開花植物。目前已有超過100種不同的合成卡西酮化合物出現在地下市場上，並以「沐浴鹽」或「植物食品」的形式出售，並標有「非供人食用」的標籤，以規避濫用藥物法規。這些藥物會引起類似安非他命的擬交感神經作用，包括心動過速和高血壓，以及諸如興奮和暴力行為等心理影響。使用後有心臟驟停、橫紋肌溶解、急性腎功能衰竭和死亡的報導(Prosser & Nelson, 2012)。目前食藥署已有規範合成卡西酮之閾值，當尿液出現合成卡西酮濃度 50 ng/mL以上時，應判定為陽性(Liu et al., 2018)。

類大麻活性物質最早是為了要研究大麻素受體的藥理作用，開發了各種合成的大麻素受體刺激劑，但是這些化合物隨後由非法實驗室生產，並以草藥香熏產品的形式出售，例如俗稱「香料」或「K2」。這些產品於2008年開始在美國出現，由於其無法在常規濫用藥物篩檢被檢測出來，而且其中的藥物活性和大麻相似，因此迅速成為大麻的替代品，並在青少年中迅速普及(Castaneto et al., 2014; Hudson & Ramsey, 2011)。2016年7月在紐約地區爆發吸食合成大麻「AMB-FUBINACA」的33人集體中毒事件，其中18人送醫治療。這些中毒者出現眼神空洞、反應遲緩、嗜睡、呻吟與機械性動作等症狀，有文獻形容這些中毒者看來有如殭屍一般(Adams et al., 2017)。

參 NPS之人體檢體檢驗

NPS成癮者之檢驗，和其他藥物濫用者相同，最常使用之檢測檢體為尿液，尿液藥物濫用及其代謝物自最後一次使用至可檢出時間從幾小時至幾周不等，會依藥物類型及服用量不同而有所差異。檢體唾液僅能偵測取樣數小時前有否使用，或是用在尿液無法收集時。頭髮則能偵測是否有長期濫用藥物情形，頭髮通常一個月長一公分，女性通常頭髮較長，往往可追溯較長時間，但頭髮檢驗較無藥物濃度閾值可供判斷陰性或陽性。

新興影響精神藥物的尿液檢測分為初步檢驗和確認檢驗，初步檢驗陽性者須使用另一方法進行確認檢驗，如果確認檢驗結果為陽性，可推測受檢者於採集尿液前數天至數週有服用該新興影響精神物質。理想的檢驗應有高敏感度及特異性，尿液初步檢測更須注重選擇高敏感度者，避免選擇有偽陰性者。若尿液初步檢測有偽陽性情形，則尚可進一步以確認檢驗進行確認。依據我國食藥署公告之新興濫用藥物尿液建議實驗室之相關規定，初步檢驗可採用免疫學分析法、氣相層析法(gas chromatography，簡稱GC)、高效能液相層析方法(high performance liquid chromatography，簡稱HPLC)、各類不同於確認檢驗之層析質譜法及毛細管電泳分析方法。另確認檢驗應採用類層析質譜法。為確保檢驗品質，檢驗機構都會先取得各項濫用物質之標準品，然後再進行質譜儀檢驗的方法開發，新開發的方法經過確效之後才會上線進行檢驗作業。大多數新興影響精神物質無已上市之酵素免疫試藥可檢測，不似其他常見濫用藥物（如安非他命等）可用以當作初篩方法，本單位是以氣相層析質譜儀(gas chromatography–mass spectrometry, 簡稱GC-MS)及液相層析串聯質譜儀(liquid chromatography-tandem mass spectrometry,簡稱LC-MS/MS)作為新興影響精神物質分析儀器，每個實驗室因配備之儀器不同，也都努力以現有設備進行分析方法開發。

依據我國食藥署規範，濫用藥物尿液檢驗作業準則之規範第十八條以外之濫用藥物或其代謝物，得依氣相或液相層析質譜分析方法最低可定量濃度訂定適當閾值，因此，如果食藥署未公告新興影響精神物質之閾值，則是以其最低可定量濃度作為閾值。

肆 氣相層析質譜儀分析之臨床應用

氣相層析質譜儀(GC-MS)具有很高的靈敏度和精確度，是目前濫用藥物及其代謝產物常使用的技術，也是目前國內濫用藥物尿液檢驗作業準則認可的檢驗方法之一。氣相層析質譜儀中使用的兩種主要離子源法為電子離子法(electron ionization, EI)和化學離子法(chemical ionization, CI)。迄今為止，大多數使用EI。EI的氣相層析質譜儀產生的大量質譜資料庫，使其成為許多實驗室的首選方法。氣相層析質譜儀包含2種技術：氣相層析法和質譜法。分述如下：(1)氣相層析法：待測物直接或衍生化後加熱氣化成氣體，然後將它們通過含有固定相的管柱，利用每種化合物吸附到固定相的能力不同，化合物相對於在氣相中的相對溶解度不同，從管柱中被移動相沖提出來的時間不同而達到分離的效果，並在儀器測得層析分析圖。圖1為含六種合成卡西酮（各10 μ g/mL）標準品溶液的氣相層析分析圖(Hong et al., 2016)。(2)質譜法：沖提出來的待測物，進一步進入專門設計的腔室中，利用直接轟擊分子的電子轟擊等技術來輔助，產生不同質荷比(m/z)的碎片離子，然後使前述碎片離子通過質量分析器（例如：磁場或四極桿），使具有特定質荷比的離子可以到達檢測器。不同質荷比(m/z)的離子會在圖譜上形成一個個的訊號峰，又稱為質譜圖(Beale et al., 2018)。圖2為利用電子離子法，使2,3-MDPV產生的不同質荷比(m/z)的離子質譜圖(Abiedalla, Abdel-Hay, DeRuiter, & Clark, 2017)。氣相層析質譜儀目前已可用來偵測血液中及尿液中包含卡西酮類等NPS(Mercieca, Odoardi, Cassar, & Strano Rossi, 2018)。

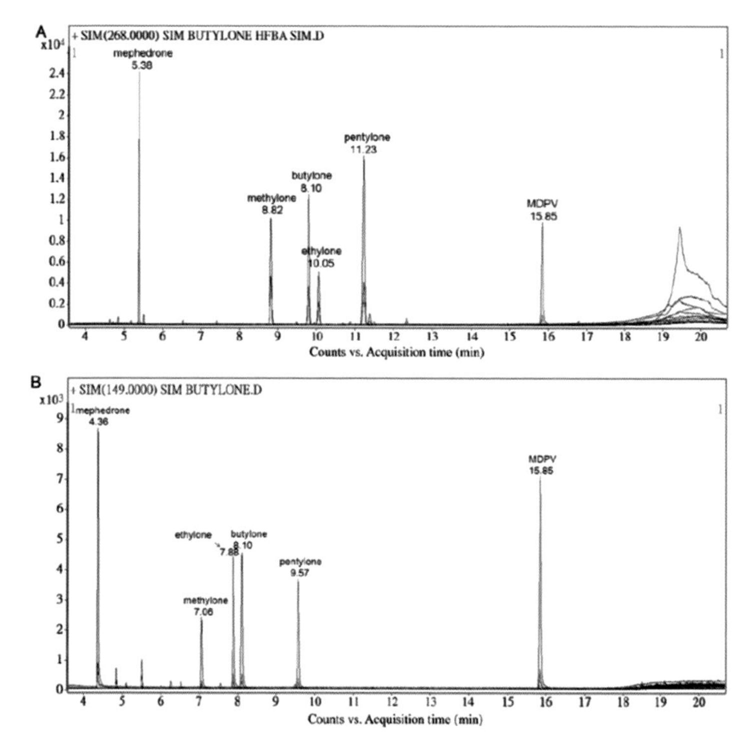

圖1 含六種合成卡西酮（各10 μg/mL）標準品溶液，
經衍生化(A)和不進行衍生(B)的氣相層析分析圖 (Hong et al., 2016)

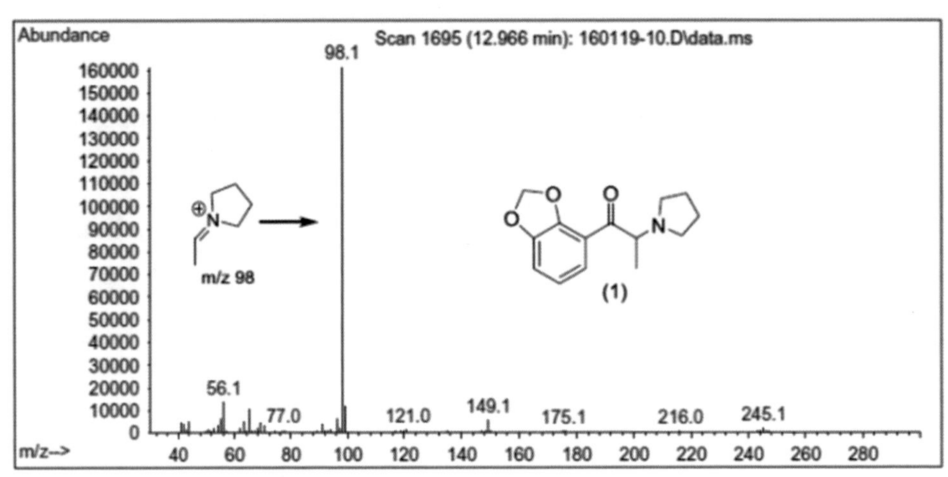

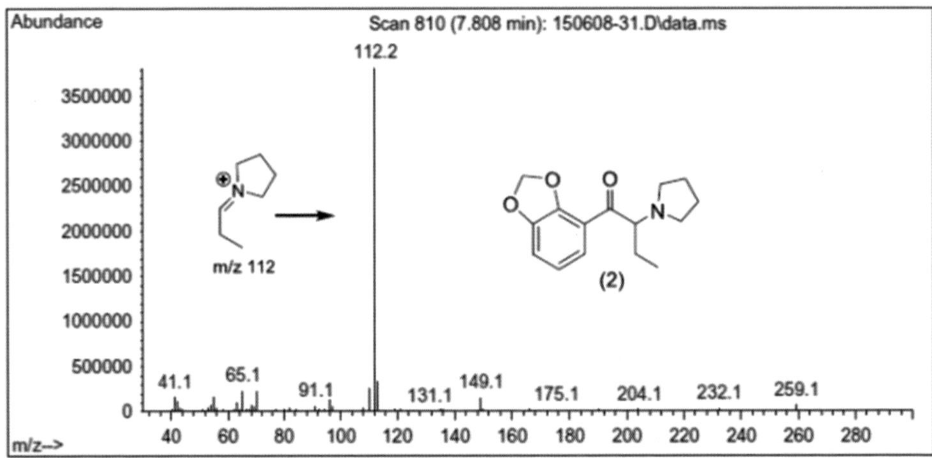

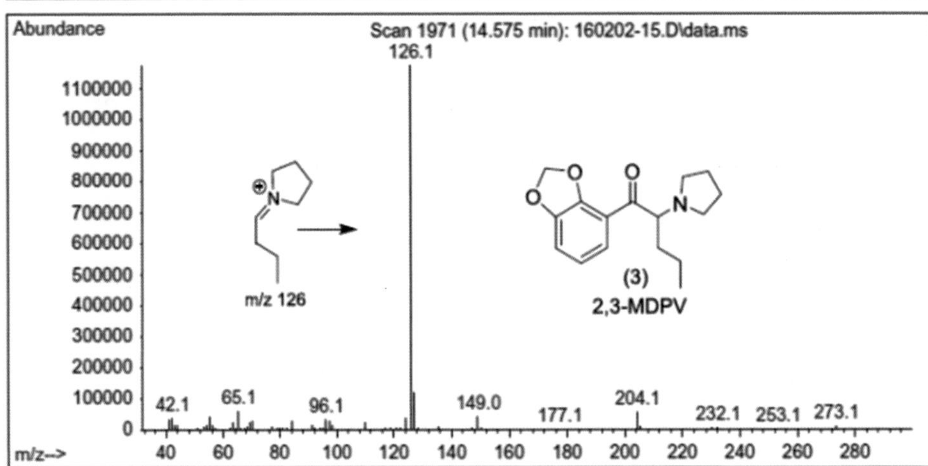

圖2 利用電子離子法(EI)，
使2,3-MDPV產生的不同質荷比(m/z)的離子質譜圖(Abiedalla et al., 2017)

伍 液相層析串聯質譜儀分析之臨床應用

液相層析串聯質譜儀(LC-MS/MS)包含液相層析儀和串聯質譜儀2個部分，分述如下：(1)液相層析儀：檢體經管柱分離出後，進入串聯質譜儀作定性與量分析。(2)串聯質譜儀：以本單位儀器為例，是使用三段四極質譜儀(triple quadrupole mass spectrometer)及MRM (multiple reaction monitoring)模式進行檢驗：待測物在經離子源離子化後形成前驅離子(precursor ion)，然後進入第一段質譜儀(Q1)；第二段質譜儀Q2為碰撞室(collision chamber)，可將前驅離子碰撞成碎片離子(fragment ions)；最後再以第三段質譜儀Q3分析所得碎片離子的質荷比及訊號強度。以前驅離子和2個主要碎片離子來做定性檢驗，並選出定量之碎片離子之波峰面積進行待測物濃度計算。

氣相層析質譜儀雖是毒理學測試的黃金標準，但其在檢測極性物質是有極限的。藥物通常在肝臟中代謝，並在被尿液排泄之前變得更具極性。因此，氣相層析質譜儀的分析通常需要樣品前處理，例如葡萄醣醛酸苷酶處理或樣品衍生化，但是此過程的檢測仍有它的極限，結果可能是檢體前處理的時間耗損後，實驗方法仍不一定能偵測到待測物，此時，可考慮以液相層析串聯質譜儀解決以上問題，它能夠以敏感的檢測極限，分析極性化合物、不易氣化、易被高溫破壞或分解的物質。此外，其樣品製備程序較氣相層析質譜儀簡易，通常是以檢體稀釋、蛋白質沉澱及液相萃取進行檢體前處理，再加上不需衍生化即可分析、可檢測極性物質、同時可偵測多項物質之特性，使液相層析串聯質譜儀成為新興影響精神物質檢驗的有效利器(Concheiro, Anizan, Ellefsen, & Huestis, 2013; Fagiola, Hahn, & Avella, 2018)，圖3為同時偵測多種新興影響精神物質之液相層析圖(Vaiano et al., 2016)。

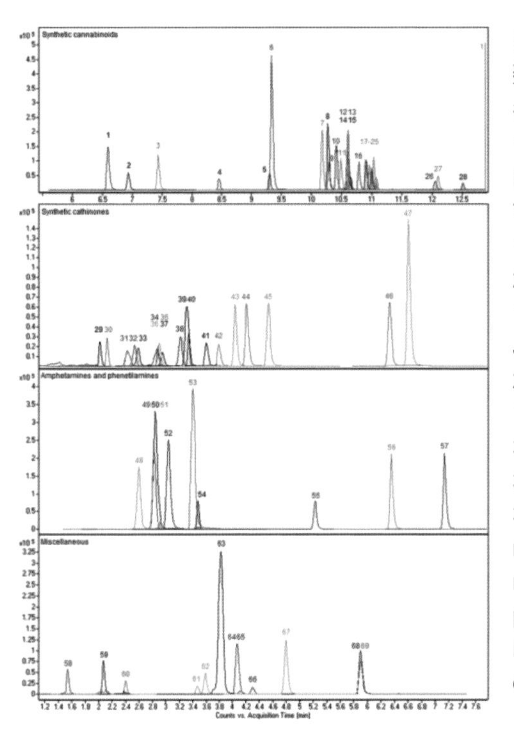

圖3 同時偵測多種新興影響精神物質，共47種新興影響精神物質(含合成卡西酮集合成大麻各5 ng/mL)之液相層析圖

1.Pravadoline; 2.AM-2233; 3.JWH-200; 4.AB-FUBINACA; 5.ADB-PINACA; 6.WIN 55,212-2; 7.AM-2201; 8. RCS-4; 9. JWH-302;10. JWH -250; 11.JWH-073; 12.JWH-016;13. JWH251; 14. JWH-203; 15. AM-694; 16. JWH-18; 17. 5F-APINACA; 18.JWH-081; 19. JWH-007;20. JWH-098; 21. JWH-307; 22. JWH-122; 23. JWH-019; 24. RCS-8; 25.JWH-398; 26. JWH-210; 27. JWH-147; 28. CB-13; 29. 2-fluoromethcathinone; 30. methcathinone; 31. dimethylcathinone; 32. 4-fluoromethcathinone; 33. methylone; 34. buphedrone; 35. ethcathinone; 36. ethylone; 37. methedrone; 38. buthylone; 39. mephedrone; 40. 3-methyl- methcathinone ; 41. 4-methylethcathinone; 42. pentedrone; 43. pentylone; 44. 3,4-dimethylmethcathinone; 45. MDPV; 46. 1-naphyrone; 47. Naphyrone (Vaiano et al., 2016)

陸 NPS的快速篩檢及前處理技術研發

目前NPS的確認檢驗大多是依靠氣相層析質譜儀或液相層析串聯質譜儀。但這些儀器精密昂貴，目前且需要經過訓練的專業人員來操作，其使用只限於特定檢驗單位。因此開發適合的床邊檢驗（或譯定點照護檢驗，point of care test）快速篩檢試劑，以供警察、現場稽核人員、急診檢驗人員或一般民衆使用，實有其必要性。目前市面上有多種快速篩檢，其原理大部分是酵素免疫分析法，甚至有結合奈米技術的快速篩檢試紙。其作用原理為：尿液檢驗試劑是在測試膜表面預先鍵結上能特異性結合目標物的抗體，在試劑區則含有適量的(1)目標物的標準品和(2)帶有金奈米粒子的抗目標物的單株抗體。當滴入「不含」目標物的尿液檢體時，試劑區的兩種試劑會被帶至測試膜，目標物會被測試膜表面目標物的抗體抓住，然後帶有金奈米粒子的抗目標物的單株抗體也會結合到目標物標準品，故形成「目標物的抗體—目標物標準品—帶金奈米粒子的抗目標物的單株抗體」的三明治結構，此時金奈米粒子會因此停在測試膜表面而出現一條紅線。反之，若尿液檢體中「含有」目標物，則試膜表面目標物抗體和帶有金奈米粒子的抗目標物的單株抗體全部被尿液中的目標物所佔滿，故無法形成三明治結構。此時測試膜表面不會出現紅線。此種方式靈敏度高，檢測時間僅需數分鐘，而且不需特殊儀器或訓練，適合作為現場或急診單位快速篩檢使用。為了因應大量檢驗的需求，目前也有幾種新策略來提升快速篩檢的檢驗量。例如：(1)在每一片檢測膜上製作多條檢測線或檢測點陣列；(2)把不同的測試片排列成陣列(array of strips)；(3)只用一條偵測線但是使用不同顏色的訊號呈現劑(signal reporter)以同時偵測不同物質(Anfossi, Di Nardo, Cavalera, Giovannoli, & Baggiani, 2018)。

奈米技術通常聚焦大小介於1~100奈米(nanometer)間的物質。在這個尺度下，許多奈米粒子具有特殊的光學性質、導電性、導熱性或磁性…等性質，因此近年來被廣泛運用在工程與生物醫學領域。碳點(carbon dots)是一種特殊奈米粒子，通常具有低毒性、表面修飾彈性大及光穩定等特性(Khan et al., 2017)。Yen等人的團隊在2019年發表以碳點當作螢光探針來檢驗4-chloroethcathinone及其類似物的方法。該團隊先用L-arginine為原料，經由水熱(hydrothermal)法合成出可發螢光之碳點。接著再將其加工做成碳點功能化試紙(C-dot-functionalized papers，簡稱CDFPs)。當含有4-chloroethcathinone的檢體加到此種試紙上後，會經由電子轉移過程而導致碳點螢光強度降低。此檢驗方法只需要一個可攜式的紫外線燈，一個智慧型手機和成本較低的碳點功能化試紙即可偵測4-chloroethcathinone 及其類似物，具有開發成為犯罪現場偵測工具的潛力(Yen, Lin, Chen, Chyueh, & Chang, 2019)。

分子拓印聚合物(molecularly imprinted polymer，簡稱MIP)是以目標分子當成模板而「拓印」出來的聚合物。合成後接著再將目標（模板）分子移除，此時MIP上就留下可以和目標分子互補且可特異性結合的「印痕（或孔洞）」。此時若將MIP加入含有目標分子的檢體中，它就可以和目標分子結合。此種作用模式就有如「抗體和抗原結合」一樣具有特異性。因此有人把MIP稱為「塑膠抗體」(Ashley, Feng, Halder, Zhou, & Sun, 2018)。此類聚合物具有抗體的特異性，但又比天然抗體更穩定且容易製造。Aitor團隊於2019年發表以MIP配合質譜法檢驗安非他命與卡西酮衍生物濃度的方法。該團隊先以methamphetamine當模版製造出分子拓印聚合物，然後用此種MIP當作固相萃取(solid phase extraction)的材料來濃縮純化唾液檢體中的安非他命與卡西酮衍生物。最後再用質譜儀測定其濃度(Sorribes-Soriano, Esteve-Turrillas, Armenta, Amorós, & Herrero-Martínez, 2019)。此種技術可以具選擇性地快速濃縮檢體中的待測物，簡化前處理流程和提升檢驗效能。

柒 NPS檢驗的可能新模式

NPS之生產者常會在合成時進行化合物結構的修飾，使其無法被常規檢驗偵測，藉以逃避法律責任。此外，販售這些物質之「藥頭」可以跟顧客宣稱這些物質「驗不出來」，使用上不會有刑責。此種作法導致檢驗單位常常只能在NPS流行一段時間後，才能取得樣品進行分析和檢驗方法的開發。因此若在該新興物質流行初期發生中毒事件，醫院常常無法驗出毒物種類，檢警單位也無法取締製造或販賣者。

美國「UCSF臨床毒物與環境生物監測實驗室(CTEBL)」曾預測合成大麻可能的分子結構，並在它們出現在非法市場前，就搶先將其合成出來並做分析。後來於2016年7月在紐約地區爆發合成大麻「AMB-FUBINACA」的集體中毒事件，藉由CTEBL所預先合成的大麻化合物標準品，在數日內就鑑定出是AMB-FUBINACA導致中毒。CTEBL此種方式雖然有效，但是必須有龐大的資源與人力去進行事前的合成。而且非法物質可能的種類太多，很難一一去合成出來。故對於台灣來說，此種方式並不適合。

為了因應層出不窮的NPS濫用，我們建議可結合藥學、有機化學、檢驗醫學、毒物學、法醫學與資訊團隊，採用類似CTEBL的精神，對較有可能的幾類濫用物質進行分析，預測其未來可能會被改變的結構(Yang, Chen, & Lin, 2017)。然後用現有藥物計算軟體分析這些可能的新興物質的藥效或藥物動力學資訊，預測這些物質在質譜儀檢驗時會產生的離子碎片，並以程式進行判讀且與現有物質做區分。我們預期：當判讀的程式發現有特定的離子碎片組合時，可以將其辨識出來為可能的新興影響精神物質。藉此即使沒有標準品，也能預測並檢驗「未上市」的新興影響精神物質。若發現檢體中可能含有這些物質時，再將其送到有機分析的參考實驗室進行純化和結構鑑定。我們認為此種模式若開發成功，應該可以提升國內新興影響精神物質的預測與檢驗能力，甚至推廣到國際上，作為國際合作防制物質濫用的工具。

參考文獻

Abiedalla, Y. F. H., Abdel-Hay, K., DeRuiter, J., & Clark, C. R. (2017). GC–MS, MS/MS and GC–IR Analysis of a Series of Methylenedioxyphenyl-Aminoketones: Precursors, Ring Regioisomers and Side-Chain Homologs of 3, 4-Methylenedioxypyrovalerone. ***Journal of Chromatographic Science, 55***(2), 99-108. doi:10.1093/chromsci/bmw159

Adams, A. J., Banister, S. D., Irizarry, L., Trecki, J., Schwartz, M., & Gerona, R. (2017). "Zombie" Outbreak Caused by the Synthetic Cannabinoid AMB-FUBINACA in New York. ***N Engl J Med, 376***(3), 235-242. doi:10.1056/NEJMoa1610300

Anfossi, L., Di Nardo, F., Cavalera, S., Giovannoli, C., & Baggiani, C. (2019). Multiplex lateral flow immunoassay: An overview of strategies towards high-throughput point-of-need testing. ***Biosensors, 9***(1), 2. doi:10.3390/bios9010002

Ashley, J., Feng, X., Halder, A., Zhou, T., & Sun, Y. (2018). Dispersive solid-phase imprinting of proteins for the production of plastic antibodies. ***Chem Commun (Camb), 54***(27), 3355-3358. doi:10.1039/c8cc00343b

Beale, D. J., Pinu, F. R., Kouremenos, K. A., Poojary, M. M., Narayana, V. K., Boughton, B. A., . . . Dias, D. A. (2018). Review of recent developments in GC-MS approaches to metabolomics-based research. ***Metabolomics, 14***(11), 152. doi:10.1007/s11306-018-1449-2

Castaneto, M. S., Gorelick, D. A., Desrosiers, N. A., Hartman, R. L., Pirard, S., & Huestis, M. A. (2014). Synthetic cannabinoids: epidemiology, pharmacodynamics, and clinical implications. ***Drug Alcohol Depend, 144***, 12-41. doi:10.1016/j.drugalcdep.2014.08.005

Concheiro, M., Anizan, S., Ellefsen, K., & Huestis, M. A. (2013). Simultaneous quantification of 28 synthetic cathinones and metabolites in urine by liquid chromatography-high resolution mass spectrometry. ***Anal Bioanal Chem, 405***(29), 9437-9448. doi:10.1007/s00216-013-7386-z

Fagiola, M., Hahn, T., & Avella, J. (2018). Screening of Novel Psychoactive Substances in Postmortem Matrices by Liquid Chromatography–Tandem Mass Spectrometry (LC–MS-MS). ***Journal of analytical toxicology, 42***(8), 562-569. doi:10.1093/jat/bky050

Hong, W. Y., Ko, Y. C., Lin, M. C., Wang, P. Y., Chen, Y. P., Chiueh, L. C., . . . Cheng, H. F. (2016). Determination of Synthetic Cathinones in Urine Using Gas Chromatography-Mass Spectrometry Techniques. ***J Anal Toxicol, 40***(1), 12-16. doi:10.1093/jat/bkv108

Hudson, S., & Ramsey, J. (2011). The emergence and analysis of synthetic cannabinoids. ***Drug***

Test Anal, 3(7-8), 466-478. doi:10.1002/dta.268

Khan, W. U., Wang, D., Zhang, W., Tang, Z., Ma, X., Ding, X., . . . Wang, Y. (2017). High Quantum Yield Green-Emitting Carbon Dots for Fe(III) Detection, Biocompatible Fluorescent Ink and Cellular Imaging. ***Sci Rep, 7***(1), 14866. doi:10.1038/s41598-017-15054-9

Liu, L., Wheeler, S. E., Venkataramanan, R., Rymer, J. A., Pizon, A. F., Lynch, M. J., & Tamama, K. (2018). Newly Emerging Drugs of Abuse and Their Detection Methods: An ACLPS Critical Review. ***Am J Clin Pathol, 149***(2), 105-116. doi:10.1093/ajcp/aqx138

Mercieca, G., Odoardi, S., Cassar, M., & Strano Rossi, S. (2018). Rapid and simple procedure for the determination of cathinones, amphetamine-like stimulants and other new psychoactive substances in blood and urine by GC-MS. ***J Pharm Biomed Anal, 149***, 494-501. doi:10.1016/j.jpba.2017.11.024

Prosser, J. M., & Nelson, L. S. (2012). The toxicology of bath salts: a review of synthetic cathinones. ***J Med Toxicol, 8***(1), 33-42. doi:10.1007/s13181-011-0193-z

Sorribes-Soriano, A., Esteve-Turrillas, F. A., Armenta, S., Amorós, P., & Herrero-Martínez, J. M. (2019). Amphetamine-type stimulants analysis in oral fluid based on molecularly imprinting extraction. ***Analytica chimica acta, 1052***, 73-83. doi:10.1016/j.aca.2018.11.046

Vaiano, F., Busardò, F. P., Palumbo, D., Kyriakou, C., Fioravanti, A., Catalani, V., . . . Bertol, E. (2016). A novel screening method for 64 new psychoactive substances and 5 amphetamines in blood by LC-MS/MS and application to real cases. ***J Pharm Biomed Anal, 129***, 441-449. doi:10.1016/j.jpba.2016.07.009

Yang, F. S., Chen, C. J., & Lin, Y. C. (2017). "Zombie" Outbreak Caused by Synthetic Cannabinoid. ***N Engl J Med, 376***(16), 1596-1597. doi:10.1056/NEJMc1701936

Yen, Y. T., Lin, Y. S., Chen, T. Y., Chyueh, S. C., & Chang, H. T. (2019). Carbon dots functionalized papers for high-throughput sensing of 4-chloroethcathinone and its analogues in crime sites. ***R Soc Open Sci, 6***(9), 191017. doi:10.1098/rsos.191017

法務部(2019)。濫用藥物尿液檢驗及醫療機構認可管理辦法。**全國法規資料庫**，2019年11月29日。

衛生福利部食品藥物管理署(2018)。濫用藥物尿液檢驗機構實地評鑑指引。**衛生福利部食品藥物管理署**，2018年6月29日。

第2章 新興影響精神物質之治療模式

作者｜柯志鴻 / 吳泓機 / 王鵬為 / 林皇吉
周緯柏 / 林柏成 / 殷靖枝 / 黃璞真
鐘建麟 / 廖揮原 / 呂興軍 / 黃文慧
林欣儀

摘要

新興影響精神物質（又稱新興毒品）成癮的治療是近年來重要的社會與醫療議題，中毒、戒斷、或毒品引起之精神或身體問題是社會比較了解的治療內容，也是初步處理的重要步驟，但如何遠離毒品恢復正常生活，則需要針對物質使用疾患之成癮病理加以處置，這部分則涉及複雜的藥物與心理治療。新興影響精神物質之種類繁多，作用各異，截至目前為止，尚未有成形的特殊處遇，多數臨床單位仍參酌過去其他物質之治療模式給予協助。本文介紹高雄醫學大學附設醫院精神醫學部之治療模式以及高屏澎整合性藥癮醫療示範中心之作法，提供做為新興影響精神物質處遇模式的參考，以作為建構完成治療處遇模式的基礎。概念來說，整體處遇分為評估、診斷、治療三個部分。評估包含生理（毒藥物中毒戒斷反應、生理併發症等）、精神（成癮表現、情緒共病、認知狀態、人格特質等）、社會（家庭、人際、司法）、行為（暴力、自殺、犯罪等風險）。診斷則包含物質使用疾患(substance use disorder)、物質誘發障礙症(substance induced disorder)、及身體併發症(physical complication)。治療則包括中毒與戒斷之處置、成癮相關之心理治療、家族治療、個案管理、合併內科與精神共病治療等。這呈現了治療的複雜度，加上個案之動機因素與環境因素，新興影響精神物質之治療實務上十分棘手，亟待投入更多的資源來發展。

關鍵字：新興影響精神物質（新興毒品）、評估、診斷、治療、心理治療

壹 前言

新興影響精神物質(又稱新興毒品，New Psychoactive Substances, NPS)種類繁多，包含合成大麻(synthetic cannabinoids)、合成卡西酮(synthetic cathinones)、苯乙胺(phenethylamines)、哌嗪類(piperazines)、愷他命與苯環利定類(ketamine & PCP-type substances)、色胺(tryptamines)、氨基茚滿類(Aminoindanes)、植物為基底(plant-based)的新興影響精神物質及以其他等九大類，從這些種類可以發現其作用機轉各異，造成效果及生理併發症都不同，可以想見的目前對於新興影響精神物質的資料，比較多的是針對NPS的政策與預防模式，但對於治療，則較無整合性的論述，所以在臨床上仍多依照過去成癮治療的概念來進行處遇，加上NPS需額外注意的生理與法律問題處置。本章以高雄醫學大學附設醫院精神醫學部（以下稱本部）與台灣高屏地區台灣南區整合性藥癮醫療示範中心之處置模式為依據論述。

貳 治療概念

本部設有酒藥癮暨行為成癮治療中心，整體處遇的概念依據美國成癮醫學學會(American Society of Addiction Medicine)之照護標準(standard of care)為藍本建置，以醫學中心的場域特性來進行各類NPS成癮行為的治療(American Society of Addiction Medicine; ASAM, 2014)。本中心之治療概念落實於以下層面：

評估與診斷

須先進行完整的生理心理與社會評估(comprehensive assessment)，這些評估尤其著重於可能影響治療的因素，如影響藥物使用的生理狀況，或影響社會功能的家庭狀況等。同時須進行即時、適當、有效的檢驗、檢查與監測(Monitoring diagnostic procedure)，這些檢驗對於戒癮動機的強化與治療效果的確認具有重要角色。最後須做正確的診斷(making diagnosis)來作為後續處遇的引導。

戒斷與中毒之處置

NPS之戒斷症狀多數不明顯，但不同的NPS仍有各自的戒斷症狀（此處所指不包含心理戒斷症狀），這些戒斷症狀很少是個案求助的原因，但與戒斷症狀反覆制約形成的自動化行為，卻往往是長期成癮的原因，所以評估戒斷症狀的處置需求，是初期評估之重點。另一方面，中毒下造成的生理與行為風險，反而是NPS更嚴重的問題，所以針對中毒現象的注意、風險評估、及醫療處置，是實務上非常重要的一環。當然，除了醫療的處理外，如何提供減緩戒斷症狀的心理社會治療，也是避免立即風險的必要處置。

治療計畫

在初步的評估與緊急的戒斷或治療後，才開始進入實質戒癮的過程。這些計畫需要包含：必要的跨科偕同治療、藥物治療、社會心理治療、安全性評估、精神及內科共病治療、建立支持網路、及治療決策的紀錄。此治療計畫在確保病患所需的治療需求不會被忽略。

個案管理

個案管理制度源自於在西方社會中，藥癮的治療往往來自不同的機構或基金會，個案的治療往往需要不同的資源，所以需要有個案管理師來整合個案的治療流程。在國內，個案之治療經費也有不同的管道和模式，包括衛生主管機關、司法機關、教育體系、與宗教體系，多數個案難以自行掌握，需要個管師的協助。除此之外，個案往往缺乏動機，需要個管師的協助，來提高醫療的可近性。個管師的重要工作包含：與個案的治療經費來源聯繫並建立管道、掌握個案的治療流程、協助個案與醫師的溝通、確認個案對治療計畫的配合、協助與他科治療的整合與轉介、與司法機構的聯繫、安排社會心理處遇、提升支持系統、外部機構聯繫、與療程結束的確認等。

治療轉介與整合

針對特定族群或特定毒品的個案，需要有不同的整合模式，舉例來說，女性個案需要與婦產醫學部合作來進行懷孕與避孕的教育、臨盆女性亦需要小兒醫學部的協助、酒癮或合併B型肝炎或C型肝炎的病患需要肝膽內科專科醫師的治療、愛滋病患則需要與感染科進行協同合作。這些都需要基於成癮個案個別化的需求，來提供整合性的服務。

小結

新興影響精神物質成癮治療有其在腦生理、精神、社會、及心理層面的複雜性，經由完整的評估與規劃，可基於成癮者個別的需求獲得在戒癮上最大化的協助。以下就依據各治療重點做介紹。

參 評估與診斷

完整的生理心理與社會評估(comprehensive assessment)

當服務使用新興影響精神物質的個案時，成癮治療服務團隊需確認個案有接受完整、多面向的生理、心理與社會評估。而每位成癮治療的專業醫師，必須定期回顧、更新個案的相關的生理、心理與社會評估，包含：

1.在接受或安排個案治療轉介、轉銜時；

2.敦促個案參與治療計畫時；

3.評估個案的治療需求與偏好時；

4.一個完整的生理、心理與社會評估與一般常見物質成癮個案的評估相仿，應包括：

A.完整生理學/神經學評估(physical/neurological examination)

B.完整心理狀態評估(mental status examination)

C.一般生理與精神疾患病史(Medical and psychiatric history)

D.完整詳盡的過去與現在的物質使用史，包含當前戒斷症狀的可能性

E.病態追求酬償或透過成癮行為獲得舒緩的過去史：如賭博或過度運動

F.物質使用疾患或其他成癮疾患治療史與治療反應，含藥物治療與該介入之治療反應

G.家族史，含生理疾病、精神疾患、物質使用、成癮行為疾患與成癮治療史

H.過敏史(Allergies)

I.當前使用的藥物(Current medications)：尤其是可能影響代謝，或有中毒可能之藥物

J.社會生活史(Social history)：包括犯罪史與工作史等。其中針對過去能力的優勢評估也十分重要，有助於協助個案找到生活重心與工作發展

K.參酌適當的家屬或其他的醫療訊息

L.初步摘要個案參與治療的準備程度，新興成癮物質的持續使用或復發潛在風險，支持個案復元或阻礙復元的環境因素

M.初步診斷(Diagnostic formulations)

N.確認進入治療的促進與阻礙因子，包含個案的動機與復原環境因素

檢驗、檢查與監測(Monitoring diagnostic procedure)

成癮治療團隊須依據個案的物質使用病史澄清與臨床症狀，安排相關、合適實驗室生化檢查、影像學檢測，以及結構性量表來做診斷與評估。在建立初步的基準值之後，宜定期監控這些臨床徵候、生化或影像學指標，以確認個案臨床上物質使用效應（中毒、戒斷症狀、生理/心理影響）之變化與復元狀況。

一般而言新興影響精神物質依據化學物質作用屬性(chemical class) (United Nations Office on Drugs and Crime (UNODC). The Challenge of New Psychoactive Substances. Global SMART Programme, 2013)、化學結構式(chemical structure)、以及法律管制規範分級(legal status)進行分類(Gittins, Guirguis, Schifano, & Maidment, 2018)。但一般在臨床醫療上。還是以依據作用機轉為多。因此，依據個案使用的新興成癮精神活性物質(NPS)種類與臨床症狀，就醫時應安排檢驗、檢查與監控的建議分述如下(依據"NHS Greater Glasgow and Clyde: New psychoactive substances(NPS): Emergency Department guidance. https://www.clinicalguidelines.scot.nhs.uk/ggc-paediatric-guidelines/ggc-guidelines/emergency-medicine/new-psychoactive-substances-nps-emergency-department-guidance/,")：

1.合成大麻類物質（解離型藥物）(Synthetic Cannabinoids: dissociative type)

A.依據使用方式：以口服者需留觀6小時觀察

B.若有症狀的患者需監測心率和血壓。並進行12導程心電圖與血糖等測量

2.興奮劑型新興影響精神物質(Stimulant-type NPS)

A.使用後每30分鐘監控生命徵候（心搏、血壓、呼吸速率、體溫等）及意識狀態等至少4小時

B.若有症狀，個案須做系列心電圖以追蹤觀察

C.若出現明顯中毒症狀，需作腎功能檢查、肝功能檢測、電解質、全肌酸酐激酶、凝血功能等檢測

3.BZD類新興影響精神物質（鎮靜型藥物）(Benzodiazepine-type NPS sedative type)

A.使用後至少需監控生命徵候（心搏、血壓、呼吸速率等）4小時

B.需做心電圖等檢查

4.血清素中毒(Serotonin toxicity) (Isbister, Buckley, & Whyte, 2007)

A.許多新興影響精神物質具有血清素活性作用，所以血清素中毒症狀是使用新興影響精神物質的常見的嚴重副作用之一。可能於數小時至數分鐘內逐漸呈現其臨床徵候，常見的症狀包括精神狀態改變、神經肌肉過度活躍和不穩定之自律神經表現。依據不同的中毒嚴重程度，宜作的生化檢查如下：

a、輕度中毒徵候−腎功能檢查、電解質、血糖、靜脈血液氣體分析、心電圖等檢查

b、中至嚴重程度中毒徵候−腎功能檢查、電解質、全血細胞計數檢查、肝功能檢測、

鈣離子檢查(Ca2+)、凝血功能檢測、全肌酸酐激酶、血糖、靜脈血液氣體分析、心電圖及其他相關的必要性檢查

5.尿液中毒物篩檢：

雖然多數情況下，尿液毒物篩檢有助於釐清可能使用的藥物分類，但目前大多數新興影響精神物質未有明確適用的尿液毒理學檢測，也就是大部分體內之新興影響精神物質未能透過尿液篩檢確認，所以檢測結果無助於臨床的介入與治療。近來，台灣部分醫學中心有能力提供較全面的新興物質篩檢，但實務上仍需要多日才能得知結果。近來中山大學開發汗液的即時檢驗，可經由快速質譜儀分析得知結果，但與醫療單位的距離還需克服，目前來說，檢驗上無法改變醫療處置，但相信可預見的未來，快速篩檢將協助急診團隊進行治療上的判斷。

正確的診斷(making diagnosis)

自從2008年新興影響精神物質開始在社區出現，這些物質不斷地被合成與使用，到2018年11月被歐洲藥物與藥物成癮監控中心(European Monitoring Centre for Drugs and Drug Addiction)登錄觀察的新興成癮物質就已多達700多種("NHS Greater Glasgow and Clyde: New psychoactive substances(NPS): Emergency Department guidance. https://www.clinicalguidelines.scot.nhs.uk/ggc-paediatric-guidelines/ggc-guidelines/emergency-medicine/new-psychoactive-substances-nps-emergency-department-guidance/,")。

越來越多年輕人或毒品使用者可能會攝入這些新興藥物，他們也可能合併使用不同藥物，而藥物本身的組成與成分常常複雜不明，這些因素讓臨床使用這些藥物的精神活性(psychoactive)與毒理(toxicological)症狀變得難以預測與診斷，也難以知道這些藥物的長期生理或心理效應。而且這些藥物大部分未曾進行臨床試驗，自然對這些藥物的臨床效應所知也十分有限，往往經由患者到急診就醫時出現的藥物中毒症候群(toxidromes)來了解這些藥物的反應。

在急診十分困難進行診斷和治療，這些物質可能在不同情境下被使用，例如新興影響精神物質群聚共享藥物，導致多人同一時間送醫之狀況，造成緊急醫療的負擔，近期研究顯示，在目前資源有限與實務困境的情況下，醫療人員對新興影響精神物質(NPS)檢測與了解有限，在有限條件下的診療也相對困難(Wood, Ceronie, & Dargan, 2016)。

對於各種新興影響精神物質(NPS)之影響及副作用有初步瞭解，可能是目前實務情境下有助於進行合理診斷的方法之一。然而濫用藥物市場變化快速，即使是使用者多數也不知道或無法明確說明攝入何種物質。因此，臨床醫師僅能本著自己的臨床診療經驗，加上病史的釐清與詢問、各項相關的生理/神經學評估、以及實驗室生化檢查與影像學檢查等，來達到合理的診斷，以嘗試治療各種可能的中毒症候群（例如:低血壓或高血壓、心律不整、癲癇、呼吸衰竭、體溫過高或變化等），同時要維持廣泛的鑑別診斷清單，這在臨床實務上幾乎是艱鉅到不可能的任務。接下來將討論常見新興影響精神物質(NPS)使用臨床

徵候，這些資訊有助於在線索有限下，判斷個案使用何類毒品(以下內容依據"NHS Greater Glasgow and Clyde: New psychoactive substances (NPS): Emergency Department guidance. https://www.clinicalguidelines.scot.nhs.uk/ggc-paediatric-guidelines/ggc-guidelines/emergency-medicine/new-psychoactive-substances-nps-emergency-department-guidance/,")：

1.合成大麻類物質（解離型藥物）(Synthetic Cannabinoids: dissociative type)：

這些化學物質有類似大麻的作用，並且通常比大麻的活性成分(Tetrahydrocannabinol; THC)藥物效價更高。

A.藥物使用方式：通常以吸煙的方式，但也可以口服。

B.使用預期效果：類似於大麻作用–放鬆、欣快感和離解狀態。

C.副作用:中樞神經系統：焦慮、幻覺、感官知覺改變、眼球震顫、急性精神病症狀、抽搐、昏迷、肌張力過高、肌陣攣；消化道系統：噁心、嘔吐；心血管系統：心搏過速、過速型心律不整(tachyarrhythmias)、心悸、胸痛、QTc延長、昏厥；其他症狀：四肢冰冷、口乾、呼吸困難、瞳孔放大、低血鉀。

D.毒性作用可持續長達4個小時，但與所有新興影響精神物質一樣，這些作用是難以預期的，且可能持續更長的時間。

2.興奮劑型新興影響精神物質(Stimulant-type NPS)

A.藥物使用方式：粉末狀吸食、錠劑呑食、或將藥物粉末包裝在捲菸紙中使用、注射使用。

B.使用預期效果：與安非他命(amphetamines)、古柯鹼(cocaine)和搖頭丸(MDMA)類似一有欣快感、增加警醒性、強化情緒和高張的自信。

C.副作用：中樞神經系統：身體抖動、冒汗、瞳孔放大、激躁、意識混亂、頭痛、焦慮、癲癇、幻覺或妄想、感官知覺改變、眼球震顫、急性精神病症狀、抽搐；消化道系統：嘔吐、腹痛；心血管系統：胸痛、心悸、呼吸困難、血壓過低或過高、窄–複合波型心搏過速(Narrow-complex tachycardia)、心室心搏過速或心室顫動、冠狀動脈缺血；其他症狀：體溫惡性高溫可能很嚴重、代謝性酸中毒可能發生。

D.毒性作用通常可持續24-48小時。

3.BZD類新興影響精神物質（鎮靜型藥物）(Benzodiazepine-type NPS sedative type)：

苯二氮平類類藥物主要毒性作用為抑制中樞神經系統。這些苯二氮平類NPS的效價可能是Diazepam的許多倍。

A.藥物使用方式：吞服或注射使用。

B.預期效果：與Diazepam近似–鎮靜、解焦慮、助眠作用。

C.副作用：中樞神經系統：嗜睡、步態不穩、口齒不清、眼球震顫、昏迷；心血管系統：心搏過慢、低血壓；心電圖異常：1或2級心臟電氣傳導阻斷以及QTc延長；呼吸道症狀：呼吸抑制。

D.雖然Flumazenil是對苯二氮平類藥物中毒的患者的適當治療方法，但不應將其用作診斷測試，且因其可能降低癲癇之閥值，故不能與可能引起癲癇發作的藥物合併使用。

4.血清素毒性Serotonin toxicity(Isbister et al., 2007)：

有許多新興影響精神物質(NPS)具有血清素活性作用，因此血清素中毒症狀是使用新興影響精神物質(NPS)的常見的嚴重副作用之一。臨床徵候可能會在數小時至數分鐘的時間內逐漸呈現，常見的症狀如下：

A.精神狀態改變：躁動、神智不清、膽妄、幻覺、嗜睡和昏迷

B.神經肌肉活動過度：全身顫抖、抖動、磨牙、肌肉陣攣和神經反射過強

C.自律神經系統不穩定：心動過速、發燒、高血壓或低血壓、熱潮紅、腹瀉和嘔吐

D.在嚴重中毒性狀態下，惡性體溫升高將導致橫紋肌溶解、腎衰竭、酸中毒、低血鈣、高鉀血症、泛發性血管內血液凝固症和死亡。因此，及早診斷和治療為至為重要。

5.從這些訊息來看，實務上能提供協助診斷的訊息十分有限，多樣化且多變的症狀讓臨床毒物判斷十分艱鉅，在加上新興影響精神物質使用者也不清楚自己使用的毒物種類，毒物產品本身也往往有混用的情況，事實上，要以病史或生理檢查進行精確的毒物判斷有相當的難度。

6.臨床診斷：

除此之外，也需要依據新興影響精神物質使用行為以及結果，進行精神病理的評估與診斷，以評估物質使用相關障礙症(substance-related disorder)：

A.物質使用疾患(substance use disorder)：成癮行為之核心表現，包括失去控制、造成負面影響、戒斷症狀或耐受性等。

B.物質中毒或物質戒斷(下一節說明)

C.物質引發之障礙症(Substance induced disorder)：包括誘發的情緒症狀、精神病症狀、認知症狀、或其他精神心理症狀。

D.精神共病：如憂鬱症、注意力不足過動障礙症、或其他物質使用疾患。

肆 戒斷與中毒之處置

成癮者的藥物戒斷與中毒治療是物質使用疾患(substance use disorder)治療的重要一環。但是要小心的是，若只有給與成癮者藥物戒斷與中毒治療(substance withdrawal treatment)，對成癮者而言，是不能構成一個完整的戒癮治療。戒斷與中毒是成癮者使用成癮物質常見的問題，兩種問題是相對的，戒斷是當成癮者體內的成癮物質藥物效應減低時，出現的身體或心理上的症狀；相反的中毒是成癮者體內成癮物質的藥物效應太強，產生的身體或心理症狀。對於藥物成癮者的戒斷與中毒的處理，首先是要先確認成癮者需要接受甚麼樣的成癮物質的戒斷或中毒治療。NPS通常為數種具有麻醉性(narcotic)或精神作用性(psychotropic)的物質混合而成，所以要評估NPS使用者的戒斷與中毒，則需要先瞭解各種類型成癮物質的戒斷與中毒之表現後，才能瞭解NPS使用者可能出現的戒斷或中毒表現。

合成大麻(synthetic cannabinoids)

1.合成大麻戒斷:

大量且常期使用大麻後，在停止或減少使用下出現下列症狀(American Psychiatric Association, APA, 2013)：

A.易怒、生氣或有攻擊性

B.緊張或焦慮

C.難以入眠

D.食欲降低或體重減輕

E.坐立不安

F.憂鬱情緒

G.大麻戒斷之處置(Weinstein & Gorelick, 2011; Sadock, Sadock, & Ruiz, 2015; Treatment, 1999)：戒斷時比較常出現的戒斷症狀為焦慮、坐立難安與憂鬱等，主要為保守性觀察與症狀治療，因為目前為止並沒有正式被認可治療大麻戒斷的藥物。

2.大麻中毒：

使用大麻兩個小時內出現兩個或以上的下列症兆(APA, 2013)

A.結膜紅腫

B.食慾增加

C.口乾

D.心跳過速

E.大麻中毒之處置(Sadock et al., 2015; Rockville (MD): Substance Abuse and Mental Health Services Administration (US); , 1999)：主要為保守性觀察與症狀治療。若出現意識混亂或定向感混亂，要小心是否出現膽妄(delirium)，文獻顯示即使施用劑量不高，也是有可能出現譫妄。大麻中毒時，經常會出現焦慮症狀(anxiety symptoms)，焦慮症狀出現的程度通常與施用者使用的劑量有關。

合成卡西酮(synthetic cathinone)類

具中樞神經興奮作用，施用後會產生類似甲基安非他命與搖頭丸的效果(Prosser & Nelson, 2012)

1.合成卡西酮戒斷：可成出現的症狀有

A.焦慮

B.憂鬱

C.激動或暴力行為

D.失眠

E.幻覺等精神症狀

F.合成卡西酮戒斷治療：根據Substance Abuse and Mental Health Administration (SAMHSA)建議，

治療方式與中樞神經興奮劑戒斷治療方式相近，處遇原則是保守性症狀治療。要特別小心，戒斷期可能出現暴力行為，因此暴力的防範是很重要的。

2.合成卡西酮中毒(Gavriilidis, Kyriakoudi, Tiniakos, Rovina, & Koutsoukou, 2015)：

可成出現的症狀有

A.高血壓

B.心搏過速

C.體溫升高

D.瞳孔放大

E.焦慮

F.激動(agitation)

G.暴力行為(violence)

H.精神症狀

I.合成卡西酮中毒治療：治療上採症狀治療，尤其是交感神經過度激化所產生的症狀處理。另外要注意暴力行為的防範，及出現癲癇時的治療

苯乙胺(phenethylamines)類

與安非他命等物質屬於同系物(homologous series)，具有中樞神經興奮作用，所以也被稱為新興合成安非他命類物質

1.苯乙胺(phenethylamines)類戒斷症狀(APA, 2013)：出現與安非他命戒斷相似的症狀，包括

A.疲勞(fatigue)

B.失眠(insomnia)或昏睡(hypersomnia)

C.精神激動或遲滯(psychomotor agitation or retardation)

D.胃口增加

E.作夢

F.苯乙胺戒斷治療：處遇原則是保守性症狀治療。可能出現憂鬱症，這時候要注意自殺議題。要特別小心，戒斷期可能出現暴力行為，因此暴力的防範是很重要的。

2.苯乙胺(phenethylamines)類中毒症狀：

出現與安非他命中毒相似的症狀(Sadock et al., 2015)，包括

A.噁心或嘔吐

B.焦慮或激動

C.體重減輕

D.心搏過速或過慢

E.瞳孔放大

F.流汗或發抖

G.心律不整

H.意識混亂或昏迷

I.癲癇

J.苯乙胺中毒治療：處遇原則為症狀治療，尤其是交感神經過度激化所產生的症狀處理。另外要注意暴力行為的防範，及出現癲癇時的治療。若是出現嚴重的激動，可考慮給予鎮定藥物。若是出現精神症狀，可以考慮給予抗精神病藥物。

哌嗪(piperazines)類

這些藥物通常會具有中樞神經興奮作用，或具有幻覺劑作用，或兩者皆具(King & Kicman, 2011)

1.哌嗪(piperazines)類戒斷症狀：出現與安非他命戒斷相似的症狀或其他症狀，處遇原則是保守性症狀治療。

2.哌嗪(piperazines)類中毒症狀：可能出現的中毒症狀，會因為使用的哌嗪種類不同而有異，可能出現的症狀(Arbo, Bastos, & Carmo, 2012)近似安非他命，處遇原則是保守性症狀治療。

愷他命(ketamine，俗稱K他命)：屬於幻覺劑類藥物

1.愷他命中毒可能出現的症狀為(APA, 2013)：

A.瞳孔放大

B.心搏過速

C.流汗

D.心悸

E.視覺模糊

F.顫抖

G.身體失去平衡(incoordination)

H.愷他命中毒的處理：處遇原則是保守性症狀治療，向病人說明症狀是因為ketamine引起的，時間過了就會改善，通常需要安靜的環比較能讓病人度過身體的不舒服，通常不需要給予抗精神病藥物，若情況嚴重，才考慮給予抗精神病藥物(antipsychotics)；如果出現嚴重的焦慮，可考慮使用鎮定劑(benzodiazepine)穩定病人。

整體而言，NPS之戒斷症狀較不顯著或特定，但中毒症狀卻常常是致命的原因，但可惜的是，因為實務上很難及時判斷毒品種類，除非出現嚴重激動或躁動行為可以以藥物鎮定外（但亦有風險），多數NPS尚無針對中毒症狀有特定的藥物治療。

伍 個別化之成癮治療計畫

必要的跨科協同治療

1.因新興藥物濫用涵蓋種類繁多，各種新興藥物及毒品可對人類生理狀態可造成相當劇烈急性及慢性變化。於戒癮治療中，跨科協同治療是治療關鍵。成癮團隊醫師須依照病人生理狀況，以及其他專科醫師共同照顧、監督、提供照會資源和建議下，調整成癮治療策略。這樣的跨科協同治療在成癮患者藥物治療和復原治療中扮演重要角色。

2.**合併症治療（共病疾患）**：成癮疾患有相當高比例會合併其他精神科疾病例如：多重藥物成癮、情緒疾患、精神疾患甚至是人格障礙，此類病人需有完整評估，以期未來達到完整治療效果。

3.**併發症治療（毒品行為結果）**：

A.長期使用毒品結果可能造成身體各系統損傷，神經系統損傷如癲癇、腦部出血或腦部萎縮，泌尿系統如膀胱間質性發炎、頻尿或尿失禁，心血管及呼吸系統損傷。興奮性藥物或大麻可能造成高血壓、心跳過速、體溫升高、發抖甚至癲癇。合成大麻可能造成急性腎臟毒性、橫紋肌溶解症、心跳停止及意識劇烈變化。卡西酮(Cathinone)俗稱浴鹽，可能造成急性精神症狀、幻覺、自殺意念及呼吸系統衰竭。此類複雜及潛在危險性皆須各專科偕同以給予適當處置。

4.**特定對象之治療**：

A.女性藥物成癮疾患在過去因性別、醫療資源、社會環境種種原因使得這類病患常常沒有得到應有的治療資源，例如女性酒精使用疾患、懷孕婦女酒精及藥物成癮疾患、家暴被害者、女性外來新住民(移民者)、女性同性戀等。針對此類特殊族群患者，消除醫療取得障礙、協助得到適當醫療處置機會、個案家庭配偶以及兒女後續照顧及安置、適當的社會求助系統等，都是此類特殊疾患的治療中需納入評估的關鍵。

B.老人成癮疾患，尤其為酒癮或多重用藥在治療上更為複雜及需要多專家合作，老人常合併有許多內外科疾病、疼痛、睡眠障礙、憂鬱情緒及自殺風險、社交環境孤立以及後續安置問題。

C.青少年及大學生藥物成癮及酒精成癮問題在世界各國及台灣日益重視，此類族群須仔細評估個案於家中及學校環境中互動及壓力狀況，以評估出是否有環境危險因子，是否有潛在精神科疾患如注意力缺陷過動症或情緒疾患，學校是否可建立成癮預防計畫及相關介入課程，提供足夠輔導系統及資源、教育安全性行為。

藥物治療

1.各類NPS必要之藥物治療

A.針對病人緊急處置部分，若是有懷疑個案是海洛因或合成嗎啡類藥物中毒並呈現呼吸抑制、瞳孔縮小以及意識不清，則納洛酮(Naloxone)藥物須考慮緊急給予。

B.若個案有懷疑苯二氮平類(Benzodiazepines)使用過量狀況，且合併嗜睡、意識不清及生命徵象不穩定現象，則安易醒注射液(Flumazenil)需考慮緊急給予。

C.若病患呈現嚴重精神症狀或情緒激躁暴動狀況，視臨床狀況給予適度的抗精神病藥物或鎮靜藥物可協助個案恢復平穩狀態。然而，由於NPS常混和多種藥物，也常合併不同作用，臨床使用藥物需謹慎，事實上，在不了解成癮者使用的藥物為何下，也很難有明確安全的建議。

社會心理治療

如上所述，治療NPS成癮能使用的藥物治療極其有限，心理治療為新興影響精神物質之成癮治療主軸，本部針對個案之需求與高風險因子提供適合個案的社會心理治療，包括動機式晤談、認知行為治療、正念治療與神經回饋等療法。成癮者在使用毒品下，大腦在自我控制、決策思考、情緒管理、及酬償行為上，在長期的新興影響精神物質使用下，通常會呈現以毒品作為緩解情緒或獲得快樂的主要模式，也因此，在內癮情緒的影響下，成癮者難以產生合理的決策來拒絕新興影響精神物質使用，即使下定決心，控制能力在過去情緒經驗的影響下，往往在關鍵時刻無法發生作用。所以，臨床上可見成癮可以清晰的說明新興影響精神物質所造成的問題，但難以對新興影響精神物質產生足夠的嫌惡感，來強化徹底戒除的動機，若加上環境上的誘因，戒除狀況多斷斷續續。所以，毒品一旦改變大腦，沒有清晰的復原過程，事實上，單靠強大的決心與意志力，通常多只能短期戒除。所以，戒除毒癮不僅要由內而外產生動機，更要由外而內創造戒毒的心理環境。所以提高戒癮動機、強化戒除步驟、預防復發、及教導因應技巧之個別或團體心理治療課程為主要模式，並依據個案之需要設計不同課程讓其參與，目的在於(1)協助個案了解物質濫用／依賴的生理、心理及社會現象，以誘發對新興影響精神物質之負向認知，並建構對外在環境合理的認知；(2)協助了解其自身的成癮歷程及相關因素，以理解自身失控與反覆復發的原因，從而瞭解需要醫療人員的協助；(3)協助個案了解成癮問題的復發及其自身復發的危險因子，以建構成癮者對自身成癮風險的了解，亦誘發改變環境的動機；(4)學習對復發危險因子的調適策略及因應技巧；(5)協助建構非使用毒品的人際支持網絡。以下分別描述不同的治療方法：

1.動機式晤談：

透過動機式晤談治療法，協助個案覺察自己目前的戒毒想法與行動處於改變五階段（懵懂期、沉思期、準備期、行動期與維持期）的哪一階段，並提供處於不同階段的個案因應之技巧，讓個案往下一階段邁進。例如：針對懵懂期與沉思期的個案，與其討論使用毒品的生理、心理及社會危害，並協助其進行使用毒品與戒毒的利弊分析，以提升其戒癮動機。而針對準備期的個案，則與其討論戒毒計畫該如何付諸行動。對於行動期與維持期的個案，則肯定其戒毒行為與付出的努力，並帶個案看到戒毒新生活的改變，以促進其維持戒毒行為。

2.認知行為治療：

在治療過程中，讓個案了解成癮特性、成癮歷程與成癮症狀，並協助個案覺察自己的成癮歷程與症狀有哪些。再者，與個案討論使用毒品的高風險情境，包括負向情緒來臨、身體不適、想要有好心情或助興、出現渴藥症狀或難以克服戒斷症狀、與他人衝突以及他人邀約或聚會等，協助個案辨識自身的高風險情境，並教導其相關的因應技巧。許多成癮個案時常因壓力大或有負向情緒而去使用毒品，透過治療課程中學習壓力因應與情緒調節技巧，亦可減少個案再使用毒品的可能性。過程中，針對個案決策過程做深入的探討，以誘發成癮者審思(deliberating)的決策模式來取代過去的冒險決策模式（賭看看，應該不會被發現），來強化成癮者的戒除策略是重要的一環。

3.正念治療：

正念(mindfulness)是一種不批判、專注在當下的狀態，以正念的方式體驗生活，透過這個歷程能夠幫助人們活在當下、練習與自我同在，會讓人們清楚地知道自己正在做什麼事情，狀態與心情如何。於治療中教導個案靜坐覺察、呼吸覺察等技巧，可協助個案在面對渴癮症狀與負向情緒來臨時，學習以覺察、接納與不批判的角度來因應之，其在成癮治療最重要的角色在於強化現實認知與情緒管理。

4.神經回饋：

Blum等人(2012)指出大腦獎勵機制途徑(Brain Reward Cascade)的失功能是導致對於毒品的渴癮及依賴之神經生理基礎，此途徑的失功能使得毒品使用者沒有能力從簡單的刺激獲得快樂與冷靜，而迫使個案藉由使用物質以獲得快樂感受(Kreek, Nielsen, Butelman, & LaForge, 2005)。藉由神經回饋訓練，能讓個案處於舒適、冷靜的身體狀態，亦有助於讓個案的大腦從失功能轉變到正常狀態(Fahrion, Walters, Coyne, & Allen, 1992; Salansky, Fedotchev, & Bondar, 1998; Sokhadze, Cannon, & Trudean, 2011)，其在成癮治療最重要的角色在於建構成癮過程所需的認知控制能力。

5.環境處遇：

成癮是以酬償系統為核心的疾病，在復原的最後一哩路，則是要找到替代酬償的模式，這些包括工作、運動、健康的興趣、人際關係、家庭互動、與個人成長等。當大腦逐漸回歸對日常生活事務的投入與興趣，才有可能有越好的能力拒絕後續的復發。所以，環境的改變與調整甚為重要，這部分心理治療、家族治療、與個管師需緊密合作完成最後一哩治療。

安全性評估

成癮治療基於個案之人格特性，以及物質常其作用下形成衝動與情緒起伏的特質，過程中需注意暴力與自傷之風險，定期與適時評估，以盡早介入預防或處置:

1.**暴力風險評估**：

A.物質濫用和犯罪或暴力，兩者之間有著密不可分的相關性(Grann & Fazel, 2004; Phillips, 2000)，可能早在酒精出現在人類社會之後，人們就深刻體會到這一點。物質濫用導致暴力，可歸因於物質本身的藥性，而不同的物質在藥性上不同，可能在導致暴力的成因也不大一樣，簡單可以分成三個部分：

a、物質中毒狀態(intoxication)後可能導致的幻覺、妄想，或失抑制(disinhibition)而增加衝動性。例如，酒精和常和使用後的衝動性增加相關、興奮劑（如：安非他命）則可能與使用後的精神病症狀有關

b、物質戒斷症狀(withdrawal symptoms)產生的不適，導致對物質或金錢產生強烈需求的衝動行為，例如：搶劫、犯罪等等。海洛因在戒斷時的強烈不適感則可能導致個案鋌而走險作出暴力或傷人行為。

c、物質對腦部長期的影響或損害，如古柯鹼等物質使用可能影響前腦功能，而影響判斷力或增加衝動性。長期使用迷幻劑或吸入劑導致的持續幻覺，或長期使用酒精之後的記憶損害，都可能增加暴力風險。了解不同藥性可能的暴力成因，可以幫我們更好的去處理個案可能出現的暴力狀態(Paul Harrison, 2018)。

B.減少暴力事件最好的辦法莫過於事先預防，而良好的評估則能讓我們更好的預測暴力風險的可能。暴力風險的評估，包含當下可能發生暴力事件，以及未來個案發生暴力事件的可能性，臨床應該評估的範圍包含個案本身的背景資料、環境及當下精神狀態(Fazel, Singh, Doll, & Grann, 2012)，陳述如下

a、個案的背景資料：主要是關於個案的基本資料、精神疾病史、性格和過去暴力史，這些是屬於較為長期的暴力潛在因子，其中較相關的有：男性、過去有暴力史、重複的衝動行為、應對壓力能力差、無法延遲滿足、反社會性人格或行為偏差問題。其中最能預測未來暴力的為過去曾有暴力事件(Buchanan, 2008)。

b、環境：是指個案身處的環境以及社會壓力，壓力事件常常是暴力的促發因素。這部分評估包含近期壓力事件、是否缺乏社會支持、持續濫用物質或酒精。

c、當下精神狀態：包含在會談時與會談者陳述的精神症狀以及當下的外觀、情緒和行為，通常較能預測當下和近期的暴力風險，包含可能有的忌妒妄想、被害妄想、言語口出威脅、激動或易怒情緒、肢體動作變大、過度接近會談者或攻擊行為。然而事實上，暴力的預測就如同自殺自傷的預測一樣，常常是”測不準”的。近期有些研究顯示，暴力的預測可能排除低風險的個案比預測高風險的個案來得準確一些。其中又以反社會人格的個案更難以評估，一來是個案的會談動機缺乏，可能很難獲取足夠的資訊；二來是個案可能口出威脅要傷人或殺人，在動機真假難辨的情況下，評估時更會令人備感壓力。儘管如此，會談者應該要會談中盡可能地詢問出暴力或傷人的意圖、動機和潛在受害者，

並且要有完整的精神狀態評估。一些有威脅的個案可以通過門診治療得到幫助，但如果風險高，可能必須評估住院的必要性，包含個案是否有合併其他精神疾病，是否有需要強制住院等等。如果評估傷人風險很高，有必要時必須要警告潛在受害者或是通知警察，以防範可能的傷害。

2.**自殺風險評估**：

一般成癮物質使用疾患會造成許多生理及心理的健康風險，其中自殺為盛行率高且嚴重的健康議題，自殺身亡盛行率可達15%，NPS的使用者也可能有高度的自殺風險，臨床上也須進一步關注與評估。新興精神活性成癮物質(NPS)患者的自殺風險評估宜包含下列項目：

A.自殺的危險因子(risk factors)(Center for Substance Abuse, 2009; Maris, Berman, & Silverman, 2000)

a、過去曾有自殺企圖：此為最具風險預測性的危險因子。

b、自殺家族史。

c、嚴重的物質使用疾患：如多重物質使用疾患或早發性物質使用疾患。

d、合併其他精神疾病：

i.憂鬱症。

ii.焦慮症（特別是創傷後壓力症候群）。

iii.嚴重精神疾患（雙相情緒障礙症及思覺失調症）。

iv.人格疾患（邊緣性人格疾患、反社會人格疾患）。

v.厭食症。

e、兒虐史：尤其是性虐待。

f、生活壓力事件：無業及低教育程度、失業；離婚或分居；法律糾紛；經濟危機；社交孤立、低社交支持；人際衝突。

g、自殺計畫：具體及詳盡度越高則風險越高。

h、自我傷害方式之致命性(lethality)。

i、高風險自殺方式之可近性(accessibility)。

j、無望感(hopelessness)。

k、合併生理疾患：如腎衰竭、頭頸部腫瘤、後天免疫不全症候群、慢性疼痛等。

l、男性。

m、人格特質：

i.具負面情緒傾向(如憂鬱、焦慮、憤怒)。

ii.衝動性(impulsivity)與/或攻擊性(aggression)。

B.自殺的保護因子(protective factors)(Center for Substance Abuse, 2009)

a、有原因願意活下去。

b、接受成癮治療。

c、維持穩定婚姻狀態。

d、有穩定就業。

e、有責任要照顧子女或他人。

f、適當的家庭支持與人際支持。

g、醫療可近性高，具支持性。

h、與治療醫師、心理師、社工師或其他醫療人員有適當的信任關係。

i、有效的精神、身體及物質使用疾患與精神共病之臨床照護。

j、樂觀的人格特質。

k、具備以非暴力方式處理問題、面對衝突及爭端之技巧。

C.警示信號 (warning signs)與誘發事件 (precipitating events)(Heikkinen et al., 1994; Rich, Fowler, Fogarty, & Young, 1988)例如：

a、出現關於自殺的言行。

b、壓力事件引發強烈情狀態。

c、功能退化。

d、酒精濫用情況加劇。

e、人際、法律或就業問題。

另外，可採用信效度佳的評估量表進一步定期評估NPS使用者的心理健康、情緒狀態與自殺風險，如簡式健康量表(Lung & Lee, 2008)、貝式憂鬱量表或漢式憂鬱量表等。

陸 個案管理

成癮個案的治療過程十分複雜，加上經常需各種政府方案或法院方案補助，故需要個管師來進行治療流程整合，以使治療可以進行。除此之外，個管師所代表的心理意義如同心理的外控機制，其治療關係是維持治療與避免復發的重要角色，個案管理是一項非常專業的工作，並非一般其他精神疾病處遇計畫中的助理教色，其需具備非常專業的成癮知識與處遇技巧，稍有不慎，除難以扮演此適當角色外，也可能影響個管師本身的身心狀態。然而，在韓國針對成癮行為的社會治療，是由專門的學系提供訓練，國內在缺乏專業團體的建構過程與支持下，個管師的薪資與規格停留在行政助理的概念，即使有優秀的人才在充分的經驗下有很好的處遇能力，但與能力需求不相襯的職業條件，往往難以讓專業的個管師有適當的發揮，甚為可惜。以下就個管師在團隊的角色與工作做說明：

個案的治療經費來源聯繫並建立管道

為提升個案治療動機與效果，減少因費用問題而產生的就醫障礙，會依個案來源別的不同身分（如地檢署、疾病管制局、衛福部等），分別協助給予不同的治療經費補助，並依補助單位規定進行核銷。這些經費來源包含：地檢署緩起訴、衛生主管機關、宗教團體、非政府組織、與自費等方案，依據不同的方案，個案會有因費用來源不同而有不同的治療。個管師需熟悉不同的條件，以幫個案建立適當的治療流程與經費來源。

了解個案成癮現況並掌握個案的治療流程

發展專責個案管理師制度，在接案初期深入了解個案成癮之個人或環境因素，並提供個案之延續服務，掌握個案治療情形，了解其中斷治療原因並積極協助處置。

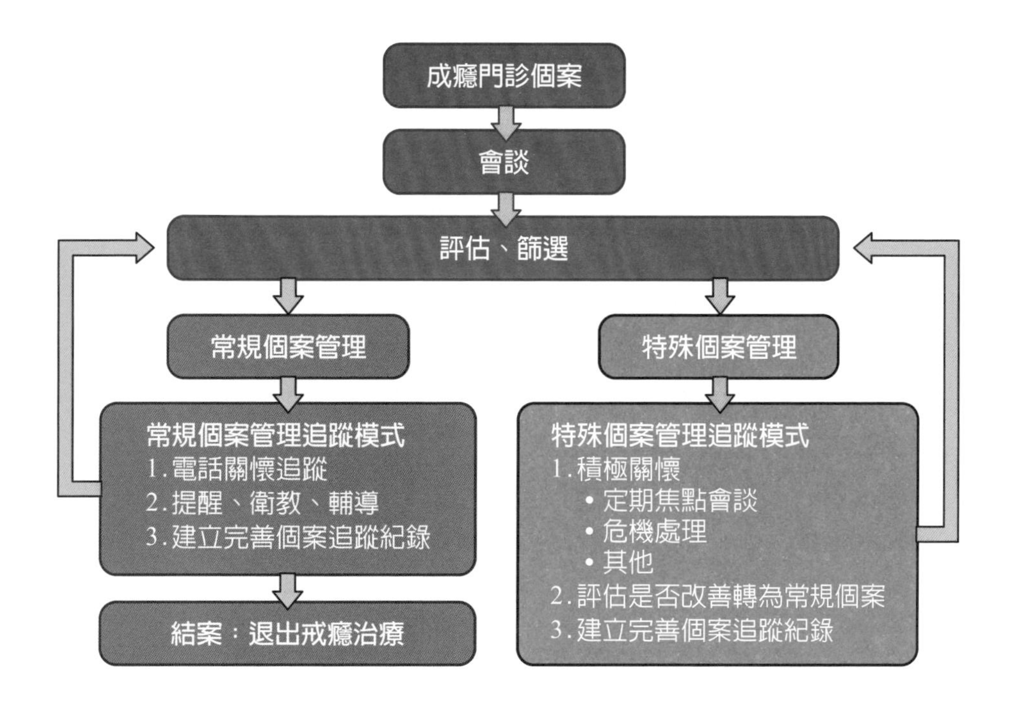

個案管理師
高雄醫學大學附設中和紀念醫院
Kaohsiung Medical University Chung-Ho Memorial Hospital
807 高雄市三民區自由一路100號
電話：07-312-1101 轉6826、6843
個管師時間：星期一~星期五 08:00~12:00 13:30~17:30
看診時間:
13:30-16:30
急診藥局服藥時間:
12:00 - 19:30
服藥出席率影響給藥天數
級距給藥原則
80% ~100% 28天
60% ~ 80% 21天
40% ~ 60% 14天
0% ~ 40% 7天
治療規範
• 請配合每日攜帶證件(駕照、健保卡、
分證、護照之有照片正本證件擇一)至
診藥局服藥，藥物需當場服用檢查，
離醫院。
• 連續14天未出席服藥則退出治療(
身分為7天)。
• 需配合定期抽血檢查及尿液篩檢。
• 需繳納每次看診費用，看診當日持繳
據至急診藥局才能服藥。
• 依所屬身分別，按規定繳納相關費用
美沙冬藥物需自費。
• 急診藥局服藥需將車停放於臨時停車
勿停於急診門口，影響出入。

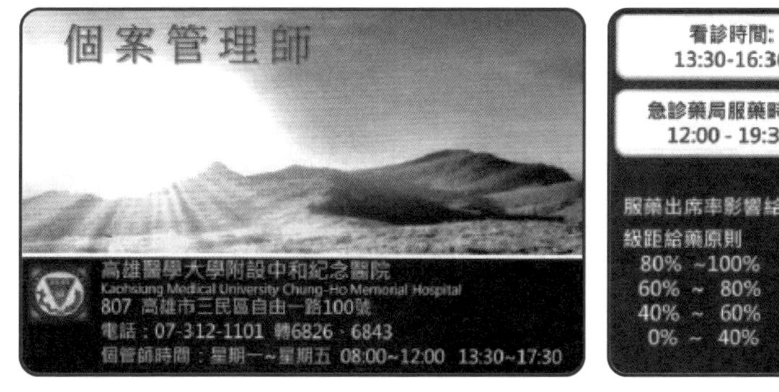

正面：
旭日東昇：隱喻美好日子即將到來。
聯絡資訊：提供個案主動來電告知任何狀況

背面：
貼心小提醒，也讓個案可自我警惕。

協助個案與醫師的溝通

個案於初診進行收案時，個管師會協助給予名片，提醒個案若有任何疑問讓個案皆可來電，若需回診由醫師處理者，則由個管師協助先記錄在當日醫療紀錄內，讓醫師可一目瞭達，協助達到醫病的雙向良好溝通，讓醫師看診資料更齊全，達到更好的醫療治療效果。

確認個案對治療計畫的配合

1.針對當日無故缺席個案進行追蹤並記錄。

2.門診醫師於就診時針對服藥出席率低與驗尿呈陽性之介入處置。

3.加強衛教美沙冬替代療法的減害概念。

4.瞭解影響個案無法規則服藥的因素，討論可行的解決方案。

5.討論規則服藥好處，不規則服藥可能的風險，強化服藥動機。

6.每月回診個案進行焦點式會談。

7.積極進行電話關懷。

8.介入處置或資源轉介。

9.完成特殊個案追蹤紀錄單。

協助與他科治療的整合與轉介

個案經本院成癮科醫師診斷疑似有共病問題需整合照護時，會依其個別需求提供轉介服務，落實藥癮共病之分工與整合。

1.一般生理問題：轉介家醫科或一般內科協助處理。

2.B.C肝或愛滋病原(+)：轉介肝膽腸胃科或感染科協助處理，並由個管師協助聯繫後轉診。

3.女性藥癮個案懷孕：轉介婦產科並由本部專責醫師協助處理孕產相關問題，並由個管師提供積極衛教。

4.疑似有精神疾病：當次就診即由醫師評估後協助精神科就醫。

5.他科發現疑似成癮個案：經由他科個管師或醫師與本科聯繫後，協助預約初診時間就診。

6.轉介流程圖如下：

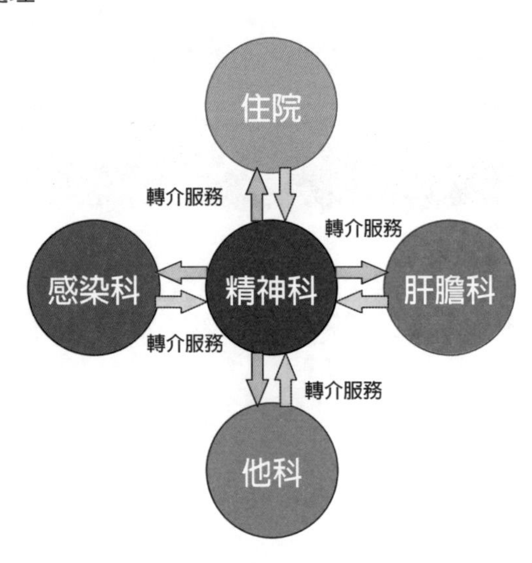

追蹤檢驗檢查結果

1.初診檢驗：執行一般生化、血清、血液及尿液與心電圖及X-ray，個案7天後回診會協助將異常報告值先帶入醫療紀錄內，讓醫師可協助衛教與轉介。

2.複診檢驗：依初診日開始，每3個月執行嗎啡尿液初篩及每半年執行抽血檢驗(HIV)，尿液初篩呈陽性者，會依特殊個案追蹤模式介入，若遇緩起訴個案，則請心理師於個別心理治療時加強關懷，強化個案戒癮動機；抽血檢驗(HIV)若陽性，則協助轉介感染科，讓個案獲得更完善治療。

3.結案檢驗：緩起訴結案尿液確認檢驗，則有工作人員至廁所協助跟檢，增加檢體的穩定性與降低報告異常值（調換或無效尿）的出現。

與司法機構的聯繫

因應政府政策，貫徹「斷絕供給、降低需求」之反毒新策略，經由檢察官緩起訴處分之行使，使毒癮患者經治療後早日脫離毒害，重返健康社會，並預防毒癮患者因籌措購毒費用衍生犯罪，經醫療機構評估後，實施藥物、心理或社會復健治療，藉由提高自我控制與社會適應降低其再犯可能性。

1.目前個管師會依個案狀況，隨時與地檢署保持電話聯繫，雙方進行討論，採用滾動式治療，依個案狀況協助提供更完善的治療。

2.每半年參加地檢署召開定期會議，定期監測計畫執行進度及檢討業務調整，必要時跨部會協調醫療計畫，以利整合性醫療流程之推行。

安排社會心理處遇

針對個案使用毒品原因，與之分析討論後，協助安排社會心理處遇。

1.個案施用原因為壓力大、情緒易緊張焦慮、失眠等，則協助安排個別心理治療，藉由心理諮商強化戒癮動機，達到戒癮目的。

2.若因外在環境（家人互動、親子溝通）議題，產生重大困擾或壓力感受極大，則協助轉介家族治療，協助重建家人互動模式，建立良性關係，斷絕毒品使用。

提升支持系統（家人聯繫與家族治療）

大多時候，藥物濫用與處理並不是個案一個人的事情，其影響層面也不只於個案本身的生理與心理。在有家庭的條件之下，工作者與個案都應盡量避免屏除不靠家庭成員的參與及支持就可以短期處理並有結果的期待。

家庭是提供個案影響力的最大來源，可以激發物質濫用者參加治療並保持積極正向的改變(Dakof et al., 2010)（引自蔡佩真，2017）當藥物濫用者成為個案，出現在診間或會談室時，通常已經使用藥物一段時間，家人知情的比例也高，可能因為難以斷絕或種種原因，家人從無力處理，到放棄處理，甚至彼此關係決裂。從另一方面，家庭關係裡的壓力本身也是促成成人以後使用物質的因素之(Fals-Stewart et al., 2009)。缺乏家庭支持、家庭關係的衝突、或家庭成員本身的毒品濫用行為，也都可能促成使用毒品的動機，或是復原後復發的因素(Rowe, 2012)。如何讓家屬重拾信心與信任，改變家庭的動力，使家庭成為個案的支持系統與保護因子，是助人工作者的重要課題。

雖然家庭成員的參與促成物質濫用者持續治療動機重要的根源(O'Farell & Fals－Stewart, 2006)，但在實務工作中，邀請家屬加入治療並非易事，如上所言，個案的反覆使用成癮難以戒斷、為購買藥物衍生的金錢需索、因案入獄勒戒產生連帶的法律議題等，都是讓家屬深感疲累的原因，工作者要能同理家屬的心路歷程（因為他們也可能在個案使用過程中成為間接的受害者，伴隨自責與歉疚感），引導家屬明瞭在治療過程中的角色與重要性，共同改變既有的家庭環境，輔以正確的期待與認知，習得合宜適切的因應模式，創造出正向的家庭動力與關係，都可以有助於團隊介入與成癮治療成效（蔡佩真，2016）。

任何的治療模式，建立關係都是影響結果最重要的第一步，無論是協助進行修復、提供情緒支持、創造對話交集與溝通空間、連結引進團隊其他專業職類等。再者，工作者應把個案與家庭視為一個整體，巨觀的審視個案家庭現況與盤點各項資源，意即除了處理物質濫用的問題外，若能同時處理造成、影響、導致物質使用的個人與家庭問題，才有可能達到治本的效果。

除了邀請家庭成員參加所謂的家族治療會談的個案工作外，也可針對家庭舉辦團體工作，提供基本衛教，同時有助於普同化「感同身受」的經驗分享與「將心比心」的情感支持。實務上盡其所能地獲得來自家庭力量來協助成癮者，是戒癮社會工作重要的一環。

外部機構聯繫與整合

針對特定族群或特定毒品個案，需有不同的整合模式協助介入，使其獲得更完整治療。

1.**毒防局**：針對女性育齡(15-49歲)個案，減少流產與胎兒風險等問題，加上個案缺乏適當產前照護，故提供女性藥癮補助計畫，協助個案就診、子宮內避孕器、早產風險篩檢、孕期傳染病篩檢或結紮等費用均提供部分補助，減少個案因經濟問題逃避就醫而衍生出社會問題。

2.**勞工局**：每月一次勞工局的定點服務，讓個案於醫院回診時可順便轉介或協助諮詢，讓個案能「提升技能、安心就業」，維持穩定生活，斷絕毒品使用。

3.**社會局**：針對**成癮個案，除了低收入戶子女就醫協助補助**，另可提供藥癮者輔導處遇服務、協助民間資源整合、辦理教育訓練、提供家庭休閒活動資訊等，提供藥癮個案或家屬情緒抒發及心理支持管道，協助個案與家屬的社會復歸。

柒 治療轉介與整合

整合婦產醫學部提供
懷孕、生產、或避孕相關諮詢與服務

女性藥癮者多在好奇心及對毒品缺乏警覺性下，受到朋友或伴侶的影響而開始接觸毒品（呂淑妤，2011），並在輕忽毒品的高成癮性下，為了追求更高的快感又或為了逃避負面的情緒而一再反覆濫用，也為了減緩難受的戒斷症狀而持續使用，直到反覆因毒癮惹上各種麻煩，衆叛親離，生命走入絕境才會真正下定決心要戒毒。

若女性藥癮者於懷孕期間有使用毒品，毒品可能通過胎盤影響胎兒，增加胎盤剝離風險，造成高流產、高子宮內胎兒死亡風險、高早產及高新生兒出生時低體重等問題（呂淑妤，2011），另外，新生兒出生後的毒品戒斷症候群，及新生兒因毒品造成的身體相關併發症或後續生長遲滯等問題，亦需要新生兒科醫師的介入幫忙。故若於藥癮戒治門診發現具有藥癮之孕產婦，可告知並協助其申請高雄市政府毒防局之「女性藥癮者醫療支持補助計畫」，以提升其就醫及定期產檢的意願，以維護孕產婦及胎兒的健康，並將其轉診至高雄市指定藥癮戒治醫院之婦產科進行後續產檢或生育調節之評估。

有鑑於女性藥物濫用者於施用毒品期間懷孕，有較高的流產風險與子宮內胎兒死亡等問題，加上缺乏適當的產前照護與衛教，將嚴重影響胎兒健康與成長發育，使胎兒成為產前藥物暴露的「藥癮新生兒」，可能衍生更多的醫療、社會和法律層面的問題。若於藥癮戒治門診發現具藥癮之孕產婦，可協助申請高雄市政府毒防局之「女性藥癮者醫療支持補助計畫」，並轉診至高雄市指定藥癮戒治醫院之婦產科進行後續產檢或生育調節之評估。

肝膽科整合服務

1.B型與C型肝炎之治療：

B型肝炎雖有疫苗可預防，但在台灣母子垂直感染仍為B型肝炎病毒感染之主要原因，此外靜脈注射之藥癮者亦可能因為共用針頭而成為B型與C型肝炎病毒感染之高危險族群。目前在台灣已有多種藥物被核准用來治療慢性B型肝炎，包含干擾素及抗病毒類核苷藥物，如干安能(lamivudine;LAM)、干適能(adefovir dipivoxil; ADV)、貝樂克(entecavir; ETV)、喜必福(telbivudine; Ldt)及惠立妥(tenofovir; TDF)等（簡榮南，2012）。

C型肝炎是經由血液傳染的。有研究發現源自東南亞的C型肝炎基因型及一些罕見的6亞型，如：6c、6k、6l、6n、6p、6q、6t、6u和6v等亞型，有經由東南亞至中國的毒品輸入途徑而開始在中國南方或台灣的藥癮注射者中出現（李元民、吳坤駿、蔡坤霖，2010）。目前C型肝炎雖無疫苗，但有研究發現利用長效型干擾素加上抗病毒藥物雷巴威林(Ribavirin)，有高達六成患者體內的C肝病毒可被消滅（李元民等人，2010）。然而不同的C型肝炎病毒基因型對干擾素的治療效果不同，因此在使用干擾素治療前，先鑑定出所感染之C型肝炎病毒的基因型對臨床用藥的決策判斷上有其意義（李元民等人，2010）。

2.酒精性肝炎之治療：

長期大量飲酒的人可能罹患酒精性肝炎，其較具特異性的臨床表徵為出現黃疸及肝衰竭（魏正一、蘇建維，2019）。針對酒精性肝炎的患者，醫師應同時評估患者是否有出現急性肝炎的相關併發症，如肝衰竭、肝腎症候群、消化道出血、肝性腦病變、感染症等並加以治療，並且鼓勵患者戒酒（魏正一等人，2019）。治療酒精性肝炎的藥物，目前只有用類固醇的治療效果是被確定的，臨床上會用Maddrey's Discriminant Function score（大於32分）或MELD(Model For End-Stage Liver Disease) score（大於20分）來決定患者是否需要類固醇的治療，並在開始治療後的七天計算Lille score，來判斷類固醇的治療是否能為患者帶來好處（魏正一等人，2019）。

感染科

1.愛滋患者之醫療服務：

根據聯合國愛滋病防治署的估計，全世界約有5%至10%的愛滋病毒感染是因為藥癮者共用了受病毒汙染之不潔注射器具所導致的（呂淑妤，2011）。此外，藥癮者亦可能經由不安全之性行為以及母子垂直感染的方式形成愛滋病之傳播（呂淑妤，2011）。衛生福利部疾病管制署自2005年實施「清潔針具計劃」以來，近年新增之藥癮愛滋病毒感染的人數有下降的趨勢。目前NPS多用口服或鼻吸等方式，但使用後造成的行為，如藥後性行為等，也增加愛滋病感染的機會，途徑不同，但一樣增加風險。

強效抗反轉錄病毒療法(Highly Active Anti-Retroviral Therapy, HAART)是目前愛滋病的標準治療（王永衛，2012）。何大一博士於1996年提出合併兩種核苷類抗反轉錄酶抑制劑(nucleoside reverse transcriptase inhibitors, NRTI)，再加上一種非核苷類抗反轉錄酶抑制劑(non -nucleoside reverse transcriptase inhibitors, NNRTI)，或一種蛋白質分解酶抑制劑(protease inhibitor)，組成標準的三合一雞尾酒藥物治療(cocktail therapy)。2009年後更增加接受器阻斷劑(entry inhibitor)及嵌入酶抑制劑(integrase inhibitor)的藥物選擇，使得治療的成效更好（王永衛，2012）。

2.心內膜炎或血管炎之治療：

靜脈注射毒品是造成感染性心內膜炎(infective endocarditist)的原因之一，而金黃色葡萄球菌(Staphylococcus aureus)則是造成靜脈注射藥癮者罹患感染性心內膜炎的主要菌種。胸前的心臟超音波檢查(transthoracic echocardiography)或是經食道心臟超音波檢查

(transesophageal echocardiography)對感染性心內膜炎的診斷具有良好的敏感性及專一性（黃正雄、翁仁崇、賴曉亭、許喬博，2009）。感染的菌種會在心臟瓣膜繁殖，影響瓣膜功能，導致心臟瓣膜逆流，另外，約有三分之一的感染性心內膜炎患者會因為細菌贅生物(vegetations)阻礙心臟內血液流動引發血栓（黃正雄等人，2009）。這些富含細菌贅生物之血栓，會造成其他器官的感染，如動脈壁受到感染會發展成感染性動脈瘤（mycotic aneurysm），在脾臟則可能導致脾臟膿瘍(splenic abscess)（黃正雄等人，2009）。必需使用對感染菌種敏感的抗生素來治療感染性心內膜炎，使用阿斯匹靈(aspirin)或抗凝血藥物無法預防因細菌贅生物導致之血栓發生，反而會增加出血的風險（黃正雄等人，2009）。只有在抗生素治療效果不佳，無法根除心臟內的細菌贅生物，才考慮用心臟外科手術治療（黃正雄等人，2009）。

3.泌尿科：

K他命引起的間質性膀胱炎是使用者經常遇到的痛苦經驗，由於K他命對膀胱的影響，大約有30%長期使用者，會造成膀胱水腫、發炎、或纖維化的組織傷害，而形成頻尿、膀胱敏感、與疼痛之臨床症狀。由於其組織發炎特性，症狀緩解不易，罹患者會對生活造成莫大之影響。這部分需要轉介復健科做適當的治療，但也需要進行戒除的協助，如果持續使用，使膀胱暴露在反覆發炎的風險下，往往造成慢性化的危機，所以不僅要早期治療，更要及早戒除(Tsai & Kuo, 2015)。

4.小結：

雖然有上述的治療模式，然而實務上，個案除非在身體不適或疼痛的情況下，否則對身體治療多數不積極。臨床人員需要進行適當的身體檢查或檢驗，讓個案了解目前的生理風險，以期讓個案接受適當內科治療，也可以增加戒除毒品的動機。

捌 高屏澎整合性藥癮醫療示範中心之治療模式

高屏澎整合性藥癮醫療示範中心為高屏地區成癮治療之整合中心，提供適切的成癮治療資源。進入示範中心接受處遇治療之NPS使用個案，主要醫療服務包含門診、住院、替代治療等模式，內容包含藥物及心理社會模式。其中共通具有的模式包括急性住院治療模式、門診治療及各項心理治療，急性住院治療模式主要以處理戒斷症狀及嚴重精神疾病為主，依據衛生福利部各種藥癮的治療指引，給予藥癮者適當的藥物、心理治療、家庭治療及職能治療，以改善個案的戒斷症狀或治療成癮物質引起的相關精神疾病，由於NPS之藥物特性，多數採門診治療，以下就示範中心門診治療與心理處遇進行介紹：

門診治療流程

門診治療將服務未居住在治療機構的個案，治療的內容會根據個案所需要的治療強度和組合有所不同，個案造訪執行單位主要的目的是為了接受治療。根據需求評估，不需要住院，但需要心理、社會或醫療處遇的個案將進入門診治療服務。

1.門診治療範圍：主要為診斷評估、個案管理、社會資源支持、藥物治療、與心理治療。
2.目標族群：在社區及居住環境有足夠的社會資源的個案，他們需要心理治療且具有足夠的清醒狀態而能受益於這樣的架構。
3.目標：門診治療的主要目的為停止或減少個案的藥物使用，減少藥物使用關聯的生理、心理或社會問題，減少復發的風險，增進個案的健康及社會功能。
4.治療計畫分類：根據不同機構的服務內容將有以下的治療類型。

A.高強度門診：個案需要每天或是長時間的介入（一次數小時）
a、完整的生理心理社會評估
b、與個案共同討論治療計畫的選擇
c、醫療協助下的解毒（若需要）
d、起始維持治療（若需要）
e、家屬或重要他人的會談
f、行為及心理治療處理共病及藥物使用問題
g、精神及生理共病的藥物治療
h、訂定治療契約：治療計畫、服務、治療機構的政策及期待個案配合的規範
i、持續性的評估個案狀態，對於治療計畫動態性的調整以及評估是否需要提高治療強度或是減弱
j、作為住院治療計畫的後續治療，持續提供復發預防的服務
k、社會支持服務：就業服導及其他社福資源連結

B.中低強度門診：經評估醫療需求較低，僅需要每週的團體治療、個別心理治療、衛教及門診評估。對於社會資源連結的需求較低的個案。
a、個案在門診治療的架構下，需要規律的評估酒精及藥物的使用狀態（不定期尿檢），生理及精神科共病，必要時需要評估STDs及其他傳染病。
b、個案視其治療強度需要，治療中心在定期評估後會調整個案的治療層級。

藥物治療

對於藥物濫用相關的狀況諸如中毒，過量，戒斷及精神問題等，藥物治療是有幫助且必須的。此外針對合併鴉片類物質使用疾患患者也有替代療法可提供治療。此外共病部分亦有許多狀況需要藥物治療。

1.鴉片類使用疾患：美沙冬替代治療及丁基原啡因替代治療
A.治療機構需根據衛生福利部治療指引規範執行，相關資格、人員等需符合資格。
B.所有執行相關替代治療的機構須備有Naloxone以處理可能的鴉片類中毒事件。
C.解毒治療：視個案需求，在穩定的社會心理狀態下逐漸減少替代治療藥物的劑量，且持續監控個案藥物使用情形達到解毒狀態。
2.興奮劑（安非他命、MDMA類藥物）：目前沒有高強度證據支持的藥物治療，可以在受

過相關訓練的醫師評估下，提供共病及可能有效的藥物在不違背健保規範下提供藥物治療。

3.精神科共病：藥物使用疾患個案常常有其他精神科共病，同時治療這些問題可以改善治療的療效。但是須注意鎮靜安眠藥物的使用以避免成癮問題。

心理社會處遇：認知行為治療為NPS治療的主軸，本計畫視個案狀態，選擇適合的治療模式提供服務如下

1.動機式晤談：

是一種有助於提供個人解決他們對參與治療和停止的矛盾心理的方法。這種方法旨在快速喚起內部動機改變，而不是引導患者逐步完成戒癮過程。被成功使用過與大麻依賴的成年人結合認知行為治療，構成更全面的治療方法。對濫用其他藥物的人（如海洛因，古柯鹼，尼古丁）和傾向於使用多種藥物的青少年的結果是不明確的。一般而言，動機式晤談似乎更有效地吸引吸毒者持續接受治療而不是有效的讓個案停止使用藥物。

2.復發預防(Relapse Prevention)的治療模式：

屬於認知行為治療的範疇，認知行為治療認為一些不良的行為模式如物質濫用，學習過程起著至關重要的作用。CBT可以讓個人學習藉由應用一系列不同的技能來識別和糾正有問題的行為，這可以用來停止藥物濫用和解決一系列經常與它共同發生的其他問題。

3.正向團體心理治療：

正向團體心理治療依照華盛頓大學成癮行為研究中心包恩(Chawla et al., 2010; Witkiewitz & Bowen, 2010)博士等人提出以正念為基礎預防復發模式(Mindfulness-based Relapse Prevention Practice)為基礎，因應早期復元需要改編部分課程內容。

4.酬賞管理(contingency management)：

酬賞管理是一種利用增強(reinforcement)與懲罰來改變行為的歷程，研究證明了治療方法的有效性，涉及給予患者有形的獎勵，以加強戒癮等積極行為。在美沙冬計劃和心理社會諮詢治療同時進行的研究顯示，激勵措施的介入非常有效增加維持於治療計劃中和促進停止使用成癮物質。給予禮卷強化(Voucher-Based Reinforcement, VBR)對主要濫用鴉片類藥物（尤其是海洛因）或成人的成年人的治療興奮劑（尤其是古柯鹼）或兩者兼而有之的個案增強其他以社區為基礎的治療。在VBR中，個案每次驗尿無毒品反應會收到一張獎勵禮卷。獎勵禮卷具有貨幣價值可以兌換食品或其他商品或服務以鼓勵個案持續無毒生活方式。VBR已被證明可有效使用於接受美沙冬戒毒治療的患者促進個案停止使用鴉片類物質或古柯鹼。

5.神經回饋治療(Neurofeedback therapy)：

神經回饋是生理回饋的一種，透過操作制約的方式去增強或抑制特定的腦波活動(Scott et al., 2005)，此治療方式為訓練心智與身體以更適切的方式來改善情緒、認知、生

理與行為的經驗(Demos, 2005)。以神經病理作為基礎，透過神經回饋治療能讓異常的頻段與頻率修改為正常或較為正常的狀態(Gunkelman & Johnstone, 2005)，因此神經回饋已經被用來治療許多疾患，如：注意力缺陷/過動疾患(Kropotov et al., 2007)、憂鬱(Putman, 2001)、焦慮與情感疾患(Hammond, 2005)。神經回饋也被用來作為物質或酒精依賴患者的治療方式，且研究結果顯示神經回饋能有效改善成癮相關疾患的神經心理功能之缺損(Sokhadze, Cannon, & Trudeau, 2008)。

6.個別心理治療：

由臨床心理師或醫師以一對一個別心理治療（每週或每二週1次，每次60分鐘）方式，教導、示範與演練戒毒技巧，討論主題包括戒毒動機（戒毒好壞處分析）、過去戒毒經驗（過去用毒情境分析）、成癮大腦、規律生活與家人支持、情境思考、感覺與行為（細部拆解用毒行為過程）、辨識高危險情境中的外部誘因、內部誘因、標記用藥想法、思考中斷法、沙盤推演與心理陷阱、早期復元常見挑戰。

7.家庭治療（或伴侶）：

藥物濫用者多數在家庭關係上即已存在諸多的問題，而藥物濫用後面臨的各式健康、法律官司、經濟壓力等更加惡化其與家人的關係。此外，其家庭往往存在溝通模式不佳、家庭功能不良、及因多次戒毒失敗而使家人對失去信任感。多數有吸毒問題的犯罪人經歷多重且長期的社會心理問題，此問題導致其復發，包括與家人相關的問題、無法維持長期穩定的關係、情緒及心理上的困難、教育及職業技能的缺乏、失業問題及多次的進出刑事司法體系。另其普遍存有技巧缺乏的問題，包括不能有效控制憤怒及壓力，及無能力處理藥物使用的社會壓力及其他促使復發的高風險情境。有吸毒問題的犯罪者經歷了無法成功處理家庭、職場、情緒問題等長期的困難，這些背景因素導致降低自重感、增加焦慮、憂慮、提高了再接觸藥物或酒精使用的預期效果，及試圖以藥物或酒精紓解負向的情緒。

個案管理及社會資源

個案不是居住在治療機構，許多的問題是存在居住社區、人際及家庭，下列因子須注意以增強個案的社會復歸、穩定康復狀態

1.加強個案的自我察覺、自我效能及自信而能處理每天的挑戰及處理壓力，以能避免復發及規律治療活動。

2.協助個案的社會支持網絡的穩定。

3.穩定的居住處。

4.協助維持有意義的生活或是工作，以替換個案日常生活的惡名或罪惡感。

5.提供個案的社會網絡或是工作環境一個無藥物的生活方式。

6.協助個案面對及處理相關的法律及財務問題。

7.提供社會資源連結，提供相關的自助性團體及機構的服務。

門診治療服務的注意事項

1.所有接受服務的個案需要能知道能提供24小時藥物使用疾患急診服務的機構資訊，以處理可能的危機事件。

2.需要評估自殺、暴力等危險狀態，必要時須提高治療層級到急診或住院，並視需要通報相關單位。

3.個案的治療計畫需要根據詳細的評估治療需要、個案的接受度及能提供所需治療方式的機構的可近性來選擇。

4.治療機構須能同時提供其他共病的共同治療或是能轉銜至其他機構協同治療。

中止治療、後續服務及轉銜治療

1.個案的持續違反規定、暴力行為及持續的非處方藥物使用將會導致治療的中止。

2.中止治療是為了工作人員的安全性及其病人的權利，但是單純的違反治療規定需要再次去評估及協助個案能改善他們配合度而不是直接中止治療。

3.機構對於不同的風險事件有處遇模式：藥物中毒、暴力等。

4.當個案可能面對目前治療計畫的挫敗或是非自願性的退出治療計畫時，需要協助個案評估是否有其他的替代方式。

玖 結語

整體而言，新興影響精神物質成癮截至目前為止尚未有完整的特定治療模式，其治療規劃多依照過去物質使用疾患之治療模式進行。在藥物治療部分並無特定之有效藥物，治療上仍多以心理治療、家庭治療、及個案管理三管齊下之方式進行，治療策略以提升動機、強化情緒管理與認知決策智謀、改變環境及家庭關係為主軸。在生理上，相對於過去毒品，新興影響精神物質可能有更多複雜之併發症，多數新興影響精神物質之藥物特性不穩定，又經常混用下，中毒的生理風險極高，也難有明確安全的藥物處置，大劑量使用有高度之生理危險，臨床第一線評估、檢驗、與處置還有待發展之空間。但對於長期使用者進行生理評估，與他科合作，包括感染科、肝膽科、泌尿科等，則是實務上十分重要的一環，生理疾患的治療，也可加強戒除的意願。在實務層面，個案求助意願低，治療資源缺乏，社會觀感不佳下形成之治療阻礙，仍是多數個案無法接受規則治療之主因，目前治療多賴政府相關機構之補助，或法院強制之治療。不論是個案本身，或是社會認知，對於成癮治療的概念與需求，都還有發展空間，亟待專業人員積極的論述與處遇。

參考文獻

American Psychiatric Association. (2013). ***Diagnostic and statistical manual of mental disorders (DSM-5®)***. American Psychiatric Pub.

Arbo, M. D., Bastos, M. L., & Carmo, H. F. (2012). Piperazine compounds as drugs of abuse. ***Drug and alcohol dependence, 122***(3), 174-185. doi:10.1016/j.drugalcdep.2011.10.007

Blum, K., Chen, A. L., Giordano, J., Borsten, J., Chen, T. J., Hauser, M., ... & Barh, D. (2012). The addictive brain: all roads lead to dopamine. ***Journal of psychoactive drugs, 44***(2), 134-143. doi:10.1080/02791072.2012.685407

Buchanan, A. (2008). Risk of violence by psychiatric patients: beyond the" actuarial versus clinical" assessment debate. ***Psychiatric Services, 59***(2), 184-190. doi:10.1176/ps.2008.59.2.184

Chawla, N., Collins, S., Bowen, S., Hsu, S., Grow, J., Douglass, A., & Marlatt, G. A. (2010). The mindfulness-based relapse prevention adherence and competence scale: development, interrater reliability, and validity. ***Psychotherapy Research, 20***(4), 388-397. doi:10.1080/10503300903544257

Center for Substance Abuse Treatment. (2009). Addressing suicidal thoughts and behaviors in substance abuse treatment.

Demos, J. N. (2005). ***Getting started with neurofeedback*** (1th ed.). WW Norton & Company.

Fahrion, S. L., Walters, E. D., Coyne, L., & Allen, T. (1992). Alterations in EEG Amplitude, Personality Factors, and Brain Electrical Mapping after Alpha-Theta Brainwave Training: A Controlled Case Study of an Alcoholic in Recovery. ***Alcoholism: Clinical and Experimental Research, 16***(3), 547-552. doi:10.1111/j.1530-0277.1992.tb01415.x

Fals-Stewart, W., & Clinton-Sherrod, M. (2009). Treating intimate partner violence among substance-abusing dyads: The effect of couples therapy. ***Professional Psychology: Research and Practice, 40***(3), 257.

Fazel, S., Singh, J. P., Doll, H., & Grann, M. (2012). Use of risk assessment instruments to predict violence and antisocial behaviour in 73 samples involving 24 827 people: systematic review and meta-analysis. ***Bmj, 345***, e4692. doi:10.1136/bmj.e4692

Gavriilidis, G., Kyriakoudi, A., Tiniakos, D., Rovina, N., & Koutsoukou, A. (2015). "Bath Salts" intoxication with multiorgan failure and left-sided ischemic colitis: a case report. ***Hippokratia, 19***(4), 363.

Gittins, R., Guirguis, A., Schifano, F., & Maidment, I. (2018). Exploration of the use of new psychoactive substances by individuals in treatment for substance misuse in the UK. ***Brain sciences, 8***(4), 58. doi:10.3390/brainsci8040058

Grann, M., & Fazel, S. (2004). Substance misuse and violent crime: Swedish population study. ***Bmj, 328***(7450), 1233-1234. doi:10.1136/bmj.328.7450.1233

Hammond, D. C. (2005). Neurofeedback with anxiety and affective disorders. ***Child and Adolescent Psychiatric Clinics, 14***(1), 105-123. doi:10.1016/j.chc.2004.07.008

Harrison, P. J., Cowen, P., Burns, T., & Fazel, M. (2018). ***Shorter Oxford Textbook of Psychiatry*** (7 ed.). Oxford University Press.

Heikkinen, M. E., Aro, H. M., Henriksson, M. M., Isometsä, E. T., Sarna, S. J., Kuoppasalmi, K. I., & Lönnqvist, J. K. (1994). Differences in recent life events between alcoholic and depressive nonalcoholic suicides. ***Alcoholism: Clinical and Experimental Research, 18***(5), 1143-1149. doi:10.1111/j.1530-0277.1994.tb00095.x

Isbister, G. K., Buckley, N. A., & Whyte, I. M. (2007). Serotonin toxicity: a practical approach to diagnosis and treatment. ***Medical Journal of Australia, 187***(6), 361-365. doi:10.5694/j.1326-5377.2007.tb01282.x

Gunkelman, J. D., & Johnstone, J. (2005). Neurofeedback and the brain. ***Journal of Adult Development, 12***(2-3), 93-98.

King, L. A., & Kicman, A. T. (2011). A brief history of 'new psychoactive substances'. ***Drug testing and analysis, 3***(7-8), 401-403. doi:10.1002/dta.319

Kreek, M. J., Nielsen, D. A., Butelman, E. R., & LaForge, K. S. (2005). Genetic influences on impulsivity, risk taking, stress responsivity and vulnerability to drug abuse and addiction. ***Nature neuroscience, 8***(11), 1450-1457. doi: 10.1038/nn1583

Kropotov, J. D., Grin-Yatsenko, V. A., Ponomarev, V. A., Chutko, L. S., Yakovenko, E. A., & Nikishena, I. S. (2007). Changes in EEG spectrograms, event-related potentials and event-related desynchronization induced by relative beta training in ADHD children. ***Journal of Neurotherapy, 11***(2), 3-11. doi:10.1300/j184v11n02_02

Lee, M. B. (2008). The five-item Brief-Symptom Rating Scale as a suicide ideation screening instrument for psychiatric inpatients and community residents. ***BMC psychiatry, 8***(1), 53. doi:10.1186/1471-244x-8-53

M Weinstein, A., & A Gorelick, D. (2011). Pharmacological treatment of cannabis dependence. ***Current pharmaceutical design, 17***(14), 1351-1358. doi:10.2174/138161211796150846

Maris, R. W., Berman, A. L., & Silverman, M. M. (2000). ***Comprehensive textbook of suicidology.*** New York: Guilford Press.

Medicine, A. S. o. A. (2014). ***The standards of care: for the addiction specialist physician.*** Rockville, MD: American Society of Addiction Medicine.

NHS Greater Glasgow and Clyde: New psychoactive substances (NPS): Emergency Department guidance. Retrieved from: https://www.clinicalguidelines.scot.nhs.uk/ggc-paediatric-guidelines/ggc-guidelines/emergency-medicine/new-psychoactive-substances-nps-emergency-department-guidance/

O'Farrell T. J., Fals-Stewart W. (2006). ***Behavioral couples therapy for alcoholism and drug abuse.*** Guilford Press, New York.

Phillips, P. (2000). Substance misuse, offending and mental illness: a review. ***Journal of Psychiatric and Mental Health Nursing,*** *7*(6), 483-489. doi:10.1046/j.1365-2850.2000.00334.x

Prosser, J. M., & Nelson, L. S. (2012). The toxicology of bath salts: a review of synthetic cathinones. ***Journal of Medical Toxicology, 8***(1), 33-42. doi:10.1007/s13181-011-0193-z

Putman, D. (2001). The emotions of courage. ***Journal of Social Philosophy, 32***(4), 463-470. doi:10.1111/0047-2786.00107

Rich, C. L., Fowler, R. C., Fogarty, L. A., & Young, D. (1988). San Diego suicide study: III. Relationships between diagnoses and stressors. ***Archives of General Psychiatry, 45***(6), 589-592. doi:10.1001/archpsyc.1988.01800300087012

Rowe, C. L. (2012). Family therapy for drug abuse: Review and updates 2003–2010. ***Journal of marital and family therapy, 38***(1), 59-81.

Sadock, B. J., Sadock, V. A., & Ruiz, P. (2015). ***Kaplan & Sadock's synopsis of psychiatry : behavioral sciences/clinical psychiatry*** (Eleventh edition / ed.). Philadelphia: Wolters Kluwer.

Salansky, N., Fedotchev, A., & Bondar, A. (1998). Responses of the nervous system to low frequency stimulation and EEG rhythms: clinical implications. ***Neuroscience & Biobehavioral Reviews, 22***(3), 395-409. doi:10.1016/s0149-7634(97)00029-8

Scott, W. C., Kaiser, D., Othmer, S., & Sideroff, S. I. (2005). Effects of an EEG biofeedback protocol on a mixed substance abusing population. ***The American journal of drug and alcohol abuse, 31***(3), 455-469.

Sokhadze, T. M., Cannon, R. L., & Trudeau, D. L. (2008). EEG biofeedback as a treatment for substance use disorders: review, rating of efficacy, and recommendations for further research.

Applied psychophysiology and biofeedback, 33(1), 1-28. doi:10.1007/s10484-007-9047-5

Sokhadze, E., Stewart, C. M., Tasman, A., Daniels, R., & Trudeau, D. (2011). Review of rationale for neurofeedback application in adolescent substance abusers with comorbid disruptive behavioral disorders. ***Journal of Neurotherapy, 15***(3), 232-261. doi:10.1080/10874208.2011.595298

Center for Substance Abuse Treatment. Treatment of Adolescents with Substance Use Disorders. Rockville (MD): Substance Abuse and Mental Health Services Administration (US); 1999. (Treatment Improvement Protocol (TIP) Series, No. 32.) Available from: https://www.ncbi.nlm.nih.gov/books/NBK64350/

Tsai, Y. C., & Kuo, H. C. (2015). Ketamine cystitis: its urological impact and management. ***Urological Science, 26***(3), 153-157. doi:https://doi.org/10.1016/j.urols.2014.11.003

United Nations Office on Drugs and Crime (UNODC). (2013)***The Challenge of New Psychoactive Substances Global SMART Programme.*** Vienna, Austria.

Witkiewitz, K., & Bowen, S. (2010). Depression, craving, and substance use following a randomized trial of mindfulness-based relapse prevention. ***Journal of consulting and clinical psychology, 78***(3), 362-374. doi:10.1037/a0019172

Wood, D. M., Ceronie, B., & Dargan, P. I. (2016). Healthcare professionals are less confident in managing acute toxicity related to the use of new psychoactive substances (NPS) compared with classical recreational drugs. ***QJM: An International Journal of Medicine, 109***(8), 527-529. doi:10.1093/qjmed/hcv208

王永衛(2012)。抗反轉錄病毒療法的預防愛滋病毒傳播策略。**家庭醫學與基層醫療，27**(9)，336-340。doi:10.6965/FMPMC.201209.0336

呂淑妤(2008)。女性與藥物濫用。取自 http://refrain.moj.gov.tw/public/Data/13112355471.pdf

李元民、吳坤駿、蔡坤霖(2010)。台灣地區注射藥癮者間C型肝炎基因型之流行病學變化。**內科學誌，21**(3)，172-176。

胡君梅（譯）(2013)。正念療癒力（原著者：Kabat-Zinn, J., & Hanh, T. N.）。台北市：野人。（原著出版年：2009）

黃正雄、翁仁崇、賴曉亭、許喬博(2009)。感染性心內膜炎之診斷與治療。**臨床醫學月刊，64**，1-6。doi:10.6314/JIMT.2010.21(3).02

簡榮南(2012)。慢性B型肝炎治療的現況。**內科學誌，23**(6)，377-382。doi:10.6314/JIMT.2012.23(6).01

蔡佩真(2016)。面對物質濫用者家屬或重要他人的工作技巧。**物質濫用社會工作實務手冊**，73-88。高雄：巨流圖書有限公司

魏正一、蘇建維(2019)。嚴重酒精性肝炎的治療。**臨床醫學月刊，83**(3)，150-154。doi:10.6666/ClinMed.201903_83(3).0026

NPS

2021
New
Psychoactive
Substances

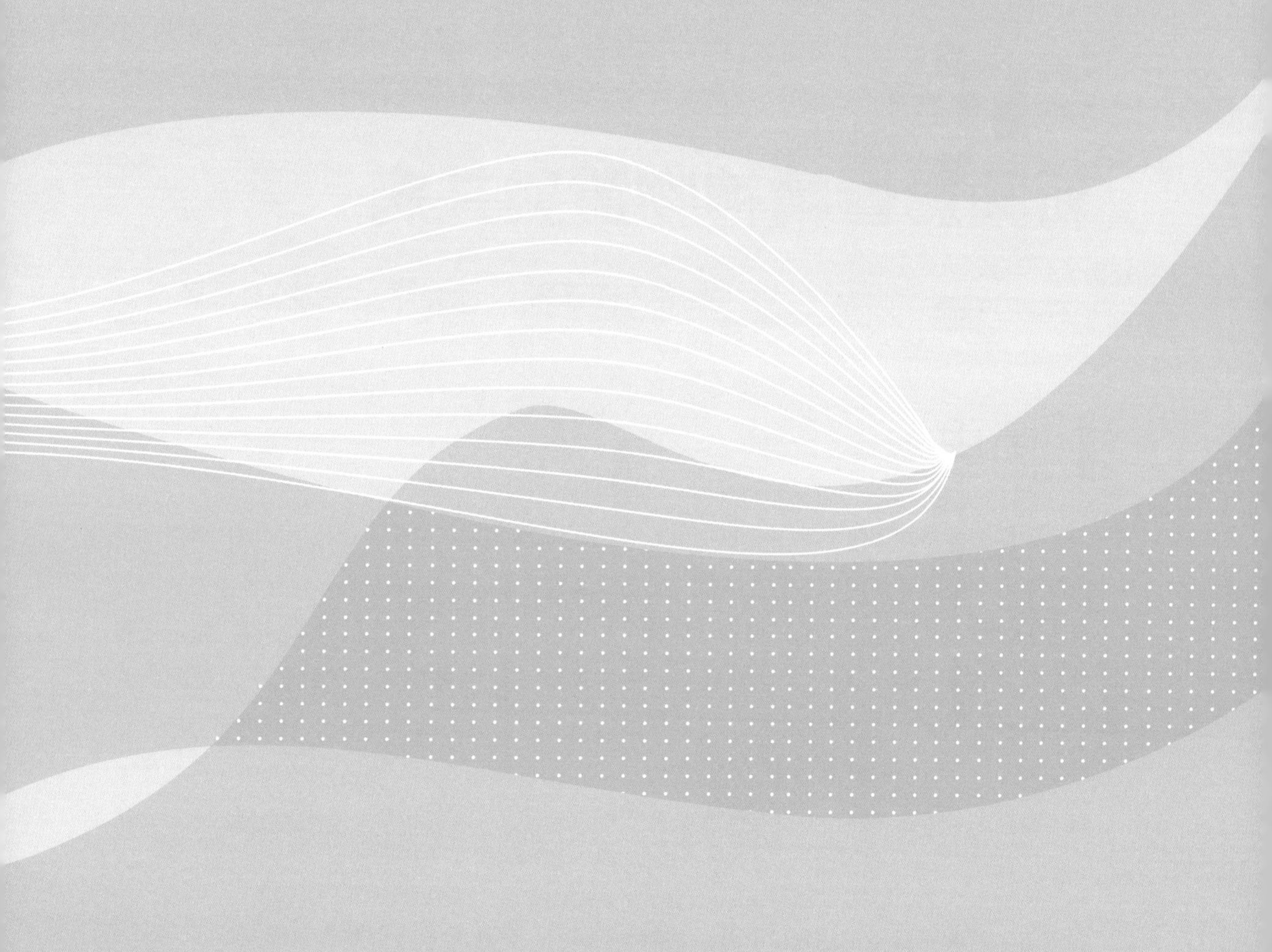

第4篇

新興影響精神物質所衍生的問題

第1章 新興影響精神物質與共病

作者｜顏慕庸 / 陳亮妤 / 衛漢庭 / 陳裕雄

摘要

新興影響精神物質(New psychoactive substance, NPS)是21世紀人類科技文明社群網路盛行的產物，藥癮者使用NPS呈現多層次多面向的複雜面貌，在青少年與同志等弱勢族群發展出臨床熱病、心血管、神經精神急症等，也造成因藥愛隨之而來的精神障礙、愛滋或者性病等共病與公衛危機。目前我國開始注重藥癮者之醫療處遇，然針對不斷推陳出新NPS的威脅，唯有建構全方位統合管理：連結醫療與公衛、藥癮與愛滋、策略與戰術、公私部門、行政管理與社區營造，強化保護因子、降低環境風險，整合成癮科學、公共衛生等多重面向，持續發展醫療減害處遇模式，方得戰勝這一場護衛下一世代的挑戰。

關鍵字：新興影響精神物質(NPS)、共病、藥愛、愛滋、全方位統合管理

壹 前言

人類在文明發展的過程當中，當物質需求次第獲得滿足後隨之而來的則是心靈的飢渴。也因此轉而尋求精神的刺激，各式感官效應上漸漸應運而生。或者經由原生植物提煉，繼則發展到化學合成之藥物，各自在大腦裡形成的多巴胺迴路裡尋求意識與感官的刺激。在人類歷史發展軌跡裡這樣的需求無意間曾引領著東西文明歷史發展的方向，例如18世紀間接誘發了美國獨立戰爭的茶稅，19世紀導致了東方衰敗的鴉片戰爭（大衛．柯特萊特，2018）。20世紀以後，許多類似的成癮物質漸以化學合成藥物的面貌出現在人類的生活當中，例如安非他命或者海洛因；六零年代以後，西方在嬉皮文化的引領下則掀開了近代藥物成癮的序幕。藥癮在台灣發展早期日治時期杜聰明成功控制鴉片，近年演化除了靜脈注射海洛因象徵著毒品禍害之極致外，同時發展的則從六零年代的強力膠（速賜康）、安非他命（安公仔），演變至近年來愷他命、搖頭丸等娛樂性用藥之趨勢。

到了21世紀，尤其在2003年SARS以後整個藥物成癮的走勢再度起了變化。2003年SARS的邊境管制隔離政策導致了毒品走私通路的阻滯，隨著藥癮者親赴雲緬金三角地區打藥，反而將愛滋病毒傳回台灣。由於靜脈藥癮共用稀釋液（洗筆）進而導致在2005年到2007年之間造成靜脈藥癮者罹患愛滋病大爆發。除了早年靜脈注射藥癮者常併發血管性細菌感染以外，愛滋病成了第一起與藥癮的共病現象。然而這個危機隨著政府推動美沙冬替代療法以及清潔針具交換計劃很快就出現了轉機，海洛因靜注藥癮者很快出現減緩的趨勢(Huang et al., 2014)。然而隨之而起的卻是台灣以非靜注藥癮為主、整體用藥人口逐漸上升的反常現象。究其因應與21世紀全球化新興社群網絡有關：約在台灣靜脈藥癮爆發同一時期，數位科技迅速發展，如2004至2007年間社群媒體Facebook與Twitter、影音平台YouTube等相繼問世，這些社群媒體產生新型態的社交模式，日漸腐蝕社會過往習以為常人際家庭互動的運作方式，這樣的趨勢剝離了接觸互動的人際關係，卻強化了短期多巴胺迴路刺激的成癮環境(The Guardian, 2017)。2009年蘋果iPhone手機發明以後，無遠弗屆隨時隨地網際網通聯更帶動人類文明發展的嶄新革命紀元。少了對話與眼神接觸的討論，只有個人極大化自我多巴胺迴路般的網路情境，裂解了原本人際互動行事準則的實體社會結構，開創了從臉書等社群媒體以來人際關係劇變的全新世代。使用者每日浸淫網路世界享受著虛無數位網絡所創造出短期多巴胺的腦內激發，身處隱形的成癮環境而渾然不覺（鍾子偉，2018）。這樣的智慧手機通聯網絡同時也促成了成癮藥物銷售運送通路的便捷與檢警傳統毒品查緝手段的困難，更有甚者另一個黑暗面的網路社會Darknet利用區塊鏈隱密性，成了全球毒品交易異軍突起的暗黑平台，其全球暢通無礙的產銷通路與販售體系正是過去10年藥癮人口日增的根本原因(Mansfield-Devine, 2009)。傳統的管制與查緝已無法標本兼治，而不斷衝擊邊境管制竄流入國之成癮藥物，經由藥頭供給端積極開發通路的結果，最末端的高風險弱勢族群如男同志、青少年學生等遂成了直接的衝擊對象。也使得藥癮的共病出現了全新的面貌。

貳 新興影響精神物質國際及台灣趨勢

綜觀過去數十年在網際網路智慧社群主導的國際趨勢裡，產銷供需、市場經濟、藥頭查緝（道魔消長）所激起的漩渦，成癮藥物也隨之呈現使用樣態的變化，從海洛因、安非他命到愷他命（以我國為例）、到最近的新興影響精神物質(New psychoactive substance, NPS)，以及目前最新議題的笑氣(N2O，一氧化二氮或氧化亞氮)等，大抵均因氣球擠壓效應(balloon squeezes effect)而朝可近性以及逃避法律規範的方向驅動演化。例如多數新興毒品其實並無直接或間接的醫療用途，而是為了規避毒品管制法規而設計合成之化合物（法務部檢察司，2019）。也因此新興影響精神物質(NPS)是指對大腦有影響的新興活化物質而沒有被聯合國的1961年 Single Convention on Narcotic Drugs及1971年 Convention on Psychotropic Substances所列管的。再者NPS其取得容易、價格便宜、可近性高。用藥後感官敏感、性愛也變得更為歡愉；大多為口服、鼻吸等使用途徑，使用方便，成癮性相對於海洛因毒品較低，使用者反因而誤認可以自我掌控；且在我國目前規範罰則輕，三級毒品無徒刑，只有行政罰。以上均是近年NPS興起的原因。

法務部新聞稿指出聯合國毒品與犯罪辦公室(United Nations Office on Drugs and Crime, UNODC)至2019年底止，被通報之NPS的種類已上升至971種，成長幅度相當驚人。而我國各機關代表及學者專家所組成之毒品審議委員會所決定之毒品列管，迄今已列管363項NPS（法務部，2020）。根據食品藥物管理署公布我國檢出新興影響精神物質品項表（衛生福利部食品藥物管理署，2020），比對UNODC新興影響精神物質早期預警系統中，97年至109年3月我國列管的NPS，其中51種合成卡西酮類(Synthetic cathinones)；30種類大麻活性物質(Synthetic cannabinoids)；7種愷他命與苯環利定類(Ketamine & PCP-type substances)；29種苯乙胺類(Phenethylamines)；12種色胺類(Tryptamines)；21種其他類(Other substances)；7種哌嗪類(Piperazines)；此外，還包含氨基茚滿類(Aminoindanes)、植物類(Plant-based substances)及其他三大類。圖1顯示合成卡西酮其中以Mephedrone（甲氧麻黃酮，俗稱喵喵）檢出最多，其次是Methyl-α-ethylaminopentiophenone（甲苯基乙基胺戊酮），接著為Methylone(3,4-亞甲基雙氧甲基卡西酮，俗稱bk-MDMA)。而在衛生福利部107年藥物濫用案件暨檢驗統計資料更顯示，卡西酮類102年至107年約成長三十倍（衛生福利部食品藥物管理署，2018），此NPS新興濫用趨勢乃台灣須重視的公共衛生問題。

另外最近益發受到重視的笑氣，本身原已在牙醫醫療使用經年，其他更大宗使用範疇尚有工業或食品添加等正常用途，因而並未列入成癮物質毒品或NPS，且目前人體無法檢驗笑氣，故成了最新一代青少年娛樂使用熱品。然而笑氣在國內已造成共病問題，故將一併在本章討論。

序號	種類	名稱	檢出件數
1	合成卡西酮	Mephedrone (4-甲基甲基卡西酮)	140,823
2	合成卡西酮	Methyl-α-ethylaminopentiophenone	39,707
3	合成卡西酮	bk-MDMA (Methylone)	34,608
4	合成卡西酮	4-chloroethcathinone (4-CEC)	34,104
5,6	合成卡西酮	Chloromethcathinone (包含3-chloromethcathinone、4-chloromethcathinone)	33,725
7	合成卡西酮	N-Ethylpentylone	29,508
8	合成卡西酮	3,4-methylenedioxy-N-ethylcathinone (Ethylone)	26,314
9	合成卡西酮	bk-DMBDB	12,412
10	合成卡西酮	Methylpentedrone (4-MPD)	9,844
11	合成卡西酮	4-methyl-N,N-dimethylcathinone (4-MDMC)	9,113
12	合成卡西酮	Chlorodimethylcathinone	8,894
13	合成卡西酮	Eutylone	6,807
14	合成卡西酮	alpha-PVP	5,638
15	合成卡西酮	4-chloro-alpha-PVP	4,476
16	合成卡西酮	MDPV	3,975
17	合成卡西酮	bk-MBDB (Butylone)	3,384
18	合成卡西酮	Bromoethcathinone	2,710
19	合成卡西酮	4-methylethcathinone	2,333
20,21	合成卡西酮	Methoxymethcathinone (包含3-methoxymethcathinone、4-methoxymethcathinone)	1,918
22	合成卡西酮	α-ethylaminohexanophenone (N-ethylhexedrone)	1,792
23,24	合成卡西酮	EMC (包含3-ethylmethcathinone、4-ethylmethylcathinone)	1,778
25	合成卡西酮	Pentylone	1,698

圖1 我國檢出新興影響精神物質品項表（衛生福利部 2020.07.10）

參 NPS的使用模式和精神狀態影響與傷害

隨著新興毒品的普及，其衍伸的各種問題也逐步增加，首要的危險當然是毒品的毒性。在品質不穩定、成分複雜、甚至藥物特性相反的混合式毒品中，這些毒藥物的臨床效果常會不同。舉例來說，如果一包毒品咖啡包內同時含有中樞神經興奮劑與抑制劑，這樣完全相反的特性常會依藥量、濃度、以及個人體質的不同，而造成最終效果的不同。這也代表著，如果使用者大量使用，其藥物毒性與危險性極高，尤其是混用毒品所造成的惡性高熱(Malignant hyperthermia)更是可能致死的原因，需要立刻就醫治療(McLeod et al., 2016)。

當新興毒品使用日益增多，其臨床所造成之衝動、煩躁常會衍伸出更多的情緒與行為症狀。許多次發性的認知以及行為危機，例如：情緒低落、暴力與攻擊性、自傷與傷人、行為失常、作息改變、不安全性行為等等。因此，使用者常不知不覺會掉入了惡性循環，直到生活出現一些警訊。同時，許多的重要行為與認知概念更是不可輕忽，例如：安全性行為的落實、性傳染病的預防、情緒控管的加強、自傷、自殺與暴力的預防等，都是面對新興毒品的重要策略。

NPS使用患者在急診中的表現

美國的全國藥物使用和健康調查(NSDUH)的報告顯示，NPS在12-34歲的終生盛行率為1.2%(Palamar, Martins, Su, & Ompad, 2015)。此外，美國的急診通報顯示，因NPS使用而需到訪急診的就醫人數顯著增長。例如，紐約市毒物中心的數據，NPS暴露的患病率從2011年的7.1%上升到2014年記錄病例的12.6%(Bush & Woodwell, 2014)。歐洲的另一項研究表明，NPS在2013/14年佔非法藥物使用造成急診到訪高達5.6%(Dines et al., 2015)。

台灣第一篇急診因毒品使用到訪的研究指出，超過三分之一的急診到訪者使用NPS(Weng ea al., 2020)，透過LC-MS / MS確認的尿液樣本中檢測毒品，發現安非他命(67%)是最常用的非法物質，而NPS中最常見的是愷他命21.7%，其次是卡西酮14.8%。最常檢測到的卡西酮是4-甲基-α-乙基氨基五苯酮(4-MEAP)6.4%，其次是甲氧麻黃酮(Mephedrone)4.4%和3,4-亞甲基雙氧甲基卡西酮(Methylone)4.4%。在32%的患者尿液樣本中至少檢測到一種NPS。此研究也發現NPS使用者的確較為年輕，急診中的臨床表現，最常見的是暴力行為36.6%，其次是瞻妄19.5%，接著為自殺及藥物過量14.6%。這些數據都顯示出，NPS對社會公衆的健康已構成嚴重的威脅。值得注意的是，使用NPS大部分都摻雜使用其他多種成癮物質，依著不同藥物特性，可呈現或者亢進（例如卡西酮）或者昏沉（例如一粒眠、G水）兩者極端表現，但多重混用以後會讓臨床徵候更趨不顯。以我國2019年急診尿液篩檢結果觀之，臨床表現依序為意識低下（昏迷指數<8）、瞻妄、臉潮紅、冒汗、肌震顫、尿失禁、呼吸濁聲以及抽搐等。

NPS的使用模式和精神狀態影響

臨床上，台灣最常見的NPS卡西酮很少是單獨使用，陳亮妤等人的研究顯示，主動就醫的NPS使用者多是毒品咖啡包的使用者，且常常同時使用其他的非法物質。毒品咖啡包是台灣特殊的NPS使用文化，每一包有三種甚至以上的精神活性成分的混合物出售(Chang, Tracy, Huang, Pan, & Chen, 2019)，也因此比起使用單一非法物質，這樣混合使用新興影響精神物質可能會造成更嚴重的身體危害。不同的影響精神物質之間的藥物交互作用較為複雜，例如，合成的卡西酮和安非他命都可能引起擬交感神經作用，並在某些情況下會發生嚴重的併發症，如癲癇發作，心律不整(Home Office, 2018)。甲氧麻黃酮是最常見的合成卡西酮之一，臨床上也不少和其他物質同時使用時猝死的案例(Spiller, Ryan, Weston, & Jansen, 2011；Busardò, Kyriakou, Napoletano, Marinelli, & Zaami, 2015)。台灣的NPS使用者似乎較傳統毒品年輕，並且研究顯示患者從開始使用到出現嚴重精神症狀的時間較短(Chang et al., 2019)，也因多為多重藥物使用者，自殺行為或暴力攻擊行為皆十分常見。有研究顯示，與卡西酮有關的死亡原因分析中，自殺的比例可能高達66%(Cosbey, Peters, Quinn, & Bentley, 2013)，其中部份患者也在卡西酮的影響下產生暴力行為。

肆 新興毒品與藥愛

隨著新興毒品使用流行，透過網路的便利性促成了這些娛樂用藥(Chem)與性(Sex)的結合，那就是「藥愛(Chemsex)」，或「以藥助性」(McCall, Adams, Mason, & Willis, 2015)。與台灣2005至2007年因靜脈注射海洛因而導致感染症如愛滋、肝炎、或細菌性心內膜炎有所不同，藥愛情境主要為中樞神經興奮劑的使用（如卡西酮類或安非他命類藥物）。這些藥物不僅會增加欣快感、讓心情變得開朗、排除疲勞、下降胃口、專注提升、同時也會提高性慾。這時候感官變得非常敏感、性愛過程延長、高潮持續，但此一精神感官的歡樂與刺激的藥愛所產生失控的狀況，讓安全性行為（例如：全程正確使用保險套）的機率顯著下降，也使得原本尚稱有效的保險套策略失去了防護作用(Stall et al., 2001)。同樣的道理，在國外方興未艾的靜脈注射卡西酮，在我國則為安非他命注射（又稱為SLAM、SL、51）的情境，無疑是全新臨床挑戰。有別於傳統單純針對海洛因靜脈藥癮者所設計的公衛政策，例如清潔針具交換或美沙冬替代療法，我們無疑需要全新的公衛政策設計(Tarján et al., 2015；United Nations Office on Drugs and Crime., 2017)。

藥愛的情境中，常伴隨許多新型態的共病，而興奮劑所引起的諸多生理、心理、行為問題當中，高風險性行為更是非常重要的公共衛生議題。興奮劑的使用與高風險性行為高度相關，使用興奮劑之後可能會造成黏膜乾燥、會陰部敏感度下降、性愛時間延長、增加受傷與撕裂傷的機會、進而增加感染風險(Stall et al., 2001；Brewer, Golden, & Handsfield, 2006)，造成了愛滋、各種性傳染病（如淋病、梅毒、披衣菌、人類乳突病毒等）、以及肝炎（A型肝炎、B型肝炎、C型肝炎）的傳播。

2005-2007年台灣爆發了一波愛滋感染潮，靜脈注射海洛因藥癮者因共用針頭、針具、注射液等原因，成為罹病之高風險族群。然而在新興之藥愛情境中，男同志則成為新的高風險族群（呂昭芬等人，2018）。同志對於成癮物質與娛樂性用藥的使用，常與性愛、汙名、恐同、負向的自我認同有關。近代有關於成癮行為的研究中，也常有生理、心理、社會等多重成因，其中對於藥物的認知與判斷力缺損更可能增加藥物濫用之嚴重性(Brecht, O'Brien, Von Mayrhauser, & Anglin, 2004；Worth & Rawstorne, 2005；葛林・嘉寶，2007)。近年同志網路約會文化研究中，在網路聊天室公開進行無套性愛邀約者當中，使用非法藥物比例高達85%，其中愛滋陽性之比例亦呈現逐年升高之趨勢（黃智生，2014）。此一因藥愛導致不安全性行為的現象，亦反映在近五年我國梅毒、淋病、A型肝炎、C肝炎在同志族群新興之流行現象，成為公共衛生之隱憂(Cheng, Li, Su, Li, & Yen, 2016；Lo, Tsai, Sun, Hung, & Chuang, 2015；Chen, Lin, Hung, & Chang, 2017)。

伍 青少年的成癮物質使用

青少年及成人早期是大腦發展的重要階段。這個時期，對身體及心理的重要發展、大腦的改變、認知功能及情緒的成熟有著重要的影響。青少年由於缺乏對成癮物質的認識、不清楚成癮物質對身體的影響、容易衝動或其他個人身心特質，如果再加上對學校及同儕的連結性不足、家庭的忽視或虐待等成長環境等多重因子，導致青少年時期（12-17歲）尤其是容易接觸並且初次使用成癮物質的年紀(UNODC, 2019)。並非每個接觸到物質的使用者都會成癮，依個人基因、接觸到物質的年紀（青少年時期尤其容易成癮）、身心科疾病（如焦慮症、情緒障礙、注意力不足過動症等），及環境因素尤以高風險環境例如社會、家庭的壓力及支持系統強弱、對物質使用的態度），而各有不同程度的風險。

根據臺灣2014年的全國物質使用調查，臺灣的青少年使用成癮藥物的終身盛行率為0.52%，初次使用的平均年齡為14.8歲，較常得到成癮物質的來源是同學、朋友、家人，最常使用的物質依序為笑氣、愷他命、安非他命、強力膠及搖頭丸。而107年的調查報告，大麻及改裝型混合式含NPS毒品（如毒咖啡包、毒梅粉包、毒郵票及毒彩虹菸等）使用的人數開始增加，符合全球的流行趨勢。歐美的青少年最常使用的非法物質為大麻，而臺灣的使用人數也在近年來逐漸增加（衛生福利部食品藥物管理署，2016）。NPS常有著吸引人的包裝（如有著小惡魔或其他卡通圖案），易降低使用者的戒心，在青少年等年輕族群間較為流行。因其成份推陳出新，舊有的檢驗方式未必能驗出，增加了法律、醫療上處理的複雜性及困難度，是目前需要克服的挑戰。

臺北市立聯合醫院昆明防治中心之「獨特少年計畫」，於民國2016年9月至2019年7月間，輔導自法院轉介或少數自行求助有毒品使用問題的青少年共59位，年齡分布為14-20歲，其中53位(89.8%)為男性。使用之非法物質較常見的為K他命(81.4%)、咖啡包(54.2%)、甲基安非他命(37.3%)、大麻(15.3%)等，且高達61%為多重物質使用的個案。有18.6%的個案有負面的童年經驗（如家庭衝突、身體虐待、性侵害等），8.5%有精神科的家族病史，符合前文所提到的高風險族群。59位少年中，69.5%有精神科的共病，比例較高的有注意力不足過動症(37.3%)、睡眠障礙(33.4%)、持續性憂鬱症(20.3%)、焦慮症(15.3%)、品行疾患(11.9%)、物質引起的精神病(11.9%)等，也有三分之一的個案有暴力史、五分之一的個案有自傷史。此外，也有三分之一的個案(20位)在轉介至毒防中心前，有精神科的就診紀錄，其中一半是因為注意力不足過動症求診；其他常見的求診原因為情緒問題、對立反抗疾患等，其中也有7成(14位)曾接受過精神科藥物治療。顯示這群物質成癮的青少年，有高比例的兒童青少年精神科共病，如能儘早察覺並處理其共病，則對預防往後的物質使用及其他身心科共病都會有所幫助(Upadhyaya, 2008)。

近年國內興起之笑氣，雖未列入NPS，然而N2O可與維生素B12中的鈷產生不可逆的氧化反應，令其失去活性，造成脊髓神經退化。位於桃園工業區之林口長庚醫院從2012年到2018年即發現9個因吸食笑氣造成脊髓神經退化、嚴重受損的青少年案例，都是在娛樂場所或朋友聚會中接觸到笑氣，因長期吸食而造成傷害(Lan et al., 2019)。北市聯醫陳亮妤等在2017年到2018年間亦發表笑氣使用住院者七位，皆為未成年開始使用多重藥物使用，常使用K他命、搖頭丸等，共病憂鬱及精神病症比例高(Chien, Huang, & Chen, 2020)。

陸 建構統合管理之醫療處遇

新興毒品由於品項變化快速，不只施用毒品者本身難以得知種類，容易低估其副作用而遭致嚴重後果，也使得臨床工作者難以逐一了解各種藥品的特性。同時，新興毒品在舉證上也因其蓄意閃避現有法規條列，而造成查緝上的困難。因此，NPS高度變化的特性，相當程度影響臨床研究進展以及政策時效。而在不同地區各自的流通與盛行，更需要第一線工作人員提升對藥物的敏感度以接軌在地的用藥文化(UNODC, 2017)。治療新興毒品成癮時，在生理上給予必要的藥物治療（例如抗憂鬱劑、抗焦慮劑等藥物進行解毒與共病治療），心理層面則以心理治療及長時間的追蹤以及提升復發預防的技巧，另外因個案容易合併多重行為問題，例如暴力、不安全性行為、人際關係問題等，因而也要合併社會處遇(UNODC, 2017)。新興毒品使用者上述複雜的生理、心理、社會層面，沒有一種固定療法能夠適用所有個案，常常需要多元處遇才能有好的效果。因此，唯有跨越專業的攜手合作，方能承接每一位需要幫助的新興毒品使用者，邁向復原之路。UNODC即強調藥癮防治切忌以毒品為目標之預防，防制單位應打破本位主義，而進行全面統合管理(crossing silos)以增加治療與處遇的可近性，如此方是符合社會成本效益的做法(Burkinshaw et al., 2017)。對於新興毒品使用個案的各種需求，例如：經濟獨立、居所安全、戒癮醫療、適應生活、人際互動、生活技巧學習、家庭關係促進等等，都應全方面提供輔導與服務，更有賴於醫界、心理、社工、警政、衛政、司法、教育等多重單位跨領域的合作（楊士隆、馬躍中、鄭凱寶、劉倩妤，2016）。

在治療諮輔使用新興毒品個案時，宜拋開過度的咎責及不必要的怪罪，避免一味地使用恐嚇式的教育策略，而應從生理、心理、社會角度全面性介入，務實提供情境導向的藥物衛教，使用同理心陪伴個案，才可以進一步成為個案支持的力量(National Institutes of Drug Abuse, 2012)。

臺北市立聯合醫院昆明防治中心承擔台北市毒品防制任務，創始之初即採取全方位統合管理之策略連結醫療與公衛，由近百名專職人員與個案管理師組成專業團隊，組建關懷藥癮者之人際網絡3C (Contact, Connect, Communicate 接觸、連結、溝通)對抗疏離感沉重且家庭結構脆弱之數位3C (Computer, Cellphone, Customer-Electronics)紀元。經由地檢署與地方法院的轉介安排，連結醫院之成癮治療：提高藥癮醫療服務量能與用藥者求助意願，以提供可近性高、多元的藥癮處遇醫療與心理衛生服務，規劃戒除導向治療與非戒除導向治療(Non-abstinence based treatment例如：治療NPS誘發之憂鬱症、精神症等)。近期更積極發展藥癮防治社區營造計畫，早期發現(Early Detection)早期處遇(Early Intervention)建構社區環境支持及復歸機制，積極串聯個人、家庭、學校、社區網絡，建置一級宣導、二級風險預防、三級醫療處遇之營造社區毒防體系（顏慕庸，2020）。

柒 結語

NPS是新世紀科技文明進步過程中不可避免的產物，卻也將深遠的影響著人類文明發展的未來。藥癮者之共病因而呈現多層次多面向的複雜面貌，近代認知已確認毒品成癮是慢性疾病，應將藥癮者當成病人看待。唯有建構全方位統合管理：連結醫療與公衛、藥癮與愛滋、策略與戰術、公署與民間團體(Public Private Partnership)、行政管理與社區營造，強化保護因子、降低環境風險，整合成癮科學、公共衛生等多重面向，持續發展醫療減害處遇模式，方得應對這一場跨世代的人性3C vs 數位3C的戰爭。

最後就醫療處遇而言，藥癮者主要是精神醫學以及心理學科之層面，但其沿伸之共病則又橫跨多項醫學專科尤其是感染症醫學之範疇。其中藥癮與愛滋尤其屬於主流醫學過去鮮少觸及之疆界，亟待有志有識者積極開發之領域。關懷弱勢以同理心認知風險社群的行為文化，發揮用愛對抗愛滋的核心價值，唯有連結同理心、減害與服務之系統性統合管理，方得有效處理目前這個已可預見之重大國安危機。

參考文獻

Bush, D. M., & Woodwell, D. A. (2014). Update: drug-related emergency department visits involving synthetic cannabinoids. In The CBHSQ report. Substance Abuse and Mental Health Services Administration (US).

Busardò, F. P., Kyriakou, C., Napoletano, S., Marinelli, E., & Zaami, S. (2015). Mephedrone related fatalities: a review. ***Eur Rev Med Pharmacol Sci,*** 19(19), 3777-90.

Brewer, D. D., Golden, M. R., & Handsfield, H. H. (2006). Unsafe sexual behavior and correlates of risk in a probability sample of men who have sex with men in the era of highly active antiretroviral therapy. ***Sexually transmitted diseases, 33(4)***, 250-255.

Brecht, M. L., O'Brien, A., Von Mayrhauser, C., & Anglin, M. D. (2004). Methamphetamine use behaviors and gender differences. ***Addictive behaviors, 29(1)***, 89-106.

Burkinshaw, P., Knight, J., Anders, P., Eastwood, B., Musto, V., White, M., & Marsden, J. (2017). An evidence review of the outcomes that can be expected of drug misuse treatment in England. ***Public Health England.***

Chang, H. M., Tracy, D. K., Huang, M. C., Pan, C. H., & Chen, L. Y. (2019). Psychiatric profiles and clinical manifestations of cathinone users: case series of analytically confirmed cathinone use in Taiwan. ***J Addict Addictv Disord, 6***, 023.

Cosbey, S. H., Peters, K. L., Quinn, A., & Bentley, A. (2013). Mephedrone (methylmethcathinone) in toxicology casework: a Northern Ireland perspective. ***Journal of analytical toxicology, 37(2)***, 74-82.

Cheng, C. W., Li, L. H., Su, C. Y., Li, S. Y., & Yen, M. Y. (2016). Changes in the six most common sequence types of Neisseria gonorrhoeae, including ST4378, identified by surveillance of antimicrobial resistance in northern Taiwan from 2006 to 2013. ***Journal of Microbiology, Immunology and Infection, 49(5)***, 708-716.

Chen, G. J., Lin, K. Y., Hung, C. C., & Chang, S. C. (2017). Hepatitis A outbreak among men who have sex with men in a country of low endemicity of hepatitis A infection. ***The Journal of Infectious Diseases, 215(8)***, 1339-1340.

Chien, W. H., Huang, M. C., & Chen, L. Y. (2020). Psychiatric and other medical manifestations of nitrous oxide abuse: implications from case series. ***Journal of clinical psychopharmacology, 40(1)***, 80-83.

Dines, A. M., Wood, D. M., Yates, C., Heyerdahl, F., Hovda, K. E., Giraudon, I., ... & Euro-DEN Research Group. (2015). Acute recreational drug and new psychoactive substance toxicity in Europe: 12 months data collection from the European Drug Emergencies Network (Euro-DEN). ***Clinical Toxicology, 53(9)***, 893-900.

Huang, Y. F., Yang, J. Y., Nelson, K. E., Kuo, H. S., Lew-Ting, C. Y., Yang, C. H., ... & Liu, H. R. (2014). Changes in HIV incidence among people who inject drugs in Taiwan following introduction of a harm reduction program: a study of two cohorts. ***PLoS Med, 11(4)***, e1001625

Home Office. (2018). Annual Report on the Home Office Forensic Early Warning System (FEWS) -2016/17 A system to identify New Psychoactive Substances (NPS) in the UK.

Lo, Y. C., Tsai, M. S., Sun, H. Y., Hung, C. C., & Chuang, J. H. (2015). National Trend and Characteristics of Acute Hepatitis C among HIV-Infected Individuals: A Matched Case-Control Study—Taiwan, 2001–2014. ***PloS one, 10(10)***, e0139687.

Lan, S. Y., Kuo, C. Y., Chou, C. C., Kong, S. S., Hung, P. C., Tsai, H. Y., ... & PCHAN Study Group. (2019). Recreational nitrous oxide abuse related subacute combined degeneration of the spinal cord in adolescents–a case series and literature review. ***Brain and Development, 41(5)***, 428-435.

Mansfield-Devine S (2009). Darknets. Computer Fraud & Security. (12), 4–6. doi:10.1016/S1361-3723(09)70150-2.

McLeod, K., Pickering, L., Gannon, M., Greenwood, S., Liddell, D., Smith, A., ... & Burton, G. (2016). Understanding the patterns of use, motives, and harms of New Psychoactive Substances in Scotland.

McCall, H., Adams, N., Mason, D., & Willis, J. (2015). What is chemsex and why does it matter? doi:10.1136/bmj.h5790

National Institutes of Drug Abuse. (2012). Principles of Drug Addiction Treatment: A Research-Based Guide. https://www.drugabuse.gov/sites/default/files/podat_1.pdf

Palamar, J. J., Martins, S. S., Su, M. K., & Ompad, D. C. (2015). Self-reported use of novel psychoactive substances in a US nationally representative survey: Prevalence, correlates, and a call for new survey methods to prevent underreporting. ***Drug and alcohol dependence, 156***, 112-119.

Spiller, H. A., Ryan, M. L., Weston, R. G., & Jansen, J. (2011). Clinical experience with and analytical confirmation of “bath salts” and “legal highs”(synthetic cathinones) in the United States. ***Clinical toxicology, 49(6)***, 499-505.

Stall, R., Paul, J. P., Greenwood, G., Pollack, L. M., Bein, E., Crosby, G. M., ... & Catania, J. A. (2001). Alcohol use, drug use and alcohol-related problems among men who have sex with men: the Urban Men's Health Study. ***Addiction, 96(11)***, 1589-1601.

The Guardian (2017). Former Facebook executive: social media is ripping society apart. Retrieved from https://www.theguardian.com/technology/2017/dec/11/facebook-former-executive-ripping-society-apart

Tarján, A., Dudás, M., Gyarmathy, V. A., Rusvai, E., Tresó, B., & Csohán, Á. (2015). Emerging risks due to new injecting patterns in Hungary during austerity times. ***Substance use & misuse, 50(7)***, 848-858.

United Nations Office on Drugs and Crime. (2017) Systematic Literature Review on HIV and Stimulant. Drugs Use (A) Part 4/5. NPS and HIV Risk and Transmission.

https://www.unodc.org/documents/hivaids/2017/4_Stim_HIV_Syst_Lit_Rev_Part_4_-_New_Psychoactive_Substances.pdf

United Nations Office on Drugs and Crime. (2017). World Drug Report 2017: Market Analysis of Synthetic Drugs: Amphetamine-type stimulants, new psychoactive substances. (Booklet 4).

United Nations Office on Drugs and Crime. (2017). International standards for the treatment of drug use disorders.

United Nations Office on Drugs and Crime. (2019). World Drug Report 2019: Global overview of drug demand and supply (Booklet 2).

Upadhyaya, H. P. (2008). Substance use disorders in children and adolescents with attention-deficit/hyperactivity disorder: implications for treatment and the role of the primary care physician. ***Primary care companion to the Journal of clinical psychiatry, 10(3)***, 211.

Weng TI, Chen YL, Chen JY, Chen PS, Hwa HL, Fang CC. (2020). Clinical characteristics of analytically confirmed substance-abusing patients in the emergency department. ***Accepted by Journal of Formosan Medical Association.***

Worth, H., & Rawstorne, P. (2005). Crystallizing the HIV epidemic: Methamphetamine, unsafe sex, and gay diseases of the will. ***Archives of Sexual Behavior, 34(5)***, 483.

大衛・柯特萊特(2018)。上癮五百年(第三版)。**臺北市：立緒**。

呂昭芬、顏暐晉、彭煥城、李雲、任一安、莊苹、顏慕庸 (2018)。靜脈注射藥癮者、非注射藥癮者與性工作者感染性病之關係。**北市醫學雜誌**，15(4)，48-56。

法務部檢察司(2019)。為防制新興毒品氾濫，政府從列管、檢驗、查緝、宣導、法制等各個面向全面向毒品宣戰（法務部新聞稿）
https://webcache.googleusercontent.com/search?q=cache:bLjti0s4w3gJ:https://www.moj.gov.tw/dl-36367-9b39891a7ffa4c83a6c6b6640a2320de.html+&cd=1&hl=zh-TW&ct=clnk&gl=tw

法務部(2020)。毒品危害防制條例。**全國法規資料庫**，2020年1月15日。

黃智生(2014)。臺灣男同志族群世代觀察研究計畫。**衛生福利部疾病管制署**103**年委託科技研究計畫**(編號：MOHW103-CDC-C-114-000406)。

楊士隆、馬躍中、鄭凱寶、劉倩妤 (2016)。涉毒少年以行政先行替代司法處遇之可行性研究。**藥物濫用防治**，1(3), 1-26.

葛林．嘉寶(2007)。動力取向精神醫學-臨床應用與實務。**心靈工坊**，ISBN：9789866782008

衛生福利部食品藥物管理署(2016)。「103年全國物質使用調查」結果報告。**臺北市：衛生福利部食品藥物管理署**。

衛生福利部食品藥物管理署(2018)。107年度「藥物濫用案件暨檢驗統計資料」年報。https://www.fda.gov.tw/tc/site.aspx?sid=10051

衛生福利部食品藥物管理署(2020)。我國檢出新興影響精神物質(NPS)品項表。https://www.fda.gov.tw/TC/site.aspx?sid=9958

鍾子偉(2018)。看似無害的社群媒體，如何傷害下一代？**商業週刊**。https://www.businessweekly.com.tw/careers/blog/22079

顏慕庸等(2020)。走過五十個年頭-昆明街100號。2020年11月 臺北市立聯合醫院，昆明防治中心。ISBN 978-986-5464-04-2

第2章
從臨床到大腦影像學-以愷他命（ketamine）濫用研究為例

作者｜洪嘉均 / 李思賢

摘要

國內新興影響精神物質的濫用日益增加，愷他命亦是常見的濫用物質之一。愷他命是具有歷史的臨床麻醉用藥，目前愷他命的衍生物也上市成為治療憂鬱症的有效藥物。然而長期濫用愷他命對身心的影響，目前在實證醫學上的資料仍較為缺乏。近年來蓬勃發展的大腦影像工具分析技術，提供我們能以更精準的方式來了解新興影響精神物質對大腦在結構及功能方面產生的影響和變化。本章以愷他命為例，整理了愷他命的藥理機轉以及成癮性的相關資料，並從臨床層面說明愷他命濫用者會有的症狀和行為表現。此外本章也整理了目前對長期愷他命濫用者之大腦影像研究相關結果，包括愷他命對大腦認知功能、腦部結構及功能連結之變化等，亦涵蓋國內目前本土研究的資料。期能讓大家對愷他命之影響有更完整之認識。同時也希望能有更多國內學者投入相關領域研究，能有更多實證資料說明成癮物質造成的腦部傷害及影響，讓更多人了解成癮物質和新興影響精神物質對身心之危害。

關鍵字：愷他命、大腦影像學、磁振造影、認知功能

壹 愷他命(Ketamine)濫用情況

近年來愷他命濫用之盛行率快速的增加。在一份2006年美國的研究報告中估計，大約有230萬的青少年和成年人在一生中曾經使用過愷他命(Rockville, 2008)。在英國，與愷他命相關的死亡人數在1999年至2008年之間增加了10倍(Morgan & Curran, 2012)。在一份澳洲的調查中，有40%的俱樂部藥物使用者表示有使用過愷他命(Breen et al, 2008)。在過去的十年之間，愷他命濫用更是在亞洲國家顯著的增加。馬來西亞在2006年至2012年期間，愷他命的使用者數量成長了近四倍(Singh, Chawarski, Schottenfeld, & Vicknasingam, 2013)。在中國，藥物濫用的管制人口中，愷他命使用的盛行率從2001年的21.5%上升至2009年的40%(Jia et al., 2015)。因為濫用問題嚴重，在中國愷他命從二級的管制藥品被提升為一級的管制藥品。一九九零年代晚期在香港，愷他命曾經是青少年最常見的濫用物質，在一份2010年急診室的報告中，愷他命占了所有毒物會診的7.1%(Yiu-Cheung, 2012)。香港在2013至2014年期間有超過2000件個案被通報使用愷他命(Tang et al., 2015)。台灣在2005年由衛生福利部針對12至64歲的國民進行「國民健康訪問暨藥物濫用調查」的報告中指出，愷他命在藥物濫用當中占了第三位，約占所有藥物濫用的22%，僅次於安非他命(49%)和搖頭丸(35%)。李思賢、游錦雲與任全鈞（李思賢，2009）在2009年隨機抽取全國3,868位高中職二年級學生進行調查，發現1.07%自陳用過俱樂部藥物；在用過非法藥物的學生中，65%自陳使用過愷他命，然後是搖頭丸(50%)以及安非他命(29%)。另外，李思賢與湯淑芳(Tony Szi-Hsien Lee, 2016)2016年對臺北市高中職夜間部學生進行問卷調查，212位研究對象中，有使用過愷他命的比率為21.7%。愷他命在曾經使用俱樂部藥物的高中職學生當中，有64.4%報告曾經使用過愷他命，比搖頭丸(50%)和安非他命(29%)盛行率高出許多。報告指出第一次接觸愷他命的年紀多在國中時期，這也是大腦尚在發育還未成熟的關鍵時期。愷他命和其他濫用物質相較價格較為便宜，且不會有立即的副作用、相較下較沒有嚴重的戒斷症狀，也因此容易讓使用者掉以輕心，快速在青少年和年輕族群中傳播開來。

一般而言，娛樂性使用愷他命的劑量大約比麻醉劑量低了15-20%(Robert, 2019)。雖然在臨床使用上愷他命算是安全性很高的藥物，但它的濫用卻會對個人和社會帶來很大的危害(Morgan & Curran, 2012)。舉例來說，愷他命濫用盛行的國家，常會看到使用愷他命後駕駛發生交通意外的通報。在中國上海的一份統計報告中，在使用非法物質的駕駛中愷他命排行在第三名(Zhuo, Cang, Yan, Bu, & Shen, 2010)；在蘇格蘭的一份研究調查中，有36%的駕駛坦承會在使用愷他命後駕駛交通工具；在香港一份2005年的調查報告發現有9%死亡車禍的駕駛被驗出有使用愷他命(Cheng, Chan, & Mok, 2005)。使用愷他命後的危險性是愷他命會造成大腦執行功能障礙、注意力不集中和記憶力缺損等影響(Giorgetti, Marcotulli, Tagliabracci, & Schifano, 2015; Penning, Veldstra, Daamen, Olivier, & Verster, 2010)，因此容易發生危險或意外。此外，愷他命也可能有提高性致的效果，導致藥物引起的性暴力事件增加。在某些國家和愷他命相關的不安全性行為引起的問題也獲得各方的關注(Daskalopoulou et al., 2014; Lea et al., 2013; Pappas & Halkitis, 2011; Xu et al., 2014)。

貳 愷他命的藥理作用及特性

從藥理學的機轉來說，愷他命是作用在NMDA受體上(N-甲基-D-天門冬胺酸受體，N-methyl-D-aspartate receptor，簡稱NMDA受體或NMDAR)。NMDA受體是一種離子型glutamate（麩胺酸鹽）受體的特別型態，能控制大腦神經突觸的可塑性與記憶功能。NMDA是一種選擇性致效劑，可以與NMDA受體結合，但是無法和其他glutamate受體結合。NMDA受體的結合，會導致離子通道非選擇性地開啓，使陽離子通過，進而使平衡電位改變。NMDA受體在哺乳動物腦部的glutamate突觸，大部分會同時存在NMDA受體與AMPA/kainate受體(alpha-amino-3-hydroxy-5-methyl-4-isoxazolepropionic acid; α-氨基-3-羥基-5-甲基異惡唑-4-丙酸/谷氨酸)。在突觸前神經元釋放glutamate後，結合到突觸後glutamate受體上，AMPA/kainate受體會開啓並產生一個快速的突觸後興奮電位(excitatory postsynaptic potential, EPSCs)，之後經由NMDA受體所產生的突觸後興奮電位才會發生。NMDA受體是一種甜甜圈型的結構(Collingridge & Bliss, 1995)，中間的離子通道則能容許鈣離子通過，使細胞內鈣離子濃度增加；而鎂離子則會阻斷NMDA的鈣離子通道。相較於其他的glutamate受體，NMDA受體的離子通道，對於Ca2+（二價鈣離子）的通透性極高(MacDermott, Mayer, Westbrook, Smith, & Barker, 1986)，由NMDA受體所產生的突觸後興奮電位，會造成突觸後神經元的細胞內Ca2+濃度增加，以活化一系列的訊息傳遞。內流的鈣離子會活化細胞內的酵素，並對神經造成長時間的改變，尤其是突觸的功能。而NMDA受體其他的生理特性，還包括了活化受體時必須存在glycine（甘胺酸）(Kaplita & Ferkany, 1990)；細胞外Mg2+（二價鎂離子）會經由相依電壓(voltage-dependent)來阻斷離子通道，而此阻斷作用是發生於過極化電位(hyperpolarized)(Nowak, Bregestovski, Ascher, Herbet, & Prochiantz, 1984)；以及NMDA受體所產生的慢突觸後興奮電位(Johnson & Ascher, 1987; Lester, Clements, Westbrook, & Jahr, 1990; McBain & Mayer, 1994)。

NMDA受體的次單元家族分為以下三類：NMDAR (NR1)、NMDAR2 (NR2)及NMDAR3 (NR3)。在生物體中的NMDA受體，往往由兩個NR1次單元與兩個NR2次單元所組成。一般說來，NR1次單元只有一條多胜鏈所構成，在NMDA受體中扮演著離子通道的部分，並在各個腦區都有分佈(Zukin & Bennett, 1995)。而NR2次單元可再細分為4個家族(A到D)(Ikeda et al., 1992)，每個次單元個別存在時都不具功能；而與NR1次單元共同存在則會加強NR1次單元的作用。各種NR2受體次單元在大腦中的表現區域都不同，如NR2A及NR2B主要是表現在neocortex及海馬迴；NR2C則是在小腦區的表現較明顯；NR2D則是表現在中腦的組織中，如視丘(Monyer, Burnashev, Laurie, Sakmann, & Seeburg, 1994; Standaert, Landwehrmeyer, Kerner, Penney, & Young, 1996)。NMDA受體在學習以及記憶上扮演重要的角色，且廣泛分布於大腦中。有一些物質，例如愷他命還有天使塵(PCP)，能夠阻斷NMDA受體的功能，造成NMDA的功能低下。

愷他命在人體血漿中的半衰期約2-4小時，平均分布相半衰期(distribution half-life)約7-11分鐘(Degenhardt, Copeland, & Dillon, 2005)。可以使用愷他命的途徑包括靜脈注射、肌肉注射、口服、鼻吸和煙吸等方式(Bokor & Anderson, 2014)。過去大部分的濫用者多以鼻吸的方式使用居多(Reynaud-Maurupt, Bello, Akoka, & Toufik, 2007)，但近年來在台灣則改以煙吸（抽K煙）或口服的方式（與其他物質加入混合在咖啡包）使用較為盛行。愷他命主要的作用是麻醉和鎮靜，過去的研究指出臨床接受愷他命麻醉手術者在清醒後有時會出現短暫性的幻覺(Powers, Gancsos, Finn, Morgan, & Corlett, 2015)。在娛樂性愷他命使用者常會報告有靈魂出竅的經驗(out-of-body) (Muetzelfeldt et al., 2008; Wilkins, Girard, & Cheyne, 2012)，愷他命在低劑量使用時會有放鬆的效果，被濫用者稱之為"K-land"，而高劑量時會引起如入夢境一般的狀態，稱之為"K-hole"(Britt & McCance-Katz, 2005)。愷他命會引起"解離狀態"這樣的特性也是會被拿來濫用的其中一個原因。

愷他命同時也會對身體其他器官造成影響。愷他命因為會減少兒茶安酚(catecholamine)再回收而導致刺激心血管系統，使血壓和心跳上升(Mayberg, Lam, Matta, Domino, & Winn, 1995)。這效應在愷他命濫用者身上很常見，在使用愷他命後常會因為胸痛、心悸或心跳過快而到急診室就醫(Weiner, Vieira, McKay, & Bayer, 2000)。這些症狀通常是短暫的，病人通常在幾個小時後就會比較緩解(Gable, 2004)。在長期愷他命使用者身上另外常見的是腹痛和泌尿道症狀(Skeldon & Goldenberg, 2014)，從一些個案報告蒐集的資料看來，愷他命會引起下腹痛、解尿疼痛和血尿等泌尿道的併發症(Mason, Cottrell, Corrigan, Gillatt, & Mitchelmore, 2010; Peng, Lee, Wu, & Lan, 2014; Yek, Sundaram, Aydin, Kuo, & Ng, 2015)，也有很多臨床報告指出愷他命會使膀胱體積縮小、膀胱壁增厚、膀胱黏膜發炎、輸尿管擴張等(Chen, Chen, Huang, & Wu, 2012; Huang, Wang, Shen, Lin, & Chang, 2014)。在膀胱鏡的檢驗中發現長期愷他命使用者常見膀胱黏膜發炎、紅腫、水腫等現象(Chu et al., 2008; Shahani & Stewart, 2008)。愷他命造成泌尿道損傷可能的機轉包括愷他命本身或代謝物引起的腎毒性(Bokor & Anderson, 2014; Gable, 2004)。在近端腎小管造成明顯的上皮細胞間的連結改變可能也是愷他命造成腎毒性的可能機轉之一(Hills et al., 2013)。另一方面，臨床和動物試驗中都發現長期愷他命使用會造成肝臟損傷。例如膽管擴張、膽管細胞受損、甚至顯著的肝纖維化(Wong et al., 2014)都有被報告過。在動物試驗中，接受16週愷他命和酒精的小鼠身上發現有肝細胞脂肪變性(fatty degeneration)、纖維化和肝指數升高等現象。愷他命引起的肝毒性可能和愷他命造成的粒線體功能失常有關(Chang, Chen, & Chen, 2009; Kalkan et al., 2014; Lee, Wu, Yu, & Chen, 2009; Venâncio et al., 2013)。

參 愷他命的成癮性

雖然愷他命在藥理學和臨床應用方面，都和中樞神經刺激劑或鴉片類藥物大不相同，但是對神經傳導物質的作用仍有一些共通點。舉例來說，愷他命會增加大腦伏隔核(nucleus accumbens)中多巴胺(dopamine)的分泌、抑制突觸間多巴胺的回收(Hancock & Stamford, 1999)。在成癮領域的動物實驗中，時常運用自我投藥的模型(self-administration (SA) model)來觀察動物的尋藥行為，用來評估藥物的增強作用(reinforcement)和使用動機(motivation)(Bossert, Marchant, Calu, & Shaham, 2013; Spealman & Goldberg, 1978)。愷他命對大腦提升多巴胺的效果，讓研究者預測在自我投藥的實驗模型中，愷他命會被重複且持續的使用。在約半個世紀前，有研究發現在動物實驗的猴子、小鼠和狗身上，都觀察到對愷他命有很一致的自我投藥行為(Broadbear, Winger, & Woods, 2004; Huang et al., 2015; Moreton, Meisch, Stark, & Thompson, 1977; Risner, 1982; Young & Woods, 1981)。另外一個常被用在藥物或物質使用行為研究的模式稱為制約場地偏好模型(conditioned place preference, CPP)，制約場地偏好模型被認為是利用藥物的酬償性與某個情境刺激配對連結後，使該情境獲得藥物的制約性酬償價值；實驗的動物在無藥物注射的狀態下，因為過去的經驗連結會引發它停留於與藥物配對過的環境較長的時間。由於制約場地偏好模型是在無藥物的狀態下進行觀察測試，可排除很多藥物影響非學習或記憶的干擾效果，進而確認藥物引發真正酬償行為效果(Bardo & Bevins, 2000; Liu, Le, Liu, Wang, & Lu, 2008; Tzschentke, 2007)。研究發現愷他命可在實驗小鼠上引起顯著的場地偏好(Chang et al., 2019; Du et al., 2017)，有趣的是愷他命在雌鼠身上引起的效應較雄性更加明顯(Guo et al., 2016)。

藥物或物質的增強效果時常是導致藥物或物質被濫用或成癮的原因之一(Bergman & Paronis, 2006)。藥物或物質帶來的正向增強經驗對開始使用和持續使用的行為來說常常是關鍵(Deneau, Yanagita, & Seevers, 1969)，而負向增強效果也是重要的原因之一，例如使用藥物或物質能緩解戒斷症狀帶來不適等(Thompson & Schuster, 1964; Weeks, 1962)。停用愷他命後常見的不適症狀包括疲倦、食慾不振、倦怠等(Chen, Huang, & Lin, 2014)。另外焦慮、睡眠障礙、情緒低落、對藥物的渴望等也是常見的戒斷症狀(Chen et al., 2014; Tang et al., 2015)。事實上愷他命的增強和正向回饋的效果可以在不同的動物實驗模型中皆可以觀察到，包括自我投藥行為模式、藥物辨別模型(drug discrimination)和制約場地偏好模型等(De Luca & Badiani, 2011; van der Kam, De Vry, & Tzschentke, 2009; Venniro, Mutti, & Chiamulera, 2015; Yoshizawa et al., 2013)。

大腦中最被廣為人知的回饋中心就是多巴胺(dopamine)的邊緣中腦路徑(mesocorticolimbic dopamine systems) (Camí & Farré, 2003)。和許多其他成癮藥物或物質一樣，愷他命也會活化大腦中的回饋中樞(Tedesco, Ravagnani, Bertoglio, & Chiamulera, 2013)。單劑量的愷他命即會快速的增加實驗小鼠大腦內側前額葉的多巴胺分泌；而多次的愷他命注射則會增加多巴胺的平均濃度基質(Lindefors, Barati, & O'Connor, 1997; Tan, Lam, Wai, Yu, & Yew, 2012)。愷他命有阻斷gamma-aminobutyric acid(GABA)神經元上NMDA受體的特性，在丘腦網狀核(thalamic reticular nucleus)中阻斷NMDA受體可能會導致多巴胺神經元去抑制化而增加多巴胺分泌。多巴胺的第一型和第二型受體分別存在大腦前額葉和紋狀體中(Zhu et al., 2017)。

近來也有許多研究顯示肝醣合成激酶(Glycogen synthase kinase 3 beta, GSK-3β)可能和大腦中多巴胺、麩胺酸和血清素(serotonin)傳導功能異常相關。肝醣合成激酶也可能是愷他命引起神經毒性的可能機轉之一。例如，在動物實驗愷他命引起大腦神經元凋亡的幼鼠中發現有肝醣合成激酶減少的現象，肝醣合成激酶的活性也和愷他命引起的運動、感覺和認知功能異常有相關(Chan, Chiu, Lin, & Chen, 2012)。

另一方面，將肝醣合成激酶去活化後對愷他命在大腦皮質神經元引起的神經毒性則有保護的效果(Shang et al., 2007)。阻斷肝醣合成激酶也會使實驗小鼠的愷他命自我投藥行為和藥物復用行為減少(Huang et al.)。臨床上，在使用愷他命治療的憂鬱症病人中，血液中的肝醣合成酶濃度亦會顯著增加(Yang, Zhou, Gao, Shi, & Yang, 2013)。這些資料似乎都顯使肝醣合成激酶和愷他命引起的生理和行為改變有關連性。

愷他命的濫用

愷他命有很多別稱，例如國外常聽到Special K、Kit Kat、cat valium、Dorothy或Vitamin K，國內則常稱之愷他命、愷他命、K粉、K仔、褲子、卡門、氯胺酮、克特立（參考資料：內政部刑事警察局）等。愷他命一開始是一種獸醫常用的麻醉藥物，近來開始成為新興的娛樂性用藥之一。愷他命多在夜店、俱樂部或年輕人的聚會中流行。愷他命因為具有鎮靜的效果，加上會產生類似靈魂出竅的經驗（使用者覺得自己靈魂脫離身體，也似乎跟外界隔離），因此被歸類在解離性的麻醉藥。愷他命也會影響使用者對聲音和影像的知覺、或使得身體無法動彈，在高劑量的愷他命影響下，有些人會出現「瀕死經驗」、或穿過黑洞、脫離現實世界、到達「極樂世界」的感受。也因為這種解離、迷幻的麻醉效果，使用者常會有放鬆、沒有壓力的感受。在這種麻醉、迷幻效果影響下，使用者常因注意力分散、感覺麻木等而發生意外。愷他命現在仍然是臨床上常被使用的麻醉藥之一，有很好的誘導麻醉的效果。在台灣目前愷他命是被歸類在三級管制藥品，許多三級管制藥品的生理成癮性雖然不似一二級管制藥品那麼強烈，但卻會造成心理成癮性。愷他命的引起的興奮效果十分短暫且耐受性產生快速，這使得使用者往往需要重複多次使用或快速增加用量來達到效果。愷他命可以是液態狀或是粉末狀，因此可以注射、溶解在水中或是製成藥錠。因為愷他命無色無味，也曾經被拿來當作約會強暴丸使用。

愷他命濫用者通常無法準確預測愷他命會帶來的效果，因此很難衡量到底多少才不會過量，有時候甚至只要少量也會發生過量的意外，特別是當愷他命和其他物質或酒精一起使用的時候。濫用者時常在嘗試要達到極樂的感受時發生意外。因為愷他命具有快速麻醉的效果，使用後可能完全無法動彈、就算需要協助也無法求救或表達。在愷他命過量引起的死亡意外中，呼吸抑制是最常見的原因。其他愷他命可能產生的副作用包括：心跳加快、血壓升高、肌肉僵硬、呼吸抑制、幻覺或突然出現的視覺影像、妄想狀態、憂鬱或認知功能障礙等。即使只使用少量愷他命，對身體引起的變化也可能持續24小時之久，常見的包括協調性差、跌跌撞撞或肌肉無力等。

「你好像就是完全沉浸在愉悅和興奮之中，但其他人看到你的樣子其實是很醜陋不堪的，你根本無力站起來、只是在那裏不停流口水到自己身上。」-節錄自重度愷他命使用者Chris, 國家地理頻道 “The K-Hole”

愷他命值得注意的另一項效應稱之為”ketamine comedown”。”Comedown”是指藥物引起的類似宿醉的狀態，即使是在短期使用愷他命之後也可能會經驗到這樣的情形，在這個時期通常是危險且容易發生意外的。愷他命本身是一種麻醉藥品，在藥效作用開始消退的時候使用者會有意識混淆、類似譫妄狀態出現，同時可能合併肌肉無力、麻木、視力模糊等，在意識混亂的時候，容易發生激動失控的行為而不自知。這種"comedown"狀態通常是在高劑量的使用者比較會發生，或者是短時間內多次重複使用愷他命者，或是合併愷他命和酒精或其他藥物使用時也比較容易出現。

肆 愷他命成癮的臨床症狀和表現

在目前精神科的診斷系統中，主要是依據美國精神醫學會出版的精神疾病診斷準則手冊，目前最新為2013年出版的第五版(Diagnostic and Statistical Manual-5, DSM-5)。DSM-5的發展，重新檢視流行病學的研究結果，以「發展性」(development)的概念，採取疾病的「終生」發展(across the life span)為觀點。在台灣精神醫學會DSM-5通訊中將診斷概念整理如下：DSM-5將原本第四版中「物質引發疾患」的三類重新分列，其中「中毒」、「戒斷」放在「物質及成癮疾患」這一章之中，而「物質引起之相關器質性精神疾病」則改放在各類精神疾病的章節中。在DSM-IV中「物質使用疾患」，在嚴重度方面，包含「依賴」及「濫用」，也就是說，依賴為較嚴重之濫用；但是在DSM-5中，將兩個診斷合併成為一個單一面向之診斷：物質使用疾患(substance use disorder)，認為此二者是同一疾病的不同階段。主要是因為近年來一些成癮物質之診斷研究發現，以潛在類別模式(latent class analysis, LCA)、因素分析(factor analysis, FA)、項目分析理論(item response theory)進行診斷準則之分析(Muthén, 2006)，發現物質依賴及濫用之診斷準則是同一面向，此一現象不論在酒精(Borges et al., 2010)、尼古丁(Saha et al., 2010)、古柯鹼、安非他命、幻覺劑(Gillespie, Neale, Prescott, Aggen, & Kendler, 2007; Kerridge et al., 2011)等物質之研究，都有相同之發現。DSM-5中物質使用疾患，也採取「面向」(dimension)的概念，將疾病造成的損害、失能與嚴重程度加入其中（節錄自台灣精神醫學會，DSM-5通訊，第一卷第四期）。

在DSM-5中，符合11項診斷準則中的0到1項者，定義為尚未符合物質使用障礙；符合2至3項者，定義為輕度(mild)物質使用障礙；符合11項診斷準則中的4至5項者，定義為中度(moderate)物質使用障礙；符合11項診斷準則中的6項或以上者，定義為重度(severe)物質使用障礙。

DSM-5 物質使用障礙症之診斷標準
●使用該物質的劑量偏高且使用時間已超過預期。
●有持續使用該物質的欲求或病人曾試圖減少或控制用量但皆未成功。
●花費大量的時間在取得及施用，或想要重獲該物質的效果。
●對該物質有渴望或強烈的欲求。
●重複使用該物質以致無法勝任在工作上、家庭或學校中所扮演的角色。
●即使持續的或重複的出現社交或人際問題，仍持續使用該物質。
●因為該物質使用而放棄或減少重要的社交、職業或娛樂的活動。
●即使有生理上的危險，仍持續使用該物質。
●即使知道該物質會造成或惡化身體或精神方面的問題，仍然持續使用。
●產生耐藥性（tolerance；必須增加藥品劑量，才能達到原應有的效果）。
●發生戒斷症候群（withdrawal syndrome）。

資料來源：Diagnostic and Statistical Manual of Mental Disorders, Fifth Edition.

使用愷他命會上癮嗎？很多正在使用愷他命的人都會說：「我自己可以控制要不要繼續使用，所以不會有上不上癮的問題」。事實上愷他命雖然不似海洛因或鴉片類物質成癮的特性廣為人知，但仍然具備有成癮性，且容易讓使用者掉以輕心，在不知不覺中就已經上癮。像其他物質成癮一樣，愷他命一旦成癮，成癮者要自己停止使用是十分困難的。長期愷他命使用對大腦會造成影響和改變，使得成癮者對要掌控自己的行為更加困難（可參考後面章節講述愷他命對大腦的影響）。一旦成癮後，使用者的語言、記憶功能都會受到影響，時常會處在一個似乎和周圍環境脫節的狀態，進而無法維持一個正常、有生產力的生活。愷他命成癮可能的症狀包括：逐漸增加愷他命的使用量、需要使用更多的愷他命才能引發相同的藥效、對愷他命引起的效果感到期待或渴望、花費大量時間和今年在愷他命相關的事務上、因為愷他命的使用而影響原本的生活功能表現（例如學業或工作）、忽略家庭和人際關係等。所以使用愷他命的確是可能會成癮的，而成癮的行為表現跟其他物質成癮的狀況類似。

伍 長期愷他命使用者的大腦功能研究

藥物濫用會導致認知功能和情緒調控功能的缺損。研究指出在藥物成癮者會顯現注意力、工作記憶和執行功能的缺損，以及情緒及行為的改變(Li & Sinha, 2008)。而近年來腦影像學的進步提供了這些濫用物質對大腦產生影響的神經學證據。除了結構改變之外，近來發展的靜息態大腦功能連結分析(resting state functional connectivity, rsFC)，被廣泛利用在探討腦部的功能連結和改變，也提供了這些成癮大腦變化的客觀證據。使用愷他命到底會不會對大腦功能造成影響？這個問題相信大家都很好奇，一方面想了解長期的濫用者會有什麼樣的後遺症；一方面也因為愷他命的代謝物近年來成為熱門上市的抗憂鬱藥物，在目前臨床追蹤資料仍有限的狀況下，不確定長期的愷他命使用是否會引起麼樣的副作用。

愷他命使用對大腦認知功能的影響

愷他命會引起學習和記憶功能的缺損(Morgan & Curran, 2006)，即使是單次的劑量也會引起認知功能的下降，在長期愷他命的使用者亦有觀察到認知功能受損的情形(Curran & Morgan, 2000; Liang et al., 2013; Morgan, Muetzelfeldt, & Curran, 2010)，也出現語言功能處理異常(Chan et al., 2013; Morgan et al., 2010)。過去的研究發現愷他命會影響工作記憶，特別是在語言學習、空間記憶的功能會和累積的愷他命使用量有相關(Chan et al., 2013; Morgan et al., 2010)。有趣的是，愷他命對認知功能的缺損似乎也和它的治療效果有關：靜脈注射愷他命可以快速的減少自殺意念和自殺行為，因此被視為是治療憂鬱症自殺風險的有力工具(Price et al., 2014; Solé, Jiménez, Martinez-Aran, & Vieta, 2015)。另一方面，長期的愷他命使用被認為會引起與思覺失調症類似的正性和負性症狀，例如幻覺、妄想、與現實脫節、無動機等。在思覺失調症常出現的人聲聽幻覺症狀，在健康受試者接受高劑量愷他命後也會引發同樣症狀(Powers Iii, Gancsos, Finn, Morgan, & Corlett, 2015)。

單次愷他命使用對大腦認知功能的影響

愷他命引起的認知功能缺損背後的神經機轉才剛開始在被了解與研究中。腦影像學的研究顯示在健康受試者上，短期的愷他命注射會引起大腦扣帶迴、紋狀體和額葉的功能改變及語言和記憶功能的缺損(Honey et al., 2005; Honey et al., 2004; Northoff et al.; Rowland et al.)。有一些研究報告曾探討人們單次劑量的愷他命使用對大腦功能造成的影響(Abdallah et al., 2016; Li & Vlisides, 2016; Wong, O'Daly, Mehta, Young, & Stone, 2016)，舉例來說，在接受短暫愷他命注射的健康受試者，大腦額葉、海馬迴、和丘腦的血流量增加(Littlewood et al., 2006)，大腦的皮質／皮質下和海馬迴的連結(Grimm et al., 2015; Khalili-Mahani et al., 2015)、大腦皮質和丘腦的連結(Höflich et al., 2015)等也被報告會提高；而在大腦重要的預設網絡(Default Mode Network)功能(Kraguljac et al., 2017; Scheidegger et al., 2012)、前膝下扣帶迴(Anterior Cingulate Gyrus)(Wong et al., 2016)的功能連結則會降低。健康受試者接受了愷他命注射後再去進行認知功能測驗，會發現大腦活化的部位會受到改變(Kleinloog et al., 2015; Lehmann et al., 2016; Scheidegger et al., 2016; Steffens et al., 2016)。在愷他命注射後引起；接受工作記憶測驗時在大腦後扣帶迴和內側前額葉的活性去抑制化減少(Anticevic et al., 2012)；在副中樞葉(paracentral lobule)的血流量增加則和知覺扭曲和妄想症狀有相關性(Stone et al., 2015)。這些研究顯示愷他命會影響大腦特定區域而引起認知功能異常。許多動物試驗也嘗試探討相關的機制(Gopinath, Maltbie, Urushino, Kempf, & Howell, 2016; Lv et al., 2016)，例如大腦中菸鹼乙醯膽鹼受器(nicotinic acetylcholine receptor(nAChR)和GABA(γ-aminobutyric acid, γ-氨基丁酸)神經元系統被認為和愷他命引起的認知功能障礙有關(Cloke & Winters, 2015)。在內側前額葉神經元的GABA受體和在海馬迴的CA1神經元的GABA的B型受體都被報告和愷他命引起的記憶缺損有關(Farahmandfar, Bakhtazad, Akbarabadi, & Zarrindast, 2016; Khanegheini, Nasehi, & Zarrindast, 2015)。多巴胺系統在認知功能中扮演重要的角色。愷他命引起的記憶力缺損可以被多巴胺D1和D2受體活化劑(agonist)改善((Farahmandfar et al., 2016; Roberts, Seymour, Schmidt, Williams, & Castner, 2010)，而在海馬迴中的多巴胺D1/D5以及AMPA受器可能和愷他命引起的空間記憶缺損有關(Duan et al., 2013; Nakako et al., 2013)。這些研究證據都說明了即使短暫的愷他命使用可能對大腦功能會發生影響。

長期愷他命使用對大腦認知功能的影響

長期愷他命的使用對大腦功能的影響仍然不甚清楚(Liao et al., 2016; Wang, Zheng, Xu, Lam, & Yew, 2013)。以下在這個章節整理了目前國內外針對長期愷他命使用者所進行的腦影像學研究，提供大家做為參考。

研究指出愷他命使用者在大腦兩側前側皮質（左側大腦額上迴、右側額中迴）體積都較健康組減少，且使用愷他命的時間越長、累積的使用量越多，大腦體積縮小越顯著(Liao et al., 2011)。另一項研究發現，在愷他命使用2至4年後大腦額葉、頂葉和枕葉都會出現萎縮的狀況(Wang et al., 2013)。若使用另一種擴散張量造影(Diffusion tensor imaging)影像分析技術來看，長期愷他命使用者在兩側額葉和左側大腦顳頂葉皮質的神經髓鞘發現有受損，且使用愷他命的量越多、受損的狀況越明顯(Liao et al., 2010)。即使在娛樂性愷他命的使用者身上，研究也發現大腦右前額葉皮質神經元髓鞘有廣泛性的變化，且愷他命引起的解離症狀和尾核(caudate nucleus)與前額葉皮質的聯結改變有相關性(Edward Roberts, Curran,

Friston, & Morgan, 2014)。而在國內的研究也發現，長期愷他命的使用者在右側腦島(insula)、大腦左側下頂葉(left inferior parietal lobule)、左側背外側前額葉皮質(left dorsolateral prefrontal cortex)和左側內眶額葉皮質體積有縮小的狀況（如圖1）(Tony Szu-Hsien Lee, 2018)。

以功能性腦影像來說，研究發現在長期愷他命使用者的丘腦和大腦皮質前額葉、運動／輔助運動區及後頂葉的聯結較差(Liao et al., 2016)。另外一份同樣使用功能像腦影像分析的研究報告指出長期愷他命使用者在尾核和背前側扣帶迴、紋狀體和兩側小腦之間的連結較為增加(Hung et al., 2020)。國內研究報告也指出長期愷他命使用者在某些腦區之間的功能連結有增加狀況，包括左側背側前額葉皮質(left dorsal prefrontal cortex)與右側下額腦回(right inferior frontal gyrus)、右側上顳腦回(right superior temporal gyrus)之間，以及左側內眶額葉(left medial orbitofrontal cortex)與右側腦島(right insula)、右下顳葉腦回(right inferior temporal gyrus)之間。大腦的功能性連結增加並非表示絕對性的功能較好的意思，反而有時是因為大腦細胞的缺損或減少而產生代償性的功能性連結增加。也因此我們只能說在長期的愷他命影響下，大腦的功能性連結和健康對照組比較會有顯著的變化，而這些變化帶來的臨床影響還需要進一步的研究和了解。

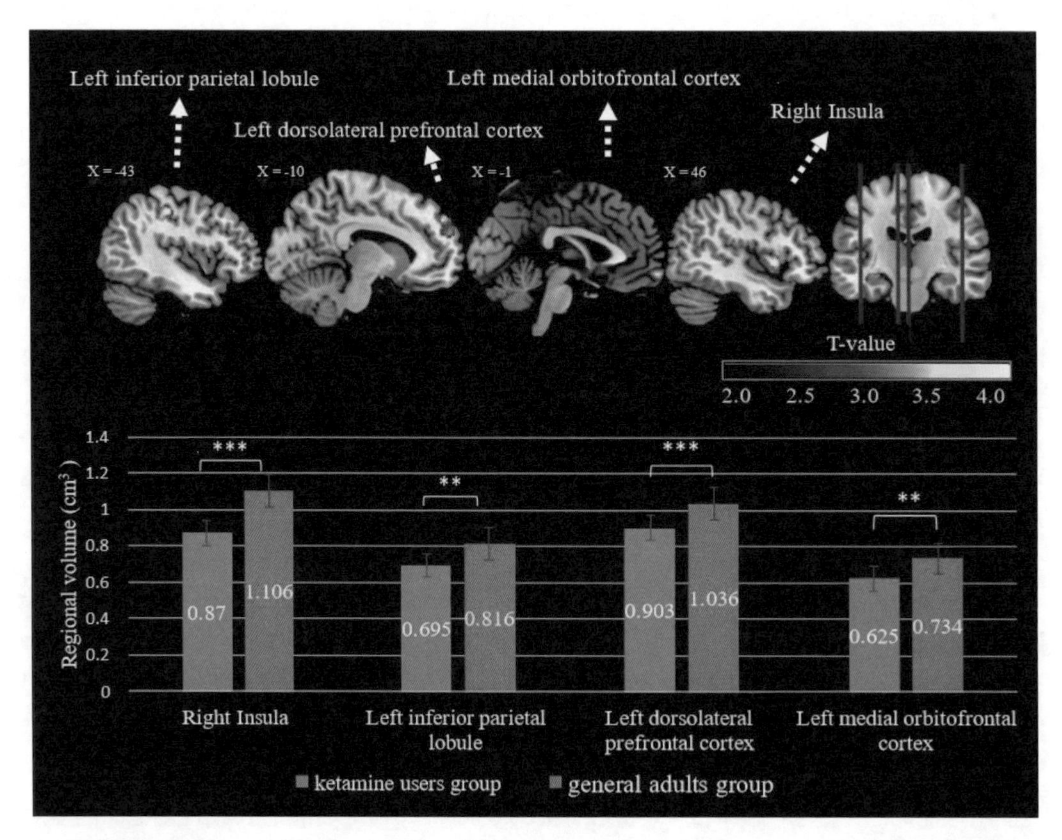

圖1 國內研究顯示，長期愷他命使用者和正常受試者相較，在某些大腦區域出現體積減少的情形(Tony Szu-Hsien Lee, 2018)

另外以下分別對愷他命使用者的衝動特質、憂鬱以及青少年使用者的腦影像研究部分做一簡單整理。

衝動控制相關研究

雖然在DSM-5的診斷系統中，診斷物質成癮並沒有衝動控制差這個診斷標準，但很多研究及臨床經驗中都指出，衝動對成癮物質開始使用、尋藥行為和持續物質使用都扮演重要角色(Bari & Robbins, 2013; Crews & Boettiger, 2009)。衝動性和尋求感官刺激(sensation seeking)在青少年常常也是導致開始非法物質使用的原因之一(Gerra et al., 2004)。研究中以Barratt Impulsivity Scale (BIS-11)(LoBue et al., 2014; Zeng et al., 2013), Eysenck's I7 Impulsiveness Inventory (Robles, Huang, Simpson, & McMillan, 2011)或延遲滿足試驗(delayed discounting tasks)(Kirby, Petry, & Bickel, 1999)評估鴉片成癮和古柯鹼成癮的個案，結果都呈現有衝動性較高的特質。在物質成癮的治療中，衝動性高常與高風險行為(Dissabandara et al., 2014)和較差的治療預後相關(Moshier, Ewen, & Otto, 2013)，也因此在治療中如何協助個案提高衝動控制能力也是重要的課題。

而在大腦功能中，紋狀體(striatum)在回饋系統中扮演重要的角色，它包括尾核(caudate nucleus)、殼核(putamen)、伏隔核(nucleus accumbens)、外蒼白球(external segment of globus pallidus, GPe)、內蒼白球(internal segment of globus pallidus, GPi)等重要的位置（如圖2）。紋狀體和立即的回饋滿足相關，且在預期回饋(anticipation of monetary reward)和強化學習(reinforcement learning)試驗中都有扮演重要的回應調控功能(Wise, 2004)。當個案從偶爾使用物質中轉為強迫性使用、主動尋藥行為時，大腦從回饋反應轉變成成癮性使用的這個過程(Clarke & Adermark, 2015)，紋狀體扮演得角色越來越重要(Belin & Everitt, 2008)。研究發現在伏隔核有病灶的老鼠會出現持續性的衝動行為(Cardinal, Pennicott, Sugathapala, Robbins, & Everitt, 2001)。而在外側和內側背側紋狀體的病灶似乎也在行為決策和衝動抑制扮演不同的角色(Brasted, Robbins, & Dunnett, 1999)。在功能性腦影像的研究中發現，紋狀體的活化傾向和衝動行為一併出現(Feja, Hayn, & Koch, 2014)。過去的研究也發現紋狀體在大腦內建網絡的活化在使用古柯鹼個案中有變化，且和非計畫性的衝動行為相關。另一個研究也發現使用古柯鹼的個案在殼核(putamen)和後側腦島(insula)及右側後中大腦迴(postcentral gyrus)的連結下降，且下降的程度也和衝動量表的分數相關(McHugh et al., 2013)。綜合而言，有許多證據顯示大腦額葉和紋狀體的連結在衝動控制和行為決策上扮演重要的角色，而在成癮個案上此連結時常會有功能失常的現象(Ersche et al., 2012)。

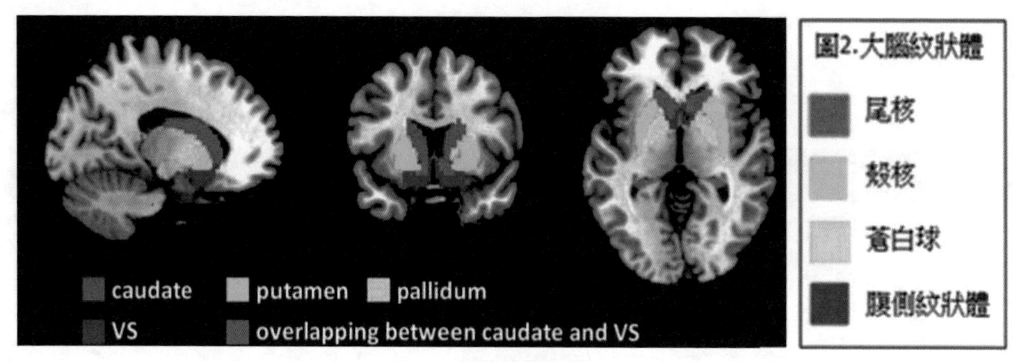

圖2 大腦紋狀體

而在國內目前的研究發現，長期愷他命使用者和健康受試者比較之下確實也有較高的衝動傾向，且使用愷他命的時間越久、衝動傾向越明顯。在腦功能的研究顯示，愷他命的使用者和正常受試者比較之下，在大腦的幾個重要位置的連結皆發生改變，其中就包括和衝動行為相關的紋狀體。簡要來說，研究結果發現長期愷他命的使用者在殼核(putamen)和大腦左側眶額葉皮質(left orbitofrontal cortex)的連結增加、腹側紋狀體(ventral striatem)和右側上顳葉腦迴(superior temporal gyrus)以及左側上額葉腦迴(superior frontal gyrus)的連結減少，且Barratt衝動量表分數(Barratt Impulsiveness Scale-11)越高、這些腦部的連結變化越明顯。另一方面，尾核(caudate)和小腦(cerebellum)、蒼白球(pallidum)和腹側紋狀體(ventral striatum)以及腹內側前額葉(ventral medial frontal cortex)、以及殼核(putamen)和左側眶額葉皮質和腹內側前額葉(ventral medial prefrontal cortex)的連結都有增加的情形，且隨著愷他命使用的時間越長，變化越顯著(Hung et al., 2020)，如圖3所示。

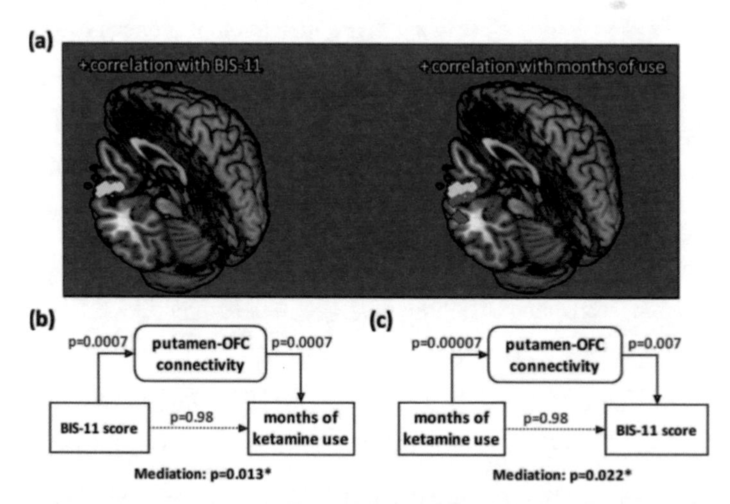

圖3 在長期愷他命使用者上發現紋狀體和其他大腦部位的連結發生改變，且與衝動程度及愷他命持續使用時間相關 (Hung et al., 2020)

有趣的是，在強迫症的大腦研究中，也看到前扣帶迴和尾核的連結有類似的變化。在藥物濫用的長期影響下，愷他命使用者可能呈現類似強迫症狀、自已無法控制的反覆用藥行為；而研究報告亦指出，大腦功能出現前扣帶迴和尾狀核的連結變化的成癮患者，治療的效果較不佳，可能與出現強迫性的用藥行為相關。此外，也觀察到長期愷他命使用者在蒼白球和小腦的連結發生改變。過去的研究認為小腦多掌管運動和平衡相關功能，但近年來發現小腦的功能比之前認為的要更為廣泛，例如研究指出小腦可能和回饋機制、強化學習甚至記憶功能有關。在藥癮者的研究也發現，從娛樂性使用進展到強迫性使用的歷程，小腦也扮演了重要的角色。

憂鬱相關研究

另一方面也發現，長期愷他命的使用者常合併有憂鬱症狀，和健康受試者相較，女性愷他命使用者合併憂鬱症狀的機率更比男性要來得高。

長期愷他命使用者合併憂鬱狀況可能有幾項原因：一是自我投藥理論~因為有憂鬱症所以使用愷他命來自我治療改善情緒，造成長期的濫用；二是長期的物質濫用對其身心、家庭社會帶來許多負面的影響，造成憂鬱症狀的發生。在一項超過1600名愷他命長期使用者的調查中發現，女性使用者表現有較明顯的戒斷症狀，包括焦慮、情緒低落和顫抖等，也會有較明顯的認知功能缺損(Chen et al., 2014)。在動物試驗中也看到有性別差異的趨勢，例如觀察到在雌性試驗大鼠對愷他命引起的制約場所偏好更加敏感(Guo et al., 2016)，也對愷他命產生的抗憂鬱效果反應更顯著(Carrier & Kabbaj, 2013)，但愷他命對憂鬱雄性大鼠腦部神經元的修復效果卻較為明顯(Sarkar & Kabbaj, 2016)。而在臨床研究部分，目前對於長期愷他命使用對男女性大腦功能的影響資料仍然十分缺乏。

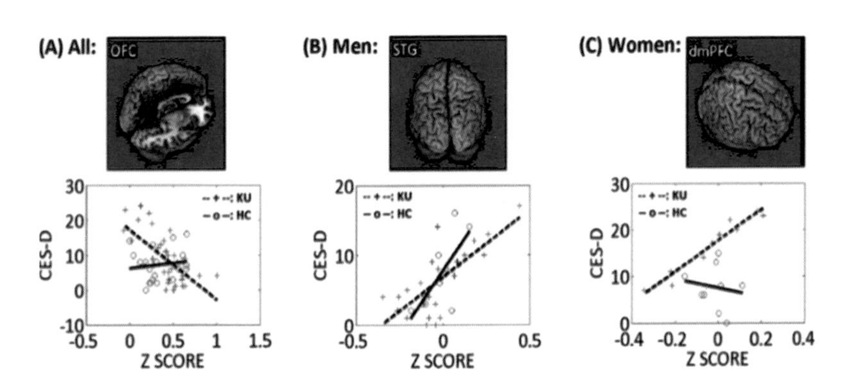

圖4 長期愷他命使用者在大腦前膝下扣帶迴和雙眶額葉皮質的連結的連結和正常受試者相較有顯著差異；而在男女性則觀察到有不同變化 (Li et al., 2017)

國內的研究發現，在長期愷他命使用者觀察到前膝下扣帶迴和大腦右外側及雙內側眶額皮質(orbitofrontal cortex)的連結和憂鬱症狀的嚴重程度呈現相關性。大腦中的前膝下扣帶迴(subgenual anterior cingulate gyrus; sgACC)主要負責情緒調控，在憂鬱症中扮演重要的角色。且若把男性和女性分開來分析，發現男女性受影響的大腦部位並不相同：在男性愷他命使用者的前膝下扣帶迴和兩側上顳腦迴(superior temporal gyrus；STG)的聯結增加；在女性愷他命使用者則是在前膝下扣帶迴和背內側前額葉(dorsomedial prefrontal cortex；dmPFC)的聯結有增加。但在男性及女性這些大腦部位聯結的變化都和憂鬱症狀呈現顯著相關(Li et al., 2017)。雖然愷他命對大腦功能影響的性別差異目前資料仍偏少，有待更多的資料來佐證，但簡而言之，愷他命對憂鬱相關的影響似乎存在有顯著的性別差異，也提醒臨床工作者在治療愷他命濫用者時，需要注意男性和女性會有不同的表現和需求。

青少年愷他命濫用者相關研究

物質使用障礙症是一個慢性的大腦疾病，好發在青少年時期，而青少年時期也是大腦發展和成熟的關鍵時期。腦影像的研究發現在青少年時期開始有接觸成癮物質會導致大腦結構和功能的變化。舉例來說，青少年開始濫用大麻者大腦的體積較萎縮，特別是在內眶前額葉皮質和兩側海馬回更為明顯，且大腦神經髓鞘會受到損傷。即使在停止大麻使用之後，從功能性腦影像分析上仍看到在工作記憶、語言學習和反應控制時大腦活化狀態會受到影響。青少年時期即開始使用大麻者和成年後才使用大麻者相較，在注意力、衝動控制、執行功能、語言智商等表現都較差。在酗酒的青少年也發現有大腦皮質厚度改變、小腦體積變小、海馬迴萎縮且神經白質改變的情形。酗酒的青少年在視覺空間記憶、執行功能、語言登錄功能和工作記憶都也會受到影響。這些證據顯示青少年時期的物質濫用會影響到大腦的結構和功能表現。

青少年是大腦發展的重要時期，成癮物質在尚未發育成熟的大腦往往容易造成更嚴重的影響。研究也顯示在青少年時期就開始物質濫用者，會有較嚴重的依賴、較明顯的認知功能缺損、以及較顯著的大腦結構和功能的改變。與其他物質對青少年大腦發展造成的影響類似，愷他命對青少年的大腦影響比在成年人要來得更為顯著。過去研究也認為，有些發展早期就存在大腦中的變化可能會導致青少年時期開始使用藥物和酒精；另一方面在青少年時期開始接觸到的藥物和酒精也會干擾正常的大腦發展和認知功能。因此就目前橫斷性的研究資料來說很難釐清大腦結構或功能改變和物質使用之間的因果關係，需要更多長期的追蹤研究來釐清。

愷他命是非競爭性的NMDA受體拮抗劑，而NMDA系統在大腦的成熟發展和認知功能中扮演重要的角色。舉例來說，研究指出大腦可塑性在前額葉受到GABA調控，且到青少年晚期才會形成(Caballero, Thomases, Flores-Barrera, Cass, & Tseng, 2014)。而在青少年時期從腹側海馬迴到前額葉的連結是需要持續有NMDA受體調控麩胺酸的傳遞才能夠發展成熟(Thomases, Cass, & Tseng, 2013)。實驗中短暫以MK-801（一種NMDA-受體拮抗劑）阻斷神經訊號的傳遞就會造成腹側海馬回至前額葉永久性的改變以及減少前額葉的訊息輸出功能(Thomases, Cass, Meyer, Caballero, & Tseng, 2014)。愷他命對青少年大腦發展的影響有幾個可能的假說。一是和成年人的大腦相較，愷他命在青少年未成熟的大腦神經元中會引起更明顯的NMDA受體阻斷的效果(Jin et al., 2013)；二是愷他命持續對NMDA受體的阻斷會造成NMDA受體代償性的增多，而在愷他命沒有阻斷受體的時候，NMDA受體的增多會使神經元接受到更多內源性glutamate的刺激，使得細胞興奮性毒性反應(excitotoxic effects)增加，造成細胞損傷(Liu et al., 2013)；三是大腦神經元在發展階段十分需要NMDA受體調控Glutamate的刺激，而阻斷這個調控機制可能會導致細胞的凋亡(Ikonomidou et al., 1999)。然而目前這些假說的資料皆來自動物試驗，雖然也能夠提供做為臨床參考，但愷他命長期暴露對人類的大腦-特別是未成年青少年的大腦的影響，仍需要更多的深入研究和探討。

而台灣本土研究發現，從青少年時期即開始使用愷他命的個案和成年時期才開始接觸愷他命的族群相較，大腦左側楔型葉(left precuneus)的體積有明顯縮小的狀況，且和健康組相較，左右腦楔型葉的功能性連結有顯著增加。楔型葉在大腦功能網絡中扮演重要的角色，特別是在大腦預設網絡(Default Mode Network)(Utevsky, Smith, & Huettel, 2014)。大腦預設網絡是大腦在休息態時最活耀的幾個腦區形成的連結網絡(Gusnard & Raichle, 2001)。大腦預設網絡的失常在長期使用古柯鹼(Geng et al., 2017)、網路使用障礙症(Zhang et al., 2017)以及海洛因依賴的個案(Li et al., 2016)都有觀察到。在最近的回顧性文章中提到，楔型葉對成癮行為中的制約線索反應(conditioned cue response)扮演關鍵的角色(DeWitt, Ketcherside, McQueeny, Dunlop, & Filbey, 2015)。在成癮研究中常會討論內在感知(interoception)和外在感知(exteroception)在反覆藥物使用行為中扮演的角色。許多文獻指出感覺覺察和藥物使用是和內在感知系統相關。討論從生理狀態、到意識層面覺察、到衡量風險和回饋後決策形成的這個過程和成癮行為的關連性(Naqvi & Bechara, 2009)（例如，從生理的戒斷症狀開始、到感覺到生理不適、到評估自己狀態後做出使用藥物的決定來緩解戒斷症狀的不適）。另一方面，外在感知系統是指來自外在的刺激而引起使用者對藥物的渴望。例如，對藥物尋找使用行為、線索引發的渴藥反應、和制約藥物線索反應相關的正增強和負增強等，較屬於外在感知系統。從之前研究的文獻歸納，大腦楔型葉被視為外在感知系統的成癮行為中扮演核心的角色且被許多研究指出在成癮族群中會有增加活性和連結的情形(Filbey & DeWitt, 2012)。而在青少年時期開始就使用愷他命的個案中也同樣看到大腦楔型葉體積有明顯萎縮且活性增加的情形，可能與長期愷他命使用相關。而在臨床上，愷他命和其他毒品相較下較無明顯的生理依賴性，許多個案反覆使用的原因來自同儕影響。在許多國家，愷他命濫用大多是在俱樂部、夜店或大型派對中出現，使用者多半表示愷他命會有提升情緒、放鬆和類瀕死經驗等效果，這些愷他命帶來的效果多與正增強和負增強相關，似乎也和腦影像學的結果互為呼應。

陸 結語

新興影響精神物質如雨後春筍般地出現，這些物質長期刺激下對大腦功能和結構的影響仍屬未知，以愷他命為例，在濫用流行初期發現使用者有很嚴重的泌尿道後遺症之後才開始注意到其對身體的傷害，對大腦影響的部分，雖已經累積了一些臨床資料和研究證據，但其背後的機轉、對認知功能的影響、對大腦長期的後遺症等，仍有待持續的觀察和研究。即使愷他命是核准的臨床治療用藥，研究人員對其在安全用量下的長期影響仍在密切觀察和追蹤中，況且濫用的劑量遠遠超過臨床安全用藥的標準，對人體的影響應更廣泛。而對其他新興影響精神物質而言，要累積足夠的資訊來驗證其長期影響皆需要一段時間，往往在尚未累積足夠資訊前，濫用者身上已經開始出現相關生理問題和後遺症。因此對新興影響物質的接觸不可不慎，一時的好奇或玩樂性質的使用，很可能就會造成不可逆的傷害。

治療需要專業人員的協助，治療能夠幫助減少愷他命和其他新興影響物質對健康的持續傷害，才有機會做出改變、踏上復原之路。

參考文獻

Abdallah, C. G., Adams, T. G., Kelmendi, B., Esterlis, I., Sanacora, G., & Krystal, J. H. (2016). KETAMINE'S MECHANISM OF ACTION: A PATH TO RAPID-ACTING ANTIDEPRESSANTS. ***Depress Anxiety, 33(8)***, 689-697. doi:10.1002/da.22501

Anticevic, A., Gancsos, M., Murray, J. D., Repovs, G., Driesen, N. R., Ennis, D. J., . . . Corlett, P. R. (2012). NMDA receptor function in large-scale anticorrelated neural systems with implications for cognition and schizophrenia. ***Proceedings of the National Academy of Sciences, 109(41)***, 16720. doi:10.1073/pnas.1208494109

Bardo, M. T., & Bevins, R. A. (2000). Conditioned place preference: what does it add to our preclinical understanding of drug reward? ***Psychopharmacology (Berl),*** 153(1), 31-43. doi:10.1007/s002130000569

Bari, A., & Robbins, T. W. (2013). Inhibition and impulsivity: Behavioral and neural basis of response control. ***Prog Neurobiol, 108***, 44-79. doi:https://doi.org/10.1016/j.pneurobio.2013.06.005

Belin, D., & Everitt, B. J. (2008). Cocaine seeking habits depend upon dopamine-dependent serial connectivity linking the ventral with the dorsal striatum. Neuron, 57(3), 432-441. doi:10.1016/j.neuron.2007.12.019

Bergman, J., & Paronis, C. A. (2006). Measuring the reinforcing strength of abused drugs. ***Mol Interv, 6(5),*** 273-283. doi:10.1124/mi.6.5.9

Bokor, G., & Anderson, P. D. (2014). Ketamine: an update on its abuse. ***J Pharm Pract, 27(6)***, 582-586. doi:10.1177/0897190014525754

Borges, G., Ye, Y., Bond, J., Cherpitel, C. J., Cremonte, M., Moskalewicz, J., . . . Rubio-Stipec, M. (2010). The dimensionality of alcohol use disorders and alcohol consumption in a cross-national perspective. ***Addiction, 105(2)***, 240-254. doi:10.1111/j.1360-0443.2009.02778.x

Bossert, J. M., Marchant, N. J., Calu, D. J., & Shaham, Y. (2013). The reinstatement model of drug relapse: recent neurobiological findings, emerging research topics, and translational research. Psychopharmacology (Berl), 229(3), 453-476. doi:10.1007/s00213-013-3120-y

Brasted, P. J., Robbins, T. W., & Dunnett, S. B. (1999). Distinct roles for striatal subregions in mediating response processing revealed by focal excitotoxic lesions. ***Behav Neurosci, 113(2)***, 253-264. doi:10.1037//0735-7044.113.2.253

Britt, G. C., & McCance-Katz, E. F. (2005). A brief overview of the clinical pharmacology of "club drugs". ***Subst Use Misuse, 40(9-10)***, 1189-1201. doi:10.1081/ja-200066730

Broadbear, J. H., Winger, G., & Woods, J. H. (2004). Self-administration of fentanyl, cocaine and ketamine: effects on the pituitary-adrenal axis in rhesus monkeys. Psychopharmacology (Berl), 176(3-4), 398-406. doi:10.1007/s00213-004-1891-x

Breen, C., Degenhardt, L., White, B., Bruno, R. B., Chanteloup, F., Fischer, J., ... & Weekley, J. (2004). Australian Party Drug Trends 2003. Findings from the Party Drugs Initiative (PDI) NDARC Monograph No 52.

Caballero, A., Thomases, D. R., Flores-Barrera, E., Cass, D. K., & Tseng, K. Y. (2014). Emergence of GABAergic-dependent regulation of input-specific plasticity in the adult rat prefrontal cortex during adolescence. ***Psychopharmacology (Berl),*** 231(8), 1789-1796. doi:10.1007/s00213-013-3216-4

Camí, J., & Farré, M. (2003). Drug addiction. ***N Engl J Med, 349(10)***, 975-986. doi:10.1056/NEJMra023160

Cardinal, R. N., Pennicott, D. R., Sugathapala, C. L., Robbins, T. W., & Everitt, B. J. (2001). Impulsive choice induced in rats by lesions of the nucleus accumbens core. ***Science, 292(5526)***, 2499-2501. doi:10.1126/science.1060818

Carrier, N., & Kabbaj, M. (2013). Sex differences in the antidepressant-like effects of ketamine. ***Neuropharmacology, 70***, 27-34. doi:10.1016/j.neuropharm.2012.12.009

Chan, K. W., Lee, T. M., Siu, A. M., Wong, D. P., Kam, C. M., Tsang, S. K., & Chan, C. C. (2013). Effects of chronic ketamine use on frontal and medial temporal cognition. ***Addict Behav, 38(5)***, 2128-2132. doi:10.1016/j.addbeh.2013.01.014

Chan, M.-H., Chiu, P.-H., Lin, C.-Y., & Chen, H.-H. (2012). Inhibition of glycogen synthase kinase-3 attenuates psychotomimetic effects of ketamine. ***Schizophrenia Research, 136(1)***, 96-103. doi:https://doi.org/10.1016/j.schres.2012.01.024

Chang, H. C., Chen, T. L., & Chen, R. M. (2009). Cytoskeleton interruption in human hepatoma HepG2 cells induced by ketamine occurs possibly through suppression of calcium mobilization and mitochondrial function. ***Drug Metab Dispos, 37(1)***, 24-31. doi:10.1124/dmd.108.023325

Chang, L., Zhang, K., Pu, Y., Qu, Y., Wang, S. M., Xiong, Z., . . . Hashimoto, K. (2019). Comparison of antidepressant and side effects in mice after intranasal administration of (R,S)-ketamine, (R)-ketamine, and (S)-ketamine. ***Pharmacol Biochem Behav, 181***, 53-59. doi:10.1016/j.pbb.2019.04.008

Chen, W. Y., Huang, M. C., & Lin, S. K. (2014). Gender differences in subjective discontinuation symptoms associated with ketamine use. ***Subst Abuse Treat Prev Policy, 9***, 39. doi:10.1186/1747-597x-9-39

Chen, Y. C., Chen, Y. L., Huang, G. S., & Wu, C. J. (2012). Ketamine-associated vesicopathy. ***Qjm, 105(10)***, 1023-1024. doi:10.1093/qjmed/hcr170

Cheng, J. Y., Chan, D. T., & Mok, V. K. (2005). An epidemiological study on alcohol/drugs related fatal traffic crash cases of deceased drivers in Hong Kong between 1996 and 2000. ***Forensic Sci Int, 153(2-3)***, 196-201. doi:10.1016/j.forsciint.2004.08.023

Chu, P. S., Ma, W. K., Wong, S. C., Chu, R. W., Cheng, C. H., Wong, S., . . . Man, C. W. (2008). The destruction of the lower urinary tract by ketamine abuse: a new syndrome? ***BJU Int, 102(11)***, 1616-1622. doi:10.1111/j.1464-410X.2008.07920.x

Clarke, R., & Adermark, L. (2015). Dopaminergic Regulation of Striatal Interneurons in Reward and Addiction: Focus on Alcohol. ***Neural Plast, 2015***, 814567. doi:10.1155/2015/814567

Cloke, J. M., & Winters, B. D. (2015). $\alpha_4\beta_2$ Nicotinic receptor stimulation of the GABAergic system within the orbitofrontal cortex ameliorates the severe crossmodal object recognition impairment in ketamine-treated rats: implications for cognitive dysfunction in schizophrenia. ***Neuropharmacology, 90***, 42-52. doi:10.1016/j.neuropharm.2014.11.004

Collingridge, G. L., & Bliss, T. V. P. (1995). Memories of NMDA receptors and LTP. ***Trends Neurosci, 18(2)***, 54-56. doi:https://doi.org/10.1016/0166-2236(95)80016-U

Crews, F. T., & Boettiger, C. A. (2009). Impulsivity, frontal lobes and risk for addiction. ***Pharmacology Biochemistry and Behavior, 93(3)***, 237-247. doi:https://doi.org/10.1016/j.pbb.2009.04.018

Curran, H., & Morgan, C. (2000). Cognitive, dissociative and psychotogenic effects of ketamine in recreational users on the night of drug use and 3 days later. ***Addiction, 95***, 575-590. doi:10.1046/j.1360-0443.2000.9545759.x

Daskalopoulou, M., Rodger, A., Thornton, A., Phillips, A., Sherr, L., Gilson, R., . . . Lampe, F. (2014). Sexual behaviour, recreational drug use and hepatitis C co-infection in HIV-diagnosed men who have sex with men in the United Kingdom: results from the ASTRA study. ***J Int AIDS Soc, 17(4 Suppl 3)***, 19630. doi:10.7448/ias.17.4.19630

De Luca, M. T., & Badiani, A. (2011). Ketamine self-administration in the rat: evidence for a critical role of setting. ***Psychopharmacology (Berl), 214(2)***, 549-556. doi:10.1007/s00213-010-2062-x

Degenhardt, L., Copeland, J., & Dillon, P. (2005). Recent trends in the use of "club drugs": an

Australian review. ***Subst Use Misuse, 40(9-10)***, 1241-1256. doi:10.1081/ja-200066777

Deneau, G., Yanagita, T., & Seevers, M. H. (1969). Self-administration of psychoactive substances by the monkey. ***Psychopharmacologia, 16(1)***, 30-48. doi:10.1007/bf00405254

DeWitt, S. J., Ketcherside, A., McQueeny, T. M., Dunlop, J. P., & Filbey, F. M. (2015). The hypersentient addict: an exteroception model of addiction. ***Am J Drug Alcohol Abuse, 41(5)***, 374-381. doi:10.3109/00952990.2015.1049701

Dissabandara, L. O., Loxton, N. J., Dias, S. R., Dodd, P. R., Daglish, M., & Stadlin, A. (2014). Dependent heroin use and associated risky behaviour: the role of rash impulsiveness and reward sensitivity. ***Addict Behav, 39(1)***, 71-76. doi:10.1016/j.addbeh.2013.06.009

Du, Y., Du, L., Cao, J., Hölscher, C., Feng, Y., Su, H., . . . Yun, K. M. (2017). Levo-tetrahydropalmatine inhibits the acquisition of ketamine-induced conditioned place preference by regulating the expression of ERK and CREB phosphorylation in rats. ***Behav Brain Res, 317***, 367-373. doi:10.1016/j.bbr.2016.10.001

Duan, T. T., Tan, J. W., Yuan, Q., Cao, J., Zhou, Q. X., & Xu, L. (2013). Acute ketamine induces hippocampal synaptic depression and spatial memory impairment through dopamine D1/D5 receptors. ***Psychopharmacology (Berl), 228(3)***, 451-461. doi:10.1007/s00213-013-3048-2

Edward Roberts, R., Curran, H. V., Friston, K. J., & Morgan, C. J. (2014). Abnormalities in white matter microstructure associated with chronic ketamine use. ***Neuropsychopharmacology, 39(2)***, 329-338. doi:10.1038/npp.2013.195

Ersche, K. D., Jones, P. S., Williams, G. B., Turton, A. J., Robbins, T. W., & Bullmore, E. T. (2012). Abnormal brain structure implicated in stimulant drug addiction. ***Science, 335(6068)***, 601-604. doi:10.1126/science.1214463

Farahmandfar, M., Bakhtazad, A., Akbarabadi, A., & Zarrindast, M.-R. (2016). The influence of dopaminergic system in medial prefrontal cortex on ketamine-induced amnesia in passive avoidance task in mice. ***Eur J Pharmacol***, 781. doi:10.1016/j.ejphar.2016.03.060

Feja, M., Hayn, L., & Koch, M. (2014). Nucleus accumbens core and shell inactivation differentially affects impulsive behaviours in rats. ***Prog Neuropsychopharmacol Biol Psychiatry, 54***, 31-42. doi:10.1016/j.pnpbp.2014.04.012

Filbey, F. M., & DeWitt, S. J. (2012). Cannabis cue-elicited craving and the reward neurocircuitry. ***Prog Neuropsychopharmacol Biol Psychiatry, 38(1)***, 30-35. doi:10.1016/j.pnpbp.2011.11.001

Gable, R. S. (2004). Acute toxic effects of club drugs. ***J Psychoactive Drugs, 36(3)***, 303-313. doi:10.1080/02791072.2004.10400031

Geng, X., Hu, Y., Gu, H., Salmeron, B. J., Adinoff, B., Stein, E. A., & Yang, Y. (2017). Salience and default mode network dysregulation in chronic cocaine users predict treatment outcome. ***Brain, 140(5)***, 1513-1524. doi:10.1093/brain/awx036

Gerra, G., Angioni, L., Zaimovic, A., Moi, G., Bussandri, M., Bertacca, S., . . . Nicoli, M. A. (2004). Substance use among high-school students: relationships with temperament, personality traits, and parental care perception. ***Subst Use Misuse, 39(2)***, 345-367. doi:10.1081/ja-120028493

Gillespie, N. A., Neale, M. C., Prescott, C. A., Aggen, S. H., & Kendler, K. S. (2007). Factor and item-response analysis DSM-IV criteria for abuse of and dependence on cannabis, cocaine, hallucinogens, sedatives, stimulants and opioids. ***Addiction, 102(6)***, 920-930. doi:10.1111/j.1360-0443.2007.01804.x

Giorgetti, R., Marcotulli, D., Tagliabracci, A., & Schifano, F. (2015). Effects of ketamine on psychomotor, sensory and cognitive functions relevant for driving ability. ***Forensic Sci Int, 252***, 127-142. doi:10.1016/j.forsciint.2015.04.024

Gopinath, K., Maltbie, E., Urushino, N., Kempf, D., & Howell, L. (2016). Ketamine-induced changes in connectivity of functional brain networks in awake female nonhuman primates: a translational functional imaging model. ***Psychopharmacology (Berl), 233(21)***, 3673-3684. doi:10.1007/s00213-016-4401-z

Grimm, O., Gass, N., Weber-Fahr, W., Sartorius, A., Schenker, E., Spedding, M., . . . Meyer-Lindenberg, A. (2015). Acute ketamine challenge increases resting state prefrontal-hippocampal connectivity in both humans and rats. ***Psychopharmacology (Berl), 232(21-22)***, 4231-4241. doi:10.1007/s00213-015-4022-y

Guo, R., Tang, Q., Ye, Y., Lu, X., Chen, F., Dai, X., . . . Liao, L. (2016). Effects of gender on ketamine-induced conditioned placed preference and urine metabonomics. ***Regul Toxicol Pharmacol,*** *77*, 263-274. doi:10.1016/j.yrtph.2016.03.007

Gusnard, D. A., & Raichle, M. E. (2001). Searching for a baseline: Functional imaging and the resting human brain. ***Nature Reviews Neuroscience, 2(10)***, 685-694. doi:10.1038/35094500

Höflich, A., Hahn, A., Küblböck, M., Kranz, G. S., Vanicek, T., Windischberger, C., . . . Lanzenberger, R. (2015). Ketamine-Induced Modulation of the Thalamo-Cortical Network in Healthy Volunteers As a Model for Schizophrenia. ***Int J Neuropsychopharmacol, 18(9)***. doi:10.1093/ijnp/pyv040

Hancock, P. J., & Stamford, J. A. (1999). Stereospecific effects of ketamine on dopamine efflux and uptake in the rat nucleus accumbens. ***Br J Anaesth, 82(4)***, 603-608. doi:10.1093/bja/82.4.603

Hills, C. E., Jin, T., Siamantouras, E., Liu, I. K., Jefferson, K. P., & Squires, P. E. (2013). 'Special k' and a loss of cell-to-cell adhesion in proximal tubule-derived epithelial cells: modulation of the adherens junction complex by ketamine. ***PLoS One, 8(8)***, e71819. doi:10.1371/journal.pone.0071819

Honey, G. D., Honey, R. A. E., O'Loughlin, C., Sharar, S. R., Kumaran, D., Suckling, J., . . . Fletcher, P. C. (2005). Ketamine disrupts frontal and hippocampal contribution to encoding and retrieval of episodic memory: an fMRI study. ***Cereb Cortex, 15(6)***, 749-759. doi:10.1093/cercor/bhh176

Honey, R. A. E., Honey, G. D., O'Loughlin, C., Sharar, S. R., Kumaran, D., Bullmore, E. T., . . . Fletcher, P. C. (2004). Acute Ketamine Administration Alters the Brain Responses to Executive Demands in a Verbal Working Memory Task: an fMRI Study. ***Neuropsychopharmacology, 29(6)***, 1203-1214. doi:10.1038/sj.npp.1300438

Huang, L. K., Wang, J. H., Shen, S. H., Lin, A. T., & Chang, C. Y. (2014). Evaluation of the extent of ketamine-induced uropathy: the role of CT urography. ***Postgrad Med J, 90(1062)***, 185-190. doi:10.1136/postgradmedj-2013-131776

Huang, X., Huang, K., Zheng, W., Beveridge, T. J., Yang, S., Li, X., . . . Liu, Y. The effects of GSK-3β blockade on ketamine self-administration and relapse to drug-seeking behavior in rats. (1879-0046 (Electronic)).

Huang, X., Huang, K., Zheng, W., Beveridge, T. J., Yang, S., Li, X., . . . Liu, Y. (2015). The effects of GSK-3β blockade on ketamine self-administration and relapse to drug-seeking behavior in rats. ***Drug Alcohol Depend, 147***, 257-265. doi:10.1016/j.drugalcdep.2014.10.028

Hung, C. C., Zhang, S., Chen, C. M., Duann, J. R., Lin, C. P., Lee, T. S., & Li, C. R. (2020). Striatal functional connectivity in chronic ketamine users: a pilot study. ***Am J Drug Alcohol Abuse, 46(1)***, 31-43. doi:10.1080/00952990.2019.1624764

Ikeda, K., Nagasawa, M., Mori, H., Araki, K., Sakimura, K., Watanabe, M., . . . Mishina, M. (1992). Cloning and expression of the epsilon 4 subunit of the NMDA receptor channel. ***FEBS Lett, 313(1)***, 34-38. doi:10.1016/0014-5793(92)81178-o

Ikonomidou, C., Bosch, F., Miksa, M., Bittigau, P., Vöckler, J., Dikranian, K., . . . Olney, J. W. (1999). Blockade of NMDA receptors and apoptotic neurodegeneration in the developing brain. ***Science, 283(5398)***, 70-74. doi:10.1126/science.283.5398.70

Jia, Z., Liu, Z., Chu, P., McGoogan, J. M., Cong, M., Shi, J., & Lu, L. (2015). Tracking the evolution of drug abuse in China, 2003-10: a retrospective, self-controlled study. ***Addiction, 110 Suppl 1***, 4-10. doi:10.1111/add.12769

Jin, J., Gong, K., Zou, X., Wang, R., Lin, Q., & Chen, J. (2013). The blockade of NMDA receptor ion channels by ketamine is enhanced in developing rat cortical neurons. ***Neurosci Lett, 539***, 11-15. doi:10.1016/j.neulet.2013.01.034

Johnson, J. W., & Ascher, P. (1987). Glycine potentiates the NMDA response in cultured mouse brain neurons. ***Nature, 325(6104)***, 529-531. doi:10.1038/325529a0

Kalkan, Y., Tomak, Y., Altuner, D., Tumkaya, L., Bostan, H., Yilmaz, A., . . . Turan, A. (2014). Hepatic effects of ketamine administration for 2 weeks in rats. ***Hum Exp Toxicol, 33(1)***, 32-40. doi:10.1177/0960327112472990

Kaplita, P. V., & Ferkany, J. W. (1990). Evidence for direct interactions between the NMDA and glycine recognition sites in brain. ***Eur J Pharmacol, 188(2-3)***, 175-179. doi:10.1016/0922-4106(90)90053-z

Kerridge, B. T., Saha, T. D., Smith, S., Chou, P. S., Pickering, R. P., Huang, B., . . . Pulay, A. J. (2011). Dimensionality of hallucinogen and inhalant/solvent abuse and dependence criteria: Implications for the diagnostic and statistical manual of mental disorders—Fifth edition. ***Addict Behav, 36(9)***, 912-918. doi:https://doi.org/10.1016/j.addbeh.2011.04.006

Khalili-Mahani, N., Niesters, M., van Osch, M. J., Oitzl, M., Veer, I., de Rooij, M., . . . Dahan, A. (2015). Ketamine interactions with biomarkers of stress: a randomized placebo-controlled repeated measures resting-state fMRI and PCASL pilot study in healthy men. ***Neuroimage, 108***, 396-409. doi:10.1016/j.neuroimage.2014.12.050

Khanegheini, A., Nasehi, M., & Zarrindast, M. R. (2015). The modulatory effect of CA1 GABAb receptors on ketamine-induced spatial and non-spatial novelty detection deficits with respect to Ca(2+). ***Neuroscience, 305***, 157-168. doi:10.1016/j.neuroscience.2015.07.083

Kirby, K. N., Petry, N. M., & Bickel, W. K. (1999). Heroin addicts have higher discount rates for delayed rewards than non-drug-using controls. ***J Exp Psychol Gen, 128(1)***, 78-87. doi:10.1037//0096-3445.128.1.78

Kleinloog, D., Rombouts, S., Zoethout, R., Klumpers, L., Niesters, M., Khalili-Mahani, N., . . . van Gerven, J. (2015). Subjective Effects of Ethanol, Morphine, Δ(9)-Tetrahydrocannabinol, and Ketamine Following a Pharmacological Challenge Are Related to Functional Brain Connectivity. ***Brain Connect, 5(10)***, 641-648. doi:10.1089/brain.2014.0314

Kraguljac, N. V., Frölich, M. A., Tran, S., White, D. M., Nichols, N., Barton-McArdle, A., . . . Lahti, A. C. (2017). Ketamine modulates hippocampal neurochemistry and functional connectivity: a combined magnetic resonance spectroscopy and resting-state fMRI study in healthy volunteers. ***Mol Psychiatry, 22(4)***, 562-569. doi:10.1038/mp.2016.122

Lea, T., Prestage, G., Mao, L., Zablotska, I., de Wit, J., & Holt, M. (2013). Trends in drug use among gay and bisexual men in Sydney, Melbourne and Queensland, Australia. ***Drug Alcohol Rev, 32(1)***, 39-46. doi:10.1111/j.1465-3362.2012.00494.x

Lee, S. T., Wu, T. T., Yu, P. Y., & Chen, R. M. (2009). Apoptotic insults to human HepG2 cells induced by S-(+)-ketamine occurs through activation of a Bax-mitochondria-caspase protease pathway. ***Br J Anaesth, 102(1)***, 80-89. doi:10.1093/bja/aen322

Lehmann, M., Seifritz, E., Henning, A., Walter, M., Böker, H., Scheidegger, M., & Grimm, S. (2016). Differential effects of rumination and distraction on ketamine induced modulation of resting state functional connectivity and reactivity of regions within the default-mode network. ***Soc Cogn Affect Neurosci, 11(8)***, 1227-1235. doi:10.1093/scan/nsw034

Lester, R. A., Clements, J. D., Westbrook, G. L., & Jahr, C. E. (1990). Channel kinetics determine the time course of NMDA receptor-mediated synaptic currents. ***Nature, 346(6284)***, 565-567. doi:10.1038/346565a0

Li, C. R., Zhang, S., Hung, C. C., Chen, C. M., Duann, J. R., Lin, C. P., & Lee, T. S. (2017). Depression in chronic ketamine users: Sex differences and neural bases. ***Psychiatry Res Neuroimaging, 269***, 1-8. doi:10.1016/j.pscychresns.2017.09.001

Li, C. S., & Sinha, R. (2008). Inhibitory control and emotional stress regulation: neuroimaging evidence for frontal-limbic dysfunction in psycho-stimulant addiction. ***Neurosci Biobehav Rev, 32(3)***, 581-597. doi:10.1016/j.neubiorev.2007.10.003

Li, L., & Vlisides, P. E. (2016). Ketamine: 50 Years of Modulating the Mind. ***Front Hum Neurosci, 10***, 612. doi:10.3389/fnhum.2016.00612

Li, Q., Li, Z., Li, W., Zhang, Y., Wang, Y., Zhu, J., . . . Liu, Y. (2016). Disrupted Default Mode Network and Basal Craving in Male Heroin-Dependent Individuals: A Resting-State fMRI Study. ***J Clin Psychiatry, 77(10)***, e1211-e1217. doi:10.4088/jcp.15m09965

Liang, H. J., Lau, C. G., Tang, A., Chan, F., Ungvari, G. S., & Tang, W. K. (2013). Cognitive impairments in poly-drug ketamine users. ***Addict Behav, 38(11)***, 2661-2666. doi:10.1016/j.addbeh.2013.06.017

Liao, Y., Tang, J., Corlett, P. R., Wang, X., Yang, M., Chen, H., . . . Fletcher, P. C. (2011). Reduced dorsal prefrontal gray matter after chronic ketamine use. ***Biol Psychiatry, 69(1)***, 42-48. doi:10.1016/j.biopsych.2010.08.030

Liao, Y., Tang, J., Liu, J., Xie, A., Yang, M., Johnson, M., . . . Hao, W. (2016). Decreased Thalamocortical Connectivity in Chronic Ketamine Users. ***PLoS One, 11(12)***, e0167381. doi:10.1371/journal.pone.0167381

Liao, Y., Tang, J., Ma, M., Wu, Z., Yang, M., Wang, X., . . . Hao, W. (2010). Frontal white matter abnormalities following chronic ketamine use: a diffusion tensor imaging study. ***Brain, 133(Pt 7)***, 2115-2122. doi:10.1093/brain/awq131

Lindefors, N., Barati, S., & O'Connor, W. T. (1997). Differential effects of single and repeated ketamine administration on dopamine, serotonin and GABA transmission in rat medial prefrontal cortex. ***Brain Res, 759(2)***, 205-212. doi:10.1016/s0006-8993(97)00255-2

Littlewood, C. L., Jones, N., O'Neill, M. J., Mitchell, S. N., Tricklebank, M., & Williams, S. C. (2006). Mapping the central effects of ketamine in the rat using pharmacological MRI. ***Psychopharmacology (Berl)***, 186(1), 64-81. doi:10.1007/s00213-006-0344-0

Liu, F., Patterson, T. A., Sadovova, N., Zhang, X., Liu, S., Zou, X., . . . Wang, C. (2013). Ketamine-induced neuronal damage and altered N-methyl-D-aspartate receptor function in rat primary forebrain culture. ***Toxicol Sci, 131(2)***, 548-557. doi:10.1093/toxsci/kfs296

Liu, Y., Le Foll, B., Liu, Y., Wang, X., & Lu, L. (2008). Conditioned place preference induced by licit drugs: establishment, extinction, and reinstatement. ***ScientificWorldJournal, 8***, 1228-1245. doi:10.1100/tsw.2008.154

LoBue, C., Cullum, C. M., Braud, J., Walker, R., Winhusen, T., Suderajan, P., & Adinoff, B. (2014). Optimal neurocognitive, personality and behavioral measures for assessing impulsivity in cocaine dependence. ***Am J Drug Alcohol Abuse, 40(6)***, 455-462. doi:10.3109/00952990.2014.939752

Lv, Q., Yang, L., Li, G., Wang, Z., Shen, Z., Yu, W., . . . Wang, Z. (2016). Large-Scale Persistent Network Reconfiguration Induced by Ketamine in Anesthetized Monkeys: Relevance to Mood Disorders. ***Biol Psychiatry, 79(9)***, 765-775. doi:10.1016/j.biopsych.2015.02.028

MacDermott, A. B., Mayer, M. L., Westbrook, G. L., Smith, S. J., & Barker, J. L. (1986). NMDA-receptor activation increases cytoplasmic calcium concentration in cultured spinal cord neurones. ***Nature, 321(6069),*** 519-522. doi:10.1038/321519a0

Mason, K., Cottrell, A. M., Corrigan, A. G., Gillatt, D. A., & Mitchelmore, A. E. (2010). Ketamine-associated lower urinary tract destruction: a new radiological challenge. ***Clin Radiol, 65(10)***, 795-800. doi:10.1016/j.crad.2010.05.003

Mayberg, T. S., Lam, A. M., Matta, B. F., Domino, K. B., & Winn, H. R. (1995). Ketamine does not increase cerebral blood flow velocity or intracranial pressure during isoflurane/nitrous oxide anesthesia in patients undergoing craniotomy. ***Anesth Analg, 81(1)***, 84-89. doi:10.1097/00000539-199507000-00017

McBain, C. J., & Mayer, M. L. (1994). N-methyl-D-aspartic acid receptor structure and function. ***Physiol Rev, 74(3)***, 723-760. doi:10.1152/physrev.1994.74.3.723

McHugh, M. J., Demers, C. H., Braud, J., Briggs, R., Adinoff, B., & Stein, E. A. (2013). Striatal-insula circuits in cocaine addiction: implications for impulsivity and relapse risk. ***Am J Drug Alcohol Abuse, 39(6)***, 424-432. doi:10.3109/00952990.2013.847446

Monyer, H., Burnashev, N., Laurie, D. J., Sakmann, B., & Seeburg, P. H. (1994). Developmental and regional expression in the rat brain and functional properties of four NMDA receptors. ***Neuron, 12(3)***, 529-540. doi:10.1016/0896-6273(94)90210-0

Moreton, J. E., Meisch, R. A., Stark, L., & Thompson, T. (1977). Ketamine self-administration by the rhesus monkey. ***J Pharmacol Exp Ther, 203(2)***, 303-309.

Morgan, C. J., & Curran, H. V. (2006). Acute and chronic effects of ketamine upon human memory: a review. ***Psychopharmacology (Berl), 188(4)***, 408-424. doi:10.1007/s00213-006-0572-3

Morgan, C. J., & Curran, H. V. (2012). Ketamine use: a review. ***Addiction, 107(1)***, 27-38. doi:10.1111/j.1360-0443.2011.03576.x

Morgan, C. J., Muetzelfeldt, L., & Curran, H. V. (2010). Consequences of chronic ketamine self-administration upon neurocognitive function and psychological wellbeing: a 1-year longitudinal study. ***Addiction, 105(1)***, 121-133. doi:10.1111/j.1360-0443.2009.02761.x

Moshier, S. J., Ewen, M., & Otto, M. W. (2013). Impulsivity as a moderator of the intention-behavior relationship for illicit drug use in patients undergoing treatment. ***Addict Behav, 38(3)***, 1651-1655. doi:10.1016/j.addbeh.2012.09.008

Muetzelfeldt, L., Kamboj, S. K., Rees, H., Taylor, J., Morgan, C. J., & Curran, H. V. (2008). Journey through the K-hole: phenomenological aspects of ketamine use. ***Drug Alcohol Depend, 95(3)***, 219-229. doi:10.1016/j.drugalcdep.2008.01.024

Muthén, B. (2006). Should substance use disorders be considered as categorical or dimensional? ***Addiction, 101 Suppl 1***, 6-16. doi:10.1111/j.1360-0443.2006.01583.x

Nakako, T., Murai, T., Ikejiri, M., Ishiyama, T., Taiji, M., & Ikeda, K. (2013). Effects of a dopamine D1 agonist on ketamine-induced spatial working memory dysfunction in common marmosets. ***Behav Brain Res, 249***, 109-115. doi:10.1016/j.bbr.2013.04.012

Naqvi, N. H., & Bechara, A. (2009). The hidden island of addiction: the insula. ***Trends Neurosci, 32(1)***, 56-67. doi:10.1016/j.tins.2008.09.009

Northoff, G., Richter A Fau - Bermpohl, F., Bermpohl F Fau - Grimm, S., Grimm S Fau - Martin, E., Martin E Fau - Marcar, V. L., Marcar Vl Fau - Wahl, C., . . . Boeker, H. NMDA hypofunction in the posterior cingulate as a model for schizophrenia: an exploratory ketamine administration study in fMRI. (0920-9964 (Print)).

Nowak, L., Bregestovski, P., Ascher, P., Herbet, A., & Prochiantz, A. (1984). Magnesium gates glutamate-activated channels in mouse central neurones. ***Nature, 307(5950)***, 462-465. doi:10.1038/307462a0

Pappas, M. K., & Halkitis, P. N. (2011). Sexual risk taking and club drug use across three age cohorts of HIV-positive gay and bisexual men in New York City. ***AIDS Care, 23(11)***, 1410-1416. doi:10.1080/09540121.2011.565027

Peng, T. R., Lee, M. C., Wu, T. W., & Lan, C. C. (2014). Suspected ketamine-associated lower urinary tract symptoms. ***Urol J, 11(2)***, 1508-1510.

Penning, R., Veldstra, J. L., Daamen, A. P., Olivier, B., & Verster, J. C. (2010). Drugs of abuse, driving and traffic safety. ***Curr Drug Abuse Rev, 3(1)***, 23-32. doi:10.2174/1874473711003010023

Powers, A. R., 3rd, Gancsos, M. G., Finn, E. S., Morgan, P. T., & Corlett, P. R. (2015). Ketamine-Induced Hallucinations. ***Psychopathology, 48(6)***, 376-385. doi:10.1159/000438675

Powers Iii, A. R., Gancsos, M. G., Finn, E. S., Morgan, P. T., & Corlett, P. R. (2015). Ketamine-Induced Hallucinations. ***Psychopathology, 48(6)***, 376-385. doi:10.1159/000438675

Price, R. B., Iosifescu, D. V., Murrough, J. W., Chang, L. C., Al Jurdi, R. K., Iqbal, S. Z., . . . Mathew, S. J. (2014). Effects of ketamine on explicit and implicit suicidal cognition: a randomized controlled trial in treatment-resistant depression. ***Depression and anxiety, 31(4)***, 335-343. doi:10.1002/da.22253

Reynaud-Maurupt, C., Bello, P. Y., Akoka, S., & Toufik, A. (2007). Characteristics and behaviors of ketamine users in France in 2003. ***J Psychoactive Drugs, 39(1)***, 1-11. doi:10.1080/02791072.2007.10399859

Risner, M. E. (1982). Intravenous self-administration of phencyclidine and related compounds in the dog. ***J Pharmacol Exp Ther, 221(3)***, 637-644.

Roberts, B. M., Seymour, P. A., Schmidt, C. J., Williams, G. V., & Castner, S. A. (2010). Amelioration of ketamine-induced working memory deficits by dopamine D1 receptor agonists. ***Psychopharmacology (Berl), 210(3)***, 407-418. doi:10.1007/s00213-010-1840-9

Robles, E., Huang, B. E., Simpson, P. M., & McMillan, D. E. (2011). Delay discounting, impulsiveness, and addiction severity in opioid-dependent patients. ***J Subst Abuse Treat, 41(4)***, 354-362. doi:10.1016/j.jsat.2011.05.003

Rockville, M. (2008). Use of Specific Hallucinogens: 2006. Retrieved from

Rowland, L. M., Bustillo Jr Fau - Mullins, P. G., Mullins Pg Fau - Jung, R. E., Jung Re Fau - Lenroot, R., Lenroot R Fau - Landgraf, E., Landgraf E Fau - Barrow, R., . . . Brooks, W. M.

Effects of ketamine on anterior cingulate glutamate metabolism in healthy humans: a 4-T proton MRS study. (0002-953X (Print)).

Hoffman, R., & Traub, S. J. (2019). Ketamine poisoning. 29 Aug, 2019. Up To Date. https://www.uptodate.com/contents/ketamine-poisoning

Saha, T. D., Compton, W. M., Pulay, A. J., Stinson, F. S., Ruan, W. J., Smith, S. M., & Grant, B. F. (2010). Dimensionality of DSM-IV nicotine dependence in a national sample: an item response theory application. *Drug Alcohol Depend, 108(1-2)*, 21-28. doi:10.1016/j.drugalcdep.2009.11.012

Sarkar, A., & Kabbaj, M. (2016). Sex Differences in Effects of Ketamine on Behavior, Spine Density, and Synaptic Proteins in Socially Isolated Rats. ***Biol Psychiatry, 80(6)***, 448-456. doi:10.1016/j.biopsych.2015.12.025

Scheidegger, M., Henning, A., Walter, M., Lehmann, M., Kraehenmann, R., Boeker, H., . . . Grimm, S. (2016). Ketamine administration reduces amygdalo-hippocampal reactivity to emotional stimulation. ***Hum Brain Mapp, 37(5)***, 1941-1952. doi:10.1002/hbm.23148

Scheidegger, M., Walter, M., Lehmann, M., Metzger, C., Grimm, S., Boeker, H., . . . Seifritz, E. (2012). Ketamine decreases resting state functional network connectivity in healthy subjects: implications for antidepressant drug action. ***PLoS One, 7(9)***, e44799. doi:10.1371/journal.pone.0044799

Shahani, R., & Stewart, R. J. (2008). Reply to letter-to-the-editor, Re: Shahani R, Streutker C, Dickson B, et al: Ketamine-associated ulcerative cystitis: a new clinical entity. Urology 69: 810-812, 2007. ***Urology, 71(5)***, 987. doi:10.1016/j.urology.2007.12.001

Shang, Y., Wu, Y., Yao, S., Wang, X., Feng, D., & Yang, W. (2007). Protective effect of erythropoietin against ketamine-induced apoptosis in cultured rat cortical neurons: Involvement of PI3K/Akt and GSK-3 beta pathway. ***Apoptosis, 12(12)***, 2187-2195. doi:10.1007/s10495-007-0141-1

Singh, D., Chawarski, M. C., Schottenfeld, R., & Vicknasingam, B. (2013). Substance Abuse and the HIV Situation in Malaysia. ***Journal of food and drug analysis, 21(4)***, S46-S51. doi:10.1016/j.jfda.2013.09.033

Skeldon, S. C., & Goldenberg, S. L. (2014). Urological complications of illicit drug use. ***Nat Rev Urol, 11(3)***, 169-177. doi:10.1038/nrurol.2014.22

Solé, B., Jiménez, E., Martinez-Aran, A., & Vieta, E. (2015). Cognition as a target in major depression: New developments. ***European Neuropsychopharmacology, 25(2)***, 231-247. doi:https://doi.org/10.1016/j.euroneuro.2014.12.004

Spealman, R. D., & Goldberg, S. R. (1978). Drug self-administration by laboratory animals: control by schedules of reinforcement. ***Annu Rev Pharmacol Toxicol, 18***, 313-339. doi:10.1146/annurev.pa.18.040178.001525

Standaert, D. G., Landwehrmeyer, G. B., Kerner, J. A., Penney, J. B., Jr., & Young, A. B. (1996). Expression of NMDAR2D glutamate receptor subunit mRNA in neurochemically identified interneurons in the rat neostriatum, neocortex and hippocampus. ***Brain Res Mol Brain Res, 42(1)***, 89-102. doi:10.1016/s0169-328x(96)00117-9

Steffens, M., Becker, B., Neumann, C., Kasparbauer, A. M., Meyhöfer, I., Weber, B., . . . Ettinger, U. (2016). Effects of ketamine on brain function during smooth pursuit eye movements. ***Hum Brain Mapp, 37(11)***, 4047-4060. doi:10.1002/hbm.23294

Stone, J., Kotoula, V., Dietrich, C., De Simoni, S., Krystal, J. H., & Mehta, M. A. (2015). Perceptual distortions and delusional thinking following ketamine administration are related to increased pharmacological MRI signal changes in the parietal lobe. ***J Psychopharmacol, 29(9)***, 1025-1028. doi:10.1177/0269881115592337

Tan, S., Lam, W. P., Wai, M. S., Yu, W. H., & Yew, D. T. (2012). Chronic ketamine administration modulates midbrain dopamine system in mice. ***PLoS One, 7(8)***, e43947. doi:10.1371/journal.pone.0043947

Tang, M., Ching, C. K., Tse, M. L., Ng, C., Lee, C., Chong, Y. K., . . . Emerging Drugs of Abuse Surveillance Study, G. (2015). Surveillance of emerging drugs of abuse in Hong Kong: validation of an analytical tool. ***Hong Kong Med J, 21(2)***, 114-123. doi:10.12809/hkmj144398

Tedesco, V., Ravagnani, C., Bertoglio, D., & Chiamulera, C. (2013). Acute ketamine-induced neuroplasticity: ribosomal protein S6 phosphorylation expression in drug addiction-related rat brain areas. ***Neuroreport, 24(7)***, 388-393. doi:10.1097/WNR.0b013e32836131ad

Thomases, D. R., Cass, D. K., Meyer, J. D., Caballero, A., & Tseng, K. Y. (2014). Early adolescent MK-801 exposure impairs the maturation of ventral hippocampal control of basolateral amygdala drive in the adult prefrontal cortex. ***J Neurosci, 34(27)***, 9059-9066. doi:10.1523/jneurosci.1395-14.2014

Thomases, D. R., Cass, D. K., & Tseng, K. Y. (2013). Periadolescent exposure to the NMDA receptor antagonist MK-801 impairs the functional maturation of local GABAergic circuits in the adult prefrontal cortex. ***J Neurosci, 33(1)***, 26-34. doi:10.1523/jneurosci.4147-12.2013

Thompson, T., & Schuster, C. R. (1964). MORPHINE SELF-ADMINISTRATION, FOOD-REINFORCED, AND AVOIDANCE BEHAVIORS IN RHESUS MONKEYS. ***Psychopharmacologia, 5***, 87-94. doi:10.1007/bf00413045

Tony Szi-Hsien Lee, S.-F. T. (2016). Ketamine Abuse, Impulsivity and Depression among Vocational Evening School Students. ***Chinese Journal of Drug Dependence, 25(1)***, 97-102.

Tony Szu-Hsien Lee, C.-C. H., Yi-Shuan Liu, Chu-Chung Huang, Jeng-Ren Duann, Ching-Po Lin, Chiang-Shan R. Li. (2018). The Effects Of Chronic Ketamine Exposure On Brain Morphology And Functional Changes In Adolescence-Onset Users. Paper presented at the NIDA International Forum, San Diego, California.

Tzschentke, T. M. (2007). Measuring reward with the conditioned place preference (CPP) paradigm: update of the last decade. ***Addict Biol, 12(3-4)***, 227-462. doi:10.1111/j.1369-1600.2007.00070.x

Utevsky, A. V., Smith, D. V., & Huettel, S. A. (2014). Precuneus is a functional core of the default-mode network. ***J Neurosci, 34(3)***, 932-940. doi:10.1523/jneurosci.4227-13.2014

van der Kam, E. L., De Vry, J., & Tzschentke, T. M. (2009). 2-Methyl-6-(phenylethynyl)-pyridine (MPEP) potentiates ketamine and heroin reward as assessed by acquisition, extinction, and reinstatement of conditioned place preference in the rat. ***Eur J Pharmacol, 606(1-3)***, 94-101. doi:10.1016/j.ejphar.2008.12.042

Venniro, M., Mutti, A., & Chiamulera, C. (2015). Pharmacological and non-pharmacological factors that regulate the acquisition of ketamine self-administration in rats. ***Psychopharmacology (Berl), 232(24)***, 4505-4514. doi:10.1007/s00213-015-4077-9

Venâncio, C., Antunes, L., Félix, L., Rodrigues, P., Summavielle, T., & Peixoto, F. (2013). Chronic ketamine administration impairs mitochondrial complex I in the rat liver. ***Life Sci, 93(12-14)***, 464-470. doi:10.1016/j.lfs.2013.08.001

Wang, C., Zheng, D., Xu, J., Lam, W., & Yew, D. T. (2013). Brain damages in ketamine addicts as revealed by magnetic resonance imaging. Front Neuroanat, 7, 23. doi:10.3389/fnana.2013.00023

Weeks, J. R. (1962). Experimental morphine addiction: method for automatic intravenous injections in unrestrained rats. ***Science, 138(3537)***, 143-144. doi:10.1126/science.138.3537.143

Weiner, A. L., Vieira, L., McKay, C. A., & Bayer, M. J. (2000). Ketamine abusers presenting to the emergency department: a case series. ***J Emerg Med, 18(4)***, 447-451. doi:10.1016/s0736-4679(00)00162-1

Wilkins, L. K., Girard, T. A., & Cheyne, J. A. (2012). Anomalous bodily-self experiences among recreational ketamine users. ***Cogn Neuropsychiatry, 17(5)***, 415-430. doi:10.1080/13546805.2012.663162

Wise, R. A. (2004). Dopamine, learning and motivation. ***Nat Rev Neurosci, 5(6)***, 483-494. doi:10.1038/nrn1406

Wong, G. L., Tam, Y. H., Ng, C. F., Chan, A. W., Choi, P. C., Chu, W. C., . . . Wong, V. W. (2014). Liver injury is common among chronic abusers of ketamine. ***Clin Gastroenterol Hepatol, 12(10)***, 1759-1762.e1751. doi:10.1016/j.cgh.2014.01.041

Wong, J. J., O'Daly, O., Mehta, M. A., Young, A. H., & Stone, J. M. (2016). Ketamine modulates subgenual cingulate connectivity with the memory-related neural circuit-a mechanism of relevance to resistant depression? ***PeerJ, 4***, e1710-e1710. doi:10.7717/peerj.1710

Xu, J. J., Zhang, C., Hu, Q. H., Chu, Z. X., Zhang, J., Li, Y. Z., . . . Qian, H. Z. (2014). Recreational drug use and risks of HIV and sexually transmitted infections among Chinese men who have sex with men: Mediation through multiple sexual partnerships. ***BMC Infect Dis, 14***, 642. doi:10.1186/s12879-014-0642-9

Yang, C., Zhou, Z. Q., Gao, Z. Q., Shi, J. Y., & Yang, J. J. (2013). Acute increases in plasma mammalian target of rapamycin, glycogen synthase kinase-3β, and eukaryotic elongation factor 2 phosphorylation after ketamine treatment in three depressed patients. ***Biol Psychiatry, 73(12)***, e35-36. doi:10.1016/j.biopsych.2012.07.022

Yek, J., Sundaram, P., Aydin, H., Kuo, T., & Ng, L. G. (2015). The clinical presentation and diagnosis of ketamine-associated urinary tract dysfunction in Singapore. ***Singapore Med J, 56(12)***, 660-664; quiz 665. doi:10.11622/smedj.2015185

Yiu-Cheung, C. (2012). Acute and chronic toxicity pattern in ketamine abusers in Hong Kong. ***J Med Toxicol, 8(3)***, 267-270. doi:10.1007/s13181-012-0229-z

Yoshizawa, K., Mori, T., Ueno, T., Nishiwaki, M., Shibasaki, M., Shimizu, N., . . . Suzuki, T. (2013). Involvement of serotonin receptor mechanisms in the discriminative stimulus effects of ketamine in rats. ***J Pharmacol Sci, 121(3)***, 237-241. doi:10.1254/jphs.12148sc

Young, A. M., & Woods, J. H. (1981). Maintenance of behavior by ketamine and related compounds in rhesus monkeys with different self-administration histories. ***J Pharmacol Exp Ther, 218(3)***, 720-727.

Zeng, H., Lee, T. M., Waters, J. H., So, K. F., Sham, P. C., Schottenfeld, R. S., . . . Chawarski, M. C. (2013). Impulsivity, cognitive function, and their relationship in heroin-dependent individuals. ***J Clin Exp Neuropsychol, 35(9)***, 897-905. doi:10.1080/13803395.2013.828022

Zhang, J. T., Ma, S. S., Yan, C. G., Zhang, S., Liu, L., Wang, L. J., . . . Fang, X. Y. (2017). Altered coupling of default-mode, executive-control and salience networks in Internet gaming disorder. ***European Psychiatry, 45***, 114-120. doi:10.1016/j.eurpsy.2017.06.012

Zhu, Y., Wang, Y., Lai, J., Wei, S., Zhang, H., Yan, P., . . . Yin, F. (2017). Dopamine D1 and D3 Receptors Modulate Heroin-Induced Cognitive Impairment through Opponent Actions in Mice. ***Int J Neuropsychopharmacol, 20(3)***, 257-268. doi:10.1093/ijnp/pyw099

Zhuo, X., Cang, Y., Yan, H., Bu, J., & Shen, B. (2010). The prevalence of drugs in motor vehicle accidents and traffic violations in Shanghai and neighboring cities. ***Accident Analysis & Prevention, 42(6)***, 2179-2184. doi:https://doi.org/10.1016/j.aap.2010.07.004

Zukin, R. S., & Bennett, M. V. (1995). Alternatively spliced isoforms of the NMDARI receptor subunit. ***Trends Neurosci, 18(7)***, 306-313. doi:10.1016/0166-2236(95)93920-s

李思賢、游錦雲、任全鈞、張淑雯、范巧逸、李慧純 (2008)。校園學生毒品使用篩檢量表之編製暨信效度分析（高中職日間部版及夜間部版）。教育部委託研究計畫研究報告。(計畫編號: 0960190567)。

NPS

2021
New
Psychoactive
Substances

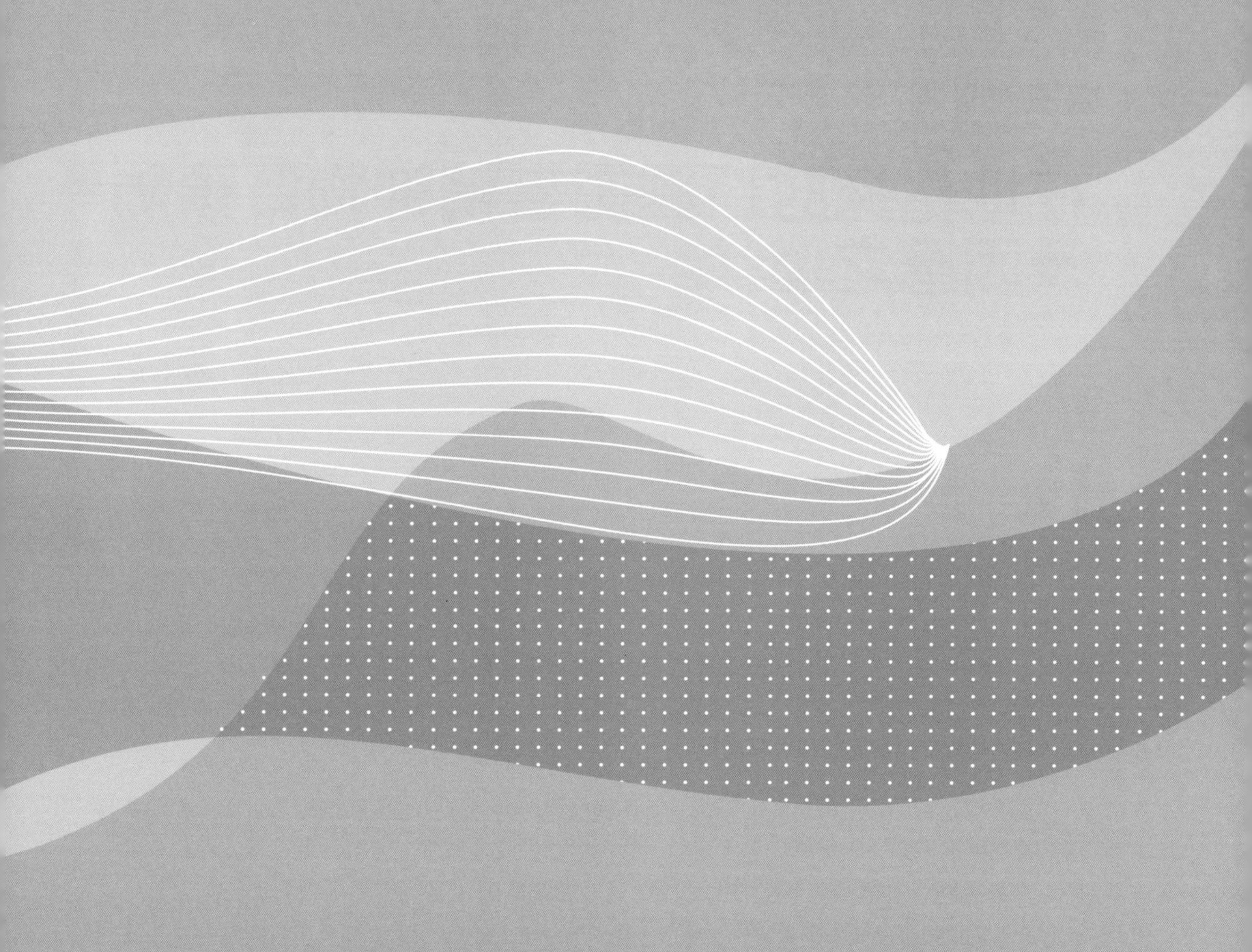

第5篇

新興影響精神物質預防及因應之道

第1章 在地化探討新興影響精神物質預防及因應之道

作者｜鄭介松

摘要

藥物濫用為當前重要之衛生議題之一，除對個人身、心理造成危害，亦衍生多種社會問題。全國各地藥物濫用概況依地理、文化、民情皆有所差異，非法藥物的誤用、濫用、依賴、共病等現象，進而衍生的醫療成本與社會成本都是龐大的經費與社會負擔。因此，高雄市首創全國之先，成立一級機關「毒品防制局」，統籌整合及規劃本市毒品防制工作，共同推動本市毒品防制相關業務。

面對傳統毒品與新興毒品的威脅，本市盤點預防與治療、確保各面向之合作、整合各區防毒功能與協調、收集藥物濫用資料、教育社區民眾與家庭、分群分眾宣導並整合跨部門之宣導量能，並綜合考量在地化毒品概況及相關資源，擬訂本市十大毒品防制重點：1.縮短毒品防制資源城鄉之差距、2.補足斷點，加強宣導效能、3.提升全民新興毒品之正確知能、4.從環境端積極防制新興毒品濫用問題、5.統籌青少年在地化處遇資源暨網路合作、6.積極將家庭納入輔導，強化個案支持性系統、7.強化實務與學術領域之專業交流、8.推動緩起訴本土化多元司法處遇、9.首創緩起訴「個案接受輔導證明書」，提供司法端輔導證明、10.建構本市毒品防制網絡。同時滾動式修正政策以結合現況，如履薄冰面對每一次的毒品防制之挑戰。

國外研究顯示，每投注1美元在減少毒品防制工作，其與毒品有關的犯罪、司法成本之回報率在4-7美元間，更有效減少個人、家庭和社會的衝突，提供工作效率，降低因毒品危害而產生的死亡和事故(National Instite on Drug Abuse, 2012)。面對新興毒品的挑戰，如何整合防毒金三角之量能，在既有檢警緝毒成效外，強化防毒、拒毒、戒毒面向，達1+1大於2的效果，更需仰賴社會上的每一位民眾的支持與認同。毒品防制這場團體戰，我們一起努力。

關鍵字：新興毒品、藥物濫用、毒品政策、在地化防制作為

壹 前言

高雄市地形狹長，其轄域東北至中央山脈及玉山主峰，西南至南海上之南沙太平島、中洲島、東沙群島，與臺南市及嘉義縣、南投縣、花蓮縣、臺東縣、屏東縣等縣市皆相鄰，整個轄區超過50%為高山地形。高雄市的交通運輸網絡呈現海、空、陸3大運輸立體化全方位發展，擁有臺灣第二大的國際機場高雄國際機場與臺灣最大港口高雄港，境外運輸便捷，境內有高鐵、台鐵、捷運、公車、渡輪等完善交通網，四通八達。高雄市自日治時期起即為重工業林立的城市，近幾年來則積極轉型，推動科學園區與綠能產業；因地形遼闊又靠海，農漁業興盛，其中漁產量更為全國最多，綜上可知高雄市為一繁榮富庶且產業多元的城市，同時具都市的繁榮以及鄉村的樸實，與國際交通緊密聯結。與其他城市相同的是，高雄市也面臨到毒品的問題，但是不同的是，高雄的毒品問題還包含了都市偏鄉型態之差距、機場與港口境外輸入等，故高雄市率全國之先，成立的毒品的專責機關「毒品防制局」。

90年代開始，臺灣的非法藥物濫用情形急速成長，政府旋即在1993年展開「向毒品宣戰」，確立「斷絶供給、減少需求」的反毒方針，結合中央各部會以及民間力量，積極展開反毒工作，為了抑制社會毒品濫用的問題，減少犯罪與社會危害，遂推動地方毒品危害防制中心的政策措施，希望能結合政府與民間的資源與力量，共同進行反毒作戰，然而該政策主要是植基於應急式的反毒政策推動，政府採取運用當時現有的組織資源方式來做政策推動，從任務編組的人員配置到反毒業務的金額補助皆有限，不只使主責的單位面臨難以負荷的問題，也使網絡中的其他行動者傾向被動配合，沿襲舊有的反毒政策推動內涵，實際產生的政策變革有限，組織間也呈現弱連結型態（顏良恭，2011）。

在地方反毒網絡的擴展與反毒醫療、輔導信念的執行過程中，主責的中心人員也面臨吸毒犯心理依賴強烈與病識感不足的困境，前者所導致的高再犯率使得民間資源普遍投入的意願不高，後者則為吸毒者配合意願不高讓政府的輔導措施面臨難以推動的困境。上述的困境使得地方毒品危害防制中心的現行運作面臨發展的侷限（顏良恭，2011）。

非法藥物的誤用、濫用、依賴、共病現象，進而衍生的醫療成本與社會成本都是龐大的經費與社會負擔，因此，高雄市成立一級機關「毒品防制局」，在既有警方緝毒成效，打擊毒品供應端外。由毒品防制局從毒品需求端思考，統籌整合及規劃本市毒品防制工作，透過實證研究提供有效益之預防及戒治服務。參與國際學術研究交流，即時監測未來毒品危害趨勢變化，並督核本市毒品相關業務及政策規劃，同時為個案直接服務單位，為監測、規劃、研究、創新、專業服務五合一的機關，共同推動本市毒品防制相關業務。

貳 本市概況

高雄市政府毒品防制局（毒防局）與高雄醫學大學合作，統整分析相關藥物濫用資料，取得實證性之資料，藉以瞭解藥物濫用趨勢，提供高雄市政府因地制宜之政策，以遏阻藥物濫用及相關傳染病之蔓延。近來化工技術不斷進步，新興影響精神物質及其化學衍生物不斷推陳出新，同一化學式經修飾後可衍生多種異構物，如卡西酮類截至2019年底我國列管即高達51種（衛生福利部食品藥物管理署，2019）。而此類藥物常以咖啡包、果凍、軟糖等精緻之零食造型出現，易使青少年族群降低戒心而施用，其內容物多為各式藥物混合，不同藥理機制之藥物交互作用，會導致中樞神經錯亂，致死率比施用單一毒品要來的高（法務部，2020；衛生福利部食品藥物管理署，2019）。

按高雄的毒品供給面（犯罪方法為販賣、轉讓、引誘他人、栽種、走私、混入、強迫他人、運輸、製造毒品），2018年安非他命、愷他命、MDMA之查緝重量皆比往年多。而依高雄市政府警察局歷年刑事罰案件資料分析發現，2018年海洛因、大麻、（甲基）安非他命、卡西酮案件數皆有上升之趨勢，但愷他命及其先驅原料有下降的趨勢。

就毒品需求面（吸食）分析，人數大致上有逐年下降之趨勢，2011年至2018年降幅約為45%。分析結果顯示高雄市藥物濫用（施用及吸食）最嚴重之前五名藥物為（甲基）安非他命、鴉片類藥物（海洛因、鴉片、嗎啡），而鴉片類麻醉藥品查緝重量自2016年後也逐年下降，在供給案件數及需求人數皆有下降之趨勢，顯示近年來鴉片類藥物的濫用有得到控制（高雄市政府毒品防制局，2019）。

在行政區犯罪資料顯示，部分都會區之第一、二級毒品案件數呈現下降趨勢，但在行政罰中案件數卻偏高。近兩年行政罰案件數雖略微下降，可能因部分藥物尚未被法律所轄管，因此推測該區域使用毒品之情況從第一、二級毒品轉向使用第三、四級毒品及新興影響精神物質。另在部分偏鄉行政區，仍以第一、二級毒品之施用為主，如海洛因及安非他命等傳統毒品。以行政區分布來看，高雄市藥物濫用大致上可分為兩大區域，主要位於市中心及偏鄉一帶，在市中心一帶雖然原始案件數多，但經過人口校正後密度相對低，而偏鄉一帶雖然案件數少，但經人口校正後密度相對高。顯示未來在防制重點上，應將就毒品類型、生活型態、資源配置等一併納入考量範疇，方能建構完善綿密之防制網絡。

參 高雄市青少年藥物濫用

青少年時期為生理、心理、認知及社交發展的重要轉捩點，對某些脆弱度高的青少年來說，容易在這個時期開始使用毒品，青少年(12-17歲)是最容易開始使用毒品的時期，而濫用的高峰期為18-25歲，在很多國家及很多種類毒品濫用皆觀察到這樣的現象(United Nations Office on Drugs and Crime, 2018; UNODC, 2019)。因此，就發展政府在地化藥物濫用防制策略與預防作為來看，瞭解青少年藥物濫用趨勢，是防制政策上極重要的資訊，更是進行在地化青少年藥物濫用防制的首要工作。

高雄市青少年藥物濫用種類則以愷他命為主，近年則有毒品混合咖啡包的濫用問題出現。雖然在青少年的藥物濫用問題主要為使用愷他命，但相關部門資料卻無法顯示出未列管之藥物濫用情形，故須注意是否有濫用新興影響精神物質之情形，並對青少年宣導新興影響精神物質之危害，提升防毒知能。

青少年自述施用原因多數為好奇及受同儕影響，施用地點多為朋友家中，施用原因多為朋友（同學）誘惑，毒品來源多為朋友無償提供（馮齡儀、阮清陽、李志恒，2020），因此須加強青少年拒毒技巧，同時培養正當休閒興趣，加強生活技能，以正向方式因應壓力，方能抗拒朋友誘惑，免於遭受毒品危害。

在春暉資料分析中發現（高雄市政府毒品防制局，2019），脆弱家庭為濫用藥物的危險因子，家庭為影響青少年重要的場域，若能促使家庭功能完整，改善親子關係，使得孩子能滿足應在家庭中得到的情感依附、安全感等，能有效改善青少年之偏差行為（周志衡等人，2006；施富山，2010；高宛琳，2016；張碧雲，2009）。因此可加強藥物濫用親職教育，提升家庭功能以防制青少年藥物濫用情形。

高雄市藥物濫用通報資料顯示，無論在學或非在學之未成年青少年，2019年較2018年列管人數略為上升，且以非在學之列管人數較多，顯示除了重視校園內藥物濫用防制工作外，針對非在學之青少年也應發展藥物濫用防制對策，加上近年毒品咖啡包混合新興毒品流行，其包裝外觀不易辨識且有各種新樣態呈現，可能降低藥物濫用通報人數，因此尤須重視無學籍青少年藥物濫用防制及未被發掘之染毒黑數問題，同時併重針對藥物濫用的青少年之後續關懷處遇資源。

肆 戒斷與中毒之處置

國際毒品情勢

根據2020年世界毒品報告(UNODC, 2020)指出，世界上毒品濫用情形呈現增長趨勢，2018年全球估計的吸毒人口達到2.69億人，占全球15-64歲人口的5.3%左右。無論是已發展國家還是發展中國家，城市的吸毒情形都比農村險峻，部分原因是大多數人口住在城市，因此城市可能是毒品市場未來動態的一個關鍵因素，另外，社經地位富裕階層的吸毒比率較高，但是社經地位較低的人卻有較高的比率發展成物質使用障礙症(drug use disorder)。

此外，毒品市場也越來越複雜，除了大麻、古柯鹼、海洛因等植物類毒品以外，目前已經增添了數百種合成毒品，且許多種類都尚未列管，是目前棘手的問題之一。截至2019年為止，國際上已知的通報新興毒品已高達979種，大部分是中樞神經興奮劑，且類鴉片的種類持續上升中。

北美地區主要深受吩坦尼等類鴉片之苦，非洲地區則是出現曲馬多(Tramadol)等鎮靜止痛藥濫用情形，而臺灣所在的東亞地區，近年來則是流行安非他命等興奮劑。

臺灣與高雄毒品情勢

緝毒工作為切斷毒品供應面之重要環節，法務部業於1994年7月1日由中央各緝毒相關單位派員於台灣高等法院檢察署成立「緝毒督導小組」，並在全國19個地方法院檢察署成立「緝毒執行小組」，由地方檢、調、警、憲、海關、港埠及海岸巡防司令部等單位編組而成，負責指揮協調各緝毒機關發揮統合戰力，提高緝毒績效（法務部，1995）。近年來依據臺灣高等檢察署定期發布的國內毒品情勢快速分析，近五年來毒品的查緝量皆以三、四級毒品居多，查獲的毒品工廠則以第二級毒品為多；而不管是在運輸、製造、販賣、運輸、持有、轉讓還是施用案件上，都以二級毒品為大宗，與國際東亞情勢大致相符。

以高雄市為例，2019年本市查獲毒品件數中以查獲二級毒品件數最多（近六成），本市總列管藥癮個案也以二級毒品居多，整體情勢與全國相符合。除此之外，近幾年來，高雄市屢次查獲二、三級毒品工廠以及船舶走私等違法案件，可知不法集團利用高雄地形優勢來進行非法行為，行為狡詐，也使得毒品與新興毒品的肆虐令市府不得不嚴正以待。

盤點本市概況

1.都會與偏鄉並存

如前言所述，高雄市地形狹長，同時具都市的繁榮以及鄉村的樸實，而城市與鄉村皆存在毒品濫用的問題，但其面臨到的毒品問題卻有些許不同，都會區人口助興偏好使用三、四級與新興藥物，鄉村則是較多成癮性高的一、二級毒品。且高雄市有50%的地形為山區，相較於都會區而言，其無論是醫療資源或預防宣導資源都較難取得。

2.國際樞紐

隨著國際間運輸更為便利，交通往來更為頻繁，臺灣位於東亞的交通樞紐中心，高雄市又同時設有國際機場與國際港口，南邊緊鄰東港，容易成為國際非法集團的轉運站甚至是銷貨站，加上臺灣的國際情勢險峻，在司法協助上較難取得國際協助，因此在跨境的毒品案件，在牽涉國際情勢跟政治的情況，臺灣跟國外的司法較難互助，更容易讓犯罪集團選擇從高雄滲入。

3.新興毒品肆虐

資訊爆炸以及通訊軟體的興起，不僅改變了我們的生活，也大幅改變用藥模式，從一開始的想放鬆、或者工作所需提神，演變成追求助興、好奇、想要快速交友等，新興毒品變得十分容易取得，價格也不若傳統毒品的高價難入手，價格低廉到學生都能負擔，隨手打開相關的App，許多變裝過後的混參毒品甚至可以宅配送到府。且新興毒品狡詐容易變形，更多的是尚未列管的藥物卻有著毒品的本質，用藥模式的改變也考驗著政府的警覺與介入的速度。

本市作為

本市加強連繫功能，橫向綜整跨局處網絡，設置毒品防制會報，統合分配資源，暢通資訊交流評估以制定相關政策；垂直中央政策，結合高雄地檢署，執行多元緩起訴計畫，以提高緩起訴涵蓋率，並且，依照行政院頒布之「新世代反毒策略行動綱領」，因地制宜、分群分眾規劃多項毒品防制政策並執行，並隨時滾動修正，以利與時俱進的符合毒品防制現況。以下就本市十大毒品防制重點方向逐一說明：

1.縮短毒品防制資源城鄉之差距：

針對都會區與偏鄉的差異，本市為了讓偏鄉也能獲得相對應的毒品防制資源，結合高雄38區衛生所、社區藥局及基層診所，建構本市**社區毒品防制關懷站**，提供可近性、便利性一站式藥物濫用宣導、藥物諮詢、轉介等服務，成為社區第一線毒品防制守門人，建構綿密的毒品防制服務。同時為了解在地化毒品問題，毒防局橫向連結跨局處市府團隊及在地代表，辦理本市毒品防制實地關懷列車，以分區方式辦理訪談，進而隨時檢視修正相關的毒品防制政策。

2.補足斷點，加強宣導效能：

毒防局著重於本市16所大專院校宣導，以補足教育局權管高中職以下學生防毒宣導斷點，以建構完整宣導範圍。考量大專院校生應以趣味、互動方式進行宣導，2019年毒防局結合轄內輔英科技大學新生營，規劃密室逃脫創意宣導遊戲，將教室布置為夜店場景，精心設計具反毒寓意的密室逃脫闖關遊戲，學生要從命案現場中尋找闖關答案（如：主角真正死因、染毒後症狀、免費戒成專線…等），透過寓教於樂方式建立學生正確識毒、拒毒知能。

3.提升全民新興毒品之正確知能：

因應新興毒品的蔓延與肆虐，本市力推去標籤化的分群分重宣導，針對不同的族群提供不同的宣導與用藥衛教資訊，並設計了不同的單張、多元化影片以及活潑的多媒體宣導模式，也結合市府局處大型活動設攤宣導，讓民衆能貼近政策，不再認為「毒品與我沒有關係」。本市接受公私部門各級單位申請毒品防制講座，由毒防局或是參加毒防局訓練的毒品防制宣導講師前往宣導，以達到全民識毒且拒毒的目的。

4.從環境端積極防制新興毒品濫用問題：

鑒於新聞媒體時有娛樂場所毒轟趴事件，為加強環境端預防工作，毒防局依「特定營業場所執行毒品防制措施辦法」規定，針對納管之特定營業場所進行查察、辦理從業人員毒品危害防制訓練，提升人員防毒知能及強化場所通報機制。另自2020年起，全面啓動至非納管之住宿及娛樂場所輔導訪查，鼓勵業者配合執行毒防措施；毒防局並與業者攜手共同建構健康安全的休閒娛樂場所，讓民衆安心消費。

5.統籌青少年在地化處遇資源暨網路合作：

結合網絡資源，共同建置青少年的保護網，施用毒品兒童少年輔導工作由毒防局統籌規劃相關網絡資源，主責個案輔導及執行家長親職教育，並協同教育局輔導在學兒童及少年施用毒品個案。輔導期間倘有司法繫屬者，輔導單位與司法單位共同處遇。

6.積極將家庭納入輔導，強化個案支持性系統：

物質濫用只是生命其中一種行為表徵，原生家庭與童年逆境皆有可能是接觸毒品的可能原因之一，無論是藥癮者抑或是高風險青少年，皆需要重新審視其家庭關係並回歸家庭，本市針對不同族群推廣親職教育與家庭支持團體，秉持以人為本，以家庭為核心的理念，推動多元社區處遇方案，如：愛與陪伴社區支持團體、螢火蟲家族、高雄市多元發展體驗中心、藥癮家庭社區支持服務據點等引導藥癮個案學習調適壓力的技巧，並強化去標籤化，協助建立友善戒癮環境，同時整合個管師與相關心理諮商所、社工師事務所及精神科醫院等資源，提供專業諮商輔導服務。

7.強化實務與學術領域之專業交流：

毒品議題是國際間皆面臨的棘手議題，本市定期舉辦相關的毒品防制學術論壇與專家會議，針對多元的毒品議題邀請國內外學者進行發表及討論，並邀請全國一線毒品防制人員一同參與，以隨時掌握最新實證及國際情勢。

8.創新結合本土化多元司法處遇：

緩起訴附命戒癮治療，目的是讓藥癮者接受醫療戒治。而目前單一化轉介醫療戒治對成癮性不高之藥癮者實際效益不大。為提高戒癮成功率勢必要更多元化的處遇方案。高雄市率全國之先，於2020年結合地檢署及9家醫療機構共同推動「高雄市本土化多元處遇計畫」，將醫療及社區處遇分流評估與多元處遇措施在高雄市全面實施未來預期藥癮者將更有機會，獲得緩起訴回歸社區運用醫療處遇與社區處遇的多元協助的措施，促進順利復歸社會。

9.首創緩起訴「個案接受輔導證明書」，兼顧個案權益並供司法端輔導證明：

為提升毒防局與緩起訴個案面訪率，檢察官製作緩起訴處分書載明個案須至「毒防局報到並接受輔導」事項，以司法強制力促此緩起訴藥癮者了解及接受個管師提供之關懷輔導及相關戒治資源。然而為協助緩起訴個案順利完成檢察官附命緩起訴處分條件並兼顧個案權益，毒防局創先擬制緩起訴「**個案接受輔導證明書**」（如圖1），將個案至毒防局接受輔導紀錄，於觀護期滿前1個月提供地檢署供作結案之證明。

高雄市政府毒品防制局

個案接受輔導證明書

姓名		身分證字號		性別	□男 □女
出生年月日	年 月 日	地址	1	電話	
觀護期程	自 年 月 日 至 年 月 日	施用毒品種類	□一級 例如海洛因 □二級 例如安非他命	戒癮治療醫院	
服務概況	◎第一次報到日期：____年____月____ 日 上午_____下午_____ □面訪____次 日期： □家訪____次 日期： □電訪____次 日期：				
本局提供服務或轉介資源	健康維護：□1戒癮治療(含替代治療等)□2精神疾病治療□3一般醫療 □4HIV感染治療 □5其他______ 就業輔導：□1職業訓練□2就業媒合□3其他______ 社會復歸支持服務：□1心理支持輔導□2轉介心理諮商□3法律諮詢 □4家屬支持(包含團體) □5其他______ 社會扶助：□1撥打113或社會安全網關懷e起來(□2疑似保護性事件 □3疑似脆弱性家庭)□4轉介社福資源(□5中途之家 □6經濟扶助□7轉介更生保護會)□8其他______				
補充說明	(例如：個案參加螢火蟲家族淨灘活動1次)				
核章	個案管理師	核章	個案管理師督導	核章	單位主管

(戳章)

中華民國 年 月 日

◎本表使用依據刑事訴訟法及個案資料保護法相關規定辦理

◎本輔導證明書僅提供臺灣高雄地方檢察署、臺灣橋頭地方檢察署檢察官參考，不宜作他用須加蓋戳章否則無效

圖1 高雄市首創緩起訴「個案接受輔導證明書」

10.建構本市毒品防制網絡：

毒防局除統合民國95年成立之毒品危害防制中心任務編組業務，更提升其功能設置高雄市政府毒品防制會報，下設預防推廣組、監測規劃組、緝毒溯源組、保護扶助組及社會復歸組等五大組，從前端預防到後端輔導處遇，統籌規劃以垂直整合及橫向聯繫，跨市府17個局處、檢、調、專家學者及民間團體資源網絡，共同辦理毒品防制工作（如圖2）。

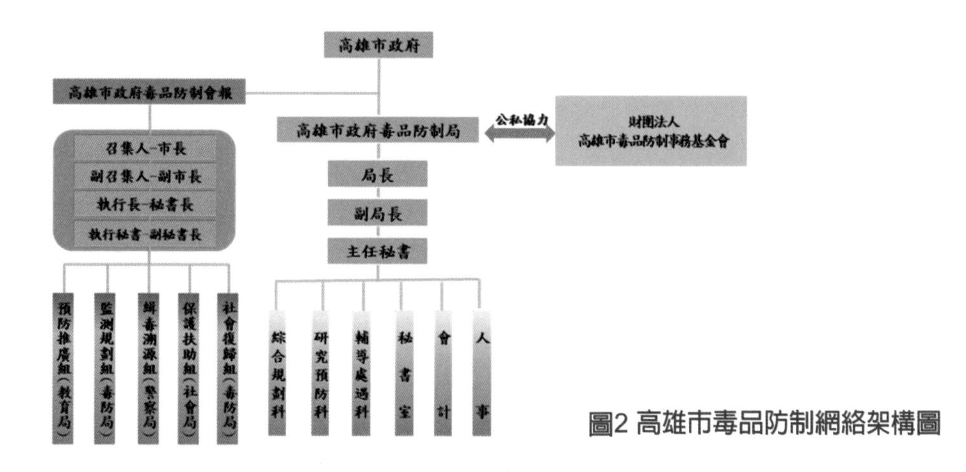

圖2 高雄市毒品防制網絡架構圖

(1)監測規劃組：

由毒品防制局主責，其他局處配合辦理。毒防局統籌毒品防制策略，整合全市毒品防制作為，執行毒品防制相關研究，發展因地制宜防制監控指標及策略。召開跨局處工作小組聯繫會議，協調各相關單位推動毒品防制工作，強化網絡合作效能。

(2)預防推廣組：

由教育局主責，其他局處配合辦理。規劃辦理本市預防宣導業務，採分群分眾多元化宣導模式，並搭配春暉專案，依本市處理兒童及少年毒品個案輔導流程完成相關通報及執行輔導流程，以確保藥物濫用防制知識預防宣導不中斷，涉毒學生都能受到完整的輔導。

(3)緝毒溯源組：

由警察局主責，除加強溯源查緝供毒藥頭、打擊走私毒品及製毒工廠案件外，也配合內政部警政署執行「精進緝毒成效工作計畫」行動，也在高等檢察署的指揮下執行「安居緝毒專案」，查緝重點為製造、運輸、販賣等毒品案件，溯源追查上游毒品來源。結合第三方警政，透過行政稽查約制涉毒熱點場所。

(4)保護扶助組：

由社會局主責，其他局處配合辦理，推動涉毒家庭兒少保護個案，提供延續完整服務及支持系統。提供或轉介施用毒品者及其家庭各項社會救助、家庭重整、心理輔導、法律服務、保護安置、關懷訪視及危機處理等服務並建立相關處理程序。進行個案就業需求及能力評估，提供就業輔導轉銜服務。

(5)社會復歸組：

由毒品防制局主責，提供藥癮個案追蹤關懷服務，依藥癮者及家庭需求提供心理及情緒支持、法律諮詢，並連結社會福利、醫療戒治、就業、就學及心理諮商等資源，辦理藥癮者出監銜接輔導服務，透過個案管理師入監需求評估，與藥癮者建立關係，以利後續出監後關懷輔導，協助個案復歸社會。

伍 毒品防制困境與結論

毒品危害防制工作面臨許多瓶頸與挑戰，以本市為例，將就新興毒品實務面防制限制、藥癮者汙名化及多元處遇毒防平台與個案管理師定位等三大面向檢視：

新興毒品實務面防制限制

新興毒品具有合成快速且不斷推陳出新、與傳統毒品相較民眾可能更缺乏戒心、但對人體危害性可能較傳統毒品更鉅…等特性。從歐盟早期預警系統之數據發現(European Monitoring Centre for Drugs and Drug Addiction, 2019)，幾乎每年都有新物質出現，但我國對於這些物質尚無統一分類與界定，加上許多品項尚無標準品可認定為犯罪，亦無法從尿篩中檢驗出，而目前國內毒品管制屬正向表列，使得目前並無法規可管制此類物質（馮齡儀、阮清陽、李志恒，2020），造成第一線執法層面的困難。此外，3C時代資訊的流通即時性與便利性，也改變過去傳統的毒品交易市場模式，甚至因為資訊交流快速易於網路上取得相關資訊，加上化學合成技術進步，讓新興毒品的產製和濫用迅速攀升，也突顯防制工作的嚴峻。

依據法務部統計資料顯示，臺灣吸食新興毒品在2019年第4季及2020年第1季各有42人死亡案例（如圖3），表示連續兩季幾乎每隔一天，臺灣就有人因為新興毒品致死，這是刻不容緩的危機；其中施用超級搖頭丸PMMA也都超過30例。可見我們與毒品的距離，其實並沒有想像的那麼遠，必須更全面加強防毒、拒毒（臺灣高等檢察署，2020）。

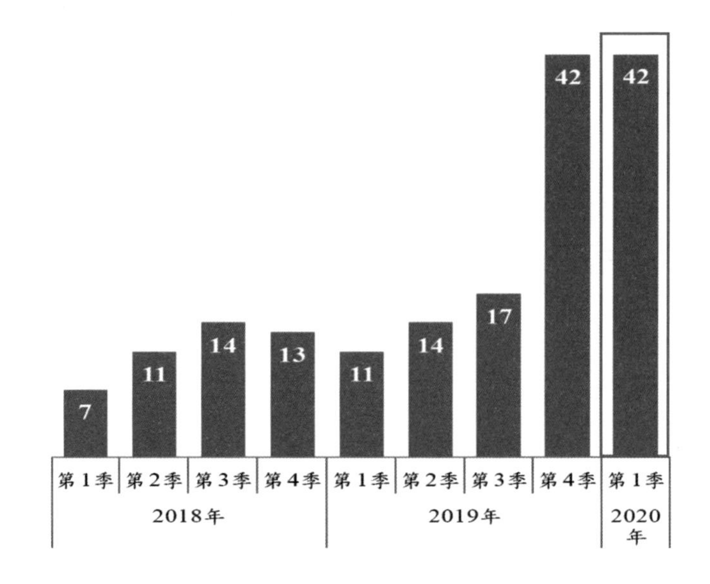

圖3 2018-2019年新興毒品死亡案件（臺灣高等檢察署，2020）

在國際間皆面臨新興毒品衝擊的考驗下，各國亦有不同管制模式，針對不斷求新求變的新興毒品，日本將可能有濫用成癮之虞者先列入危險藥物項下，並持續監控，評估是否列入麻藥四法中管理；韓國則以緊急列管機制應變，一旦發現有濫用可能時，即可暫行列管，在列管期間內蒐集相關證據以決定是否繼續或解除列管（李志恒、馮齡儀，2018）。這些較有應變時效性的做法確有適合國內做為修正之參考。

此外，除了法規層面以外，初段預防為公共衛生三段五級中最具成本效益之工作，整合跨局處資源並橫向連結民間、學術單位，加強分眾分重之宣導，強化社會大眾對毒品危害正確知能外，更應重視壓力調節、學習生活技能(life skill)，同時有效投注資源在脆弱家庭之關懷與介入，方為正本清源之策。

去污名化挑戰（反歧視）

許多第一線個案管理師都有共同經驗–不論用何種方式宣導毒品危害防制條例第21條，鼓勵藥癮者主動求助時，始終會有民衆質疑：「吸毒的人都沒救了，應該通通抓去關起來，為什麼可以不用被關？」，顯見社會大衆普遍對藥癮者標籤化情事確實存在。

其實，成癮是種大腦疾病，就像有些人對吸菸成癮、對飲酒成癮、對3C成癮、甚至有些人對珍奶成癮一樣，對特定物質有相當程度的依賴，然而這種疾病透過醫療、輔導、諮商以及支持性的環境（如：家庭），是可以被治癒的，藥癮也是。

有趣的是，一般人面對想戒菸的癮君子，多投以肯定的眼光，鼓勵他們光明正大到醫療院所或社區藥局接受戒菸療程（藥物搭配衛教諮商），並不會有人提出把吸菸或戒菸失敗的人關起來的論點，但這種包容卻不適用在藥癮者身上。許多藥癮者在出監後面臨最大的挑戰是在家庭、職場、社區所遭受的歧視，社會大衆將藥癮者與「為非作歹」、「不知悔改」、「危險罪犯」等印象畫上等號，彷彿犯下無可饒恕的罪刑，而罪刑就黥在臉上。藥癮者在生理、心理、經濟多重壓力下產生疏離孤立與相對剝奪感，加上因缺乏認同和感到被歧視而致這群藥癮者只敢躲在陰暗角落不敢求助，最後往往選擇再犯一途。

近年來，公部門相關單位積極推動去污名化工作，唯有讓藥癮者不再害怕走出來，才有可能真正接受並成功戒治。藥癮者是一群腦部功能失調的患者，具復發性，需要治療及復健。但在過程中非常需要社會中的每個人給予相對的平等，建構友善的支持網絡及包容的社會氛圍，加上專業戒癮輔導，藥癮者是可以被治癒且復歸社會的。

本市毒防局有一群默默付出的「螢火蟲家族」成員，囊括男女、年齡橫跨青、壯年，他們平時和其他人一樣，各自在工作、家庭上扮演好自己的角色，對社會的貢獻度不輸給任何人。不同的是，他們每個人的背後都有一段故事，曾因故跌落人生谷底被毒品枷鎖，因緣際會加入毒防局螢火蟲家族，接受專業戒輔加上周邊親友支持而戒毒成功。難人可貴的是這群曾經被邊緣化的「過來人」願意勇敢站出來並積極投入各項宣導活動，他們不惜把自己已癒合的傷口攤開，只為警示其他人不要走上同一條路。

每個藥癮者的過去也許夾雜著不為人知的故事。我們要做的破解迷思，終止誤解、歧視，協助生病的藥癮者不用再躲躲藏藏、自生自滅，並期待社會大衆能用更平等更包容的態度，讓藥癮者可以真正回歸家庭、回歸社區。反轉民衆既定觀感、去污名化的工作需要時間，我們會一直堅持下去，但更需要大家的同理心關懷。這也是2020年6月26日聯合國「國際反毒日」（International Day against Drug Abuse and illicit Trafficking）的主張「Better knowledge for better care了解藥癮，多點關懷」。

多元處遇毒防平台與個案管理師定位

(一)因應多元處遇變革下毒防平台之挑戰：

藥癮戒治由機構處遇轉為社區處遇，目前以治療優先於刑罰，除刑不除罪的概念，讓「緩起訴附命戒癮治療」因應而生。藥癮者定期至醫院接受醫療戒治，以戒除藥癮。然而戒癮需求在實務上十分多元而非只有醫療單一選項而已，應考量個案需求靈活搭配以提高成功率。但目前單一化轉介醫療戒治對成癮性不高之藥癮者幫助不大，更可能因此排擠部分精神/藥癮共病的醫療照護資源。2019年11月行政院會通過「毒品危害防制條例」修正草案，未來第24條之緩起訴處分，針對施用毒品者，檢察官將可評估個案不同需求選擇更多元之處遇模式（如：心理輔導、義務勞動…等），使未來緩起訴個案將不限於附命戒癮治療，讓矯治工作更符合個案需求。

此外，依據行政院制定「新世代反毒策略行動綱領」，將施用毒品被告視為病患型犯人，並逐年增加施用第一、二級毒品者以戒癮治療換取緩起訴的比率，逐步提升附命戒癮治療緩起訴處分之比率，從2016年的11%，2017年的17%，至2018年提升至20%（高雄市政府毒品防制局，2020年），為因應戒癮治療人數增加及醫療院所人力資源整備有限下，未來毒防局或各縣市毒防中心，將面對緩起訴個案量增加，如何在地檢署及其他醫療、社福處遇機構扮演橫向聯繫角色，提高在地毒防平台對於個案追輔及戒癮工作的量能實屬一大挑戰。

(二)個管師角色定位與職業倫理挑戰：

依據行政院新世代反毒策略行動綱領，衛生福利部為強化追輔效能，訂定地方政府毒防中心（含毒防局）2020年案量比1：30（即1位個管師追輔案量為30位個案），但目前依各縣市資源和地幅不同，案量比遠遠大於此目標。本市為1：53，部分縣市甚至有1：100以上，顯見各縣市第一線追輔工作的個管師普遍存有人力不足問題。加上現行個管師並無認證機制或公會性組織，導致個管師之工作角色定位、專業素養、權益維護等難免遭受質疑。不僅如此，當個管師面對藥癮者求助時，若遇司法義務與職業倫理層面之衝突時（例如：適用21條自行求助之個案，在建構互信利基下，若個案主動告知其他有觸法疑慮之隱私時，身處輔導角色之個管師，是否有義務主動通報抑或維護個案隱私？當警調等單位為偵查犯罪要求提供相關輔導紀錄時，是否有職業倫理上的衝突？），個管師的角色與倫理在第一線實務上遇到衝突時，缺乏專業證照制度保護與公會組織發聲，且擔憂因對外提供紀錄製輔導個案的不信任，連帶影響未來通案對個管師信任感的存疑，讓個管師更顯無助，總總因追輔工作量大、無組織與認證制度保障下，各縣市個管師人員留任率將更顯堪憂。

國外研究顯示，每投注1美元在減少毒品防制工作，其與毒品有關的犯罪、司法成本之回報率在4-7美元間，更有效減少個人、家庭和社會的衝突，提供工作效率，降低因毒品危害而產生的死亡和事故(National Instite on Drug Abuse, 2012)。面對新興毒品的挑戰，如何整合防毒金三角之量能，在防毒、緝毒、拒毒、戒毒面向達1+1大於2的效果，更需仰賴社會上的每一位民眾的支持與認同。毒品防制這場團體戰，我們一起努力。

參考文獻

European Monitoring Centre for Drugs and Drug Addiction (2019). European Drug Report 2019: Trends and Developments.

Retrieved from https://www.emcdda.europa.eu/edr2019_en

National Institute on Drug Abuse. (2012). Principles of Drug Addiction Treatment: A Research-Based Guide (Third Edition).

Retrieved from https://www.drugabuse.gov/download/675/principles-drug-addiction-treatment-research-based-guide-third-edition.pdf?v=87ecd1341039d24b0fd616c5589c2095

United Nations Office on Drugs and Crime. (2020).World Drug Report 2020. https://zh.wikipedia.org/wiki/%E9%AB%98%E9%9B%84%E5%B8%82

李志恒、馮齡儀(2018)。新興毒品防制的修法建議。 **藥物濫用防治，3**(4)，77-78。

周志衡、王家驥、楊巧媛、李亮昌(2006)。青少年精神活性藥物濫用行為危險因素分析。**中國行為醫學科學，15**(7)，600-601。

法務部(1995)。反毒報告書：加強查緝毒品犯罪-工作現況，截取日期2020年7月29日。

取自https://park.org/Taiwan/Government/Events/September_Event/ant21y.htm

法務部(2020)。「遏止新興毒品氾濫、守護國人健康」，2020年1月21日（法務部新聞稿）。取自 https://www.moj.gov.tw/cp-21-126080-6585a-001.html

施富山(2010)。青少年毒品轟趴派對特性與聚合過程之研究。國立台北大學犯罪學研究所碩士論文。

高婉琳(2016)。青少年藥物成癮對家庭意涵-以家庭系統觀點。**諮商與輔導**，366，6-9。

高雄市政府毒品防制局(2019)。108年高雄市藥物濫用資料分析計畫成果報告書。**高雄市：高雄市政府毒品防制局**。

高雄市政府毒品防制局(2020)。高雄市在地化藥物濫用資料分析研究。**高雄市：高雄市政府毒品防制局**。

高雄市政府毒品防制局(2020)。高市府與橋檢、雄檢、醫療機構跨專業攜手全國首創全面推動緩起訴藥癮者「本土化多元處遇計畫」。2020年7月23日，高雄市政府毒品防制局新聞稿。取自https://dsacp.kcg.gov.tw/News_Content.aspx?n=3A851BBB01BB45DD&sms=EDD97298B160E1E0&s=AF6085D559D468E0

張碧雲(2009)。『一試、蝕一生』．由家庭系統觀點探討青少年新興毒品濫用行為。諮商與輔導，286，40-47。

臺灣高等檢察署(2020)。國內毒品情勢快速分析季報。取自 https://www.tph.moj.gov.tw/4421/4663/4677/751219/post

衛生福利部食品藥物管理署(2019)。108年度「藥物濫用案件暨檢驗統計資料」年報。取自 https://www.fda.gov.tw/tc/site.aspx?sid=10776

衛生福利部食品藥物管理署(2019)。108年度藥物濫用防制指引。取自 https://www.fda.gov.tw/TC/siteList.aspx?sid=10848

顏良恭、林俊宏(2011)。地方毒品危害防制中心的實際運作–政策網絡觀點的分析。**東吳政治學報，29**(2)，111-182。

第2章 結語

作者｜李志恒 / 馮齡儀

物質濫用及毒品危害，是全世界共同的醫療與社會問題，濫用物質的種類因生活習慣、文化背景、地理環境、負擔能力(affordability)與可獲得性(availability)等因素而異，也因時代不同而有所改變。又隨著社會型態的變遷及資訊的快速流通，促使物質濫用全球化且具複雜趨勢的挑戰與影響。面對物質濫用的新挑戰與廣泛影響，應先整合現有機制與功能，掌握網絡與趨勢，瞭解影響物質濫用之危險及保護因子，以制訂適宜之防制策略。本書的主軸在於新興影響精神物質(New Psychoactive Substances, NPS)，在前面章節已經將其在各個面向的問題予以剖析，本章旨在整合各章節，提出因應NPS濫用的防制之道。

壹 加強流行病學監測通報及危險因子研究，掌握NPS濫用種類與趨勢，俾及時管控

19世紀，吸食鴉片曾是中國最嚴重的毒品問題(Li, 2012)。時至今日，根據聯合國毒品犯罪辦公室2020年出版的世界毒品報告中各類毒品的估計盛行率，全球盛行率以大麻為最高(3.86%)，其次為鴉片類麻醉藥品(1.16%)，若分地區來看，大麻在北美洲的盛行率最高(14.56%)，而（甲基）安非他命則在東亞、東南亞盛行率最高，顯現出不同區域不同國家，濫用問題有所不同(Hser, Liang, Lan, Vicknasingam, & Chakrabarti, 2016 ; United Nations Office on Drugs and Crime, 2020)。另根據美國國家衛生研究院2019年之統計，最多人使用之毒品為大麻，其次依序是古柯鹼、海洛因和安非他命類(National Institutes of Health, 2014)。雖然全世界整體物質濫用盛行率仍以傳統毒品為最大宗，但近年來新興影響精神物質如Ketamine及Cathinones等明顯的增加，多種藥物合併使用的情形亦層出不窮，讓我們必須對NPS加以深入瞭解，未雨綢繆，以減少使用NPS而帶來的傷害。NPS係是指對大腦有影響的新興精神活化物質而沒有被聯合國的1961年 Single Convention on Narcotic Drugs及1971年 Convention on Psychotropic Substances所列管的，因此NPS常未被各國管制，即便管制，品項也非常有限(Feng et al., 2016)。再者NPS取得容易、價格便宜、可近性高。用藥後感官敏感、性愛也變得更為歡愉；大多為口服、鼻吸等使用途徑，使用方便，成癮性相對於海洛因毒品較低，常讓使用者誤認可以自我掌控；但由於NPS的開發多無藥毒理實證研究數據，毒性不明，且常混用，造成中毒甚至於死亡。而我國目前因為要符合「成癮性、

濫用性與社會危害性之虞」的定義不明，列管不易，即便規範，鮮少列為第一、二級，使用第三、四級毒品無刑責，只有行政罰。這些是近年我國NPS興起的原因與管理面臨的潛在問題，如何從法制面加強NPS分級列管，是因應的首要與起始關鍵。

貳 NPS濫用防制以青少年為重點，家庭、學校與社政單位應緊密合作，以保護青少年健康

有鑑於校園毒品問題日趨嚴重且青少年使用含NPS的毒咖啡包日益增加，深入探討影響青少年使用毒品之保護因子及危險因子為重要之議題。青少年物質濫用的防制若要採取有效策略與作為，首先需要了解影響青少年非法使用藥物之危險因子，才能對症下藥。但物質濫用為複雜的社會現象，所以須從不同面向切入始能得到較為完整客觀的指標。我國在學學生物質濫用情形和新型態毒品使用情形，相較其他國家仍屬偏低，但NPS推陳出新的速度相當快，包裝形式也更為多樣，販毒集團會將毒品進行偽裝來生產銷售，通過改變組合成份和新奇的包裝，極具迷惑性，特別是這些NPS大都出現在青少年經常出入的娛樂場所，讓人防不勝防。根據研究指出，台灣的校園物質濫用問題已無城鄉差距（張伯宏、黃鈞晃，2016），且有「職業學生」販售毒品推波助瀾，成為校園物質濫用防制的問題。青少年所處區域中，是否有藥物使用之群聚熱點(Hot spots)或較密集之不良場所（例：網咖、三溫暖、KTV）分佈，亦是提高青少年物質濫用之風險因素，透過地理資訊系統(GIS)的分析，或許更能掌握供需與提供毒品地點的關聯性，對斷絕供應來源，應有其助益（馮齡儀等人，2020）。

青少年的吸毒較容易受到同儕關係、師生關係、自身的好奇心、偏差行為、家庭及監護人種種因素的影響。為預防青少年物質濫用，即早發現青少年成癮物質使用，可以使用簡便的篩選工具如CRAFFT test，來篩檢出具有物質濫用問題的青少年（顏正芳，2014），然後予以輔導協助。校方及家長應關心學生動向與交友狀況，留意學生出入場所，並且宜積極關注喜歡追求刺激感的高風險族群學生，可導入其他課外活動，協助學生轉化其衝動。相對於在校學生，中輟或中離學生之物質濫用情形顯著惡化（陳為堅，2014），顯見學生穩定在學是一顯著的保護因子，唯學校教育人員仍應努力輔導每一位不慎使用非法藥物的學生，使其停止使用非法藥物。對於無故不到校、經常曠課的學生，學校宜加強關注。此高危險族群缺乏學校約束、規律生活與家庭照顧，宜強化各單位之合作聯繫，學校協助轉介通報社政體系，社工積極介入，對於學生及其家庭提供有效的社會扶助措施，加強針對中輟學生的家庭及社區的相關處遇機制。教育部「春暉小組輔導工作手冊」為因應新興影響精神物質與改裝型成癮物質的新挑戰，已於2020年重新編修工作手冊，作為校園

學生物質濫用輔導工作的重要依據。惟「徒善不足以為政，徒法不能以自行」，教育單位執行的深度及與社政單位緊密結合的程度，會影響執行的成效。

參 NPS的種類、特性與毒性，透過法醫學鑑定與相關研究，加強宣導，以避免因好奇而誤用或濫用

由本書中的NPS品項介紹，可知道其合成容易，數目已經超出傳統毒品三倍有餘，也了解NPS的多樣性，但是這些NPS的毒性多數是我們不清楚的，加上NPS的濫用常是幾種未知毒性的NPS混合使用，毒性的加成作用可能性極高，這也正是NPS危險之處(Feng & Li 2020)。為瞭解國內物質濫用現況與流行趨勢，協助確認藥物濫用的高危險族群與藥物使用型態，如藥物種類、藥物使用途徑、多重藥物使用組合的變化，據以提出具體有效之國內新興影響精神物質預警監測指標及策略，我國法醫研究所持續建立國內物質濫用相關死亡案例進行流行病學分析資料庫。

2018年法醫病理解剖死因鑑定案件1,361件完整案例中，因物質濫用相關死亡案件共計321件(23.6%)，其中因物質濫用（毒品、管制藥品及醫療處方物質濫用）相關死亡案件共計250件(18.4%)。近年來國內濫用安非他命藥物相關致死案例有增加之情形，在2018年度法醫死因鑑定案件中物質濫用相關死亡案件前五大濫用藥物種類排名以濫用第二級毒品（甲基）安非他命類藥物(n=82；32.8%)連續四年高居第一大濫用藥物種類。濫用嗎啡類藥物（海洛因、鴉片）致死案件(n=65；26.0%)為第二大濫用藥物種類。值得注意的是濫用藥物相關致死案例中檢出2例合成鴉片製劑吩坦尼(Fentanyl)陽性案例，其藥品取得來源及是否淪為濫用值得相關單位關注。安眠鎮靜劑FM2(n=35)；占率14.0%，及Estazolam(n=33)；占率13.2%，為2018年度毒藥物檢出第三大及第四大濫用藥物種類，第三級管制藥品Ketamine(n=32)及抗憂鬱藥物Trazodone(n=32)占率12.8%，為毒物檢出之第五大濫用藥物種類。多種醫療治療藥物於物質濫用相關死亡案例中合併檢出情形，其濫用、誤用的嚴重程度及對死亡的影響值得進一步探查。其他常見被濫用之處方藥品包括安眠鎮靜劑Clonazepam(n=31；12.4%)、解熱鎮痛藥物Acetaminophen(n=31；12.4%)、抗組織胺藥物Chlorpheniramine(n=31；12.4%)、抗精神藥物Quetiapine(n=30；12.0%)、安眠鎮靜劑Diazepam(n=28；11.2%)、Nordiazepam(n=28；11.2%)、Zolpidem(n=25；10.0%)等物質濫用致死案例比例亦高。

我國新興物質濫用高危險族群仍以青壯年為主，NPS致死案例以合成卡西酮類化學合成物質最多，其濫用以合併多重用藥為主，死亡年齡層集中在15-24歲(34.0%)之青少年及25～34歲(47.8%)青年族群，平均死亡年齡28.2±0.6歲。此外，第三級合成卡西酮類毒品N-Ethylpentylon、俗稱一粒眠的鎮靜藥物Nimetazepam(K5)及其代謝物7-Aminonimetazepam以及俗稱喵喵的第三級毒品合成卡西酮類Mephedrone的濫用致死案例為2017年度濫用案例明顯遽增之毒藥物品項。值得注意的警訊是，新型態合成毒品不斷推陳出新，在2018年度檢出新興毒藥物品項包括Mephedrone、Ethylone、Methylone、Butylone(bk-MDBD、N-Ethylpentylone、Pentylone(bk-MBDP)、Dibutylone(bk-DMBDB)、Methyl-α-ethylaminopentiophenone(4-MEAPP)、4-Chloroamphetamine、N-Ethylhexedrone(NEH)、4-Chloro-alpha-pyrrolidinopentiophenone(4-Cl-α-PVP)、4-Chloromethcathinone(CMC)、Eutylone、Phenylpropanolamine(PPA)等。

肆 因應眾多NPS的出現，加強跨領域檢驗研究

由於新興影響精神物質毒性未知，施用者常因攝入過多劑量而中毒或致死。濫用物質之生產者常會在合成時進行化合物結構的修飾，使其無法被常規檢驗偵測，藉以逃避法律責任。而NPS及其人體代謝物的檢驗一直是全世界法醫毒理學家所面臨棘手的問題，其困難包含尚未建立標準檢驗方法及資料庫、無法辨識異構物、類似物問題、標準品不易取得、檢驗目標之NPS，其人體代謝物未知及相關可參考之分析文獻稀有等。NPS成癮者之檢驗，和其他物質濫用者相同，最常使用之檢測檢體為尿液，尿液藥物濫用及其代謝物自最後一次使用至可檢出時間從幾小時至幾周不等，會依藥物類型及服用量不同而有所差異。檢體唾液僅能偵測取樣數小時前有否使用，或是尿液無法收集時。頭髮則能偵測是否有長期濫用藥物情形，頭髮通常一個月長一公分，女性通常頭髮較長，往往可追溯較長時間，但頭髮檢驗較無藥物濃度閾值可供判斷陰性或陽性。NPS的尿液檢測分為初步檢驗和確認檢驗，初步檢驗陽性者須使用另一方法進行確認檢驗，如果確認檢驗結果為陽性，可推測受檢者於採集尿液前數天至數週有服用該新興影響精神物質。

為了因應層出不窮的NPS濫用，在檢驗監測面向，建議可結合藥學、有機化學、檢驗醫學、毒理學、法醫學與資訊團隊，採用類似CTEBL的精神，對較有可能的幾類濫用物質進行分析，預測其未來可能會被改變的結構(Yang, Chen, & Lin, 2017)。再利用現有藥物計算軟體分析這些可能的新興物質用的藥效或藥物動力學資訊，預測這些物質在質譜儀檢驗時會產生的離子碎片，並以程式進行判讀並與現有物質做區分。預期當判讀的程式發現有特定的離子碎片組合時，可以將其辨識出來這是可能的新興影響精神物質。當然若能合成標準品進行供檢驗分析最佳，藉由上述方法即使沒有標準品，也能預測並檢驗「未上市」

的新興影響精神物質。若發現檢體中可能含有這些物質時，再將其送到有機分析的參考實驗室進行純化和結構鑑定。此種模式若開發成功，應該可以提升國內新興影響精神物質的預測與檢驗能力，甚至推廣到國際上，作為國際合作防制物質濫用的工具。

伍 NPS成癮及其共病治療仍在起步階段，需要結合精神科、神經科、感染科、肝膽科、泌尿科等不同的醫療專科，以及心理、社工等專業人員，共同努力

NPS成癮的治療是近年來重要的社會與醫療議題，中毒、戒斷、或毒品引起之精神或身體問題是醫療上比較容易了解並對症下藥予以治療，也是初步處理的重要步驟，但如何遠離毒品恢復正常生活，則需要針對物質使用疾患之成癮病理加以處置，這部分則涉及複雜的NPS作用機制了解與心理治療。但是NPS之種類繁多，作用各異，NPS成癮截至目前為止尚未有完整的特定治療模式，其治療規劃多依照過去物質使用疾患之治療模式進行。目前並無特定之有效藥物，治療上仍多以心理治療、家庭治療、及個案管理三管齊下之方式進行，治療策略以提升動機、強化情緒管理與認知決策智謀、改變環境及家庭關係為主軸。在生理上，相對於過去毒品，NPS可能有更多複雜之併發症，多數NPS之藥物特性不穩定，又經常混用下，中毒的生理風險極高，也難有明確安全的藥物處置，大劑量使用有高度之生理危險，臨床第一線評估、檢驗、與處置還有待發展之空間。但對於長期使用者進行生理評估，以精神科及神經科為基礎，與他科合作，包括感染科、肝膽科、泌尿科等，則是實務上十分重要的一環，生理疾患的治療，也可加強戒除的意願。在實務層面，個案求助意願低，治療資源缺乏，社會觀感不佳下形成之治療阻礙，仍是多數個案無法接受規則治療之主因，目前治療多賴政府相關機構之補助，或法院強制之治療。不論是個案本身，或是社會認知，對於成癮治療的概念與需求，都還有發展空間，除亟待專業人員積極的教育與處遇外，社會對藥癮者的正確態度與認知也是不可或缺的要素。

隨著NPS的盛行率增加，其衍生的各種問題也逐步增加，首要的危險當然是NPS的毒性。在品質不穩定、成分複雜、甚至藥物特性相反的混合式毒品中，這些毒藥物的臨床效果常會不同。舉例來說，如果一包毒品咖啡包內同時含有中樞神經興奮劑與抑制劑，這樣完全相反的特性常會依藥量、濃度、以及個人體質的不同，而造成最終效果的不同。這也代表著，如果使用者大量使用，其藥物毒性與危險性極高，例如混用PMMA或MDMA毒品造成的惡性高熱(Malignant hyperthermia)極可能致死，需要立刻就醫治療(McLeod et al., 2016)。而新興影響精神物質長期刺激下對大腦功能和結構的影響仍屬未知，本書中以愷他命為例，在濫用流行初期發現使用者有很嚴重的泌尿道後遺症之後才開始注意到其對身體的傷

害，對大腦影響的部分，雖已經累積了一些臨床資料和研究證據，但其背後的機轉、對認知功能的影響、對大腦長期的後遺症等，仍有待持續的觀察和研究。愷他命是已經被濫用至少二十年的藥物，我們對其毒性認知都還很有限，更何況還有其他衆多的NPS毒性待了解?

藥癮者之共病因呈現多層次多面向的複雜面貌，近代認知已確認毒品成癮是慢性疾病，應將藥癮者當成病人看待。唯有建構全方位統合管理：連結醫療與公衛、藥癮與愛滋、策略與戰術、公署與民間團體(Public Private Partnership)、行政管理與社區營造，強化保護因子、降低環境風險，整合成癮科學、公共衛生、社會及行為科學等多重面向，持續發展醫療減害處遇模式，方得應對這一場跨世代的人性3C vs 數位3C的戰爭。最後就醫療處遇而言，藥癮者主要是精神醫學以及心理學科之層面，但其沿伸之共病則又橫跨多項醫學專科尤其是感染症醫學之範疇。其中藥愛(Chemsex)與愛滋尤其屬於主流醫學過去鮮少觸及之疆界，亟待有志者積極開發之領域。

陸 擷取各國管制NPS經驗，並採因地制宜作為，有效制訂NPS管理法令

由2019年歐盟早期預警系統之資料(European Monitoring Centre for Drugs and Drug Addiction, 2019)可以瞭解NPS種類持續更新改變，但我國對於這些物質尚無統一分類與界定，加上多數無標準品可以確認該物質，故也無法從尿液篩檢中檢驗出，因此截至目前尚無法規可管；雖然由歷年春暉資料的人次中發現在學之學生物質濫用人數逐年下降，但是否與使用未被列管或未被檢出的新興毒品有關，仍有待觀察與追蹤；NPS的監測與通報所牽涉的層面廣且複雜，世界各國亦針對不斷求新求變的NPS，有不同的管制模式，例如歐盟有通用管制(Generic Control)，即將一整個群組的影響精神藥物(a cluster of psychoactive substances)一起列管，通常這一整個群組的母結構是相同或類似的(Van, J, & Van den Brink, 2013)；美國有聯邦類似物質法，將與已經管制的物質具有類似化學結構者或有類似的中樞神經興奮、抑制、迷幻作用者，予以列管(Wikipedia, 2020)；亞洲國家中日本訂有「指定（危險）藥物法」將可能有濫用成癮之虞者先列入危險藥物項下並持續監控，再後續評估是否列入藥事法中管理；韓國則採取「緊急列管法」，一旦發現物質有濫用可能時，即暫行列管，在列管期間內蒐集相關證據以決定是否繼續或解除列管(Feng, Wada, Chung, Han, & Li, 2019)。因藥物政策橫跨教育、司法、醫療等介入和預防多個面向，政府部會於蒐集資料時需有明確之定義，使資料得以交流或擷取。建議中央及地方政府間各局處之系統資料應能共享及擷取，並衡量毒品濫用情形的資料可能受犯罪黑數及相關政策措施影響，同時佐以參考世界各國較有應變時效性的做法，以制定適合我國國情及法律之有效物質濫用防制政策。

參考文獻

Feng, L. Y., Yu, W. J., Chang, W. T., Han, E., Chung, H., & Li, J. H. (2016). Comparison of illegal drug use pattern in Taiwan and Korea from 2006 to 2014. ***Substance abuse treatment, prevention, and policy,*** 11(1), 34.

Feng, L. Y., & Li, J. H. (2020). New psychoactive substances in Taiwan: challenges and strategies. ***Current Opinion in Psychiatry,*** 33(4), 306-311.

Feng, L-Y, Wada K, Chung H, Han E, Li J-H (2019) Comparison of legislative management for new psychoactive substances control among Taiwan, South Korea, and Japan. ***Kaohsiung Journal of Medical Sciences,*** 1– 8.

Hser Y. I., Liang, D., Lan Y. C., Vicknasingam B. K., & Chakrabarti A. (2016). Drug abuse, HIV, and HCV in Asian countries. ***Journal of Neuroimmune Pharmacology, 11(3)***, 383-393.

Li, J. H. (2012). Evolution of the Legislative and Administrative System of Controlled Drugs in Taiwan. ***Journal of Food & Drug Analysis,*** 20(4).

McLeod, K., Pickering, L., Gannon, M., Greenwood, S., Liddell, D., Smith, A., ... & Burton, G. (2016). Understanding the patterns of use, motives, and harms of New Psychoactive Substances in Scotland.

National Institutes of Health (2019). Monitoring the Future – National survey results on drug use 1975-2018 Volume 2: College Students & Adults Ages 19-60. Retrieved from http://www.monitoringthefuture.org/pubs.html

United Nations Office on Drugs and Crime (2020). World Drug Report 2020.

Van Amsterdam, J, Nutt, D. Van den Brink, W. (2013) Generic legislation of new psychoactive drugs. ***Journal of Psychopharmacology,*** 27(3) 317–324.

Wikipedia (2020). Retrieved from https://en.wikipedia.org/wiki/Federal_Analogue_Act, accessed on October 21, 2020.

Yang, F. S., Chen, C. J., & Lin, Y. C. (2017). "Zombie" Outbreak Caused by Synthetic Cannabinoid. ***N Engl J Med, 376(16)***, 1596-1597. doi:10.1056/NEJMc1701936.

陳為堅(2014)。103年全國物質使用調查。臺北市：衛生福利部食品藥物管理署。

張伯宏、黃鈴晃(2011)。毒品防制學，五南圖書。

馮齡儀、阮清陽、李志恒(2020)。高雄市在地化藥物濫用資料分析研究。藥物濫用防治期刊，5(2):1-23.

顏正芳(2014)。2014物質濫用：第四篇第三章 兒童青少年成癮物質濫用。李志恒主編。初版；568-576。

表一、2001-2018 年間台灣地區法醫病理解剖死因鑑定案件中物質濫用相關致死案件統計

年度	2001 年	2002 年	2003 年	2004 年	2005 年	2006 年	2007 年	2008 年	2009 年	2010 年	2011 年	2012 年	2013 年	2014 年	2015 年	2016 年	2017 年	2018 年
法務部各地檢署法醫相驗案件數 (1)	18421	16860	16887	17358	18808	18472	17779	17974	17839	17982	18245	18628	18061	18973	18947	20117	19451	18941
法務部各地檢署法醫病理解剖案件數 (2)	1554	1606	1648	1803	1921	1880	1925	2096	2204	2320	2320	2355	2214	2620	2610	2301	2261	1478
法務部法醫研究所受理死因鑑定案件數 (3)	1552	1599	1538	1677	1990	1928	1768	1934	1851	2015	1980	1906	1956	2332	2316	2235	2201	1370
資料庫已建檔案件數 (4)	1376	1446	1459	1589	1841	1816	1661	1866	1796	1980	1826	1798	1810	2091	2300	2182	2186	1361
中毒及藥物濫用相關致死案件數 (5)=(6)+(7)	198	216	245	291	329	317	307	342	334	417	432	401	394	418	595	560	580	321
藥物濫用致死案件數 (6)	137	152	189	199	223	233	229	251	244	296	289	307	300	338	485	451	455	250
中毒致死案件數(農藥、酒精、化學藥品、強力膠及其他物質中毒) (7)	61	64	56	92	106	84	78	91	90	121	143	94	94	80	110	109	125	71
中毒及藥物濫用相關致死案件盛行率 (5)／(4)	14.4%	14.9%	16.8%	18.3%	17.9%	17.5%	18.5%	18.3%	18.6%	21.1%	23.7%	22.3%	21.8%	20.0%	25.9%	25.7%	26.5%	23.6%
藥物濫用相關致死案件盛行率 (6)／(4)	**10.0%**	**10.5%**	**13.0%**	**12.5%**	**12.1%**	**12.8%**	**13.8%**	**13.5%**	**13.6%**	**14.9%**	**15.8%**	**17.1%**	**16.6%**	**16.2%**	**21.1%**	**20.7%**	**20.8%**	**18.4%**
中毒相關致死案件盛行率 (7)／(4)	4.4%	4.4%	3.8%	5.8%	5.8%	4.6%	4.7%	4.9%	5.0%	6.1%	7.8%	5.2%	5.2%	3.8%	4.8%	5.0%	5.7%	5.2%
解剖率 (2)／(1)	8.4%	9.5%	9.8%	10.4%	10.2%	10.2%	10.8%	11.7%	12.4%	12.9%	12.7%	12.6%	12.3%	13.8%	13.8%	11.4%	11.6%	7.8%

表二、台灣地區 2018 年法醫死因鑑定案件中物質濫用致死案例性別差異－依濫用藥物分級

濫用物質分組		男性		女性		不詳		總計	
		案件數	%	案件數	%	案件數	%	案件數	%
藥物濫用相關死亡案件	第一、二級毒品(管制藥品)濫用	96	60.4	38	41.8	0	0.0	134	53.6
	第三級毒品(管制藥品)濫用(混用第一、二級毒品案例未列入計數)	19	11.9	16	17.6	0	0.0	35	14.0
	第四級毒品(管制藥品)濫用(混用第一、二、三級毒品案例未列入計數)	35	22.0	30	33.0	0	0.0	65	26.0
	醫療處方藥物及未驗明藥物濫用	6	3.8	6	6.6	0	0.0	12	4.8
	毒品前科(藥物濫用史)	3	1.9	1	1.1	0	0.0	4	1.6
藥物濫用相關死亡案件總數		**159**	**63.6**	**91**	**36.4**	**0**	**0.0**	**250**	**18.4**
中毒相關死亡案件	**酒精中毒(急性、慢性酒精中毒)**	**41**	**74.5**	**14**	**25.5**	**0**	**0.0**	**55**	**4.0**
	農藥其他毒物及化學藥品中毒	**10**	**62.5**	**6**	**37.5**	**0**	**0.0**	**16**	**1.2**
對照組案件數		**739**	**71.1**	**301**	**28.9**	**0**	**0.0**	**1040**	**76.4**
法醫死因鑑定案件總數		**949**	**69.7**	**412**	**30.3**	**0**	**0.0**	**1361**	**100.0**

表三、台灣地區 2018 年法醫病理解剖死因鑑定案件中物質濫用相關死亡案件死亡方式分析

物質濫用分組	中毒及藥物濫用相關死亡案件								對照組		全體法醫死因鑑定案件	
	藥物濫用相關死亡案件		酒精中毒相關死亡案件		農藥、強力膠及化學物質中毒相關死亡案件		總計					
死亡方式	案件數	%	案件數	%	案件數	%	案件數	%	案件數	%	案件數	%
意外死亡	106	42.4	28	50.9	5	31.3	139	43.3	387	37.2	526	38.6
自然死亡	21	8.4	16	29.1	0	0.0	37	11.5	386	37.1	423	31.1
他殺死亡	34	13.6	4	7.3	0	0.0	38	11.8	119	11.4	157	11.5
自殺死亡	59	23.6	1	1.8	9	56.3	69	21.5	48	4.6	117	8.6
未確認	30	12.0	6	10.9	2	12.5	38	11.8	100	9.6	138	10.1
總計	**250**	**18.4**	**55**	**4.0**	**16**	**1.2**	**321**	**23.6**	**1040**	**76.4**	**1361**	**100.0**

表四、台灣地區 2018 年法醫死因鑑定案件中藥物濫用致死案例性別與死亡方式分析

性別	男		女		總計	
死亡方式	案件數	%	案件數	%	案件數	%
意外死亡	72	45.3	34	37.4	**106**	42.4
自然死亡	16	10.1	5	5.5	**21**	8.4
他殺死亡	25	15.7	9	9.9	**34**	13.6
自殺死亡	30	18.9	29	31.9	**59**	23.6
未確認	16	10.1	14	15.4	**30**	12.0
總計	**159**	**63.6**	**91**	**36.4**	**250**	**100.0**
平均死亡年齡	**44.3±1.2**		**43.7±1.8**		**44.1±1.0**	

表五、台灣地區 2018 年度法醫病理解剖死因鑑定案件中物質濫用相關死亡案件年齡別分析

物質濫用分組	中毒及藥物濫用相關死亡案件								對照組		全體法醫死因鑑定案件	
	藥物濫用相關死亡案件		酒精中毒相關死亡案件		農藥及化學物質中毒相關死亡案件		總計					
死亡年齡分組	案件數	%	案件數	%	案件數	%	案件數	%	案件數	%	案件數	%
2 歲以下	7	2.8	0	0.0	0	0.0	7	2.2	81	7.8	88	6.5
2-14 歲	1	0.4	0	0.0	0	0.0	1	0.3	19	1.8	20	1.5
15-24 歲	15	6.0	1	1.8	0	0.0	16	5.0	32	3.1	48	3.5
25-34 歲	34	13.6	4	7.3	2	12.5	40	12.5	87	8.4	127	9.3
35-44 歲	65	26.0	12	21.8	4	25.0	81	25.2	128	12.3	209	15.4
45-54 歲	59	23.6	16	29.1	1	6.3	76	23.7	157	15.1	233	17.1
55-64 歲	42	16.8	15	27.3	2	12.5	59	18.4	177	17.0	236	17.3
65-74 歲	23	9.2	6	10.9	5	31.3	34	10.6	176	16.9	210	15.4
75 歲以上	4	1.6	1	1.8	2	12.5	7	2.2	160	15.4	167	12.3
未知	0	0.0	0	0.0	0	0.0	0	0.0	23	2.2	23	1.7
總計	**250**	**18.4**	**55**	**4.0**	**16**	**1.2**	**321**	**23.6**	**1040**	**76.4**	**1361**	**100.0**
平均死亡年齡	**44.1±1.0**		**49.6±1.7**		**54.4±4.3**		**45.5±0.9**		**50.6±0.7**		**49.4±0.6**	

表六、台灣地區 **2018** 年法醫死因鑑定案件中藥物濫用相關死亡案例死亡型態統計表

死亡型態	男性		女性		總計	
	案例數	%	案例數	%	案例數	%
藥物濫用中毒	61	38.4	38	41.8	99	39.6
落水溺斃	13	8.2	8	8.8	21	8.4
高處落下/跌倒	11	6.9	9	9.9	20	8.0
銳器傷	16	10.1	1	1.1	17	6.8
鈍挫傷	8	5.0	4	4.4	12	4.8
心臟病變	10	6.3	1	1.1	11	4.4
悶摀/扼縊頸/姿勢性窒息	3	1.9	7	7.7	10	4.0
一氧化碳中毒	3	1.9	6	6.6	9	3.6
車禍/交通事故	7	4.4	2	2.2	9	3.6
上吊死亡	8	5.0	1	1.1	9	3.6
槍傷	5	3.1	0	0.0	5	2.0
肺臟病變	1	0.6	4	4.4	5	2.0
異物梗塞	1	0.6	4	4.4	5	2.0
醫療糾紛/醫療併發症	1	0.6	3	3.3	4	1.6
酒精中毒	3	1.9	0	0.0	3	1.2
農藥及化學物質中毒	2	1.3	1	1.1	3	1.2
燒傷	2	1.3	0	0.0	2	0.8
腦血管及中樞神經系統病變	1	0.6	1	1.1	2	0.8
消化道病症	2	1.3	0	0.0	2	0.8
肝臟病變	1	0.6	0	0.0	1	0.4
精神疾病	0	0.0	1	1.1	1	0.4
總計	**159**	**63.6**	**91**	**36.4**	**250**	**100.0**

表七、台灣地區 2018 年法醫死因鑑定案件中藥物濫用相關死亡案例死亡機轉統計表

性別	男性		女性		全體	
死亡機轉	案例數	%	案例數	%	案例數	%
中毒性休克	59	37.1	43	47.3	102	40.8
呼吸性休克	30	18.9	21	23.1	51	20.4
出血性休克/創傷性休克	25	15.7	10	11.0	35	14.0
中樞神經休克	18	11.3	6	6.6	24	9.6
心因性休克	17	10.7	2	2.2	19	7.6
多器官休克	2	1.3	5	5.5	7	2.8
代謝性休克	5	3.1	1	1.1	6	2.4
敗血性休克	1	0.6	2	2.2	3	1.2
熱休克	2	1.3	0	0.0	2	0.8
過敏性休克	0	0.0	1	1.1	1	0.4
總案件數	**159**	**63.6**	**91**	**36.4**	**250**	**100.0**

表八、台灣地區 2018 年法醫病理解剖死因鑑定案件中藥物濫用相關死亡案件濫用藥物種類分析－按性別、死亡方式分層分析

濫用物質分組		第一、二級毒品(管制藥品)濫用		第三級毒品(管制藥品)濫用		第四級毒品(管制藥品)濫用		醫療處方藥物及其他藥物濫用		藥物濫用史/脫癮症候群		藥物濫用相關死亡案件總數	
		案件數	%	案件數	%	案件數	%	案件數	%	案件數	%	案件數	%
男性	意外死亡	60	62.5	4	21.1	7	20.0	1	16.7	0	0.0	**72**	45.3
	自然死亡	6	6.3	3	15.8	4	11.4	0	0.0	3	100.0	**16**	10.1
	他殺死亡	17	17.7	6	31.6	2	5.7	0	0.0	0	0.0	**25**	15.7
	自殺死亡	8	8.3	6	31.6	13	37.1	3	50.0	0	0.0	**30**	18.9
	未確認	5	5.2	0	0.0	9	25.7	2	33.3	0	0.0	**16**	10.1
男性計		**96**	**60.4**	**19**	**11.9**	**35**	**22.0**	**6**	**3.8**	**3**	**1.9**	**159**	**63.6**
女性	意外死亡	20	52.6	4	25.0	8	26.7	2	33.3	0	0.0	**34**	37.4
	自然死亡	2	5.3	2	12.5	0	0.0	0	0.0	1	100.0	**5**	5.5
	他殺死亡	1	2.6	2	12.5	6	20.0	0	0.0	0	0.0	**9**	9.9
	自殺死亡	7	18.4	7	43.8	12	40.0	3	50.0	0	0.0	**29**	31.9
	未確認	8	21.1	1	6.3	4	13.3	1	16.7	0	0.0	**14**	15.4
女性計		**38**	**41.8**	**16**	**17.6**	**30**	**33.0**	**6**	**6.6**	**1**	**1.1**	**91**	**36.4**
總計		**134**	**53.6**	**35**	**14.0**	**65**	**26.0**	**12**	**4.8**	**4**	**1.6**	**250**	

表九、台灣地區 2018 年法醫病理解剖死因鑑定案件中藥物濫用相關死亡案件濫用藥物種類分析－按性別、死亡年齡分層分析

濫用物質分組		第一、二級毒品(管制藥品)濫用		第三級毒品(管制藥品)濫用		第四級毒品(管制藥品)濫用		醫療處方藥物及其他藥物濫用		藥物濫用史/脫癮症候群		藥物濫用相關死亡案件總數		對照組	
		案件數	%	案件數	%	案件數	%	案件數	%	案件數	%	案件數	%	案件數	%
男性	2 歲以下	4	4.2	0	0.0	0	0.0	0	0.0	0	0.0	**4**	2.5	48	6.5
	2-14 歲	0	0.0	0	0.0	0	0.0	0	0.0	0	0.0	**0**	0.0	12	1.6
	15-24 歲	4	4.2	3	15.8	1	2.9	1	16.7	0	0.0	**9**	5.7	24	3.2
	25-34 歲	11	11.5	3	15.8	4	11.4	1	16.7	0	0.0	**19**	11.9	58	7.8
	35-44 歲	28	29.2	9	47.4	5	14.3	1	16.7	1	33.3	**44**	27.7	91	12.3
	45-54 歲	27	28.1	3	15.8	8	22.9	1	16.7	1	33.3	**40**	25.2	116	15.7
	55-64 歲	16	16.7	1	5.3	9	25.7	1	16.7	0	0.0	**27**	17.0	141	19.1
	65-74 歲	6	6.3	0	0.0	7	20.0	1	16.7	1	33.3	**15**	9.4	120	16.2
	75 歲及以上	0	0.0	0	0.0	1	2.9	0	0.0	0	0.0	**1**	0.6	111	15.0
	不詳	0	0.0	0	0.0	0	0.0	0	0.0	0	0.0	**0**	0.0	18	2.4
男性計		**96**	**60.4**	**19**	**11.9**	**35**	**22.0**	**6**	**3.8**	**3**	**1.9**	**159**	**63.6**	**739**	**71.1**
女性	2 歲以下	3	7.9	0	0.0	0	0.0	0	0.0	0	--	**3**	3.3	33	11.0
	2-14 歲	0	0.0	0	0.0	0	0.0	1	16.7	0	--	**1**	1.1	7	2.3
	15-24 歲	4	10.5	0	0.0	1	3.3	1	16.7	0	--	**6**	6.6	8	2.7
	25-34 歲	7	18.4	6	37.5	1	3.3	1	16.7	0	--	**15**	16.5	29	9.6
	35-44 歲	11	28.9	4	25.0	5	16.7	0	0.0	1	100.0	**21**	23.1	37	12.3
	45-54 歲	9	23.7	3	18.8	5	16.7	2	33.3	0	0.0	**19**	20.9	41	13.6
	55-64 歲	4	10.5	2	12.5	9	30.0	0	0.0	0	--	**15**	16.5	36	12.0
	65-74 歲	0	0.0	1	6.3	6	20.0	1	16.7	0	--	**8**	8.8	56	18.6
	75 歲及以上	0	0.0	0	0.0	3	10.0	0	0.0	0	--	**3**	3.3	49	16.3
	不詳	0	0.0	0	0.0	0	0.0	0	0.0	0	--	**0**	0.0	5	1.7
女性計		**38**	**41.8**	**16**	**17.6**	**30**	**33.0**	**6**	**6.6**	**1**	**1.1**	**91**	**36.4**	**301**	**28.9**
總計		**134**	**53.6**	**35**	**14.0**	**65**	**26.0**	**12**	**4.8**	**4**	**1.6**	**250**		**1040**	

表十、台灣地區 2018 年法醫死因鑑定案件中新興毒品及合併多重藥物濫用相關死亡案件分析

濫用藥物分類		單一藥物濫用		合併多重藥物濫用		總計		平均死亡年齡
		案件數	佔率%	案件數	佔率%	案件數	佔率%	
男	傳統藥物濫用	52	36.6	90	63.4	142	100.0	46.7±0.7
	佔率%	98.1		84.9		89.3		
	NPS 新興毒品濫用	1	5.9	16	94.1	17	63.0%	28.6±0.8
	佔率%	1.9		15.1		10.7		
	男性計	**53**	**33.3**	**106**	**66.7**	**159**	**100.0**	42.6±0.8
	%	79.1		57.9		63.6	100.0	
女	傳統藥物濫用	14	17.3	67	82.7	81		44.7±1.1
	佔率%	100.0		87.0		89.0		
	NPS 新興毒品濫用	0	0.0	10	100.0	10	37.0%	26.4±1.4
	佔率%	0.0		13.0		11.0		
	女性計	**14**	**15.4**	**77**	**84.6**	**91**	**100.0**	41.8±1.2
	%	20.9		42.1		36.4		
NPS 新興毒品濫用		**1**	**3.7**	**26**	**96.3**	**27**	**10.8**	
總計		**67**	**26.8**	**183**	**73.2**	**250**	**100.0**	

註：NPS 新興毒品濫用指毒化檢驗檢出包括類安非他命物質(MDA、MDMA、PMA、PMMA、4- Fluoroamphetamine、Para-Chloroamphetamine)、合成卡西酮類(Mephedrone、Methylone、Butylone、Eutylone、N-Ethylpentylone、Pentylone、4-Chloromethcathinoneephedrine、alpha-pyrrolidinovalerophenone、4- Methylpentedrone、4-MEAP、4-Methyl-alpha-pyrrolidinohexiophenone、Dibutylone)化學物質、色胺類(5-MeO- MiPT、LSD)、及苯乙胺類(25B-NBOMe、25H-NBOMe)迷幻劑、哌嗪類化合物 TFMPP 等新興藥物、毒品之案例。

表十一、2014-2018年台灣地區法醫死因鑑定案件中中毒及藥物濫用相關死亡案例分析

年度		2014		2015		2016		2017		2018		**2014-2018**	
濫用藥物分類		案件數	%	案件數	%	案件數	%	案件數	%	案件數	%	**案件數**	**%**
藥物濫用相關死亡案件	一～三級毒品濫用及藥物濫用史	263	77.8	387	79.8	324	71.8	334	73.4	173	69.2	**1481**	**74.8**
	第四級毒品、醫療處方藥物濫用及其他	75	22.2	98	20.2	127	28.2	121	26.6	77	30.8	**498**	**25.2**
	藥物濫用小計	**338**	**16.2**	**485**	**21.1**	**451**	**20.7**	**455**	**20.8**	**250**	**18.4**	**1979**	**19.6**
中毒相關死亡案件	酒精中毒	56	2.7	78	3.4	82	3.8	102	4.7	55	4.0	**373**	**3.7**
	農藥及化學物質中毒	24	1.4	32	1.9	27	1.7	23	1.4	16	1.5	**122**	**1.2**
	中毒小計	**80**	**3.8**	**110**	**4.8**	**109**	**5.0**	**125**	**5.7**	**71**	**5.2**	**495**	**4.9**
藥物濫用及中毒案件總計		**418**	**20.0**	**595**	**25.9**	**560**	**25.7**	**580**	**26.5**	**321**	**23.6**	**2474**	**24.4**
對照組		**1673**	**80.0**	**1705**	**74.1**	**1622**	**74.3**	**1606**	**73.5**	**1040**	**76.4**	**7646**	**75.6**
法醫死因鑑定案件數		**2091**		**2300**		**2182**		**2186**		**1361**		**10120**	

表十二、台灣地區 2014-2020 年上半年度法醫死因鑑定案件中濫用藥物種類分析

年度	2014 年		2015 年		2016 年		2017 年		2018 年		2019 年		2020 年(上半年度)	
濫用藥物種類	人次	%	人次	%	人次	%	人次	%	人次	%	人次	%	人次	%
安非他命類	79	23.4	160	33.0	177	39.2	154	34.1	82	32.8	69	25.1	25	18.9
嗎啡類	99	29.3	125	25.8	98	21.7	104	23.1	65	26.0	76	27.6	37	28.0
Ketamine	60	17.8	107	22.1	69	15.3	72	16.0	32	12.8	38	13.8	28	21.2
FM2	68	20.1	75	15.5	67	14.9	71	15.7	35	14.0	53	19.3	15	11.4
Trazodone	45	13.3	43	8.9	65	14.4	53	11.8	32	12.8	43	15.6	12	9.1
Clonazepam	26	7.7	43	8.9	60	13.3	64	14.2	31	12.4	12	4.4	15	11.4
Zolpidem	37	10.9	45	9.3	45	10.0	52	11.5	25	10.0	42	15.3	10	7.6
Quetiapine	21	6.2	34	7.0	49	10.9	44	9.8	30	12.0	51	18.5	7	5.3
原料藥麻黃鹼類(ephedrine、pseudoephedrine、methylephedrine)	26	7.7	28	5.8	56	12.4	28	6.2	30	12.0	84	30.5	63	47.7
Diazepam	25	7.4	34	7.0	28	6.2	14	3.1	28	11.2	27	9.8	7	5.3
Alprazolam	16	4.7	35	7.2	29	6.4	23	5.1	24	9.6	48	17.5	9	6.8
Citalopram	21	6.2	19	3.9	39	8.6	25	5.5	19	7.6	32	11.6	6	4.5
PMA、PMMA	8	2.4	41	8.5	33	7.3	30	6.7	6	2.4	21	7.6	23	17.4
Tramadol	6	1.8	17	3.5	21	4.7	18	4.0	12	4.8	87	31.6	12	9.1
MDA、MDMA	16	4.7	14	2.9	13	2.9	16	3.5	9	3.6	4	1.5	3	2.3
Ethylone	0	0.0	31	6.4	19	4.2	10	2.2	8	3.2	1	0.4	1	0.8
Nimetazepam(K5)	0	0.0	1	0.2	1	0.2	36	8.0	22	8.8	28	10.2	17	12.9
Nitrazepam (7-Aminonitrazepam)	2	0.6	1	0.2	1	0.2	22	4.8	21	8.4	31	11.3	23	17.4
Methylone(類喵喵)	8	2.4	13	2.7	12	2.7	8	1.8	12	4.8	1	0.4	0	0.0
Mephedrone(喵喵)	0	0.0	1	0.2	11	2.4	29	6.4	12	4.8	20	7.3	15	11.4
N-Ethylpentylone	0	0.0	0	0.0	3	0.7	40	8.9	5	2.0	8	2.9	4	3.0
美沙酮	15	4.4	8	1.6	8	1.8	8	1.8	7	2.8	3	1.1	1	0.8
5-MeO-MiPT	4	1.2	9	1.9	6	1.3	18	4.0	0	0.0	1	0.4	2	1.5
Para-Chloroamphetamine (4-CA)	3	0.9	21	4.3	0	0.0	0	0.0	2	0.8	0	0.0	0	0.0
Phenylpropanolamine(PPA)	11	3.3	4	0.8	10	2.2	0	0.0	1	0.4	0	0.0	0	0.0
4-Fluoroamphetamine	0	0.0	7	1.4	15	3.3	3	0.7	0	0.0	0	0.0	0	0.0
Propofol	4	1.2	5	1.0	2	0.4	7	1.6	5	2.0	8	2.9	4	3.0
Butylone (bk-MBDB)、Dibutylone	0	0.0	3	0.6	6	1.3	5	1.1	5	2.0	2	0.7	5	3.8
Butylone	0	0.0	3	0.6	6	1.3	4	0.9	3	1.2	2	0.7	3	2.3
Dibutylone	0	0.0	0	0.0	0	0.0	6	1.3	4	1.6	2	0.7	4	3.0
Buprenorphine	2	0.6	7	1.4	4	0.9	1	0.2	2	0.8	5	1.8	0	0.0
Triazolam	2	0.6	1	0.2	3	0.7	5	1.1	1	0.4	1	0.4	2	1.5
Eutylone(bk-EBDB)	0	0.0	0	0.0	3	0.7	5	1.1	1	0.4	13	4.7	20	15.2
25B-NBOMe、25H-NBOMe	0	0.0	1	0.2	4	0.9	1	0.2	0	0.0	1	0.4	0	0.0
4-Chloromethcathinone(CMC)	0	0.0	1	0.2	2	0.4	2	0.4	1	0.4	0	0.0	0	0.0
Pentylone(bk-MBDP)	0	0.0	0	0.0	2	0.4	1	0.2	2	0.8	8	2.9	5	3.8
alpha-pyrrolidinovalerophenone (a-PVP)	0	0.0	0	0.0	1	0.2	1	0.2	1	0.4	0	0.0	0	0.0
Bupivacaine	6	1.8	0	0.0	1	0.2	3	0.7	4	1.6	8	2.9	1	0.8
Fentanyl	9	2.7	1	0.2	2	0.4	22	4.8	15	6.0	23	8.4	9	6.8
Deschloroketamine	0	0.0	0	0.0	0	0.0	0	0.0	0	0.0	4	1.5	2	1.5
2-Fluorodeschloroketamine	0	0.0	0	0.0	0	0.0	0	0.0	0	0.0	3	1.1	11	8.3
Deschloro-N-ethyl-ketamine	0	0.0	0	0.0	0	0.0	0	0.0	0	0.0	0	0.0	1	0.8
藥物濫用相關死亡案件數	**338**	**100.0**	**485**	**100.0**	**451**	**100.0**	**455**	**100.9**	**250**	**100.0**	**275**	**100.0**	**132**	**100.0**

備註：濫用藥物種類可重複計數(人次)

表十三、台灣地區 2001-2018 年法醫死因鑑定案件中濫用藥物種類分析

排名/ 年別	第一位	第二位	第三位	第四位	第五位
2001 年	嗎啡類（海洛因）(46.0%)	(甲基)安非他命 (38.0%)	Diazepam (13.1%)	原料麻黃素 (5.8%)	MDMA、Flurazepam (2.9%)
2002 年	嗎啡類（海洛因）(44.7%)	(甲基)安非他命 (27.6%)	Diazepam (18.4%)	Oxazepam (7.9%)	Ketamine (7.2%)
2003 年	嗎啡類（海洛因）(43.9%)	Diazepam (20.1%)	(甲基)安非他命 (18.5%)	FM2 (12.7%)	Oxazepam (8.5%)
2004 年	嗎啡類（海洛因）(49.2%)	(甲基)安非他命 (35.2%)	Diazepam (10.6%)	FM2 (8.0%)	Oxazepam (7.5%)
2005 年	嗎啡類（海洛因）(39.9%)	甲基安非他命 (29.1%)	Diazepam、Zolpidem (7.2%)	FM2、Oxazepam (5.4%)	Ketamine (4.9%)
2006 年	嗎啡類（海洛因）(42.9%)	(甲基)安非他命 (23.6%)	FM2、Zolpidem (11.2%)	Ketamine (7.7%)	Diazepam、Oxazepam (6.4%)
2007 年	嗎啡類（海洛因）(45.4%)	(甲基)安非他命 (22.3%)	FM2、Zolpidem (13.1%)	Diazepam (7.9%)	Ketamine (7.0%)
2008 年	嗎啡類（海洛因）(35.2%)	(甲基)安非他命 (19.2%)	Zolpidem (16.9%)	FM2 (15.7%)	Ketamine (13.8%)
2009 年	嗎啡類（海洛因）(31.8%)	Zolpidem (19.7%)	(甲基)安非他命 (19.3%)	Ketamine (15.7%)	FM2 (13.97%)
2010 年	嗎啡類（海洛因）(31.8%)	(甲基)安非他命 (23.2%)	Ketamine (15.9%)	FM2 (14.9%)	Zolpidem (13.6%)
2011 年	嗎啡類（海洛因）(37.8%)	Ketamine (19.9%)	(甲基)安非他命 (19.2%)	FM2 (18.6%)	Zolpidem (10.7%)
2012 年	嗎啡類（海洛因）(32.9%)	(甲基)安非他命 (22.1%)	Ketamine (18.3%)	Zolpidem (13.8%)	FM2 (12.5%)
2013 年	嗎啡類（海洛因）(29.7%)	Ketamine (20.7%)	(甲基)安非他命 (17.7%)	FM2 (14.7%)	Zolpidem (14.0%)
2014 年	嗎啡類（海洛因）(23.7%)	(甲基)安非他命 (23.4%)	FM2 (20.1%)	Ketamine (17.8%)	Trazodone (14.0%)
2015 年	(甲基)安非他命 (32.6%)	嗎啡類（海洛因）(25.8%)	Ketamine (22.1%)	FM2 (15.3%)	Zolpidem (9.3%)
2016 年	(甲基)安非他命 (39.0%)	嗎啡類（海洛因）(21.7%)	Ketamine (15.3%)	FM2 (14.9%)	Trazodone (14.4%)
2017 年	(甲基)安非他命 (33.8%)	嗎啡類（海洛因）(22.9%)	Ketamine (15.8%)	FM2 (15.6%)	7-Aminoclonazepam / Clonazepam (14.1%)
2018 年	(甲基)安非他命 (n=82，32.8%)	嗎啡類（海洛因）(n=65，26.0%)	FM2 (n=35，14.0%)	Estazolam (n=33，13.2%)	Ketamine Trazodone (n=32，12.8%)

表十四、台灣地區 2014-2018 年法醫死因鑑定案件中藥物濫用相關死亡案例性別分析

	藥物濫用相關死亡案例						
年度	2014 年	2015 年	2016 年	2017 年	2018 年	2014-2018 年	平均死亡年齡
性別	案件數	案件數	案件數	案件數	案件數	案件數	
男性 %	244 72.2	343 70.7	328 72.7	318 69.9	159 63.6	1392 70.3	**41.0±0.4 歲**
女性 %	94 27.8	142 29.3	123 27.3	137 30.1	91 36.4	587 29.7	**40.5±0.6 歲**
總計	**338**	**485**	**451**	**455**	**250**	**1979**	**40.9±0.3 歲**
	對照組						
年度	2014 年	2015 年	2016 年	2017 年	2018 年	2014-2018 年	平均死亡年齡
性別	案件數	案件數	案件數	案件數	案件數	案件數	
男性 %	1253 74.9	1281 75.1	1187 73.2	1177 73.3	739 70.9	5637 73.7	**50.1±0.3 歲**
女性 %	418 25.0	414 24.3	435 26.8	427 26.6	301 28.9	1995 26.1	**47.5±0.6 歲**
未明 %	2 0.1	10 0.6	0 0.0	2 0.1	2 0.2	16 0.2	**49.4±0.2 歲**
總計	**1673**	**1705**	**1622**	**1606**	**1042**	**7648**	

表十五、2014-2018 年台灣地區法醫死因鑑定案件中藥物濫用相關死亡案例年齡分析

年度 死亡年齡分組	2013 年	2014 年	2015 年	2016 年	2017 年	2018 年	2014-2018 年 總計
14 歲以下	5	2	15	11	7	8	43
%	1.7	0.6	3.1	2.4	1.5	3.2	2.2
15-24 歲	24	24	64	32	32	15	167
%	8.0	7.1	13.2	7.1	7.0	6.0	8.4
25-34 歲	68	68	129	97	90	34	418
%	22.7	20.1	26.6	21.5	19.8	13.6	21.1
35-44 歲	94	123	150	134	139	65	611
%	31.3	36.4	30.9	29.7	30.5	26.0	30.9
45-54 歲	69	74	81	111	107	59	432
%	23.0	21.9	16.7	24.6	23.5	23.6	21.8
55-64 歲	27	37	29	38	59	42	205
%	9.0	10.9	6.0	8.4	13.0	16.8	10.4
65-74 歲	5	8	8	15	14	23	68
%	1.7	2.4	1.6	3.3	3.1	9.2	3.4
75 歲以上	6	1	7	8	3	4	23
%	2.0	0.3	1.4	1.8	0.7	1.6	1.2
不詳	2	1	2	5	4	0	12
%	0.7	0.3	0.4	1.1	0.9	0.0	0.6
總計	**300**	**338**	**485**	**451**	**455**	**250**	**1979**

註：平均死亡年齡：藥物濫用組 40.9±0.3 歲，對照組 49.4±0.2 歲（2014-2018 年）

表十六、2014-2018 年台灣地區法醫死因鑑定案件中藥物濫用相關死亡案例死亡方式分析

年度 死亡方式	2014 年	2015 年	2016 年	2017 年	2018 年	2014-2018 年	2014-2018 年 (對照組)
意外死亡	182	282	243	244	106	1057	2797
%	53.8	58.1	53.9	53.6	42.4	53.4	36.6
自然死亡	37	37	57	39	21	191	3209
%	10.9	7.6	12.6	8.6	8.4	9.7	42.0
他殺死亡	22	41	27	31	34	155	579
%	6.5	8.5	6.0	6.8	13.6	7.8	7.6
自殺死亡	79	95	74	98	59	405	519
%	23.4	19.6	16.4	21.5	23.6	20.5	6.8
未確認	18	30	50	43	30	171	542
%	5.3	6.2	11.1	9.5	12.0	8.6	7.1
總計	**338**	**485**	**451**	**455**	**250**	**1979**	**7646**

表十七、2014-2018 年法醫死因鑑定案件中 K 他命濫用相關死亡案例統計

K 他命（Ketamine）濫用相關死亡案件												
年度	2014 年		2015 年		2016 年		2017 年		2018 年		2014-2018 年 總計	
死亡年齡分組	案件數	%	案件數	%	案件數	%	案件數	%	案件數	%	案件數	%
小於 2 歲	0	0.0	1	0.9	0	0.0	0	0.0	1	3.1	2	0.6
2-14 歲	0	0.0	5	4.7	1	1.4	0	0.0	8	25.0	14	4.1
15-24 歲	17	28.3	39	36.4	17	24.6	22	30.6	11	34.4	106	31.2
25-34 歲	26	43.3	44	41.1	32	46.4	34	47.2	10	31.3	146	42.9
35-44 歲	14	23.3	14	13.1	11	15.9	15	20.8	2	6.3	56	16.5
45-54 歲	3	5.0	2	1.9	5	7.2	1	1.4	0	0.0	11	3.2
55-64 歲	0	0.0	2	1.9	1	1.4	0	0.0	0	0.0	3	0.9
不詳	0	0.0	0	0.0	2	2.9	0	0.0	0	0.0	2	0.6
總計	**60**	**17.8**	**107**	**22.1**	**69**	**15.3**	**72**	**15.8**	**32**	**7.0**	**340**	**18.1**

註：平均死亡年齡:29.0±0.5（2014-2018 年）

表十八、2014-2018 年法醫死因鑑定案件中新興濫用物質合成卡西酮類濫用相關死亡案例統計

合成卡西酮類濫用相關死亡案件												
年度	2014 年		2015 年		2016 年		2017 年		2018 年		2014-2018 年總計	
死亡年齡分組	案件數	%	案件數	%	案件數	%	案件數	%	案件數	%	案件數	%
小於 2 歲	0	0.0	0	0.0	0	0.0	0	0.0	0	0.0	0	0.0
2-14 歲	0	0.0	2	5.4	0	0.0	0	0.0	0	0.0	2	1.3
15-24 歲	4	66.7	14	37.8	9	24.3	20	31.7	7	30.4	54	34.0
25-34 歲	1	16.7	15	40.5	17	45.9	33	52.4	10	43.5	76	47.8
35-44 歲	0	0.0	5	13.5	4	10.8	9	14.3	6	26.1	24	15.1
45-54 歲	1	16.7	1	2.7	0	0.0	1	1.6	0	0.0	3	1.9
55-64 歲	0	0.0	0	0.0	0	0.0	0	0.0	0	0.0	0	0.0
65 歲以上	0	0.0	0	0.0	0	0.0	0	0.0	0	0.0	0	0.0
不詳	0	0.0	0	0.0	0	0.0	0	0.0	0	0.0	0	0.0
總計	**6**	**1.8**	**37**	**7.6**	30	6.7	63	13.8	23	9.2	159	100.0

註：平均死亡年齡:28.2±0.6 歲（2014-2018 年）

表十九、2014-2018 年間法醫死因鑑定案件中物質濫用性別與死亡方式分層分析

案件類型	死亡方式	意外死亡		自殺死亡		他殺死亡		自然死亡		未確認		總和	
	性別	案件數	%	案件數	%	案件數	%	案件數	%	案件數	%	案件數	%
藥物濫用 (Pearson 卡方 *p<0.001*)	女	259	24.5	182	44.9	32	20.6	44	23.0	70	40.9	587	29.7
	男	798	75.5	223	55.1	123	79.4	147	77.0	101	59.1	1392	70.3
	總和	**1057**	**53.4**	**405**	**20.5**	**155**	**7.8**	**191**	**9.7**	**171**	**8.6**	**1979**	**18.7**
中毒組 (Pearson 卡方 *p* =0.140	女	34	13.6	21	20.4	3	13.6	14	14.3	6	27.3	78	15.8
	男	216	86.4	82	79.6	19	86.4	84	85.7	16	72.7	417	84.2
	總和	**250**	**50.5**	**103**	**20.8**	**22**	**4.4**	**98**	**19.8**	**22**	**4.4**	**495**	**4.7**
對照組 (Pearson 卡方 *p<0.001*)	女	685	24.5	149	28.7	210	36.3	795	24.8	156	28.8	1995	26.1
	男	2112	75.5	369	71.1	369	63.7	2412	75.2	375	69.2	5637	73.7
	未明	0	0.0	1	0.2	0	0.0	2	0.1	11	2.0	23	0.3
	總和	**2797**	**36.6**	**519**	**6.8**	**579**	**7.6**	**3209**	**42.0**	**542**	**7.1**	**7646**	**72.3**

註：平均死亡年齡: 藥物濫用組 40.9±0.3 歲，對照組 49.4±0.2 歲（2014-2018 年）

表二十、2014-2018 年間法醫死因鑑定案件物質濫用死亡方式與死亡年齡分層分析

案件類型	死亡方式	意外死亡		自殺死亡		他殺死亡		自然死亡		未確認		總和	
	年齡分組	案件數	%	案件數	%	案件數	%	案件數	%	案件數	%	案件數	%
藥物濫用 (Pearson 卡方 $p<0.001$)	2 歲以下	6	0.6	0	0.0	5	3.2	6	3.1	9	5.3	26	1.3
	2-14 歲	6	0.6	2	0.5	9	5.8	0	0.0	0	0.0	17	0.9
	15-24 歲	86	8.1	31	7.7	24	15.5	10	5.2	16	9.4	167	8.4
	25-34 歲	241	22.8	76	18.8	34	21.9	27	14.1	40	23.4	418	21.1
	35-44 歲	341	32.3	132	32.6	39	25.2	65	34.0	34	19.9	611	30.9
	45-54 歲	256	24.2	77	19.0	21	13.5	48	25.1	29	17.0	431	21.8
	55-64 歲	90	8.5	51	12.6	13	8.4	26	13.6	26	15.2	206	10.4
	65-74 歲	23	2.2	23	5.7	6	3.9	8	4.2	8	4.7	68	3.4
	75 歲以上	5	0.5	11	2.7	3	1.9	1	0.5	3	1.8	23	1.2
	不詳	3	0.3	2	0.5	1	0.6	0	0.0	6	3.5	12	0.6
	總計	1057	100.0	405	100.0	155	100.0	191	100.0	171	100.0	1979	100.0
	平均死亡年齡	40.0±0.4		42.7±0.7		33.5±1.3		42.5±1.3		41.2±1.3		40.9±0.3	
中毒組 (Pearson 卡方 $p<0.001$)	2 歲以下	0	0.0	0	0.0	0	0.0	0	0.0	1	4.5	1	0.2
	2-14 歲	0	0.0	0	0.0	0	0.0	0	0.0	0	0.0	0	0.0
	15-24 歲	6	2.4	1	1.0	1	4.5	0	0.0	1	4.5	9	1.8
	25-34 歲	35	14.0	10	9.7	1	4.5	20	20.4	2	9.1	68	13.7
	35-44 歲	83	33.2	10	9.7	2	9.1	29	29.6	5	22.7	129	26.1
	45-54 歲	58	23.2	19	18.4	9	40.9	29	29.6	5	22.7	120	24.2
	55-64 歲	52	20.8	23	22.3	4	18.2	14	14.3	4	18.2	97	19.6
	65-74 歲	13	5.2	22	21.4	3	13.6	6	6.1	3	13.6	47	9.5
	75 歲以上	1	0.4	18	17.5	2	9.1	0	0.0	0	0.0	21	4.2
	不詳	2	0.8	0	0.0	0	0.0	0	0.0	1	4.5	3	0.6
	總計	250	100.0	103	100.0	22	100.0	98	100.0	22	100.0	495	100.0
	平均死亡年齡	45.5±0.7		55.7±1.3		51.5±3.0		44.8±1.0		38.1±3.0		48.6±0.6	
對照組 (Pearson 卡方 $p<0.001$)	2 歲以下	131	4.7	0	0.0	31	5.4	286	8.9	44	8.1	492	6.4
	2-14 歲	43	1.5	4	0.8	26	4.5	45	1.4	12	2.2	130	1.7
	15-24 歲	155	5.5	40	7.7	62	10.7	98	3.1	22	4.1	377	4.9
	25-34 歲	205	7.3	65	12.5	67	11.6	262	8.2	43	7.9	642	8.4
	35-44 歲	296	10.6	110	21.2	88	15.2	536	16.7	71	13.1	1101	14.4
	45-54 歲	462	16.5	119	22.9	120	20.7	694	21.6	87	16.1	1482	19.4
	55-64 歲	520	18.6	105	20.2	90	15.5	616	19.2	90	16.6	1421	18.6
	65-74 歲	465	16.6	42	8.1	45	7.8	376	11.7	49	9.0	977	12.8
	75 歲以上	506	18.1	24	4.6	49	8.5	286	8.9	38	7.0	903	11.8
	不詳	14	0.5	10	1.9	1	0.2	10	0.3	86	15.9	121	1.6
	總計	2797	100.0	519	100.0	579	100.0	3209	100.0	542	100.0	7646	100.0
	平均死亡年齡	53.5±0.4		47.1±0.6		42.9±0.9		47.1±0.4		45.6±1.0		49.4±0.2	

*$p<0.001$（One-way ANOVA）

表二十一、2014-2018 年度法醫死因鑑定案件中藥物濫用之十大死亡型態分析

順位	案例型態	男性		女性		總計	
		案件數	%	案件數	%	案件數	%
1	藥物濫用中毒	671	48.2	303	51.6	974	49.2
2	落水溺斃	106	7.6	51	8.7	157	7.9
3	高處落下/跌倒	82	5.9	43	7.3	125	6.3
4	心臟病變	77	5.5	18	3.1	95	4.8
5	車禍/交通事故	55	4.0	17	2.9	72	3.6
6	一氧化碳中毒	37	2.7	31	5.3	68	3.4
7	銳器傷	49	3.5	8	1.4	57	2.9
8	槍傷	54	3.9	1	0.2	55	2.8
9	上吊死亡	34	2.4	17	2.9	51	2.6
10	鈍挫傷	43	3.1	7	1.2	50	2.5
11	肺臟病變	24	1.7	15	2.6	39	2.0
12	機械性窒息/悶摀/扼縊頸	14	1.0	22	3.7	36	1.8
13	嘔吐/異物梗塞	18	1.3	9	1.5	27	1.4
14	酒精中毒	15	1.1	10	1.7	25	1.3
15	高血壓/腦血管疾病	17	1.2	4	0.7	21	1.1
16	燒灼傷、爆裂傷	16	1.1	3	0.5	19	1.0
17	農藥/化學物質中毒	12	0.9	6	1.0	18	0.9
18	肝臟病變	16	1.1	1	0.2	17	0.9
19	異物哽塞/嘔吐	10	0.7	3	0.5	13	0.7
20	中樞神經系統病症	9	0.6	1	0.2	10	0.5
21	上消化道病症/胃腸道疾病	8	0.6	0	0.0	8	0.4
22	腎炎、腎臟病症	2	0.1	5	0.9	7	0.4
23	電擊死	6	0.4	0	0.0	6	0.3
23	醫療糾紛/醫療併發症	2	0.1	4	0.7	6	0.3
25	姿勢性窒息	2	0.1	3	0.5	5	0.3
26	糖尿病	2	0.1	2	0.3	4	0.2
27	感染症	3	0.2	0	0.0	3	0.2
28	嬰兒猝死症	1	0.1	1	0.2	2	0.1
29	代謝疾病	1	0.1	0	0.0	1	0.1
29	生產過程死亡	0	0.0	1	0.2	1	0.1
29	精神疾病	0	0.0	1	0.2	1	0.1
29	死胎	1	0.1	0	0.0	1	0.1
29	胰腺炎	1	0.1	0	0.0	1	0.1
29	骨骼肌肉系統及結締組織病變	1	0.1	0	0.0	1	0.1
29	熱休克	1	0.1	0	0.0	1	0.1
29	營養不良	1	0.1	0	0.0	1	0.1
未明死因		1	0.1	0	0.0	1	0.1
合計		**1392**	70.3	587	29.7	**1979**	**100.0**

表二十二、2014-2018 年法醫死因鑑定案件中藥物濫用相關死亡案例死亡型態依死亡方式分析

意外死亡（n=1507）			自殺死亡（n=405）			他殺死亡（n=155）			自然死亡（n=191）			未確認（n=171）		
死亡型態	案件數	%	死亡型態	案件數	%	死亡型態	案件數	%	死亡型態	案件數	%	死亡型態	案件數	%
藥物濫用中毒	771	73.0	藥物濫用中毒	138	34.1	銳器傷	44	28.4	心臟病變	82	42.9	落水溺斃	58	33.9
高處落下/跌倒	68	6.4	落水溺斃	66	16.3	鈍挫傷	40	25.8	肺臟病變	34	17.8	藥物濫用中毒	48	28.1
車禍/交通事故	63	6.0	一氧化碳中毒	51	12.6	槍傷	24	15.5	肝臟病變	17	8.9	高處落下/跌倒	21	12.3
落水溺斃	32	3.0	上吊死亡	48	11.9	機械性窒息/悶摀/扼縊頸	22	14.2	藥物濫用中毒	11	5.8	燒灼傷	9	5.3
嘔吐/異物梗塞	26	2.5	高處落下/跌倒	32	7.9	藥物濫用中毒	6	3.9	中樞神經系統病症	9	4.7	一氧化碳中毒	7	4.1
酒精中毒	21	2.0	槍傷	25	6.2	一氧化碳中毒	6	3.9	腦血管疾病	8	4.2	鈍挫傷	6	3.5
心臟病變	12	1.1	農藥/化學物質中毒	15	3.7	高處落下/跌倒	4	2.6	上消化道病症/胃腸道疾	8	4.2	機械性窒息/悶摀/扼縊	5	2.9
腦血管疾病/高血壓	12	1.1	銳器傷	13	3.2	車禍/交通事故	3	1.9	腎炎、腎臟病症	6	3.1	車禍/交通事故	4	2.3
異物哽塞/嘔吐	11	1.0	機械性窒息/悶摀/扼縊	7	1.7	落水溺斃	1	0.6	感染症	3	1.6	槍傷	3	1.8
電擊死	6	0.6	燒灼傷、爆裂傷	5	1.2	上吊死亡	1	0.6	糖尿病	3	1.6	上吊死亡	2	1.2
一氧化碳中毒	4	0.4	車禍/交通事故	2	0.5	燒灼傷、爆裂傷	1	0.6	酒精中毒	2	1.0	酒精中毒	2	1.2
鈍挫傷	4	0.4	異物哽塞/嘔吐	2	0.5	農藥/化學物質中毒	1	0.6	精神疾病	1	0.5	心臟病變	1	0.6
肺臟病變	4	0.4	姿勢性窒息	1	0.2	姿勢性窒息	1	0.6	代謝疾病	1	0.5	肺臟病變	1	0.6
燒灼傷、爆裂傷	4	0.4			0.0	嬰兒猝死症	1	0.6	生產過程死亡	1	0.5	腦血管疾病/高血壓	1	0.6
槍傷	3	0.3			0.0				死胎	1	0.5	糖尿病	1	0.6
姿勢性窒息	3	0.3							胰腺炎	1	0.5	醫療糾紛/醫療併發症	1	0.6
過敏性休克	3	0.3							骨骼肌肉系統及結締組織	1	0.5	其他	1	0.6
機械性窒息/悶摀/扼縊頸	2	0.2							嘔吐/異物梗塞	1	0.5			
農藥/化學物質中毒	2	0.2							營養不良	1	0.5			
醫療糾紛/醫療併發症	2	0.2												
中樞神經系統病症	1	0.1												
腎炎、腎臟病症	1	0.1												
嬰兒猝死症	1	0.1												
其他	1													
案件數	**1056**	**52.0**	**案件數**	**405**	**20.0**	**案件數**	**155**	**7.6**	**案件數**	**191**	**9.4**	**案件數**	**171**	**8.4**

表二十三、2014-2018 年法醫死因鑑定案件中藥物濫用相關死亡案例之死亡型態依死亡年齡分層分析

14 歲以下兒童（n=43）			15-24 歲青少年（n=167）			25-44 歲青壯年（n=1029）			45-64 歲中年人（n=637）			65 歲以上老年人（n=91）		
死亡型態	案件數	%	死亡型態	案件數	%	死亡型態	案件數	%	死亡型態	案件數	%	死亡型態	案件數	%
藥物濫用中毒	16	37.2	藥物濫用中毒	77	46.1	藥物濫用中毒	552	53.6	藥物濫用中毒	302	47.4	藥物濫用中毒	22	24.2
肺臟病變	6	14.0	高處落下/跌倒	20	12.0	落水溺斃	70	6.8	落水溺斃	52	8.2	落水溺斃	18	19.8
機械性窒息/悶摀	6	14.0	槍傷	10	6.0	高處落下/跌倒	61	5.9	心臟病變	43	6.8	高處落下/跌倒	10	11.0
落水溺斃	4	9.3	銳器傷	9	5.4	心臟病變	39	3.8	高處落下/跌倒	33	5.2	心臟病變	6	6.6
鈍挫傷	3	7.0	車禍/交通事故	8	4.8	一氧化碳中毒	37	3.6	車禍/交通事故	25	3.9	車禍/交通事故	6	6.6
嬰兒猝死症	2	4.7	上吊死亡	8	4.8	車禍/交通事故	33	3.2	一氧化碳中毒	22	3.5	機械性窒息/悶摀/扼縊頸	5	5.5
一氧化碳中毒	1	2.3	落水溺斃	8	4.8	銳器傷	30	2.9	嘔吐/異物梗塞	17	2.7	上吊死亡	4	4.4
槍傷	1	2.3	心臟病變	7	4.2	槍傷	29	2.8	銳器傷	16	2.5	一氧化碳中毒	3	3.3
上吊死亡	1	2.3	鈍挫傷	7	4.2	上吊死亡	27	2.6	槍傷	15	2.4	農藥中毒	3	3.3
過敏性休克	1	2.3	一氧化碳中毒	5	3.0	鈍挫傷	25	2.4	肺臟病變	14	2.2	肺臟病變	2	2.2
死胎	1	2.3	嘔吐/異物梗塞	3	1.8	嘔吐/異物梗塞	18	1.7	鈍挫傷	13	2.0	鈍挫傷	2	2.2
醫療糾紛/醫療併發症	1	2.3	肺臟病變	1	0.6	肺臟病變	16	1.6	機械性窒息/悶摀/扼縊頸	12	1.9	銳器傷	2	2.2
			中樞神經系統病症	1	0.6	酒精中毒	13	1.3	上吊死亡	11	1.7	燒灼傷、爆裂傷	2	2.2
			扼縊頸	1	0.6	腦血管疾病	12	1.2	酒精中毒	11	1.7	酒精中毒	1	1.1
			電擊死	1	0.6	機械性窒息/悶摀/扼縊	12	1.2	燒灼傷、爆裂傷	10	1.6	肝臟病變	1	1.1
			腎炎、腎臟病症	1	0.6	肝臟病變	10	1.0	腦血管疾病	8	1.3	嘔吐/異物梗塞	1	1.1
						農藥/化學物質中毒	8	0.8	農藥/化學物質中毒	7	1.1	腦血管疾病	1	1.1
						燒灼傷、爆裂傷	7	0.7	肝臟病變	6	0.9	上消化道病症/胃腸道疾病	1	1.1
						中樞神經系統病症	5	0.5	中樞神經系統病症	4	0.6	醫療糾紛/醫療併發	1	1.1
						腎炎、腎臟病症	5	0.5	上消化道病症/胃腸道疾	3	0.5			
						上消化道病症/胃腸道疾病	4	0.4	過敏性休克	2	0.3			
						電擊死	3	0.3	電擊死	2	0.3			
						姿勢性窒息	3	0.3	姿勢性窒息	2	0.3			
						糖尿病	3	0.3	代謝疾病	1	0.2			

14 歲以下兒童（n=43）			15-24 歲青少年（n=167）			25-44 歲青壯年（n=1029）			45-64 歲中年人（n=637）			65 歲以上老年人（n=91）		
死亡型態	案件數	%	死亡型態	案件數	%	死亡型態	案件數	%	死亡型態	案件數	%	死亡型態	案件數	%
						感染症	2	0.2	胰腺炎	1	0.2			
						生產過程死亡	1	0.1	腎炎、腎臟病症	1	0.2			
						骨骼肌肉系統及結締組織病變	1	0.1	傳染病/感染症	1	0.2			
						營養不良	1	0.1	熱休克	1	0.2			
						精神疾病	1	0.1	糖尿病	1	0.2			
						未明死因	1	0.1	醫療糾紛/醫療併發症	1	0.2			
意外死亡	**12**	**27.9**	**意外死亡**	**86**	**51.5**	**意外死亡**	**582**	**56.6**	**意外死亡**	**346**	**54.3**	**意外死亡**	**28**	**30.8**
自殺死亡	**2**	**4.7**	**自殺死亡**	**31**	**18.6**	**自殺死亡**	**208**	**20.2**	**自殺死亡**	**128**	**20.1**	**自殺死亡**	**34**	**37.4**
他殺死亡	**14**	**32.6**	**他殺死亡**	**24**	**14.4**	**他殺死亡**	**73**	**7.1**	**他殺死亡**	**34**	**5.3**	**他殺死亡**	**9**	**9.9**
自然死亡	**6**	**14.0**	**自然死亡**	**10**	**6.0**	**自然死亡**	**92**	**8.9**	**自然死亡**	**74**	**11.6**	**自然死亡**	**9**	**9.9**
未確認	**9**	**20.9**	**未確認**	**16**	**9.6**	**未確認**	**74**	**7.2**	**未確認**	**55**	**8.6**	**未確認**	**11**	**12.1**
案件數	**43**	**2.1**	**案件數**	**167**	**8.2**	**案件數**	**1029**	**50.7**	**案件數**	**637**	**31.4**	**案件數**	**91**	**4.5**

表二十四、2014-2018 年法醫死因鑑定案件中藥物濫用相關死亡案例之死亡型態依藥物濫用種類分析

嗎啡類 (海洛因)（n=491）			Ketamine （n=340）			FM2（n=316）			NPS（n=240）		
死亡型態	案件數	%	死亡型態	案件數	%	死亡型態	案件數	%	死亡型態	案件數	%
藥物濫用中毒	363	73.9	藥物濫用中毒	170	50.0	藥物濫用中毒	190	60.1	藥物濫用中毒	171	71.3
車禍/交通事故	15	3.1	高處墜落/跌倒	30	8.8	落水溺斃	18	5.7	高處落下	21	8.8
心臟病變	13	2.6	槍傷	26	7.6	高處墜落/跌倒	17	5.4	落水溺斃	9	3.8
鈍挫傷	13	2.6	落水溺斃	21	6.2	一氧化碳中毒	12	3.8	槍傷	6	2.5
高處墜落/跌倒	12	2.4	銳器傷	18	5.3	嘔吐/異物梗塞	11	3.5	車禍/交通事故	6	2.5
槍傷	11	2.2	鈍挫傷	14	4.1	心臟病變	9	2.8	鈍挫傷	5	2.1
銳器傷	11	2.2	上吊死亡	12	3.5	車禍/交通事故	8	2.5	銳器傷	5	2.1
嘔吐/異物梗塞	7	1.4	車禍/交通事故	12	3.5	鈍挫傷	8	2.5	高處墜落/跌倒	4	1.7
肺臟病變	7	1.4	心臟病變	7	2.1	肺臟病變	7	2.2	一氧化碳中毒	3	1.3
一氧化碳中毒	7	1.4	一氧化碳中毒	4	1.2	槍傷	7	2.2	心臟病變	3	1.3
農藥/酒精/化學物質中毒	6	1.2	肝臟病變	3	0.9	機械性窒息/悶摀/扼縊頸	7	2.2	上吊死亡	2	0.8
落水溺斃	5	1.0	肺臟病變	3	0.9	上吊死亡	6	1.9	機械性窒息/悶摀/扼縊頸	1	0.4
腦血管疾病/中樞神經系統病症	5	1.0	腎炎、腎徵候群及腎變性病	3	0.9	銳器傷	4	1.3	嘔吐/異物梗塞	1	0.4
上吊死亡	3	0.6	農藥/酒精/化學物質中毒	3	0.9	農藥/酒精/化學物質中毒	4	1.3	腦血管病變	1	0.4
燒灼傷/爆裂傷	3	0.6	嘔吐/異物梗塞	3	0.9	燒灼傷/爆裂傷	3	0.9	燒灼傷	1	0.4
上消化道病症/胃腸道疾病	2	0.4	機械性窒息/悶摀	3	0.9	上消化道病症/胃腸道疾病	1	0.3	腎炎、腎徵候群及腎變性病	1	0.4
機械性窒息/悶摀/扼縊頸	2	0.4	腦血管疾病	2	0.6	中樞神經系統病症	1	0.3			
腎炎、腎徵候群及腎變性病	2	0.4	燒灼傷/爆裂傷	2	0.6	姿勢性窒息	1	0.3			
肝臟病變	1	0.2	中樞神經系統病症	1	0.3	骨骼肌肉結締組織病變	1	0.3			
感染症	1	0.2	姿勢性窒息	1	0.3	感染症	1	0.3			
電擊死	1	0.2	電擊死	1	0.3						
嬰兒猝死症	1	0.2	營養不良	1	0.3						
案件數	**491**	**24.2**	**案件數**	**340**	**16.8**	**案件數**	**316**	**15.6**	**案件數**	**240**	**11.8**

表二十五、台灣地區 2014-2018 年法醫死因鑑定案件中新興毒品濫用（新興影響精神物質；NPS）致死案例分析

年度		2014 年		2015 年		2016 年		2017 年		2018 年		2014-2018 年總計	
性別	年齡分組	案件數	%	案件數	%	案件數	%	案件數	%	案件數	%	案件數	%
男	2 歲以下	0	0.0	0	0.0	0	0.0	0	0.0	0	0.0	0	0.0
	2-14 歲	0	0.0	3	6.5	0	0.0	0	0.0	0	0.0	3	1.7
	15-24 歲	7	30.4	17	37.0	7	15.2	13	26.5	3	17.6	47	26.0
	25-34 歲	9	39.1	17	37.0	31	67.4	27	55.1	6	35.3	90	49.7
	35-44 歲	6	26.1	8	17.4	6	13.0	7	14.3	6	35.3	33	18.2
	45-54 歲	1	4.3	0	0.0	1	2.2	1	2.0	2	11.8	5	2.8
	55-64 歲	0	0.0	1	2.2	0	0.0	0	0.0	0	0.0	1	0.6
	75 歲以上	0	0.0	0	0.0	0	0.0	0	0.0	0	0.0	0	0.0
	不詳	0	0.0	0	0.0	1	2.2	1	2.0	0	0.0	2	1.1
總計		23		46		46		49		17		181	
女	2 歲以下	0	0.0	0	0.0	0	0.0	0	0.0	0	0.0	0	0.0
	2-14 歲	0	0.0	1	5.9	1	20.0	0	0.0	0	0.0	2	3.4
	15-24 歲	3	60.0	8	47.1	3	60.0	8	36.4	4	40.0	26	44.1
	25-34 歲	0	0.0	6	35.3	1	20.0	14	63.6	6	60.0	27	45.8
	35-44 歲	1	20.0	2	11.8	0	0.0	0	0.0	0	0.0	3	5.1
	45-54 歲	1	20.0	0	0.0	0	0.0	0	0.0	0	0.0	1	1.7
	55~64 歲	0	0.0	0	0.0	0	0.0	0	0.0	0	0.0	0	0.0
	75 歲以上	0	0.0	0	0.0	0	0.0	0	0.0	0	0.0	0	0.0
	65-74 歲	0	0.0	0	0.0	0	0.0	0	0.0	0	0.0	0	0.0
總計		5		17		5		22		10		59	
NPS 案件總計		28	8.3	63	13.0	51	11.3	71	15.6	27	10.8	240	10.5
藥物濫用相關死亡案件數		338		485		451		455		250		2279	

註：NPS 種類包括類安非他命物質(MDA、MDMA、PMA、PMMA、4-Fluoroamphetamine、Para-Chloroamphetamine、Para- Chloroamphetamine 、4-Chloroamphetamine、2,5-Dimethoxy-4-Chloroamphetamine)、合成卡西酮類(Mephedrone 、Methylone、 Butylone 、Eutylone、N-Ethylpentylone、Pentylone、4-Chloromethcathinoneephedrine、alpha-pyrrolidinovalerophenone、4- Methylpentedrone、4-MEAP、4-Methyl-alpha-pyrrolidinohexiophenone、Dibutylone、N-Ethylhexedrone(NEH)、Ethylhexedrone、4- Chloroethcathinone)化學物質、色胺類(5-MeO-MiPT、LSD)、及苯乙胺類(25B-NBOMe、25H-NBOMe) 迷幻劑、大麻活性物 11- Nor-9-carboxy-△9-tetrahydrocannabinol、哌嗪類化合物 TFMPP 等新興藥物、毒品等。

國家圖書館出版品預行編目(CIP)資料

2021新興影響精神物質 : 毒性、防制與政策 = 2021 NPS : new psychoactive substances/李志恒主編. -- 初版. -- 高雄市 : 高雄醫學大學, 2021.01

面 ; 公分

ISBN 978-986-6105-49-4(平裝)

1.藥物濫用防制 2.神經系統藥物

412.24　　110001280

2021新興影響精神物質-毒性、防制與政策

主編：李志恒

副主編：林宜靜、柯志鴻、許美智（依筆畫排列）

編輯群：高雄醫學大學藥學院、高雄醫學大學物質暨行為成癮研究中心

出版機關：高雄醫學大學

807高雄市三民區十全一路100號

https://www.kmu.edu.tw/

(07) 312-1101

美編：梵谷文化事業有限公司

印刷：梵谷文化事業有限公司

初版年月：2021年01月

版次：初版

定價：450

ISBN：978-986-6105-49-4